Diagnosen	Weitere (mögliche) Symptome	Befunde	Maßnahmen	Was ist zu beachten / Weitere Differenzialdiagnosen	Seite
Blutung	Atonie	Hämorrhagischer Schock, hochstehender Fundus uteri	Schockindex >1, im Verlauf Gerinnungsstörung	Uterus anreiben, Uterus halten (Credé-Handgriff), Plazenta beurteilen (vollständig?), vaginale Spekulumeinstellung (Geburtsverletzung?), Eisblase, Harnblase leeren, Quantifizierung des Blutverlustes (Patientin auf Schüssel setzen). Stufenweises Vorgehen: Oxytocin-Bolus 3 IE, Oxytocin-Dauerinfusion 10 IE auf 500 ml VEL mit 120 ml/h bis maximal 300 ml/h, Sulproston 500 µg in 500 ml NaCl (Nalador) auf 100 ml/h, F2α-Tamponade und/oder lokale Injektion in den Uterus. Bei Persistenz der Blutung (drohende Gerinnungsstörung): Hysterektomie	Gefährlichste Komplikation für die Mutter in der gesamten perinatalen Periode. Insbesondere nach langer Gabe von Oxytocin präpartal (Wehenschwäche) steigt die Gefahr einer atonen Blutung. Hysterektomie nicht »zu spät«. Keine gleichzeitige Gabe von Oxytocin und Sulproston (Nalador)	311
	Plazentalösungsstörung	Hochstehender Fundus uteri, Schmerzen	Plazenta löst sich bis 30 min postpartal nicht	Oxytocin-Dauerinfusion mit 10 IE auf 500 ml VEL auf 120 ml/h, forcierter Credé-Handgriff, Anästhesie (PDA optimieren oder ITN), manuelle Lösung und ggf. instrumentelle Nachtastung	Plazentationsstörungen (Plazenta a-, in-, percreta)	311
	Plazentarest	Uterus steht bei Blutung in das Kavum deutlich über dem Nabel	Plazenta unvollständig	Oxytocin-Dauerinfusion mit 10 IE auf 500 ml VEL auf 120 ml/h, forcierter Credé-Handgriff, Anästhesie (PDA optimieren oder ITN), manuelle Lösung und ggf. instrumentelle Nachtastung	Plazentationsstörungen (Plazenta a-, in-, percreta)	360
Flüssigkeitsabgang	Blasensprung	Vermehrter Fluor, Unterbauchschmerzen, Druck »nach unten« evtl. Wehentätigkeit	Sonographisch ggf. verminderte Fruchtwassermenge, Amnicheck positiv, Lackmustest positiv – eher geringe Sensitivität	Spekulumeinstellung mit Darstellung der Portio, Hustenprovokationstest, Teststreifen zum Nachweis von Fruchtwasserabgang, Entzündungslabor, ggf. bakteriologische Abstriche (Frühgeburtlichkeit), Sonographie zur semiquantitativen Messung der Fruchtwassermenge (AFI)	Im Zweifel stationäre Aufnahme und ggf. neuerliche Spekulumeinstellung. Der hohe Blasensprung kann zu intermittierendem Flüssigkeitsabgang führen	147
	Abgang Schleimpfropf	Vaginale Sekretion, Wehen	Zervixverkürzung, Muttermundseröffnung	Vaginale Palpation, Spekulumeinstellung ggf. CTG	Das Intervall zwischen Abgang des Schleimpfropfes und dem Einsetzen von muttermundswirksamen Wehen ist sehr variabel	199

A. Strauss

Geburtshilfe Basics

A. Strauss

Geburtshilfe Basics

Unter Mitarbeit von
I.M. Heer, A. Schulze, I. Bauerfeind

Mit 91 Abbildungen und 112 Tabellen

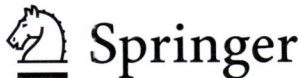

Priv.-Doz. Dr. med. univ. Alexander Strauss
Klinik und Poliklinik für Frauenheilkunde und Geburtshilfe – Großhadern
Klinikum der Universität München,
Marchioninistraße 15, 81377 München

Dr. med. Ivo Markus Heer
Klinik und Poliklinik für Frauenheilkunde und Geburtshilfe – Großhadern
Klinikum der Universität München,
Marchioninistraße 15, 81377 München

Prof. Dr. med. Andreas Schulze
Neonatologie der Klinik und Poliklinik für Kinderheilkunde im Dr. von Hauner'schen Kinderspital
an der Frauenklinik Großhadern
Klinikum der Universität München,
Marchioninistraße 15, 81377 München

Dr. med. Ingo Bauerfeind
Klinik und Poliklinik für Frauenheilkunde und Geburtshilfe – Großhadern
Klinikum der Universität München,
Marchioninistraße 15, 81377 München

ISBN 3-540-25668-7 Springer Medizin Verlag Heidelberg
ISBN 987-3-540-25668-7 Springer Medizin Verlag Heidelberg

Bibliografische Information der Deutschen Bibliothek
Die Deutsche Bibliothek verzeichnet diese Publikation in der Deutschen Nationalbibliografie;
detaillierte bibliografische Daten sind im Internet über http://dnb.ddb.de abrufbar.

Dieses Werk ist urheberrechtlich geschützt. Die dadurch begründeten Rechte, insbesondere die der Übersetzung, des Nachdrucks, des Vortrags, der Entnahme von Abbildungen und Tabellen, der Funksendung, der Mikroverfilmung oder der Vervielfältigung auf anderen Wegen und der Speicherung in Datenverarbeitungsanlagen, bleiben, auch bei nur auszugsweiser Verwertung, vorbehalten. Eine Vervielfältigung dieses Werkes oder von Teilen dieses Werkes ist auch im Einzelfall nur in den Grenzen der gesetzlichen Bestimmungen des Urheberrechtsgesetzes der Bundesrepublik Deutschland vom 9. September 1965 in der jeweils geltenden Fassung zulässig. Sie ist grundsätzlich vergütungspflichtig. Zuwiderhandlungen unterliegen den Strafbestimmungen des Urheberrechtsgesetzes.

Springer Medizin Verlag.
springer.de
© Springer Medizin Verlag Heidelberg 2006

Die Wiedergabe von Gebrauchsnamen, Warenbezeichnungen usw. in diesem Werk berechtigt auch ohne besondere Kennzeichnung nicht zu der Annahme, dass solche Namen im Sinne der Warenzeichen- und Markenschutzgesetzgebung als frei zu betrachten wären und daher von jedermann benutzt werden dürften.
Produkthaftung: Für Angaben über Dosierungsanweisungen und Applikationsformen kann vom Verlag keine Gewähr übernommen werden. Derartige Angaben müssen vom jeweiligen Anwender im Einzelfall anhand anderer Literaturstellen auf ihre Richtigkeit überprüft werden.

Planung: Elisabeth Narciß
Projektmanagement: Ute Meyer-Krauß
Design: deblik, Berlin
Titelbild: deblik, Berlin

SPIN 10961537
Satz: TypoStudio Tobias Schaedla, Heidelberg
Druck: Stürtz AG, Würzburg

Gedruckt auf säurefreiem Papier   2111 – 5 4 3 2 1 0

Vorwort

»Erfahrung ist der Name, den die Menschen ihren Irrtümern geben.«   Oscar Wilde (1854–1900)

Moderne Geburtshilfe ist sowohl durch tradierte Empirie als auch durch studienbasierte Medizin beeinflusst und lebt maßgeblich von persönlichen Erlebnissen und individuellen Fähigkeiten.

Die Weitergabe von Erfahrungen stellt das aktuelle medizinische Ausbildungssystem dabei vor erhebliche Probleme. Neben direktem Anschauungsunterricht an der Patientin einerseits und theoretischem Lehrbuchwissen andererseits besteht stets auch Bedarf an der Vermittlung praxisnaher Empfehlungen.

In den vergangenen Jahren brachten die veränderten Rahmenbedingungen der Geburtshilfe ständig neue medizinische Herausforderungen mit sich. Gemeint ist unter anderem die zunehmende Auseinandersetzung mit der verstärkt eingeforderten Selbstbestimmung, gepaart mit einem größer werdenden Wissen unserer Patientinnen.

Die Erfordernis, sich als Frauenarzt kontinuierlich um Fortbildung zu bemühen, verlangt daher nach übersichtlicher und vor allem auf ihre praktische Anwendbarkeit hin ausgerichteter aktueller Fachliteratur.

Geburtshilfe Basics entstammt im thematischen Ansatz wie auch in der inhaltlichen Struktur direkt dem Kreißsaal. Um den Anforderungen des/der geburtshilflich erfahrenen Kollegen/Kollegin wie auch der in der Geburtshilfe weniger Geübten gerecht zu werden, haben wir in *Geburtshilfe Basics* grundsätzliche Wissensinhalte mit konkreten klinisch relevanten Handlungsanweisungen verbunden.

Geburtshilfe Basics richtet sich in gleicher Weise an Hebammen, Schwestern und Arzthelferinnen.

Bei jedem Themenschwerpunkt wird Wert auf einen möglichst prägnanten Informationstranfer gelegt. Unser Ziel ist es, aus der Verbindung von Theorie und Praxis eine praktikable Entscheidungshilfe für die tägliche Arbeit vorzulegen.

Zu Konzeption und inhaltlicher Formung Ausgestaltung von *Geburtshilfe Basics* hat wesentlich die intensive Mitarbeit von Dr. med. Ivo Markus Heer, Prof. Dr. med. Andreas Schulze und Dr. med. Ingo Bauerfeind beigetragen. Den Hauptanteil an der Realisierung, und die Lebendigkeit dieses Praxisleitfadens verdanke ich darüber hinaus den Autoren. Sämtliche Beiträge wurden an der Klinik und Poliklinik für Frauenheilkunde und Geburtshilfe – Großhadern, Klinikum der Universität München, erarbeitet. Diese räumliche wie auch kommunikative Nähe der Autoren bildete dabei das Fundament, den geburtshilflichen Problemsituationen mit einem systematischen, dabei aber auch auf die Praxis abgestimmten individuellen Lösungsvorschlag zu begegnen. *Geburtshilfe Basics* dient damit als Wegweiser für eine rasche klinische Entscheidung.

Die bereits wohlerprobte Kooperation der Herausgeber mit den Mitarbeitern des Springer-Verlags, Heidelberg, hat die Planung wie auch die zeitnahe Realisierung dieses Werkes ermöglicht. Die kompetente redaktionelle Mitarbeit von Elisabeth Narciß und Ute Meyer-Krauß war mir während des gesamten Prozesses – vom Manuskript bis zum Druck – stets eine geschätzte Unterstützung.

Den individuellen Befund rasch zu erkennen, ihn als typisches Symptom vollständig und zuverlässig zu deuten, die daraus abgeleitete Diagnose hin zur zielgerichteten Therapie und validen Prognoseeinschätzung zu verfolgen, ist der Anspruch aller Autoren.

Geburtshilfe Basics möge ein steter Begleiter für die in der Geburtshilfe Tätigen, aber auch als praxisnaher Ratgeber in der geburtshilflichen Ausnahmesituation unverzichtbar sein.

Wir wünschen *Geburtshilfe Basics* den Einsatz, für den die Autoren dieses Buch geschaffen haben.

München, 2006
Priv.-Doz. Dr. med. univ. Alexander Strauss

Inhaltsverzeichnis

Teil I Organisation einer perinatologischen Einheit

1 Praktische Hinweise zur Organisation einer perinatologischen Einheit 3

Teil II Normale Schwangerschaft

2 Physiologische Veränderungen 13
3 Beratung zur Lebensführung 17
4 Schwangerschaftsberatung und Untersuchungen (Mutterschaftsrichtlinien/Mutterpass) 21
5 Schwangerenberatung und Geburtsvorbereitung mit Hebammen 33

Teil III Komplikationen in der Schwangerschaft

6 Ektope Schwangerschaft 39
7 Fehlgeburt 43
8 Mütterliche Erkrankungen in der Schwangerschaft ... 53
9 Infektionen in der Schwangerschaft 87
10 Nikotin, Alkohol und illegale Drogen 109
11 Medikamente in der Schwangerschaft und Stillzeit .. 113
12 Röntgendiagnostik und Strahlenexposition in Schwangerschaft und Stillzeit 127
13 Frühgeburtsbestrebungen 131
14 Vorzeitiger Blasensprung 147
15 Blutungen in der Schwangerschaft – Plazentationsstörungen 151
16 Beckenendlage 157
17 Small for Gestational Age (SGA) Infants, intrauterine Wachstumsretardierung (IUWR/IUGR) 161
18 Mehrlingsschwangerschaft 165
19 Blutgruppenunverträglichkeit 171
20 Fetale Herzrhythmusstörungen 175
21 Besondere Schwangerschaften 181

Teil IV Normale Geburt

22 Ablauf der normalen Geburt 187
23 Eröffnungsperiode 199
24 Austreibungsperiode 213
25 Nachgeburtsperiode 223

Teil V Analgesie und Anästhesie

26 Medikamentöse Analgesie und Sedierung 231
27 Regionalanästhesieverfahren in der Geburtshilfe 235
28 Intubationsnarkose zur Sectio caesarea 241
29 Akupunktur 243

Teil VI Schnittentbindung

30 Primäre und sekundäre Sectio caesarea und Operationstechnik 249
31 Notsectio 253
32 Wunschkaiserschnitt 255
33 Sterilisation im Zusammenhang mit der Sectio caesarea 259

Teil VII Regelwidrige Geburt

34 Einstellungs-, Haltungs- und Lageanomalien 263
35 Abnorme Geburtsdauer 267
36 Grünes Fruchtwasser 271
37 Vorliegen/Vorfall der Nabelschnur oder eines Kindsteils 273
38 Intrauterine Reanimation 277
39 Vaginal-operative Entbindung 279
40 Schulterdystokie 287

41	Frühgeburt	293
42	Leitung der Zwillingsgeburt	297
43	Geburt nach Operationen an der Gebärmutter	301
44	Auswirkungen kindlicher Malformationen auf das geburtshilfliche Vorgehen	305
45	Störungen in der Nachgeburtsperiode	309

Teil VIII Normales Wochenbett

46	Physiologie des Wochenbetts	321
47	Wochenbett nach Sectio caesarea	329
48	Schmerztherapie im Wochenbett	331
49	Rhesusprophylaxe	333
50	Rötelnimpfung im Wochenbett	335
51	Kontrolluntersuchung nach Abschluss des Wochenbetts	337
52	Wochenbettgymnastik	343
53	Nachsorge mit der Hebamme	345

Teil IX Pathologische Veränderungen im Wochenbett

54	Fieber im Wochenbett	351
55	Pathologische Blutungen im Wochenbett	359
56	Wundheilungsstörungen	363
57	Hämorrhoiden	365
58	Deszensus und Harninkontinenz	367
59	Psychische und psychiatrische Störungen im Wochenbett	371
60	Müttersterblichkeit	375

Teil X Das Neugeborene

61	Postnatale Versorgung des gesunden Neugeborenen	381
62	Das respiratorisch beeinträchtigte Neugeborene	387
63	Das kardiozirkulatorisch beeinträchtigte Neugeborene	397
64	Reanimation des Neugeborenen	403
65	Geburtstraumatische Verletzungen	413
66	Drogenentzugssyndrome bei Neugeborenen	419
67	Erstversorgung Frühgeborener	425

Anhang

A1	Wachstumskurven	431
A2	Dopplersonographie in der Geburtshilfe	435
A3	Abbildungsquellen	439

Stichwortverzeichnis **441**

Mitarbeiterverzeichnis

Ackermann, Tanja, Hebamme
Klinik und Poliklinik für Frauenheilkunde
und Geburtshilfe – Großhadern
Klinikum der Universität München,
Marchioninistraße 15, 81377 München

Anthuber, Sabine, Dr. med.
Klinik und Poliklinik für Frauenheilkunde
und Geburtshilfe – Großhadern
Klinikum der Universität München,
Marchioninistraße 15, 81377 München

Bauerfeind, Ingo, Dr. med.
Klinik und Poliklinik für Frauenheilkunde
und Geburtshilfe – Großhadern
Klinikum der Universität München,
Marchioninistraße 15, 81377 München

Böttcher, Berit, Dr. med.
Klinik und Poliklinik für Frauenheilkunde
und Geburtshilfe – Großhadern
Klinikum der Universität München,
Marchioninistraße 15, 81377 München

Burges, Alexander, Dr. med.
Klinik und Poliklinik für Frauenheilkunde
und Geburtshilfe – Großhadern
Klinikum der Universität München,
Marchioninistraße 15, 81377 München

**Dannecker, Christian,
Priv.-Doz. Dr. med.**
Klinik und Poliklinik für Frauenheilkunde
und Geburtshilfe – Großhadern
Klinikum der Universität München,
Marchioninistraße 15, 81377 München

Delius, Maria
Klinik und Poliklinik für Frauenheilkunde
und Geburtshilfe – Großhadern
Klinikum der Universität München,
Marchioninistraße 15, 81377 München

Deppe, Charlotte, Dr. med.
Klinik und Poliklinik für Frauenheilkunde
und Geburtshilfe – Großhadern
Klinikum der Universität München,
Marchioninistraße 15, 81377 München

Ditsch, Nina, Dr. med.
Klinik und Poliklinik für Frauenheilkunde
und Geburtshilfe – Großhadern
Klinikum der Universität München,
Marchioninistraße 15, 81377 München

Flemmer, Andreas, Dr. med.
Neonatologie der Klinik und Poliklinik
für Kinderheilkunde im Dr. von
Hauner'schen Kinderspital an der
Frauenklinik Großhadern
Klinikum der Universität München,
Marchioninistraße 15, 81377 München

Gießelmann, Bianca, Dr. med.
Klinik und Poliklinik für Frauenheilkunde
und Geburtshilfe – Großhadern
Klinikum der Universität München,
Marchioninistraße 15, 81377 München

Haerty, Andrea, Dr. med.
Riedgasse 19, 82234 Oberpfaffen-
hofen

Herber-Jonat, Susanne, Dr. med.
Neonatologie der Klinik und Poliklinik
für Kinderheilkunde im Dr. von
Hauner'schen Kinderspital an der
Frauenklinik Großhadern
Klinikum der Universität München,
Marchioninistraße 15, 81377 München

Heer, Ivo Markus, Dr. med.
Klinik und Poliklinik für Frauenheilkunde
und Geburtshilfe – Großhadern
Klinikum der Universität München,
Marchioninistraße 15, 81377 München

Hillemanns, Peter, Prof. Dr. med.
Abt. für allgemeine Gynäkologie,
Geburtshilfe und Pränatalmedizin
Frauenklinik der Medizinischen
Hochschule Hannover, Carl-Neuberg-
Straße 1, 30625 Hannover

Himsl, Isabel
Klinik und Poliklinik für Frauenheilkunde
und Geburtshilfe – Großhadern
Klinikum der Universität München,
Marchioninistraße 15, 81377 München

Hübener, Christoph, Dr. med.
Klinik und Poliklinik für Frauenheilkunde
und Geburtshilfe – Großhadern
Klinikum der Universität München,
Marchioninistraße 15, 81377 München

Kahlert, Steffen, Dr. med.
Klinik und Poliklinik für Frauenheilkunde
und Geburtshilfe – Großhadern
Klinikum der Universität München,
Marchioninistraße 15, 81377 München

Koch, Franz, Edler von, Dr. med.
Klinik und Poliklinik für Frauenheilkunde
und Geburtshilfe – Großhadern
Klinikum der Universität München,
Marchioninistraße 15, 81377 München

Krinner, Barbara, Hebamme
Klinik und Poliklinik für Frauenheilkunde
und Geburtshilfe – Großhadern
Klinikum der Universität München,
Marchioninistraße 15, 81377 München

Kritikos, Ariadne, Dr. med.
Klinik und Poliklinik für Frauenheilkunde
und Geburtshilfe – Großhadern
Klinikum der Universität München,
Marchioninistraße 15, 81377 München

Kümper, Carolin, Dr. med.
Klinik und Poliklinik für Frauenheilkunde und Geburtshilfe – Großhadern
Klinikum der Universität München, Marchioninistraße 15, 81377 München

Loeff, Markus, Dr. med.
Abt. für Kinderkardiologie – Großhadern
Klinikum der Universität München, Marchioninistraße 15, 81377 München

Löhe, Florian, Priv.-Doz. Dr. med.
Chirurgische Klinik und Poliklinik – Großhadern
Klinikum der Universität München, Marchioninistraße 15, 81377 München

Löhrs, Bettina, Dr. med.
Klinik und Poliklinik für Frauenheilkunde und Geburtshilfe – Großhadern
Klinikum der Universität München, Marchioninistraße 15, 81377 München

Middendorf, Katharina, Dr. med.
Klinik und Poliklinik für Frauenheilkunde und Geburtshilfe – Großhadern
Klinikum der Universität München, Marchioninistraße 15, 81377 München

Müller-Egloff, Susanne, Dr. med.
Klinik und Poliklinik für Frauenheilkunde und Geburtshilfe – Großhadern
Klinikum der Universität München, Marchioninistraße 15, 81377 München

Ochsenkühn, Robert, Dr. med.
Klinik und Poliklinik für Frauenheilkunde und Geburtshilfe – Großhadern
Klinikum der Universität München, Marchioninistraße 15, 81377 München

Rückert, Sandra
Klinik und Poliklinik für Frauenheilkunde und Geburtshilfe – Großhadern
Klinikum der Universität München, Marchioninistraße 15, 81377 München

Rühl, Ina
Klinik und Poliklinik für Frauenheilkunde und Geburtshilfe – Großhadern
Klinikum der Universität München, Marchioninistraße 15, 81377 München

Schulze, Andreas, Prof. Dr. med.
Neonatologie der Klinik und Poliklinik für Kinderheilkunde im Dr. von Hauner'schen Kinderspital an der Frauenklinik Großhadern
Klinikum der Universität München, Marchioninistraße 15, 81377 München

Sorokina, Yevgeniya
Klinik und Poliklinik für Frauenheilkunde und Geburtshilfe – Großhadern
Klinikum der Universität München, Marchioninistraße 15, 81377 München

Straub, Janine
Klinik und Poliklinik für Frauenheilkunde und Geburtshilfe – Großhadern
Klinikum der Universität München, Marchioninistraße 15, 81377 München

Strauss, Alexander, Priv.-Doz. Dr. med.
Klinik und Poliklinik für Frauenheilkunde und Geburtshilfe – Großhadern
Klinikum der Universität München, Marchioninistraße 15, 81377 München

Toth, Bettina, Dr. med.
Klinik und Poliklinik für Frauenheilkunde und Geburtshilfe – Großhadern
Klinikum der Universität München, Marchioninistraße 15, 81377 München

Wallnöfer, Margot, Dr. med.
Klinik und Poliklinik für Frauenheilkunde und Geburtshilfe – Großhadern
Klinikum der Universität München, Marchioninistraße 15, 81377 München

Walter, Helene, Hebamme
Klinik und Poliklinik für Frauenheilkunde und Geburtshilfe – Großhadern
Klinikum der Universität München, Marchioninistraße 15, 81377 München

Weis, Florian, Dr. med.
Klinik für Anästhesiologie – Großhadern
Klinikum der Universität München, Marchioninistraße 15, 81377 München

Weninger, Ernst, Dr. med.
Klinik für Anästhesiologie – Großhadern
Klinikum der Universität München, Marchioninistraße 15, 81377 München

Abkürzungsverzeichnis

AFI	amniotic fluid index	CTG	Kardiotokographie
AFP	α-Fetoprotein	CVS	Chorionzottenbiopsie
Aids	acquired immunodeficiency syndrome	Cx	Zervix
AIS	Amnioninfektionssyndrom	DHEAS	Dehydroepiandrosteronsulfat
AK	Antikörper	DIC	disseminierte intravasale Koagulopathie
AKT	Antikörpersuchtest	DIP	Dezeleration
AMG	Arzneimittelgesetz	DM	Diabetes mellitus
ANS	antenatale Steroidprophylaxe	DORV	double outlet right ventricle
AP	alkalische Phosphatase	DR	Dammriss
AP	Austreibungsperiode	ECMO	extracorporale membrane oxygenation; extrakorporale Membranoxygenierung
APGAR-Score	Punktsystem zur Vitalitätsbestimmung des Neugeborenen (nach Virginia Apgar)	ED	Einzeldosis
	– A (Aussehen, Hautfarbe)	E-E-Zeit	Zeit von der Entscheidung zur Sectio bis zur Entbindung
	– P (Puls, Herzaktion)	EK	Erythrozytenkonzentrat
	– G (Grimassieren beim Absaugen oder taktiler Stimulation)	ELBW (I)	extremely low birth weight (infant); Geburtsgewicht <1.000 g
	– A (Aktivität, Muskeltonus)	ELISA	enzyme-linked-immuno-sorbent-assay
	– R (Respiration)	EP	Eröffnungsperiode
ART	assistierte Reproduktion	EPDS	Edinburgh Postnatal Depression Scale
ASD	Vorhofseptumdefekt	EPH	edema, proteinuria, hypertension – Präeklampsie
AS	Aortenstenose	ES	Extrasystolen
AT III	Antithrombin III	ET	Entbindungstermin
ATD	Abdomenquerdurchmesser	ET	Embryotransfer
AU	Abdomenumfang	EUG	Extrauteringravidität
AVK	Arterielle Verschlusskrankheit	FAS	fetales Alkoholsyndrom
BDI	Beck-Depressions-Inventar	FFP	fresh frozen plasma
BE	base excess	FFTS	fetofetales Transfusionssyndrom
BE	Broteinheit	FHF	fetale Herzfrequenz
BEL	Beckenendlage	FL	Femurlänge
BGA	Blutgasanalyse	FOD	Frontookzipitaler-Durchmesser
BIP	biparietaler Durchmesser	FRC	funktionelle Residualkapazität
BMI	body mass index	FSBA	fetale Skalpblutanalyse (s. MBU)
BPD	bronchopulmonale Dysplasie	FSH	follikelstimulierendes Hormon
BPE	Bayerische Perinatalerhebung	FSME	Frühsommermeningoenzephalitis
bpm	beats per minute (Schläge pro Minute)	FW	Fruchtwasser
BSG	Blutkörperchensenkungsgeschwindigkeit	GBS	Streptokokken der Gruppe B; B-Streptokokken
BZ	Blutzucker	GDM	gestationsbedingter Diabetes mellitus/ Gestationsdiabetes
CEA	karzinoembryonales Antigen	GFR	glomeruläre Filtrationsrate
CMV	kontrollierte Beatmung	γ-GT	α-Glutamyl-Transferase
CMV	Zytomegalievirus	GIFT	intratubarer Gametentransfer
CPAP	continuous positive airway pressure; positiver Atemwegsdruck	GOT	Glutamat-Oxalacetat-Transaminase
CRH	corticotropin releasing hormone	GPT	Glutamat-Pyruvat-Transaminase
CRP	C reaktives Protein		
CSE	Spinal-Epidural-Anästhesie		

GvHD	graft versus host disease	LE	Lungenembolie
HAV	Hepatitis-A-Virus	LGA	large for gestational age
Hb	Hämoglobin	LK	Lymphknoten
HBV	Hepatitis-B-Virus	LP	Lumbalpunktion
HCV	Hepatitis-C-Virus	MAS	Mekoniumaspirationssyndrom
HDV	Hepatitis-D-Virus	MBU	Mikroblutuntersuchung
HELLP-Syndrom	haemolysis, elevated liver enzymes, low platelets	MCH	mittleres korpuskuläres Hämoglobin
		MCHG	mittlere korpuskuläre Hömoglobinkonzentration
HEV	Hepatitis-E-Virus	MCV	mittleres korpuskuläres Volumen
HF	Herzfrequenz	MESA	microsurgical epididymal sperm aspiration
HFOV	Hochfrequenzoszillations-Ventilation	MSV I, II	Mutterschaftsvorsorge I, II
HGV	Hepatitis-G-Virus	NC	nucleated cells
HHL	Hinterhauptslage	NEC	nekrotisierende Enterokolitis
hHHL	hintere Hinterhauptslage	NIHF	nichtimmunologischer Hydrops fetalis
HIE	hypoxisch-ischämische Enzephalopathie	NIPPV	nasale intermittierende Druckbeatmung
HIT	heparininduzierte Thrombopenie	NMH	niedermolekulare Heparine
HIV	human immunodeficiency virus	NNR	Nebennierenrinde
Hkt	Hämatokrit	NS	Nabelschnur
HL	Humeruslänge	NSAID	nichtsteroidale antiinflammatorische Substanzen
HLA	human leucocyte antigen	NT	Nackentransparenz
HLHS	hypoplastisches Linksherzsyndrom	OCTG	Oxy-Kardiotokographie
HPL	humanes Plazenta-Laktogen-Hormon	ODI	Oxytocin-Dauerinfusion
HSK	Hysteroskopie	(o)GTT	oraler Glukosetoleranztest
HSV	Herpes-simplex-Virus	OVT	Ovarialvenenthrombose
HWI	Harnwegsinfektion	p.c.	post conceptionem
HWZ	Halbwertszeit	PCA	patientenkontrollierte Analgesie
ICD	International Classification of Diseases	PDA	Periduralanästhesie
ICH	hypoxisch-ischämische Hirnblutung	PDA	persistierender Ductus arteriosus
ICR	Interkostalraum	PDK	Periduralkatheter
ICSI	intrazytoplasmatische Spermieninjektion	PEEP	positive endexpiratory pressure
IgA, G, M	Immunglobuline A, G, M	PFC	persistierende fetale Zirkulation
IMV	intermittierende Beatmung	PG	Prostaglandine
ITN	Intubationsnarkose	PIP	inspiratorischer Spitzendruck
IUD	intrauterine Drucksonde	PPHN	persistierender pulmonaler Hypertonus des Neugeborenen
IUFT	intrauteriner Fruchttod		
IUGR	intrauterine growth retardation (s. IUWR)	PPLS	postpunktionelles Liquorunterdrucksyndrom
IUWR	intrauterine Wachstumsretardierung (s. IUGR)	PROM	vorzeitiger Blasensprung (preterm rupture of membranes)
IVF	In-vitro-Fertilisation		
KBR	Komplement-Bindungsreaktion	PSS	Portioschiebeschmerz
KCTG	Kinetokardiotokographie	PS	Pulmonalstenose
KHK	koronare Herzerkrankung	PTT	partielle Thromboplastinzeit
KPDA	Katheterperiduralanästhesie	RDS	respiratory distress syndrome, Atemnotsyndrom des Neugeborenen
KU	Kopfumfang		
LA	Lokalanästhesie/-anästhetikum	ROP	Frühgeborenenretinopathie
LBW (I)	low birth weight (infant); Geburtsgewicht <2.500 g	SAB	Subarachnoidalblutung
		SBE	Scheitelbeineinstellung
LDH	Laktatdehydrogenase	SGA	small for gestational age; Geburtsgewicht <10. Perzentile
LDL	low density lipoprotein		

Abkürzungsverzeichnis

SIDS	sudden infant death syndrome
SIH	schwangerschaftsassoziierter Hypertonus
SIP	schwangerschaftsinduzierte Proteinurie
SPA	Spinalanästhesie
SSL	Scheitel-Steiß-Länge
SSW	Schwangerschaftswoche
STD	sexual transmitted disease
SUA	singuläre Umbilikalarterie (single umbilical artery)
SVES	supraventrikuläre Extrasystolen
SVT	supraventrikuläre Tachykardie
T_3, T_4	Trijodthyronin, Thyroxin
TAC	Truncus arteriosus communis
TAPVC	Totale Lungenvenenfehlmündung
TA	Trikuspidalatresie
TESE	testicular sperm extraction
TG	Tokographie
TGA	Transposition der großen Arterien
TOF	Fallot-Tetralogie
TPHA	Treponema-pallidum-Hämagglutinationstest
TSH	thyreoidea stimulating hormone
TTN	transiente Tachypnoe des Neugeborenen
TVT	tiefe Venenthrombosen
UCB	umbilical cord blood
UFH	unfraktioniertes Heparin
VDRL	veneral disease research laboratory
VE	Vakuumextraktion
VEL	Vollelektrolytlösung
VEP	visuell evozierte Potenziale
VES	ventrikuläre Extrasystolen
vHHL	vordere Hinterhauptlage
VK	Vitalkapazität
VLBW(I)	very low birth weight (infant); Geburtsgewicht <1.500 g
vorz.	vorzeitig
VSD	Ventrikelseptumdefekt
VT	ventrikuläre Tachykardie
VTE	venöse Thrombembolie
VZV	Varizella-zoster-Virus
CK	Zervikalkanal
ZVD	zentraler Venendruck
ZVK	zentraler Venenkatheter

Sektionsverzeichnis

I Organisation einer perinatologischen Einheit – 1

II Normale Schwangerschaft – 11

III Komplikationen in der Schwangerschaft – 37

IV Normale Geburt – 185

V Analgesie und Anästhesie – 229

VI Schnittentbindung – 247

VII Regelwidrige Geburt – 261

VIII Normales Wochenbett – 319

IX Pathologische Veränderungen im Wochenbett – 349

X Das Neugeborene – 379

Anhang – 429

Teil I Organisation einer perinatologischen Einheit

Kapitel 1 Praktische Hinweise zur Organisation einer perinatologischen Einheit – 3

Praktische Hinweise zur Organisation einer perinatologischen Einheit

I. M. Heer

1.1 Anmeldung zur Geburt und Aufnahme der Schwangeren in den Kreißsaal – 4

1.2 Schwangerenzuverlegung – 6

1.3 Telefonate – 6

1.4 Beratung der Eltern – 6

1.5 Qualitätssicherung – 6

1.6 Forensische Aspekte – 7
1.6.1 Verantwortlichkeiten – 7
1.6.2 Aufklärung – 8
1.6.3 Dokumentation – 8
1.6.4 Behandlungsfehler – 9

Ein Perinatalzentrum ist definiert durch den engen organisatorischen und räumlichen Zusammenhang von Geburtshilfe und Neonatologie. Die Betreuung der Schwangeren und des Neugeborenen geschieht durch ein gemeinsames Team aus Geburtshelfern und Neonatologen. In einer Vereinbarung des gemeinsamen Bundesausschusses sollen »Struktur-, Prozess- und Ergebnisqualität der Versorgung von Früh- und Neugeborenen in der Bundesrepublik Deutschland gesichert werden«. Hierzu wird ein vierstufiges Konzept einer perinatologischen Versorgung mit dem Ziel definiert, eine flächendeckende Versorgung von Früh- und Neugeborenen zu gewährleisten, eine differenzierte Zuweisungen mit konsekutiv optimierter neonatologischer Versorgung zu ermöglichen, um schließlich eine Verringerung von Säuglingssterblichkeit und frühkindlichen Behinderungen herbeizuführen.

Die aktuellen Leitlinien der Deutschen Gesellschaft für Gynäkologie und Geburtshilfe sowie der Gesellschaft für Neonatologie und pädiatrische Intensivmedizin empfehlen die intrauterine Verlegung bedrohter Feten bzw. die Behandlung von Hochrisikoschwangeren in Perinatalzentren. Noch immer werden Schwangere mit hohem Risiko in Krankenhäusern mit unzureichender personeller und apparativer Ausstattung entbunden. Dies bedeutet die Inkaufnahme eines hohen Risikos für Mutter und Kind.

Am 1. Januar 2006 trat eine »Vereinbarung über Maßnahmen zur Qualitätssicherung der Versorgung von Früh- und Neugeborenen« in Kraft. Hierin werden 4 Stufen der perinatologischen Versorgung, die Anforderungen an die perinatologische Versorgungsstufe und das notwendige Nachweisverfahren exakt definiert.

Versorgungsstufen
- Perinatalzentrum Level 1: Versorgung von Patienten mit höchstem Risiko
- Perinatalzentrum Level 2: möglichst flächendeckende intermediäre Versorgung von Patienten mit hohem Risiko
- Perinataler Schwerpunkt: flächendeckende Versorgung von Neugeborenen, bei denen eine postnatale Therapie absehbar ist. Leistungsfähige Neugeborenenmedizin in Krankenhäusern mit Geburtsklinik und Kinderklinik vorhanden
- Geburtskliniken ohne eine Kinderklinik, in der nur noch reife Neugeborene ohne Risiko zur Welt kommen sollen

Die Merkmale der 4 Stufen zeigt ■ Tab. 1.1.

Neugeborenentransporte sollen nur noch in nicht vorhersehbaren Notfällen erfolgen. Eine rechtzeitige Verlegung in utero ist für möglichst alle Kinder in Risikokonstellationen anzustreben.

1.1 Anmeldung zur Geburt und Aufnahme der Schwangeren in den Kreißsaal

Die Anmeldung zur Geburt kann während der Schwangerschaft zu einem der geplanten Vorsorgetermine (präferenziell im III. Trimenon) stattfinden. Der rechtzeitige erste Kontakt der Schwangeren zur Geburtsklinik ihrer Wahl hat folgende Vorteile:
- Anlage einer geburtshilflichen Akte nach Sichtung des Mutterpasses, die eine allgemeine und spezifisch geburtshilfliche Anamnese der Schwangeren enthält
- Möglichkeit des frühzeitigen Erkennens einer Risikokonstellation und bei Bedarf entsprechende weiterführende Untersuchungen (CTG, Ultraschall, Doppler) mit Beratung (ggf. interdisziplinär) oder frühzeitige Verlegung an ein Zentrum
- Beantwortung von Fragen und Beratung der Schwangeren (z. B. Geburtsmodus, Kontaktaufnahme zum Kreißsaal, Schmerzbekämpfung)
- Weitergabe aller wesentlichen Informationen an die werdende Mutter über die organisatorischen Abläufe der Geburt in der Klinik (z. B. Kontaktaufnahme zum Kreißsaal, Anfahrtsweg, typische Verweildauer nach der Geburt)
- Herstellung einer persönlichen Beziehung zwischen der Schwangeren und des sie während der Geburt betreuenden Personals

Die Maßnahmen bei Aufnahme der Schwangeren in den Kreißsaal müssen zwischen Hebamme und Arzt klar geregelt sein. Gewöhnlich erfolgt die Aufnahme durch die

Tab. 1.1. Die 4 Stufen der Neugeborenenversorgung

	Level 1	Level 2	Perinataler Schwerpunkt	Geburtskliniken
Ärztliche Leitung Geburtsklinik	Schwerpunktnachweis »Spezielle Geburtshilfe und Perinatalmedizin« für Leiter und seine Vertretung	Schwerpunktnachweis »Spezielle Geburtshilfe und Perinatalmedizin« für Leiter		
Ärztliche Leitung der Neonatologie	Schwerpunknachweis »Neonatologie« für Leiter und Vertreter	Schwerpunknachweis »Neonatologie« für Leiter	Gebietsbezeichnung Kinder- und Jugendmedizin, 3 Jahre Erfahrung Neonatologie	
Lage Geburtsklinik/ Kinderklinik	Wand an Wand	Wand an Wand	Geburtsklinik mit angeschlossener Kinderklinik	
Anzahl der neonatologischen Intensivbetten	6	4	Möglichkeit der Beatmung	
Arztpräsenz	24 h Arztpräsenz in Entbindung und Neonatologie	24 h Arztpräsenz in Entbindung und Neonatologie	24 h Arztpräsenz pädiatrischer Dienstarzt	
Pflegerische Versorgung	Mindestens 40% Pflegekräfte mit Weiterbildung pädiatrische Intensivpflege	Mindestens 30% Pflegekräfte mit Weiterbildung pädiatrische Intensivpflege		
Weiterbildung	Anerkennung für Weiterbildung »Spezielle Geburtshilfe und Perinatologie« und »Neonatologie«			
Neugeborenennotarzt	Soll vorhanden sein			
Konsiliardienste	Kinderheilkunde, Kinderchirurgie, Kinderkardiologie, Neuropädiatrie, Ophtalmologie, Mikrobiologie, Humangenetik, Labor, bildgebende Diagnostik, Nachsorge	Kinderheilkunde, Kinderkardiologie, Neuropädiatrie, Ophtalmologie, Mikrobiologie, 24-h Notfall Labor, EEG, bildgebende Diagnostik, Nachsorge	Radiologie, Allgemeine Sonographie, EEG	
Qualitätssicherung	Perinatal- und Neonatalerhebung, Neo-KISS, entwicklungsneurologische Nachuntersuchung	Perinatal- und Neonatalerhebung, Neo-KISS, entwicklungsneurologische Nachuntersuchung		
Regelmäßige Fallkonferenzen	Ja	Ja		
Aufnahmekriterien	<1250 g und/oder <29+0 SSW Mehrlinge: >2 mit <33 SSW und >3 alle Alle pränatal diagnostizierten Erkrankungen, die eine Notfallversorgung notwendig machen können Erkrankungen der Mutter mit fetaler Gefährdung Angeborene Fehlbildungen	1250–1499 g und/oder 29+0 ≤32+0 SSW Zwillinge 29+1 bis ≤33+0 SSW Schwere schwangerschaftsassoziierte Erkrankungen Insulinpflichtige diabetische Stoffwechselstörungen	≥1500 g und/oder 32+1 SSW bis ≤36+0 SSW Fetale Wachstumsretardierung	>36+0 SSW ohne zu erwartende Komplikationen

Hebamme, die bis zur Übernahme der Geburt durch den betreuenden Geburtshelfer in eigener Verantwortung die geburtshilfliche Aufnahmedokumentation anfertigt, die Anamnese erhebt sowie die geburtsvorbereitenden Maßnahmen (Einlauf) und Untersuchungen (RR, Gewicht, Urinstatus, vaginale) vornimmt und das Aufnahme-CTG anlegt (mindestens 30 min). Die Befundinterpretation, insbesondere von auffälligen Werten, erfolgt in Rücksprache mit dem Arzt.

1.2 Schwangerenzuverlegung

Erfolgt die Zuverlegung einer Schwangeren in den Kreißsaal, so ist die Beachtung und kurze schriftliche Niederlegung folgender Punkte hilfreich:
- Name der zuverlegenden Institution und Ansprechpartner mit Kontaktmöglichkeit (Telephonnummer) für Rückfragen
- Name und Gestationsalter der Schwangeren
- Wichtigste Daten der Anamnese und Grund der Zuverlegung
- Welche Maßnahmen wurden bereits durchgeführt?
- Welche Medikamente wurden in welcher Dosierung gegeben?
- Ist bereits eine antenatale Steroidprophylaxe erfolgt?
- Vor Zusage der Übernahme logistische und Kapazitätsprüfung der eigenen Institution (z. B. Kreißsaal, neonatologische und Erwachsenenintensivstation)
- Wann ist mit der Zuverlegung zu rechnen, und wie wird sie erfolgen?
- Wenn irgend möglich, kurzer Übergabebericht mit den wesentlichen Daten anfordern

1.3 Telefonate

Telephonische und andere Anfragen zu Patientinnen dürfen nur mit ausdrücklicher Genehmigung derselben beantwortet werden (Schweigepflicht). Bei der fernmündlichen Beantwortung medizinischer Fragen von Patienten ist unter forensischen Gesichtspunkten eher **Zurückhaltung** angebracht. Gerade bei geburtshilflichen Fragestellungen ist eine persönliche Vorstellung mit Objektivierung der geschilderten Symptome in der Klinik der Fernberatung vorzuziehen. Im Zweifelsfall ist eine Dokumentation des Gespräches mit Personalien des Gesprächspartners, Inhalt, Dauer und Ergebnis angebracht.

1.4 Beratung der Eltern

Besondere prä- und peripartale Situationen bedürfen oftmals ausführlicher Beratung.

> **Wichtige Punkte bei der Beratung der Eltern**
> - Für angemessenen Gesprächsrahmen sorgen (ungestörte Umgebung)
> - Gegebenenfalls gemeinsam mit Neonatologen/ Anästhesisten beraten
> - Objektive Befunde verständlich erklären (Sprache, Vermeidung von Fachausdrücken)
> - Behandlungsalternativen erläutern und Gründe für das bevorzugte Vorgehen darlegen
> - Wenn möglich, ausreichende Bedenkzeit ermöglichen
> - Wenn möglich, die Eltern zum Einholen einer zweiten Meinung ermutigen
> - Dokumentation von Untersuchungen, Befunden, Beratungen und Ergebnissen mit Angabe der Gesprächsteilnehmer, -inhalte und -zeiten

1.5 Qualitätssicherung

Unter Qualitätssicherung wird die Schaffung von Strukturen und der Einsatz von Instrumenten verstanden, die geeignet sind, die Beschaffenheit von Gütern und Dienstleistungen zu verbessern. Die Voraussetzungen für Qualitätssicherung in der Medizin sind v. a. gesetzlich fixiert (u. a. Sozialgesetzbuch, Medizinproduktegesetz, Transfusionsgesetz, Transplantationsgesetz, Strahlenschutzverordnung). Die bürokratischen Anforderungen zur Erfüllung der diesbezüglichen Vorgaben sind in den letzten Jahren angestiegen und stehen der Verknappung personeller Ressourcen entgegen.

In der Geburtshilfe sind **Perinatalerhebungen** mit der Erfassung von aussagekräftigen Datensätzen von Geburten ein Instrument der Qualitätssicherung. Sie wurden beispielsweise in Bayern bereits 1979 flächendeckend implementiert und werden seit 1999 als Qualitätssicherung Geburtshilfe weitergeführt. Hierzu sind verbindliche Vorgaben zur Spezifikation der einzelnen Datensätze und ihrer EDV-gestützten Erfassung gegeben. Die Ergebnisse der Erhebung werden den teilnehmenden Kliniken gleichzeitig mit den anonymisierten Daten der jeweiligen Vergleichsgruppe rückübermittelt und können dort qualitätssichernd verwandt werden (u. a. Sectiofrequenz, pH-, BE-, APGAR-Werte, Episiotomierate, Dammrissrate). Klinikintern haben sich Perinatalkonferenzen, welche gemeinsam von Geburtshelfern und Neonatologen abgehalten werden, bewährt, um besondere Fälle (z. B. fetale Azidose, erschwerte Kindsentwicklung, peripartale Infektion und Blutung, neonatale Morbidität, Frühgeburtlichkeit, kongenitale Anomalien) gemeinsam zu besprechen und die daraus notwendigen Konsequenzen abzuleiten.

Neben der Perinatalerhebung gibt es bei der internen Organisation der Qualitätssicherung folgende Instrumente:

> **Instrumente der internen Organisation der Qualitätssicherung**
> - Schriftliche Festlegung klinikinterner Standards bei der peripartalen Betreuung
> - Schriftliche Festlegung der personellen Mindestbesetzung im Kreißsaal. Neben der Anzahl der Kollegen spielt die Berufserfahrung der Ärzte und Hebammen hier eine zentrale Rolle
> - Standardisierte Aus- und Weiterbildung. Von besonderer Wichtigkeit ist dies bei neuen Mitgliedern im Team, welche eingewiesen werden müssen. Die schriftliche Fixierung aller relevanten Punkte ist hierbei hilfreich
> - Regelmäßige interne Fortbildungen, insbesondere zum Training von geburtshilflichen Notfallsituationen (z. B. atone Blutung, Schulterdystokie, Notsectio)
> - Gemeinsame Nachbesprechung von problematischen Geburtsverläufen mit dem Gesamtteam
> - Regelmäßige öffentliche Fortbildungen mit dem Ziel, den stationären und ambulanten Bereich der Versorgung enger zu verzahnen

1.6 Forensische Aspekte

Die Geburtshilfe ist zu Tätigkeitsfeld mit hohen forensischen Risiken und stetig steigenden Schadensersatzsummen geworden. Dies schlägt sich nicht zuletzt in den Berufshaftpflichtversicherungsprämien nieder, die der Geburtshelfer bei Ausübung seines Berufes zu erbringen hat. Auch wenn die ökonomischen Rahmenbedingungen zu großem Druck auf die Abteilungen und damit zu einer Reduktion der personellen Verfügbarkeiten führen, haben Schutz und Sicherheit der Patienten vor allen anderen Überlegungen Vorrang (Bundesgerichtshof).

Neben dem Träger der Klinik ist der leitende Arzt der Abteilung für die Organisation, Koordination und Kontrolle aller klinischen Abläufe zuständig und verantwortlich. Er muss für eine dem Patientinnenkollektiv der Institution angemessene Überwachung und Weiterbildung des Personals Sorge tragen. Daraus ergibt sich die Notwendigkeit, schriftliche Dienstanweisungen zu verfassen und den Mitarbeitern bekannt zu machen (z. B. zur Behandlungsdokumentation, Aufklärung, Zuweisung von Aufgaben, Verantwortungs- und Zuständigkeitsbereichen, Abläufe, Geräteumgang, Facharztruf, Pläne für Notfallprozeduren).

1.6.1 Verantwortlichkeiten

Durch die zunehmende Arbeitsteilung der Geburtshilfe und den Einsatz von komplexen Gerätschaften können bedeutsame Probleme an den jeweiligen Schnittstellen auftreten. Der die Abteilung leitende Arzt steht hier in der Organisationsverantwortung. Bei **horizontaler Arbeitsteilung** (z. B. zwischen Geburtshelfer und Anästhesist/Pädiater) gilt der Vertrauensgrundsatz: Jeder beherrscht die ihm zugewiesene Aufgabe der Arbeitsteilung und kann primär für deren korrekte Ausführung haftbar gemacht werden. Die jeweiligen Zuständigkeiten müssen im Einzelfall klar festgelegt sein. Bei **vertikaler Arbeitsteilung** (z. B. zwischen Arzt und Hebamme/Pflegepersonal) besteht ein fachliches Weisungsrecht des Arztes.

Besondere Beachtung verdient in diesem Zusammenhang die Zusammenarbeit zwischen Arzt und Hebamme. Der Hebamme ist es nach gängiger Rechtssprechung erlaubt, »die Entbindung selbstständig ohne den Beistand des Arztes durchzuführen…« Die Hebamme darf selbstständig betäubungsmittelfreie, schmerzstillende und krampflösende Medikamente ohne ärztliche Anordnung bei gegebener Indikation verabreichen. Sie ist allerdings verpflichtet, bei Regelwidrigkeiten rechtzeitig den Arzt hinzuzuziehen. Wenn dies nicht möglich ist, muss sie nach den Grundsätzen der Hebammenhilfe selbst eingreifen, um eine Gefahrensituation abzuwenden. Der die Abteilung leitende Arzt muss gewährleisten, dass ein Facharzt für den Fall einer Komplikation stets rufbreit und sofort zur Stelle ist. Erkennt der Arzt, dass die Hebamme persönlich oder fachlich überfordert ist, so besteht seinerseits Anwesenheitspflicht während der Geburt. Wird die Hebamme vom Arzt zu spezifisch ärztlichen Verrichtungen zugerufen, so trägt der Arzt allein das haftungsrechtliche Risiko. Sind die vom Arzt ergriffenen oder angeordneten

Maßnahmen offensichtlich falsch, so hat die Hebamme zu ihrer Entlastung ihre diesbezüglichen Vorbehalte kundzutun und dies auch zu dokumentieren.

1.6.2 Aufklärung

Von besonderer haftungsrechtlicher Bedeutung ist die ärztliche Aufklärungstätigkeit bzw. deren Dokumentation. Eine mangelhafte Aufklärung kann zur Begründung eines Schadensersatzanspruchs führen. Jeder Heileingriff stellt eine »an sich rechtswidrige Körperverletzung dar, die deshalb zu ihrer Legitimation der Einwilligung des über Bedeutung, Wesen und Tragweite der Behandlungsmaßnahme aufgeklärten Patienten bedarf.« Aufgrund der zunehmenden Bedeutung des Selbstbestimmungsrechtes von Patientinnen ist ihr Wille entscheidend. Bei jeder Aufklärung sind daher in einer dem Laien verständlichen Sprache alle notwendigen Fakten (z. B. Notwendigkeit des Eingriffes, Risiken, Alternativen) zur Kenntnis zu bringen und zu dokumentieren. Hilfreich ist in diesem Zusammenhang ein entsprechendes Formblatt, auf dem nach der Kenntnisnahme durch die Patientin im sich anschließenden ärztlichen Aufklärungsgespräch mit Angabe des Zeitpunktes und der Dauer die wesentlichen Inhalte noch einmal stichpunktartig festgehalten werden. Es gilt der Grundsatz, dass sich medizinische Dringlichkeit und Aufklärungsumfang umgekehrt proportional verhalten dürfen (z. B. Wunsch- und Notsectio).

> ❗ Grundsätzlich besteht zur normalen Geburt (vaginale Geburt = natürlicher, ärztlich begleiteter Vorgang) keine generelle Aufklärungspflicht.

»Bei fehlender Indikation für eine Kaiserschnittentbindung ist die Patientin nicht ungefragt über alternative Entbindungsmöglichkeiten (z. B. Sectio) aufzuklären. Aufklärungspflicht besteht allerdings, wenn konkret verfügbare und durchführbare Alternativen mit **geringeren Risiken** oder Belastungen oder **besseren Erfolgsaussichten** bestehen. Dabei muss es sich um gewichtige Unterschiede handeln, weshalb nur geringfügig niedrigere Komplikationsraten (z. B. primäre Sectio vs. unkomplizierte vaginale Geburt) keine entsprechende Aufklärungspflicht begründen« (BGH 1986).

Bei nicht deutschsprachigen Patientinnen trägt der Arzt die Verantwortung für eine adäquate **Übersetzung**. Hierzu ist zwar nicht in jedem Fall ein professioneller Übersetzer erforderlich, jedoch hat der Arzt für »Laien-verständlichkeit des Aufklärungsgespräches zu sorgen« (z. B. durch Pflege- und Reinigungskräfte). Der Zeitpunkt der Aufklärung soll so gewählt werden, dass die Mutter im Vollbesitz ihrer Entscheidungsfähigkeit ist. Wenn irgend möglich, sollte daher über eine sich abzeichnende operative Maßnahme unter der Geburt schon dann aufgeklärt werden, wenn alternativ noch andere Methoden der Entbindung in Betracht kommen. Nach Ulsenheimer kommt der Geburtshelfer hier in eine nahezu aussichtlose Lage, da er der werdenden Mutter nicht ohne Grund Gefahren und Risiken schildern soll, die bei dieser zu unnötigen Belastungen führen müssen, aber andererseits die Patientin unter der Geburt in der Regel nicht mehr uneingeschränkt einwilligungs- und aufklärungsfähig ist. Ist die Patientin nicht einwilligungsfähig, so kann die Aufklärung des Ehemannes oder anderer naher Anverwandter die Aufklärung der Patientin selbst nicht ersetzen. In diesem Falle ist der **mutmaßliche Wille** der Patientin nach Maßgabe dessen, was gemeinhin als praktisch und vernünftig angesehen wird, Richtschnur des ärztlichen Handelns.

1.6.3 Dokumentation

Die Niederschrift klinischer Vorgänge dient heute nicht nur der medizinischen Dokumentation der Behandlungsschritte, sondern hat vor dem Hintergrund des Arzthaftungsrechtes große **forensische Bedeutung** erlangt. Eine fehlende Dokumentation führt zur Beweislasterleichterung oder sogar zur Beweislastumkehr: In diesem Fall obliegt es dem Arzt nachzuweisen, sich lege artis verhalten zu haben. Bei fehlenden Aufzeichnungen wird dies kaum möglich sein und kann damit den Haftungsanspruch des Klägers begründen.

> **Ordnungsgemäße Dokumentation der Geburt (mod. nach Ulsenheimer)**
> - Zeitliche und personelle Einordnung aller wesentlichen Vorgänge mit Verlaufsdaten und Befunden
> - Exakte Uhrzeiten von Informationsflüssen, Arztrufen, Eintreffen des Arztes in Notsituationen, Dienstwechseln (Achtung: Stimmigkeit der zeitlichen Angaben! Unterschiedliche Zeitmessung)
> - Gespräche/Aufklärungen mit Zeitpunkt, wesentlichen Inhalten und Angabe der Dauer

- CTG-Streifen mit Patientendaten, Zeitangaben und Abzeichnung des Arztes mit Zeitangabe
- Fetale Sauerstoffmangelsituation (pathologisches CTG, intrauterine Reanimation, MBU)
- Anwendung geburtshilflicher Handgriffe und Hilfsmethoden
- Zustand des Neugeborenen (APGAR, pH, evtl. eingeleitete Sofortmaßnahmen, wie Abnabelung, Absaugung, Intubation, Beatmung, Pufferung)
- Abweichungen von der Standardbehandlung und andere Besonderheiten (z. B. vaginal-operative Entbindung durch den Unerfahrenen bei akuter fetaler Gefahrensituation und Nichtverfügbarkeit des Erfahrenen)
- Bei Notfallsituationen Zeitpunkte der Indikation und des Beginns der jeweiligen Maßnahme (i.S. Entscheidungs-Entbindungszeit bei Notfall-Sectio)
- Parallel in der Abteilung ablaufende Ereignisse, insbesondere wenn diese zu einer logistischen Verschiebung geplanter Maßnahmen/Eingriffe führen (z. B. zweite Geburt, schlechtes CTG).

Praktisch bewährt haben sich schriftliche Einträge nach dem »SOAP-Schema« mit Angabe der Uhrzeit und dem Namen des Eintragenden.

SOAP-Schema

- **S**ubjektiver Eindruck: z. B. Befinden der Patientin, Aussagen der Patientin
- **O**bjektive Befunde: z. B. CTG, vaginaler Untersuchungsbefund, Blutuntersuchung
- **A**ssessment (Einschätzung der Situation): Welche Schlussfolgerung ist aus den ersten beiden Punkten zu ziehen?
- **P**rocedere: Welche Maßnahmen (Diagnostik, Therapie, Kontrollen) werden wie und wann mit welcher Begründung ergriffen oder unterlassen?

1.6.4 Behandlungsfehler

In der Geburtshilfe ist bei allen eingreifenden Maßnahmen/Entscheidungen Facharztstandard gefordert. Ein Behandlungsfehler (früher: »Kunstfehler«) ist dann gegeben, wenn die Behandlung hinter dem Standard eines erfahrenen Facharztes zurückbleibt. Der medizinische Standard wird definiert als das zum Behandlungszeitpunkt von einem durchschnittlich befähigten Arzt zu erwartende Maß an Kenntnis und Können nach Maßgabe der dem jeweiligen Stand der Wissenschaft entsprechenden und praktisch bewährten Richtlinien für Diagnose und Therapie. Daraus ergeben sich unterschiedliche Anforderungen an die Sorgfalt in verschiedenen Einrichtungen (Krankenhaus der Grundversorgung gegenüber Perinatalzentrum), die insbesondere bei Begutachtung strittiger Fälle Beachtung finden müssen.

Unbestritten wird der Gebärenden sub partu »Facharztstandard« geschuldet. Hierbei darf der sich in Weiterbildung befindliche Assistenzarzt nach einem Urteil des Bundesgerichtshofes »die eigenverantwortliche Leitung einer Geburt nur übernehmen, wenn dafür Vorsorge getroffen ist, dass seine Defizite durch die rechtzeitige Unterstützung durch andere, dem Facharztstandard genügende Ärzte ausgeglichen werden.«

Für den Arzt in Weiterbildung wird dabei der Tatbestand des **Übernahmeverschuldens** dann relevant, wenn er seine eigenen Möglichkeiten und Qualifikationen überschätzt. Die Gewährleistung des Facharztstandards liegt in der Verantwortung des leitenden Arztes der Abteilung und begründet diesbezüglich einen gegen ihn gerichteten Haftungsanspruch wegen etwaigen **Organisationsverschuldens**, wobei Facharztstandard nicht unbedingt an die abgelegte Prüfung gebunden ist. Auch dem Weiterbildungsassistenten kann im Einzelfall bei korrekten geburtshilflichen Maßnahmen/Entscheidungen Facharztstandard attestiert werden.

Teil II   Normale Schwangerschaft

Kapitel 2   Physiologische Veränderungen   – 13

Kapitel 3   Beratung zur Lebensführung   – 17

Kapitel 4   Schwangerschaftsberatung und Untersuchungen (Mutterschaftsrichtlinien/Mutterpass)   – 21

Kapitel 5   Schwangerenberatung und Geburtsvorbereitung mit Hebammen   – 33

Physiologische Veränderungen

S. Rückert

2.1 Herz-Kreislauf-System – 14

2.2 Hämatologische Veränderungen – 14

2.3 Atmung – 14

2.4 Niere und ableitende Harnwege – 14

2.5 Gastrointestinaltrakt – 14

2.6 Intermediärer Stoffwechsel und endokrines System – 15

2.7 Haut – 15

2.8 Genitale/Mammae – 15

Während einer Schwangerschaft sind im mütterlichen Körper eine Reihe von Adaptationsvorgängen nötig. Die Kenntnis darüber hilft, physiologische von pathologischen Veränderungen abzugrenzen und Letztgenannte frühzeitig zu erkennen.

2.1 Herz-Kreislauf-System

Am Anfang der Schwangerschaft kommt es durch Tonusabnahme der glatten Muskulatur zu einer Dilatation der Arteriolen und der venösen Gefäße. Das verminderte effektive zirkulierende Blutvolumen führt zu einer verstärkten Aktivierung des Renin-Angiotensin-Aldosteron Systems. Über eine vermehrte Rückresoption von Natrium und Wasser steigt das zirkulierende Blutvolumen um 30–40% (1,5–2,0 l) an. Die **Zunahme des Blutvolumens** führt ab der 6. SSW zu einer Steigerung der maternalen Herzfrequenz um 10–15 Schläge/min und des Schlagvolumens, womit das Herzminutenvolumen um etwa 40% zunimmt. Die resultierende **Hypertrophie**, insbesondere des linken Ventrikels, führt im Röntgenbild zu einer Vergrößerung der Herzsilhouette.

Durch die Größenzunahme des Uterus kommt es zu **Lageveränderungen des Herzens,** denen bei der Interpretation des EKGs Rechnung getragen werden muss. Im Rahmen der physiologischen Veränderungen steigt der systolische Blutdruck nicht an, der diastolische nimmt bedingt durch die Abnahme des Gefäßwiderstandes um bis zu 15 mmHg ab. In der Spätschwangerschaft kommt es zu einer Steigerung des Venendrucks, was zusammen mit einer Verminderung des onkotischen Drucks für die Ausbildung von **Knöchelödemen** verantwortlich ist. Bei entsprechender Disposition kann es zu einer **Varikosis** der unteren Körperhälfte kommen.

2.2 Hämatologische Veränderungen

Trotz der gesteigerten Erythropoese führt der überproportionale Anstieg des Plasmavolumens zu einem relativen Hämatokrit- und Hämoglobinabfall **(Schwangerschaftshydrämie).** Hb-Werte unter 11 g/dl gelten als behandlungsbedürftige Anämie. Leukozytenwerte zwischen 10.000 und 15.000/µl sind Normwerte, häufig einhergehend mit einer Linksverschiebung als Ausdruck der gesteigerten Leukopoese. Die Thrombozytenzahl bleibt unverändert. Eine Verschiebung des Albumin-Globulin-Quotienten erhöht die Blutsenkungsgeschwindigkeit, sodass diese diagnostisch nicht zu verwerten ist. Eine vermehrte Produktion von Gerinnungsfaktoren (Fibrinogen, Faktor VII, VIII und X) und eine Beeinträchtigung der Fibrinolyse führt zu einer Hyperkoagulabilität, die bei zusätzlichen Risikofaktoren ein erhöhtes **Thromboserisiko** birgt.

2.3 Atmung

Bei 50% aller Schwangeren tritt bei körperlicher Belastung **Dyspnoe** auf. Durch Steigerung des Atemzugvolumens bei gleichbleibender Atemfrequenz kommt es zu einer Zunahme des Atemminutenvolumens um 40%. Eine leichte Hyperventilation führt zu einer Verminderung des pCO_2 auf 28–32 mmHg. Durch eine vermehrte renale Bikarbonatausscheidung ändert sich der pH-Wert des Blutes nicht.

2.4 Niere und ableitende Harnwege

Durch den Einfluss von Progesteron und die Größenzunahme des Uterus kommt es ab der 10. SSW zu einer Dilatation von Nierenbecken, -kelchen und Harnleitern, was eine Infektion begünstigen kann. Diese Veränderungen sind rechts stärker ausgeprägt als links. Ab dem II./III. Trimenon tritt ein gehäufter Harndrang durch **Kompression der Blase** durch den Uterus auf. Funktionell zeigt sich eine 50%ige Steigerung der **Nierendurchblutung** und eine 35%ige Zunahme der **Filtrationsrate**. Eine Proteinurie bis 300 mg/24 h wird als nicht pathologisch gewertet. Eine Glukosurie ist für die Diagnostik eines Gestationsdiabetes alleine nicht verwertbar, sondern muss durch einen oGTT verifiziert werden.

2.5 Gastrointestinaltrakt

Eine verminderte Speichelbildung einhergehend mit niedrigerem pH-Wert begünstigt das Auftreten von **Karies und Gingivitis.** Als Folge des erhöhten Progesteronspiegels ist eine Tonusverminderung der glatten Muskulatur im Bereich des Gastrointestinaltrakts zu beobachten. Im Bereich des unteren Ösophagusspinkters wird so ein **Reflux** begünstigt. Die verminderte Peristaltik zusammen mit der verstärkten Flüssigkeitsrückresorption kann zu einer **Obstipation** führen. Die Eindickung der Galle und ihre Stase kann die Bildung von Gallensteinen fördern. Die Hälfte aller Schwangeren klagt zu Beginn über morgendliche **Übelkeit,** die oft von Erbrechen begleitet wird.

2.6 Intermediärer Stoffwechsel und endokrines System

Der Glukosestoffwechsel ist in der Frühgravidität durch eine erhöhte Insulinempfindlichkeit, in der Spätgravidität durch eine zunehmende Resistenz gegenüber Insulin gekennzeichnet. Der um bis zu 80% **gesteigerte Insulinbedarf** wird in der Regel durch eine verstärkte Produktion kompensiert. Reicht dies nicht, kann eine latent diabetogene Stoffwechsellage eintreten. Während die erste Hälfte der Schwangerschaft mit einer Neubildung von **Fettgewebe** einhergeht, kommt es in der zweiten zu einer verstärkten Lipolyse mit Anstieg von Triglyzerid- und Cholesterinwerten um ca. 50% der Norm.

Der Grundumsatz der Schilddrüse steigt um 20%. Die freien T_3- und T_4- Werte sind konstant. Ein vermehrter renaler Jodverlust sowie der fetale Bedarf führen zu einem relativen Jodmangel, der zu einer **Vergrößerung der Schilddrüse** führen kann. Im Zuge des Mehrbedarfs an Kalzium kommt es zu einer funktionellen Hyperplasie der Nebenschilddrüse mit verstärkter Sekretion von Parathormon. Das freie Kalzium bleibt unverändert, das gebundene sinkt leicht ab. Die Nebennierenrinde weist ebenfalls eine funktionelle Hyperplasie, mit vermehrter Produktion von Kortisol und Aldosteron, auf.

2.7 Haut

Eine Hyperpigmentierung bevorzugt an primär stark pigmentierten Hautbezirken zeichnet sich ab. Es kann eine **verstärkt Pigmentierung** der Linea alba zwischen Nabel und Symphyse (Linea fusca) sowie am Nasenrücken mit Ausbreitung auf Wangen und Stirn (Chloasma uterinum) auftreten. Eine rasche Hautdehnung und der erhöhte Kortisolspiegel führen zum Auftreten von **Striae distensae** an Bauch, Brust und Hüfte.

2.8 Genitale/Mammae

Die Zunahme der Durchblutung und die Flüssigkeitsretention führen zu einer Auflockerung und violetten **Verfärbung der Vaginalhaut (Chadwick-Zeichen) und der Portiooberfläche.** Eine vermehrte Scheidensekretion und Sekretbildung der Zervixdrüsen führt zu einem Anstieg des pH-Wertes der Scheide. Die Hypertrophie der Schleimhaut der Zervix ist häufig als Schwangerschaftsektropium sichtbar, welches bei Kontakt leicht zu bluten beginnt. Es kommt zu einer Größen- und Gewichtszunahme der Gebärmutter überwiegend bedingt durch eine **Muskelhypertrophie im Bereich des Fundus und Corpus uteri** von 70 g eines nichtgraviden Uterus auf 1000–1500 g präpartal. Die Dicke des Myometriums im Bereich des Fundus beträgt in der Frühgravidität 2–3 cm und nimmt über den Verlauf durch die Dehnung der Uteruswand auf 1–2 cm ab.

Das frühzeitig empfundene **Spannungsgefühl der Mammae** zählt zu den unsicheren Schwangerschaftszeichen. Zunahme des Drüsengewebes, eine verstärkte Zellhypertrophie und Hyperämie bedingen eine Volumenzunahme. Im letzten Trimenon kann es **zum Austritt von Kolostrum** aus der Mamille kommen.

Beratung zur Lebensführung

S. Rückert

3.1 Ernährung – 18

3.2 Genussmittel – 18

3.3 Beruf – 18

3.4 Sport – 19

3.5 Reisen – 20

3.6 Impfungen – 20

3.7 Sexualität – 20

3.8 Hautpflege – 20

Der Ernährungszustand und das Verhalten der Mutter beeinflusst die Häufigkeit und die Ausprägung von Komplikationen während der Schwangerschaft, der Geburt und der Stillzeit. Aus diesem Grund ist eine adäquate Beratung nötig.

3.1 Ernährung

Die durchschnittliche mütterliche Gewichtszunahme während der Schwangerschaft liegt bei 12–13 kg, verteilt auf ca. 4,0 kg Fett, 1,6 kg Protein und 6,9 l Wasser. Bei einer untergewichtigen Patientin (BMI <19,8) kann eine stärkere Gewichtszunahme bis 18 kg wünschenswert sein, während bei starkem Übergewicht (BMI >29) die Zunahme auf <7 kg beschränkt werden sollte.

> Der Mehrbedarf an Energie liegt bei nur 13% (300 kcal), die empfohlenen Energiezufuhr bei 2500 kcal.

Abgängig von der prägraviden Kalorienaufnahme über Makronährstoffe (Kohlenhydrate, Fett, Protein) bedarf es bei der Mehrzahl der Schwangeren in unseren Breiten keiner Steigerung der Gesamtkalorienzufuhr. Meist muss eine **Umstellung der Nahrungszusammensetzung** erfolgen, da zu viel Energie über nährstoffarme Fette zugeführt wird. Die Nahrungsenergie nach Empfehlung der Deutschen Gesellschaft für Ernährung (DGE) sollte zu 55–60% (1540–1680 kcal) über Kohlenhydrate, zu 30% (840 kcal) über Fett und zu 10–15% (280–420 kcal) über Proteine gedeckt werden, wobei mit fortschreitender Gravidität eine Erhöhung des Eiweißanteils erfolgen sollte. Einen großen Anteil der Fettzufuhr sollten mehrfach ungesättigte Fettsäuren, reichlich vorhanden in Seefisch/Fischölkapseln, ausmachen.

Der Mehrbedarf an **Mikronährstoffen** (Vitamine, Mineralstoffe, Spurenelemente) kann trotz gesteigerter Resorption nicht immer gedeckt werden, sodass die Supplementierung nötig werden kann (◘ Tab. 3.1). Die Schwangeren sollten zu einer Aufnahme nährstoffreicher Lebensmittel (Milch, Obst, Gemüse) animiert werden. Besonderes Augenmerk die Ernährung betreffend muss bei jungen Schwangeren, Frauen mit rascher Schwangerschaftsfolge, Frauen mit Untergewicht, mit Übergewicht, mit chronischen Darm-, Leber-, Nierenerkrankungen oder bei Drogen-, Nikotin- oder Alkoholabusus gelten.

3.2 Genussmittel

Alkohol ist ein Teratogen. Eine Minimalmenge, die mit Sicherheit keine Auswirkungen hat, ist nicht bekannt; deshalb sollte zu einer **völligen Alkoholabstinenz** in der Schwangerschaft geraten werden. Ebenfalls sollte auf einen **Rauchverzicht** bzw. deutliche Reduktion des Konsums hingewirkt werden.

Durch zu starken Konsum von **Koffein** (Kaffee, Tee, Coca-Cola, Schokolade) kann es zu einer intrauterinen Mangelentwicklung kommen, weshalb maximal 2–3 Tassen Kaffee bzw. 4–6 Tassen Tee pro Tag konsumiert werden sollten.

3.3 Beruf

Das **Mutterschutzgesetz** (MuSchG, Fassung vom 17.01.1997, BGBl. I S. 22, 293) gilt für Frauen, die in einem Arbeitsverhältnis stehen, und für in Heimarbeit Beschäftigte (§ 1). Werdende Mütter sollen dem Arbeitgeber ihre Schwangerschaft und den mutmaßlichen Tag der Entbindung mitteilen, sobald ihnen ihr Zustand bekannt ist (§ 5). Es gilt ein Beschäftigungsverbot für Akkord-, Fließband-, Nacht- (20–6 Uhr, Ausnahmen in den ersten 4 Monaten möglich), Mehr- (über 18 Jahre über 8,5 tgl. oder 90 h in der Doppelwoche), Sonntags- und Feiertagsarbeit, für stehende Tätigkeit (mit Ablauf des 5. Monats nicht mehr als 4 h) sowie für Arbeiten, durch die die Frau schädigenden Einflüssen ausgesetzt ist (Hitze, Kälte, Nässe, Erschütterungen, Lärm schwere körperliche Arbeit, Umgang mit schädigenden Stoffen, Strahlen, Staub, Gasen und Dämpfen; § 4, § 8).

Die **Mutterschutzfrist** beginnt 6 Wochen vor dem ärztlich bescheinigten Entbindungstermin und endet 8 Wochen nach Entbindung. Bei Früh- und Mehrlingsschwangerschaft verlängert sich das postpartale Intervall auf 12 Wochen plus den Zeitraum, um den sich die Mutterschutzfrist vor der Geburt verkürzt hat (§ 6). Während der Schutzfrist vor der Geburt darf eine Schwangere auf ausdrücklichen Wunsch beschäftigt werden (§ 3). Nach der Geburt besteht absolutes Beschäftigungsverbot (Ausnahme: Tod des Kindes; § 6).

Kündigungsschutz besteht während der Schwangerschaft und bis 4 Monate nach der Entbindung. Der Arbeitgeber muss bis spätesten 2 Wochen nach eigentlicher Kündigung über die Schwangerschaft informiert worden sein (§ 9).

◻ Tab. 3.1. Bedarf an Mikronährstoffen in der Schwangerschaft. (Mod. nach Schneider et al. 2004)

Mikronährstoff	Empfohlene Gesamtzufuhr pro Tag [Mehrbedarf (in Prozent)]	Quellen (Auswahl)	Erforderliche Supplementierung bei ausgewogener Mischkost
Vitamin A	1,1 mg [0,3 mg (38%)]	Möhren, Tomaten grünes Blattgemüse, Eigelb, Leber (kein exzessiver Genuss)	
Vitamin D	5 µg [0]	Margarine, Eigelb, Seefisch, Sonnenexposition	
Vitamin B_1	1,2 mg [0,2 mg (20%)]	Vollkornprodukte, Nüsse, Fleisch (Rind), Milch	
Vitamin B_2	1,2 mg [0,2 mg (20%)]	Milch, Nüsse, Fisch	
Vitamin B_6	1,9 mg [0,7 mg (63%)]	Bohnen, Bananen, Getreide, Fleisch (Huhn)	
Vitamin B_{12}	3,5 µg [0,5 µg (17%)]	Leber, Fleisch, Eier, Fisch	Bei Veganerinnen
Folsäure	0,8 mg [0,4 mg (100%)]	Grünes Blattgemüse, Eier, Getreide	0,4 mg/Tag (bereits präkonzeptionell) im I. Trimenon; 4 mg/Tag bei vorausgegangenem Neuralrohrdefekt
Vitamin C	110 mg [10 mg (10%)]	Zitrusfrüchte, grünes Gemüse, Kartoffeln, Paprika	
Vitamin K	60 µg [0]	Grünes und gelbes Blattgemüse, Fleisch	
Eisen	30 mg [15 mg (100%)]	Fleisch, grünes Blattgemüse, Schwarzwurzeln	Meist im II./III. Trimenon 100–200 mg/Tag Fe^{2+}
Jod	230 µg [30 µg (15%)]	Seefisch, Milch, Eier, jodiertes Salz	200 µg/Tag
Kalzium	1000 mg [200 mg (20%)]	Milch, Milchprodukte, grünes Gemüse	
Magnesium	300 [0]	Getreide, Nudeln, Bananen, Milch	
Fluorid	1 mg [0]	Wasser, Saft, Milch	
Zink	10 mg [3 mg (40%)]	Fleisch, Vollkornprodukte, Milch	

3.4 Sport

Sportliche Betätigung moderater Intensität, wobei die mütterliche Herzfrequenz unter 140 Schläge/min liegen sollte, ist zu empfehlen. Geeignete Sportarten sind Ausdauersprotarten wie Wandern, Radfahren, Laufen, Joggen, Skilaufen, Bergtouren (<2500 m), Schwimmen, Aqua-Jogging, Nordic Walking. Ungeeignete Sportarten sind Tauchen, Reiten, Wasserski, Surfen, Gewichtheben, Marathonlauf, Sport unter Wettkampfbedingungen, Mannschafts- und Kontaktsportarten mit großem Sturzrisiko oder dem Risiko von Ballattacken, Ski alpin, Langlauf und Bergtouren >2500 m.

Als Kontraindikationen gelten drohende Frühgeburtlichkeit, vorzeitiger Blasensprung, Placenta praevia, Beckenendlage im letzten Trimenon, Blutungen, Schmerzen und mütterliche Erkrankungen wie z. B. Hypertonus, Anämie, Epilepsie.

3.5 Reisen

Reisen in große Höhen, in klimatische Extremgebiete, in Gebiete ohne ärztliche Versorgung, in tropische Länder mit niedrigem Hygienestandard und/oder potenziellen Infektionskrankheiten (z. B. Malaria) sollten vermieden werden

> Das II. Trimenon ist zum Reisen am besten geeignet. 4 Wochen vor dem Geburtstermin sollten keine größeren Reisen mehr angetreten werden.

Teilweise verweigern Fluggesellschaften den Transport bei weit fortgeschrittener Schwangerschaft. Auf Langstreckenflügen bietet sich das Tragen von Kompressionsstrümpfen (Klasse II) an. Auf ein korrektes Anlegen von Sicherheitsgurten, Beckengurt unter, nicht über dem ausladenden Bauch, muss geachtet werden.

3.6 Impfungen

Wenn möglich sollten Schutz- und Auffrischungsimpfungen **vor** einer geplanten Schwangerschaft erfolgen. Lebendimpfstoffe (Masern, Mumps, Röteln, Varizellen, Tuberkulose) sind kontraindiziert. Impfungen mit Tot-, Subunit-Impfstoffen oder Toxoiden sind möglich.

3.7 Sexualität

Sexuelle Enthaltsamkeit sollte bei vorzeitigen Wehen, Blasensprung und Blutungen angeraten werden.

3.8 Hautpflege

Zur Hautpflege geeignet sind natürliche Pflegeöle, Wechselduschen, Zupfmassagen, Massagen mit rauhem Waschlappen. Es sollten keine Intimsprays verwendet werden.

Schwangerschaftsberatung und Untersuchungen (Mutterschaftsrichtlinien/Mutterpass)

M. Wallnöfer, N. Ditsch, A. Kritikos, I. M. Heer

4.1 Frühschwangerschaft – 22
4.1.1 Diagnose der Schwangerschaft – 22
4.1.2 Bestimmung des voraussichtlichen Geburtstermins – 23
4.1.3 Schwangerenvorsorge – 23
4.1.4 Mutterpass – 24

4.2 II. Trimenon (14.–26. SSW) und III. Trimenon (27. SSW–ET) – 24
4.2.1 Untersuchung – 24

4.3 Um den Geburtstermin und bei Übertragung – 27
4.3.1 Geburtsbeginn mit Aufnahme in den Kreissaal – 28

4.4 Ultraschalluntersuchungen in der Schwangerschaft – 28
4.4.1 Frühschwangerschaft – 28
4.4.2 Sonographie im II. und III. Trimenon – 31

Zur frühen und zuverlässigen Diagnose einer Schwangerschaft stehen neben der Anamneseerhebung und der klinischen Untersuchung laborchemische und sonographische Methoden zur Verfügung.

Die Schwangerschaftsvorsorge umfasst nicht nur zahlreiche medizinische Maßnahmen für Screening und Diagnostik, die zu einem gewissen Zeitpunkt der Schwangerschaft durchzuführen sind, sondern beinhaltet auch eine umfangreiche Beratung der Schwangeren über Schwangerschaftsverlauf, Geburt, Wochenbett und entsprechende Verhaltensmaßnahmen. Ziel der Schwangerschaftsvorsorge ist die frühzeitige Erkennung einer Risikogravidität, bei der es zu Komplikationen während der Schwangerschaft, der Geburt und des Wochenbettes kommen kann. Diese Schwangeren werden einer engmaschigen und intensiveren Überwachung zugeführt.

Die Sonographie in der Frühschwangerschaft (bis ca. Anfang 13. SSW) erfolgt transvaginal meist bei der ersten gynäkologischen Untersuchung nach positivem Schwangerschaftstest. Die weiteren sonographischen Untersuchungen sind durch die Mutterschaftsrichtlinien festgelegt.

4.1 Frühschwangerschaft

M. Wallnöfer

4.1.1 Diagnose der Schwangerschaft

Hinweis auf eine Schwangerschaft können subjektive Beschwerden der Mutter sein, die auf die schwangerschaftsbedingte Umstellung des maternalen Organismus zurückzuführen sind (**unsichere Schwangerschaftszeichen**). Bei der gynäkologischen Untersuchung finden sich weitere **wahrscheinliche Zeichen** als Hinweis auf eine Schwangerschaft. Eine zuverlässige Diagnose ist durch laborchemische qualitative (im Urin) und quantitative (im Serum) Bestimmung von humanem Choriongonadotropin (β-HCG) und durch die transvaginale Sonographie möglich (**sichere Schwangerschaftszeichen**).

β-HCG

Bei einer intakten intrauterinen Einlingsgravidität beträgt die Verdopplungszeit des β-HCG-Wertes im Serum in den ersten 10–12 Tagen etwa 1,3 Tage. Die höchsten β-HCG-Spiegel mit 50.000–100.000 mIE/ml finden sich in der 10. SSW, danach kommt es zu einem kontinuierlichen Abfall auf Werte um 10.000–20.000 mIE/ml in der 20. SSW, die bis zur Geburt in etwa konstant bleiben.

Ultraschall

Mit Hilfe der transvaginalen Sonographie werden Informationen über den Implantationsort, das Vorliegen einer Einlings- oder Mehrlingsgravidität, die embryonale Morphologie und Biometrie sowie die Vitalitätszeichen (positive Herzaktion) erfasst.

> **Cave**
> Bei einer Diskrepanz der laborchemischen β-HCG-Werte zum sonographischen Befund und dem errechneten Gestationsalter muss eine gestörte Frühschwangerschaft (Differenzialdiagnosen Extrauteringravidität und trophoblastäre Erkrankung) in Erwägung gezogen werden.

Tab. 4.1. Schwangerschaftszeichen

Unsichere Schwangerschaftszeichen	Wahrscheinliche Schwangerschaftszeichen	Sichere Schwangerschaftszeichen
Übelkeit und Erbrechen	Sekundäre Amenorrhö	Nachweis von β-HCG (Schwangerschaftstest)
Abnorme Gelüster oder Ablehnung gewisser Speisen	Brustspannen	Sonographischer Nachweis des Embryo bzw. der kindlichen Herzaktion
Seelische Unausgeglichenheit	Auflockerung der Gebärmutter	
Schwindel	Lividität von Introitus vaginae/Vagina/Portio	
Pollakisurie	Schwangerschaftsstreifen	
Obstipationsneigung	Pigmentierung der Mittellinie des Bauches, des Warzenvorhofes	

4.1.2 Bestimmung des voraussichtlichen Geburtstermins

Für die Bestimmung des zu erwartenden Geburtstermins werden die letzte Menstruation, die Zyklusanamnese und – falls bekannt – der Tag der Konzeption herangezogen. Vom 1. Tag der letzten Regelblutung ausgehend beträgt die mittlere Schwangerschaftsdauer p.m. 280 Tage bzw. 40 vollendete Wochen.

In der Praxis erfolgt die Bestimmung des voraussichtlichen Geburtstermins anhand der **Nägele-Regel:**

> **Nägele-Regel**
> Voraussichtlicher Geburtstermin = 1. Tag der letzten Menstruation – 3 Monate + 7 Tage + 1 Jahr.

Bei Unregelmäßigkeiten im Zyklus kommt die erweiterte Naegele-Regel zur Anwendung. In der täglichen Routine wird das Gravidarum zur Bestimmung des jeweiligen Schwangerschaftsalters und zur Berechnung des Geburtstermins herangezogen.

Durch die sonographische SSL-Messung in der Frühschwangerschaft ist eine Bestätigung des errechneten Gestationsalters bzw. die Korrektur des errechneten Geburtstermins möglich.

> ! Nur etwa 4% aller Geburten erfolgen genau am errechneten Termin, 88% der Kinder werden in einem Zeitraum ±14 Tage um den errechneten Termin geboren.

4.1.3 Schwangerenvorsorge

Nach Feststellen der Schwangerschaft sind bei unauffälliger Schwangerschaft bis zur 32. SSW Untersuchungen im Abstand von 4 Wochen angezeigt.

Anamnese
- Familienanamnese (genetische Belastung durch Erbkrankheiten)
- Eigenanamnese (internistische Grunderkrankungen, Operationen)
- Schwangerschaftsanamnese (Schwangerschaftsbeschwerden, vorausgegangene Schwangerschaften und Geburten, Aborte, Abruptiones)
- Arbeits- und Sozialanamnese (Berufstätigkeit, familiäre Belastung)

Allgemeine Untersuchung
- Perkussion und Auskultation von Herz und Lunge
- Inspektion und Palpation der Brust
- Inspektion der Haut (Varikosis, Ödeme, Exantheme)
- Körpergewicht, Körpergröße
- Blutdruckmessung

Untersuchung des Mittelstrahlurins
- Eiweiß
- Zucker
- Sediment
- Ggf. bakteriologische Untersuchung

Labordiagnostik
- Hämoglobinbestimmung (4-wöchentlich)
- MSV I: Bestimmung der Blutgruppe, des Rhesusfaktors und Antikörpersuchtest
- MSV II: Antikörpersuchtest (24.–28. SSW)
- Infektionsscreening
  - Lues-TPHA, Röteln-HAH-Test, HIV, Toxoplasmose, Hepatitisserologie (Hbs-Ag, Anti-HCV) ab der 32. SSW

Gynäkologische Untersuchung
In den Mutterschutzrichtlinien sind regelmäßige vaginale Untersuchungen nicht gefordert. Nur im Rahmen der Erstvorstellung nach Feststellung der Schwangerschaft ist eine gynäkologische Untersuchung, einschließlich Entnahme eines Zervixabstriches zur Untersuchung auf Chlamydia trachomatis und ggf. eines zytologischen Abstriches zur Krebsvorsorge vorgesehen. Bewertet werden bei der vaginalen Tastuntersuchung die Länge (cm), Konsistenz (derb, mittel, weich) und Position des Gebärmutterhalses (sakral, mediosakral, zentriert) sowie die Eröffnung des Muttermundes (an Fingerkuppe einlegbar, fingerdurchgängig, weitere Angaben in cm).

Ultraschall
Die erste Ultraschalluntersuchung in der Schwangerschaft dient zur Feststellung und Diagnosesicherung einer Schwangerschaft. Die vorgeschriebene 1. Ultraschall-Screeninguntersuchung wird in der 9.–12. SSW durchgeführt.

Die Schwangerschaftsvorsorge beinhaltet des Weiteren eine umfassende Informationsvermittlung und Beratung der Schwangeren. Die Inhalte sollten sich an den

Schwerpunkten der verschiedenen Schwangerschaftsphasen orientieren. Die Aufklärung der werdenden Mutter über die schwangerschaftsbedingten physischen und psychischen Veränderungen helfen die damit verbundenen typischen Schwangerschaftsbeschwerden zu tolerieren. Gleichzeitig sollte die Schwangere über allgemeine Verhaltensmaßnahmen (Ernährung, Medikamente, Rauchen, Alkohol, Drogen, Reisen, Sport, Freizeit, Sexualverhalten etc.) informiert werden. Auf die Möglichkeit humangenetischer Beratungs- und Untersuchungsmöglichkeiten (Chorionzottenbiopsie, Amniozentese etc.) sollte jede Schwangere >35 Jahre hingewiesen werden.

4.1.4 Mutterpass

Nach Feststellung der Schwangerschaft wird gemäß den Mutterschaftsrichtlinien der Mutterpass ausgestellt. Die Dokumentation umfasst geburtshilfliche Anamnese, Risikoprofil, serologische Untersuchungen, Ultraschallscreening, Geburtstermin, Beratung der Schwangeren, stationäre Aufenthalte, spezielle Maßnahmen bei Risikogravidität. Im Mutterpass sind durchgeführte Untersuchungen und deren Ergebnisse zu dokumentieren, mit Ausnahme der Resultate der Luessuchreaktion und des HIV-Tests.

> **Empfehlungen für die Praxis**
> - Im ersten Trimenon der Schwangerschaft werden die unsicheren Schwangerschaftszeichen laborchemisch und ultrasonographisch objektiviert
> - Vermittels einer genauen, bilddokumentierten Scheitel-Steiß-Längenbestimmung erfolgt die genaue Festlegung des errechneten Termins
> - Bei Mehrlingen werden die Eihautverhältnisse festgestellt und dokumentiert
> - Es erfolgt die Ausstellung des Mutterpasses, der alle relevanten Angaben der Schwangerschaft enthält
> - Optional erfolgt die Nackentransparenzmessung zur Risikobestimmung chromosomaler Aberrationen

4.2 II. Trimenon (14.–26. SSW) und III. Trimenon (27. SSW–ET)

N. Ditsch

4.2.1 Untersuchung

- Alle 4 Wochen bis 32. SSW
- Anamnese (ausführlich, falls Erstvorstellung):
  - Eigenanamnese mit Regelanamnese, SS-Verlauf (Emesis, Blutungen, Kontraktionen, Fluor), Sterilitätstherapie, Geburten und Fehlgeburten (EUG, Aborte, SS-Abbrüche), frühere und bestehende Erkrankungen, allgemeine und gynäkologische Operationen, Krebsvorsorge (zervikaler Abstrich), Medikamente, Allergien, Nikotin, Alkohol, Drogen
  - Sozialanamnese: Alter, Gravidität, Parität, Beruf, Alter und Beruf des Kindsvaters
  - Familienanamnese: Erkrankungen in der Familie wie arterielle Hypertonie, Tumoren, Erbkrankheiten, Stoffwechselerkrankungen (Diabetes mellitus), Thrombosen, Embolien, Infektionskrankheiten
- Allgemeine Untersuchung: Blutdruck, Puls, Temperatur, Gewichtsverlauf, Perkussion, Auskultation, Ödeme, Varizen, Striae etc., Untersuchung der Mammae, Fundusstand, Poleinstellung, Einstellung, Lage, Leopold-Handgriffe 1–4 (Abb. 4.1, 4.2, 4.3, 4.4, Tab. 4.2)
- Vaginale Untersuchung: Palpation mit pH-Messung der Vagina, Beurteilung der Zervixlänge/Portio, Zervixkonsistenz, Position des Muttermundes, Höhenstand des vorangehenden Teils, Austastung des Beckens und Schambeinwinkels, Fruchtblase palpabel?
- ggf. Tokogramm mit oder ohne Kontrolle der Herzfrequenz des Kindes

Pränatale Diagnostik im II. Trimenon

Ziel ist es, angeborene Fehlbildungen und Erkrankungen des Kindes zu erkennen.

Eine ausführliche Aufklärung ist notwendig und Voraussetzung für eine pränatale Diagnostik. Sie umfasst Anlass, Risiko und Ziel der Untersuchung, die Grenzen der pränatalen Diagnostik (mit nicht erfassbaren Störungen), die Sicherheit des Ergebnisses und die eventuellen Möglichkeiten pathologischer Befunde, deren Behandlung oder Konsequenzen (Tab. 4.3, Tab. 4.4).

4.2 · II. Trimenon (14.–26. SSW) und III. Trimenon (27. SSW–ET)

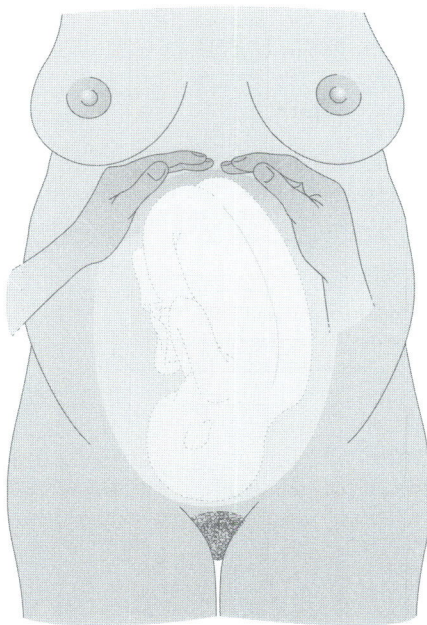

Abb. 4.1. Leopold-Handgriff 1: Ermittlung des Fundusstandes. (Aus Diedrich 2000)

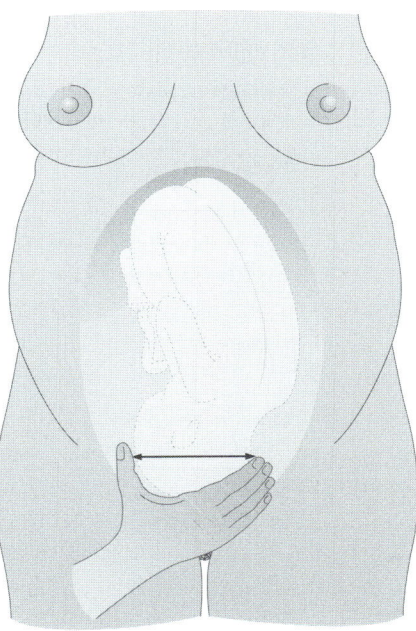

Abb. 4.3. 3. Leopold-Handgriff 3: Ermittlung des vorangehenden Teils. (Aus Diedrich 2000)

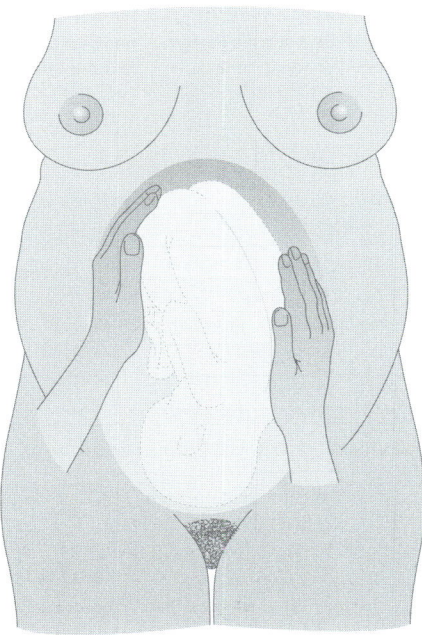

Abb. 4.2. 2. Leopold-Handgriff 2: Ermittlung der Stellung des kindlichen Rückens bzw. der kleinen Teile. (Aus Diedrich 2000)

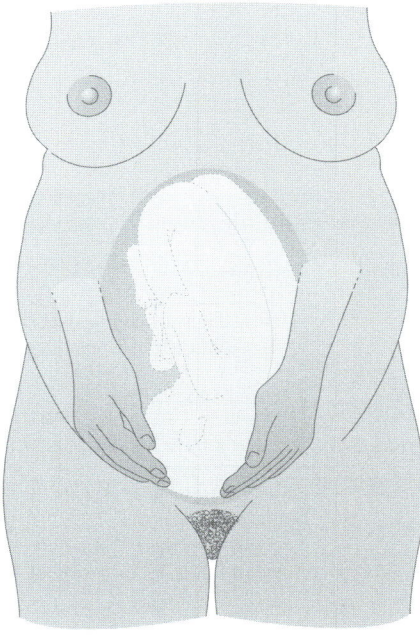

Abb. 4.4. Leopold-Handgriff 4: Ermittlung der Beziehung des vorangehenden Teils zum Beckeneingang. (Aus Diedrich 2000)

Tab. 4.2. Handgriffe nach Leopold und Zangemeister

Handgriff	Feststellung von	Position des Untersuchers	Durchführung	Voraussetzung
Leopold 1	Fundusstand	Untersucher zur Schwangeren gewandt	Umfassen des Uterusfundus mit der Ulnarseite beider Hände	
	Kindsteil im Fundus			
Leopold 2	Stellung des kindlichen Rückens	Untersucher zur Schwangeren gewandt	Beide Hände flach und parallel an den Seiten des Uterus; abwechselnd in die Tiefe tasten	
	Lageabweichungen (Schräglage, Querlage)			
Leopold 3	Bestimmung des vorangehenden Kindsteils	Untersucher zur Schwangeren gewandt	Umfassen des vorangehenden Kindsteils mit dem Daumen und den abgespreizten Fingern unmittelbar über der Symphyse	Vorangehender Teil noch weitgehend über der Symphyse
Leopold 4	Beziehung des vorangehenden Teils zum Beckeneingang	Untersucher zu den Füßen der Schwangeren gewandt	Hände tasten mit gegeneinander gerichteten Fingerspitzen über den Schambeinästen in Richtung kleines Beckens	
Zangemeister	Ausschluss Kephalopelvines Missverhältnis	Untersucher seitlich neben der Schwangeren	Hände parallel, eine Hand auf den kindlichen Kopf, die andere Hand auf die Symphyse. Kein Verdacht auf Missverhältnis, wenn die Hand auf der Symphyse höher steht als die auf dem Köpfchen	Aussagekräftig erst nach dem Einsetzen der Wehentätigkeit und bei vollständigem Muttermund

Tab. 4.3. Schwangerschaftsvorsorge im 2. Trimenon

Zeitpunkt	Untersuchung
16. SSW	Vaginale Untersuchung + pH-Wert (Norm: 3,8–4,2), Herztöne, erste Kindsbewegungen, Blutdruck, Gewicht, Ödeme, Varizen, U-Stix, Hb, evtl. Amniozentese
19.-22. SSW	2. Ultraschall-Screening
20. SSW	Vaginale Untersuchung + pH-Wert, Herztöne, Kindsbewegungen, Blutdruck, Gewicht, Ödeme, Varizen, U-Stix, Hb
20.-24. SSW	Bei anamnestischen Risiken für Diabetes: kleiner Glukosetoleranztest (Patientin nicht nüchtern, 55 g Glucose oral); Normwert (hauseigenes Labor!): <130 mg/dl nach 1 h, falls erhöht großer oGTT (Patientin nüchtern, 110 g Glucose oral), Normwerte (nach hauseigenem Labor!) nüchtern: 90 mg/dl, 1-h-Wert: 165 mg/dl, 2-h-Wert: 145 mg/dl (► Kap. 8.1 Diabetes mellitus), ggf. Toxoplasmosetiter

Dopplueruntersuchungen: Notwendigkeit nur bei Risikoschwangerschaften auf besondere Indikation.

Medikamente

Eisen (Dreisafer oder Ferrosanol duodenal) bei erniedrigtem Hb: Hb<12 g/dl: 100 mg/Tag, Hb<10 g/dl: 200 mg/Tag, Jodid 200 µg/Tag (falls keine Schiddrüsenerkrankung vorliegt), Magnesium (Mg-Diasporal N 300 Beutel oder Mg-Tbl. 5 Longoral 1–2/Tag verteilt auf 3 Einzeldosen).

Tab. 4.4. Schwangerschaftsvorsorge im 3. Trimenon

Zeitpunkt	Untersuchung
28. SSW	Vaginale Untersuchung + pH-Wert, Herztöne, Kindsbewegungen, Blutdruck, Gewicht, Ödeme, Varizen, U-Stix, Hb;
	2. AK-Bestimmung (MSV II)
	Rhesusprophylaxe bei rh-negativer Mutter: 300 µg Anti-D (Rhesogam) i.m.
29.-32. SSW	3. Ultraschall-Screening
32. SSW	Vaginale Untersuchung + pH-Wert, CTG, Leopold-Handgriffe, Kindsbewegungen, Blutdruck, Gewicht, Ödeme, Varizen, U-Stix, Hb, Hepatitis-Serologie (B und C) ab der 32. SSW, evtl. – falls nicht vorhanden – HIV-Serologie
34. SSW	Vaginale Untersuchung + pH-Wert, CTG, Leopold-Handgriffe, Kindsbewegungen, Blutdruck, Gewicht, Ödeme, Varizen, U-Stix, Hb
35. SSW	1. Tag der 35. SSW Beginn der Mutterschutzfrist – bei erwerbstätigen Schwangeren: Ausstellung der Bescheinigung über vermutlichen Entbindungstermin zur Vorlage bei der Krankenkasse
36. SSW	Vaginale Untersuchung + pH-Wert, CTG, Leopold-Handgriffe, Kindsbewegungen, Blutdruck, Gewicht, Ödeme, Varizen, U-Stix, Hb
38. SSW	Vaginale Untersuchung + pH-Wert, CTG, Leopold-Handgriffe, Kindsbewegungen, Blutdruck, Gewicht, Ödeme, Varizen, U-Stix, Hb

Beratung im III. Trimenon

Empfehlung zur Teilnahme an einem Geburtsvorbereitungskurs (bei Privatpatientinnen Hinweis auf Rücksprache mit der Versicherung wegen Kostenübernahme), Informationen über den Geburtsbeginn (regelmäßige Wehentätigkeit, Blasensprung oder Blutung).

> **Empfehlungen für die Praxis**
> - Die Mutterschaftsrichtlinien legen generelle Anzahl und Inhalt der Untersuchungen im Schwangerschaftsverlauf fest
> - Die Hauptaufgabe der Beratung und Untersuchung ist es, den Normalzustand zu bewahren und Abweichungen von der Norm frühzeitig zu entdecken und einer entsprechenden Diagnostik und Behandlung zuzuführen

4.3 Um den Geburtstermin und bei Übertragung

Falls es sich um eine Erstvorstellung handelt, gelten die bereits in ▶ Kap. 4.2.1 aufgeführten Punkte, ansonsten sind die in ◘ Tab. 4.5 aufgeführten Untersuchungen durchzuführen.

Tab. 4.5. Untersuchungen um den Entbindungstermin *(ET)*

ET	Vaginale Untersuchung, CTG, Kindsbewegungen, Leopold-Handgriffe, Blutdruck, Gewicht, Ödeme, Varizen, U-Stix, Hb; Sonographie: Fruchtwassermengen-, Plazenta- und Nabelschnurbeurteilung
ET+2	Vaginale Untersuchung, CTG, Kindsbewegungen, Blutdruck, Ödeme, Varizen
ET+4	Vaginale Untersuchung, CTG, Kindsbewegungen, Blutdruck, Ödeme, Varizen
ET+6	Vaginale Untersuchung, CTG, Kindsbewegungen, Blutdruck, Ödeme, Varizen; Sonographie: Fruchtwassermengenbeurteilung
ET+8	Vaginale Untersuchung, CTG, Kindsbewegungen, Blutdruck, Ödeme, Varizen; Sonographie: Fruchtwassermengenbeurteilung
ET+10	Vaginale Untersuchung, CTG, Kindsbewegungen, Blutdruck, Ödeme, Varizen, ggf. Einleitung der Geburt

4.3.1 Geburtsbeginn mit Aufnahme in den Kreissaal

Zeichen der beginnenden Geburt:
- Blasensprung, muttermundswirksame regelmäßige Wehentätigkeit, Abgang von blutigem Schleim.

Schmerzhafte Wehen sind häufig Anlass, in die Klinik zu kommen. Sie müssen nicht gleichbedeutend mit **Geburtswehen** sein. In den letzten Wochen vor Geburt treten sog. »falsche« Wehen (Braxton-Hicks-Kontraktionen) oder **Vorwehen** auf. Die Unterscheidung zu normalen Wehen kann schwierig sein.

> **Aufnahmeuntersuchung**
> - Allgemeine und geburtshilfliche Anamnese
> - Äußere Untersuchung mit Leopold-Handgriffen (evtl. mit Sonographie zur Lage-, Einstellungs-, Stellungsbestimmung, Gewichtsschätzung)
> - Vaginale Untersuchung mit Beurteilung der Zervix (Länge, Konsistenz, Stellung im Geburtskanal, bei Nullipara: innerer Muttermund erweitert sich vor äußerem, bei Mehrgebärenden gleichzeitig), der Muttermundweite, des Höhenstands des vorangehenden Kindsteils und Rotation des Kopfes bei fortgeschrittener Geburt, Vorblase (Farbe und Menge des abgehenden Fruchtwassers), Beurteilung der Weite des Geburtskanals
> - **Prognoseindex nach Bishop** (zur Vorhersage des Geburtsbeginns, bei Risikobeurteilung einer drohenden Frühgeburt, Geburtseinleitung)
> - Nachweis der fetalen Herztöne: Aufnahme-CTG über mindestens 20 min
> - Venöser Zugang und Labor: großlumige Braunüle, Aufnahmelabor: Blutbild, Thrombozyten (EDTA Röhrchen), Elektrolyte, evtl. CRP (Serumröhrchen), Quick-Wert, PTT, INR (Citratblutröhrchen)
> - Aufklärung der Schwangeren über den weiteren Geburtsverlauf und Analgesiemöglichkeiten
> - Einlauf sinnvoll bei jeder Schwangeren außer bei Durchfall, vorzeitigem Blasensprung und Mehrgebärenden mit schnellem Geburtsfortschritt

> **Empfehlungen für die Praxis**
> - Nach dem errechneten Geburtstermin finden bis zur Geburt oder zur geplanten Einleitung alle 2 Tage Untersuchungen der Schwangeren statt. Ziel der Untersuchungen ist es, den Geburtsbeginn oder etwaige Gefahren (Plazentainsuffizienz) rechtzeitig zu erkennen, um entsprechende Maßnahmen treffen zu können
> - Das Risiko perinataler Mortalität steigt ab ET+3 exponenziell an. Dabei ist zu beachten, dass die taggenaue Datierung von Schwangerschaften einer relevanten Unschärfe unterliegen kann

4.4 Ultraschalluntersuchungen in der Schwangerschaft

4.4.1 Frühschwangerschaft

A. Kritikos

Gemäß den Mutterschaftsrichtlinien sollte das 1. Ultraschall-Screening von Beginn der 9. bis zum Ende der 12. SSW erfolgen. In den letzten Jahren hat sich zunehmend die Nackentransparenzmessung als Screening zur Risikoberechnung von Chromosomenanomalien durchgesetzt. Suffiziente Messergebnisse lassen sich hier zwischen der 12. und 14. SSW (45–84 mm Scheitel-Steiß-Länge) erheben. Messungen davor oder danach sind vermindert aussagekräftig.

Indikationen

Ziel des Frühultraschalls ist die Lokalisierung der Schwangerschaft nach positivem Schwangerschaftstest, die Darstellung intrauteriner embryonaler Strukturen sowie der Vitalitätsnachweis durch Darstellung von Herzaktionen. Durch Messung der exakten Scheitel-Steiß-Länge zu diesem frühen Zeitpunkt kann das Gestationsalter errechnet und der anhand der letzten Periode errechnete Geburtstermin überprüft werden. Unerlässlich ist hierbei eine exakte (Bild-)dokumentation im Mutterpass.

Weitere Indikationen des Frühultraschalls sind die Beurteilung der Anzahl der Embryonen. Ein weiterer Aspekt des Frühultraschalls ist der Ausschluss embryonaler Fehlbildungen, wie z. B. Anenzephalus, Bauchwanddefekte (ab 14. SSW) oder Amelien sowie die Messung der

Nackentransparenz zur Risikoberechnung für chromosomale Anomalien.

Zuletzt sollte im Rahmen des 1. Screenings das maternale innere Genitale beurteilt werden und Tumoren, Myome, Zysten, Hämatome ausgeschlossen werden. ◘ Tab. 4.6 gibt einen Überblick über sämtliche Indikationen und optimale Untersuchungszeitpunkte.

Technik

Der Frühultraschall zum Nachweis einer intrauterinen Schwangerschaft nach positivem Schwangerschaftstest erfolgt transvaginal (Vaginalsonde 7,5 MHz). Mit zunehmendem Schwangerschaftsalter (etwa ab der 13. SSW) erfolgt nach den spezifischen Gegebenheiten der Schwangeren der Umstieg auf den transabdominalen Zugang (Curved-array-Schallkopf 5 MHz).

Klinik

Der intrauterine Sitz der Schwangerschaft lässt sich frühestens im Cavum uteri in der 5. SSW bzw. ab β-HCG-Werten um 800–1000 IE/ml durch Darstellung einer exzentrisch gelegenen Chorionhöhle feststellen.

> **Cave**
>
> Bei fehlendem Nachweis unbedingt Suche nach einer zervikalen, isthmischen oder Extrauteringravidität.

Ein Richtmaß bei normaler Frühschwangerschaft ist die Größenverdopplung der Chorionhöhle bis zur 8. SSW. Die Embryonalanlage, der Dottersack (◘ Abb. 4.5), kann bei β-HCG-Werten um 2000 IE/ml zur Darstellung kommen. Der Dottersack zeigt ein kontinuierliches Wachstum bis zur 10. SSW. Frühestens in der 6. SSW ist die Darstellung eines Embryos dicht neben dem Dottersack als echoreiche Struktur möglich. Durch Ausmessung der Scheitel-Steiß-Länge (◘ Abb. 4.6) kann der anhand der letzten Periode errechnete Geburtstermin überprüft werden. Bei einer Diskrepanz von mindestens 5 Tagen sollte der Entbindungstermin entsprechend der Scheitel-Steiß-Länge korrigiert werden. Herzaktionen lassen sich sonographisch gewöhnlich bei einem β-HCG-Wert

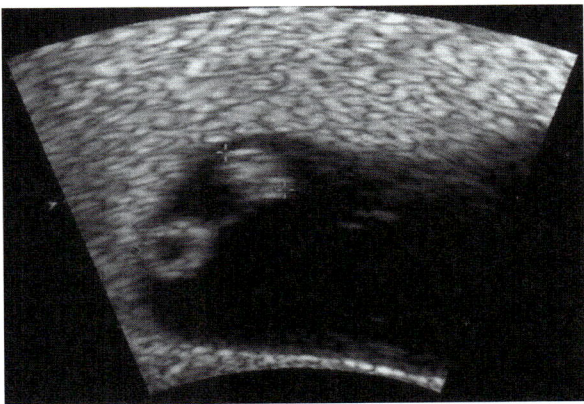

◘ **Abb. 4.5.** Frühschwangerschaft in der 7. SSW: In der glatt begrenzten echoleeren Fruchthöhle kreisrunder Dottersack neben dem 2 mm messenden Embryo (echoreich). (Aus Strauss 2004)

◘ **Tab. 4.6.** Indikationen

Indikationen	Zeitpunkt
Lokalisation der Schwangerschaft	Ab 6. SSW
Darstellung embryonaler Strukturen	Ab 6./7. SSW
Vitalitätsnachweis (Herzaktionen)	Ab 7. SSW
Messung der SSL zur Berechnung des Gestationsalters	Ab 7. SSW
Anzahl der Embryonen	Ab 6./7. SSW
Festlegung von Chorionizität und Amnionizität bei Mehrlingsschwangerschaften	Ab 6./7. SSW
Ausschluss embryonaler Fehlbildungen	Ab 10. SSW
Nackentransparenzmessung	12.–14. SSW
Beurteilung des weiblichen inneren Genitales	Ab 6. SSW

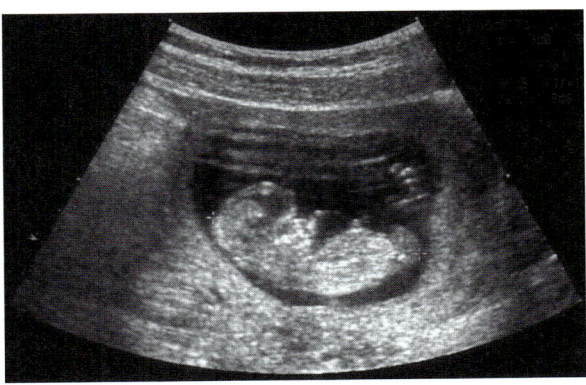

◘ **Abb. 4.6.** Unauffälliger Embryo in der 12. SSW: Scheitel-Steiß-Länge zwischen den Markierungen. (Aus Strauss 2004)

um 10.000 IE/ml nachweisen und sollten im schriftlichen Befund fixiert werden. Dies entspricht etwa der 7. SSW (◘ Tab. 4.7). Auf eine farbdopplersonographische Darstellung des kardialen Blutflusses sollte in dieser frühen Phase aufgrund mangelnder Erkenntnisse hinsichtlich Nebenwirkungen verzichtet werden. Bisher publizierte Studien belegen keinen gesundheitlichen Schaden des Feten. Durch Zunahme der applizierten Energie greift hier jedoch das ALARA-Prinzip.

Wichtig im Rahmen des 1. Screenings ist die Beurteilung der Anzahl der Embryonen. Das optimale Zeitfenster dazu liegt zwischen der 6. und 10. SSW. Bei Nachweis einer Mehrlingsanlage sollten Chorionizität und Amnionizität festgelegt werden, da dies für die weitere Betreuung der Schwangerschaft erhebliche Bedeutung hat. Eine bildliche und schriftliche Dokumentation der Eihautverhältnisse bei Mehrlingsgravidität ist hierbei unerlässlich (◘ Abb. 4.7). Bis zur 14. SSW ist es mittels Ultraschall möglich, monochoriale von dichorialen Gemini gemäß den typischen sonographischen Zeichen zu unterscheiden (◘ Tab. 4.8). Nach dem I. Trimenon ist diese Unterscheidung nicht mehr so leicht möglich, da das Chorion laeve regredient ist und bei dichorialen Gemini die Trennwand zwischen den Feten dünner wird und sich kaum von der monochorialen unterscheiden lässt. Hier kann man sich nur noch unsicherer indirekter Zeichen, wie z. B. »lambda-sign« (dreieckige Ausziehung der Plazenta im Bereich der einstrahlenden Amnionmembran) bedienen.

Zur weiteren Routineuntersuchung (9.–12. SSW) sollte neben der Biometrie von Scheitel-Steiß-Länge, Kopf- und Thoraxmaßen die Beurteilung der Extremitäten, des Magens, der Harnblase, der Unversehrtheit der Körper-

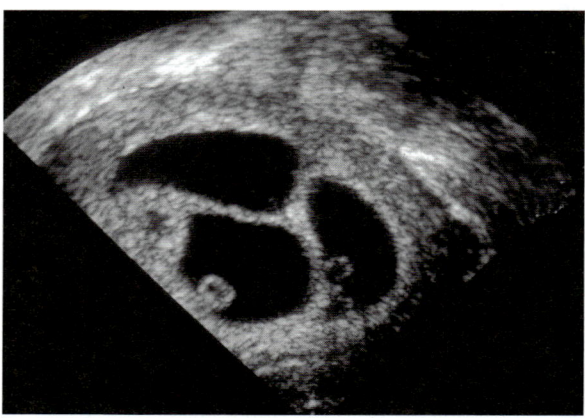

◘ **Abb. 4.7.** Trichoriale, triamniale Drillingsschwangerschaft: 3 Fruchthöhlen (in 2 davon Dottersack erkennbar) durch breite Trennmembranen getrennt. (Aus Strauss 2004)

◘ **Tab. 4.7.** Ultraschallbefunde in der Frühschwangerschaft

SSW	Sonographisches Bild	β-HCG-Wert (IE/ml)
5. SSW	Exzentrisch gelegene Chorionhöhle	800–1000
5./6. SSW	Dottersack	ca. 2000
6. SSW	Embryo	
6./7. SSW	Herzaktionen	ca. 10.000

◘ **Tab. 4.8.** Chorionizität/Amnionizität

Chorionizität/Amnionizität	Plazenta-/Amnionverhältnisse	Sonographische Zeichen
Dichorial-diamnial (ca. 80%)	Plazenten völlig getrennt oder am Rand verschmolzen	Breite Trennwand zwischen den Fruchthöhlen (≥3 mm)
Monochorial-diamnial (ca. 20%)	Gemeinsame Plazenten, getrennte Amnionhöhlen	Dünne Trennwand (<3 mm)
Monochorial-monoamnial (<1%)	Gemeinsame Plazenten, gemeinsame Chorion- und Amnionhöhle	Eine Fruchthöhle, keine Trennwand nachweisbar Cave: cord entanglement

konturen auch die Beurteilung der Kopfform und des Herzens erfolgen. Ein physiologischer Nabelbruch kann bis zur 14. SSW nachweisbar sein. Um die 13. SSW lassen sich somit Fehlbildungen wie Amelien, Bauchwanddefekte, Anomalien der Wirbelsäule sowie ein Anenzephalus weitgehend ausschließen. Unter günstigen Ultraschallbedingungen kann man zu diesem Zeitpunkt bereits mitunter den Vierkammerblick des Herzens (50–60% der Fälle) mit Hilfe der Farbdopplersonographie (»colour flow mapping«) darstellen. Bei Auffälligkeiten der Anatomie sollte eine zweite Meinung von einem erfahrenem Untersucher eingeholt werden.

> **Überprüfung der körperlichen Integrität**
> - Nachweis von vier Gliedmaßenknospen
> - Ausschluss eines generalisierten Hydrops
> - Nachweis einer geschlossenen Schädelkalotte
> - Beurteilung der Integrität der Bauchwandkontur (**Cave:** physiologische Omphalozele bis zur 14. SSW)
> - Beurteilung der Integrität der Wirbelsäulen-/Rückenkonturen
> - Ausschluss von zystischen Raumforderungen intraabdominell >2 cm Durchmesser

In den letzten Jahren hat sich zunehmend die Nackentransparenzmessung als Screening zur Risikoberechnung von Chromosomenanomalien durchgesetzt (◘ Abb. 4.8). Um suffiziente Ergebnisse zu erhalten, sollte diese Untersuchung zwischen der 12. und 14. SSW erfolgen. Gemessen wird die Nackentransparenz nach vorgeschriebenen Kriterien. Grundsätzlich kann jeder, der über entsprechende Detailkenntnisse verfügt, diese Messung durchführen. Die Risikoberechnung für chromosomale Anomalien kann dagegen nur durch zertifizierte Untersucher durchgeführt werden (s. Kriterien der FMF Deutschland). Zur Erhöhung der Vorhersagekraft können zusätzlich maternale Serummarker bestimmt werden (freies β-HCG und PAPP-A).

Zuletzt sollte bei jeder Ultraschalluntersuchung in der Frühschwangerschaft das innere weibliche Genitale der Mutter beurteilt werden und auf das Vorliegen von Uterusanomalien (Uterus arcuatus, Uterus subseptus, Uterus bicornis, Uterus duplex) geachtet werden. Die zusätzliche Beurteilung der Adnexregion und des Uterus schließt die Dokumentation von Myomen und Adnexzysten mit ein.

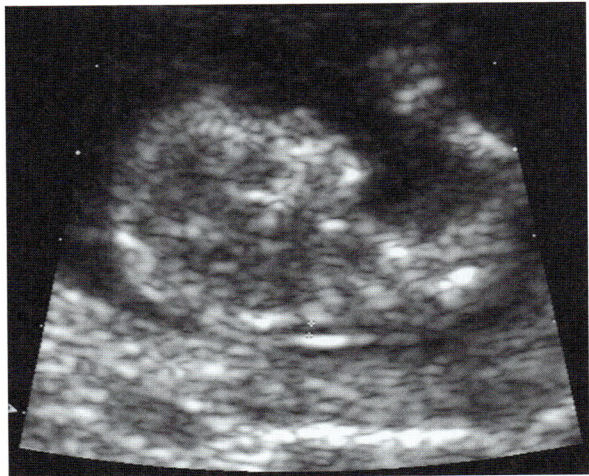

◘ **Abb. 4.8.** Nackentransparenz 12+2 SSW: Unauffälliges kindliches Profil und Oberkörper; Nackentransparenzmessung (echoreiche Doppelkontur im Nackenbereich) im Normbereich. (Aus Strauss 2004)

4.4.2 Sonographie im II. und III. Trimenon

I. M. Heer

Die Mutterschaftsrichtlinien legen Zeitpunkt, Ziel und Umfang der Ultraschalluntersuchungen im II. und III. Trimenon fest. Darüber hinaus werden die Indikationen für zusätzliche oder weiterführende Untersuchungen genannt.

Nach den Richtlinien des Bundesausschusses der Ärzte und Krankenkassen über die ärztliche Betreuung während der Schwangerschaft und nach der Entbindung (»Mutterschaftsrichtlinien«) sind vom
- Beginn der 19. bis zum Ende der 22. SSW (2. Screening),
- Beginn der 29. bis zum Ende der 32. SSW (3. Screening)

2 Ultraschalluntersuchungen durchzuführen, die der Überwachung der normalen Schwangerschaft dienen. Die Ziele dieser Untersuchungen sind:
- Kontrolle der somatischen Entwicklung des Feten,
- Suche nach auffälligen fetalen Merkmalen.

2. Screening

Bei dieser Ultraschalluntersuchung müssen folgende Punkte abgearbeitet und schriftlich (Befund/Mutterpass) dokumentiert werden:

- Einlingsschwangerschaft (ja/nein)
- Lebenszeichen (ja/nein)
- Biometrie
  - Biparietaler Durchmesser (BIP)
  - Frontookzipitaler-Durchmesser (FOD)
  - Kopfumfang (KU)
  - Abdomenquerdurchmesser oder Abdomenumfang (ATD oder AU)
  - Femurlänge oder Humeruslänge (FL oder HL)
- Zeitgerechte Entwicklung (ja/nein/kontrollbedürftig)
- Hinweiszeichen für Entwicklungsstörungen
  - Fruchtwassermenge (ja/nein/kontrollbedürftig)
  - Körperliche Entwicklung (ja/nein/kontrollbedürftig)
  - Körperumriss (ja/nein/kontrollbedürftig)
  - Fetale Strukturen (ja/nein/kontrollbedürftig)
  - Herzaktion (ja/nein/kontrollbedürftig)
  - Bewegungen (ja/nein/kontrollbedürftig)
  - Plazentalokalisation und -struktur (ja/nein/kontrollbedürftig)
- Weiterführende Untersuchungen veranlasst (ja/nein)

Jeweils ein Kopf-, Rumpf- und Extremitätenmaß sowie ggf. alle kontrollbedürftigen Befunde müssen bilddokumentiert werden.

Darüber hinaus legen die Mutterschaftsrichtlinien bei Verdacht auf pathologische Befunde fest, weitere Ultraschalluntersuchungen durchzuführen oder durchführen zu lassen, die die Verbesserung der Ultraschalldiagnostik in Bezug auf fetale Erkrankungen/Entwicklungsstörungen oder Anomalien fetaler Organe/Organsysteme zum Ziel haben. Diese weiterführende sonographische Untersuchung ist dann nicht mehr Bestandteil des Screenings. Die Qualitätsanforderungen, Ziele, Indikationen, den Zeitpunkt und die Inhalte der Untersuchung der differenzialdiagnostischen Ultraschalluntersuchung sind von der DEGUM festgelegt worden (Untersuchung nach DEGUM Stufe II).

- Unklares Schwangerschaftsalter,
- Kontrolle des fetalen Wachstums bei
  - Schwangeren mit einer Erkrankung, die zu einer fetalen Entwicklungsstörung führen kann,
  - Verdacht auf eine Entwicklungsstörung des Feten aufgrund vorausgegangener Untersuchungen,
- Überwachung einer Mehrlingsschwangerschaft,
- Verdacht auf Placenta praevia,
- Erstmaliges Auftreten einer uterinen Blutung,
- Verdacht auf intrauterinen Fruchttod,
- Verdacht auf Lageanomalie ab Beginn der 36. SSW.

Empfehlungen für die Praxis
- Frühschwangerschaft: obligat
  - Lokalisation der Schwangerschaft
  - Vitalität
  - Zeitgerechte Entwicklung
  - Vorhandensein von embryonalen Auffälligkeiten
  - Anzahl der Embryonen
  - Chorionizität/Amnionizität bei Mehrlingsgravidität
  - Vorhandensein von Uterusanomalien, Myomen oder Adnexzysten
- Frühschwangerschaft: optional: (45–84 mm Scheitel-Steiß-Länge)
  - Errechnung des individuellen Risikos für Chromosomenanomalien anhand der Nackentransparenz
  - evtl. zusätzlich serologische Untersuchung von PAPP-A und β-HCG
- II. und III. Trimenon
  - Kontrolle der somatischen Entwicklung des Feten
  - Suche nach auffälligen fetalen Merkmalen
  - Überwachung einer Mehrlingsschwangerschaft
- Eine bildliche und schriftliche Dokumentation sämtlicher erhobener Befunde ist unerlässlich

3. Screening

Bei dieser Ultraschalluntersuchung werden nach den Mutterschaftsrichtlinien im Wesentlichen die Arbeitsschritte des 2. Screenings wiederholt und um die Angabe der Kindslage erweitert. Für die Befund- und Bilddokumentation gelten dieselben Regeln wie für das 2. Screening. Darüber hinaus sollen bei bestimmten Indikationen weitere Ultraschalluntersuchungen durchgeführt werden:

Schwangerenberatung und Geburtsvorbereitung mit Hebammen

B. Krinner, T. Ackermann, H. Walter

5.1 Beratung, Hilfe bei Beschwerden – 34
5.1.1 Hyperemesis – 34
5.1.2 Sodbrennen – 34
5.1.3 Verdauungsprobleme, Obstipation – 34
5.1.4 Ödeme – 34
5.1.5 Varizen – 34
5.1.6 Hautjucken (Pruritus) – 34
5.1.7 Eisenmangel – 34
5.1.8 Neigung zu vorzeitigen Wehen – 34
5.1.9 Rückenschmerzen/Ischialgien – 35

5.2 Geburtsvorbereitung – 35
5.2.1 Inhalt eines Geburtsvorbereitungskurses – 35

5.3 Praktische Tipps – 35
5.3.1 Vorbereitung auf die Geburt – 35
5.3.2 Vorbereitung auf die Stillzeit – 35

Um eine effektive Betreuung der Schwangeren zu gewährleisten, ist eine enge Zusammenarbeit zwischen Hebamme und Arzt wünschenswert. Da in der Facharztsprechstunde oft die Zeit für eine ausführliche Beratung zu Beginn und im Verlauf der Schwangerschaft fehlt, ergänzt die zusätzliche Hebammenbetreuung die Vorsorge sinnvoll. Die Kosten für Beratung, Hilfe bei Schwangerschaftsbeschwerden, Vorsorgeuntersuchungen und Geburtsvorbereitung durch die Hebamme werden von allen gesetzlichen und manchen privaten Krankenkassen übernommen.

Aufgabe der Hebamme ist es, die Schwangere zu begleiten und ihr mit Rat und Tat zur Seite zu stehen, Risiken zu erkennen und die werdenden Eltern optimal auf die bevorstehende Geburt vorzubereiten.

5.1 Beratung, Hilfe bei Beschwerden

5.1.1 Hyperemesis

- Akupunktur (Pe 6) und Homöopathie (z. B. Aurum Valeriana, Fa. Wala)
- Bereits vor dem Aufstehen eine Kleinigkeit essen und trinken

5.1.2 Sodbrennen

- Kaisernatron, 1 Glas Milch oder 1 Teelöffel milden Senf, Mandeln kauen
- Kleine Mahlzeiten, gut kauen, keine Fruchtsäfte, kein Kaffee
- Kleiner Spaziergang nach dem Essen
- Oberkörper hoch lagern

5.1.3 Verdauungsprobleme, Obstipation

- Ausreichend Bewegung
- 1 Glas Mineralwasser auf nüchternen Magen, generell viel trinken
- Ballaststoffreiche Ernährung (Vollkornprodukte), viel frisches Obst und Gemüse, keine Weißmehlprodukte, keine Süßwaren
- Waldon-Ursaft und/oder Preiselbeerelexier (Fa. Weleda)

5.1.4 Ödeme

- Teemischung aus je 1/3 Birkenblättern, Zinnkraut und Brennnesseln
- Ausreichend Bewegung und Gymnastik, Massagen, Akupunktur
- Ernährungsberatung (z. B. durch Gestose-Frauen e. V.)

5.1.5 Varizen

- Den venösen Rückfluss fördernde Übungen (Muskelpumpe aktivieren, Wadenmuskulatur kräftigen; günstig sind Ausdauersportarten wie Walking, Radfahren, Schwimmen oder Skilanglauf)
- Wechselduschen (immer mit kalt aufhören), Rosskastanienbäder
- Einreibungen herzwärts (z. B. mit Hauttonikum, Lavendel-Zypresse-Öl)

5.1.6 Hautjucken (Pruritus)

- Waschungen, Auflagen mit Tee aus Stiefmütterchenkraut oder Calendula-Essenz, nur naturbelassene Pflegeöle (immer in die feuchte Haut reiben).
- Vollbäder und Waschzusätze (Seife) vermeiden.

5.1.7 Eisenmangel

- Eisenreiche Ernährung (Vollkornprodukte, rote Säfte) + Vitamine
- Kräuterblutsaft, Ustum comp. Pulver
- Magnesium zeitlich versetzt zum Eisen einnehmen

5.1.8 Neigung zu vorzeitigen Wehen

- Bryophyllum 50% Trit. (Fa. Weleda), Tokolytikum als Tee und Öl
- Akupunktur
- Bettruhe

5.1.9 Rückenschmerzen/Ischialgien

— Anleitung zu entsprechender Gymnastik, Feldenkrais-Methode
— Akupunktur
— Schwangerenschwimmen

5.2 Geburtsvorbereitung

Der Geburtsvorbereitungskurs beginnt zwischen der 28. und 30. Schwangerschaftswoche. Eine frühzeitige Anmeldung ist sinnvoll, da die Teilnehmerzahl begrenzt ist. 14 h werden von den Krankenkassen übernommen.

5.2.1 Inhalt eines Geburtsvorbereitungskurses

Information und Beratung

— Rund um Schwangerschaft, Geburt und Wochenbett
— Allgemeine und individuelle Beratung der Schwangeren

Körperarbeit und Entspannung

— Erlernen der Bauchatmung, Wehen veratmen, Atmen beim Pressen
— Erarbeiten einer guten Körperhaltung, Ertasten des Beckens und Erspüren des Beckenbodens
— Dehnungsübungen und Gymnastik für Rücken- und Beckenbeweglichkeit
— Ausprobieren und Erarbeiten von Gebärpositionen
— Progressive Relaxation, Phantasiereisen und Meditation

5.3 Praktische Tipps

5.3.1 Vorbereitung auf die Geburt

— Dammmassage (ab der 36. SSW) mit Dammmassageöl, 5 min täglich
— Heublumendampfsitzbäder einmal wöchentlich ab der 38. SSW
— Geburtsvorbereitende Akupunktur ab 37. SSW (Verkürzung der EP)
— Himbeerblättertee, Eisenkrauttee ab 38. SSW (wehenanregend)
— Teemischung aus Zimt, Ingwer, Nelken und Eisenkraut ab ET

5.3.2 Vorbereitung auf die Stillzeit

— Vertrauen und Sicherheit geben: Stillen ist möglich
— Abhärtung der Brustwarzen mit Schwarzteebeutel, Wechselduschen, vorsichtige Massagen
— Bei Hohlwarzen Brustwarzenformer tragen

Cave

Keine Vorbereitung bei vorzeitiger Wehentätigkeit

Teil III Komplikationen in der Schwangerschaft

Kapitel 6	Ektope Schwangerschaft	– 39
Kapitel 7	Fehlgeburt	– 43
Kapitel 8	Mütterliche Erkrankungen in der Schwangerschaft	– 53
Kapitel 9	Infektionen in der Schwangerschaft	– 87
Kapitel 10	Nikotin, Alkohol und illegale Drogen	– 109
Kapitel 11	Medikamente in der Schwangerschaft und Stillzeit	– 113
Kapitel 12	Röntgendiagnostik und Strahlenexposition in Schwangerschaft und Stillzeit	– 127
Kapitel 13	Frühgeburtsbestrebungen	– 131
Kapitel 14	Vorzeitiger Blasensprung	– 147
Kapitel 15	Blutungen in der Schwangerschaft – Plazentationsstörungen	– 151
Kapitel 16	Beckenendlage	– 157
Kapitel 17	Small for Gestational Age (SGA) Infants, intrauterine Wachstumsretardierung (IUWR/IUGR)	– 161
Kapitel 18	Mehrlingsschwangerschaft	– 165
Kapitel 19	Blutgruppenunverträglichkeit	– 171
Kapitel 20	Fetale Herzrhythmusstörungen	– 175
Kapitel 21	Besondere Schwangerschaften	– 181

Ektope Schwangerschaft

A. Strauss

6.1 Epidemiologie – 40

6.2 Ätiologie/Pathogenese – 40

6.3 Klinik – 40

6.4 Diagnostik – 41

6.5 Therapie – 41
6.5.1 Endoskopie – 41
6.5.2 Medikamentöse Therapie – 42
6.5.3 Komplikationen – 42

6.6 Prognose – 42

Jede Implantation einer befruchteten Eizelle außerhalb des Cavum uteri ist definiert als ektope Schwangerschaft (◘ Abb. 6.1). Als Prädilektionsstellen kommen dabei der Eileiter (99%), das Ovar, die freie Bauchhöhle (gemeinsam ca. 1%) oder die Zervix uteri (0,1%) in Frage (◘ Abb. 6.2). Jede Extrauteringravidität (EUG) stellt durch das Blutungsrisiko ein für die Frau **potenziell lebensbedrohliches Ereignis** dar.

6.1 Epidemiologie

Inzidenz ektoper Schwangerschaften: 0,3–3% aller Schwangerschaften (1% bezogen auf Lebendgeburten). Im Rahmen einer Eileiterschwangerschaft ist der Tubarabort (ampullärer Tubenanteil) 6- bis 10-mal häufiger als die Tubenruptur (isthmischer/interstitieller/intramuraler Tubenanteil). Das Wiederholungsrisiko beträgt 10% nach einmaliger und bis zu 50% nach wiederholter EUG.

6.2 Ätiologie/Pathogenese

Eine Störung der Tubendurchgängigkeit durch mechanische Obstruktionen des Eileiters, z. B. nach abgelaufener Eileiterentzündung, oder eine Störung des Eitransportmechanismus sind die häufigsten Ursachen einer Tubargravidität. Weitere disponierende Faktoren sind vorausgegangene Eileiterschwangerschaften, operative Eingriffe am Eileiter (Sterilisatio), Endometriose, Kinderwunschbehandlung, Intrauterinpessare und seltener peritubare Verwachsungen (z. B. nach Appendizitis bzw. Appendektomie). Pathogenetisch ist der Throphoblast in besonders hohem Maße in der Lage, invasiv in maternale Strukturen vorzudringen.

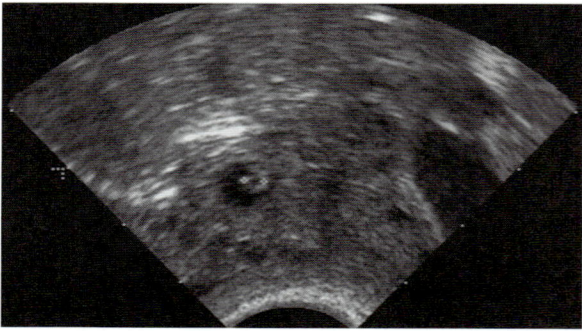

◘ **Abb. 6.1.** Schematische Darstellung der verschiedenen Lokalisationsmöglichkeiten einer ektopen Schwangerschaft

◘ **Abb. 6.2.** Tubargravidität: ca. 0,5 cm große, intakte Fruchthöhle mit Dottersackanlage im Adnexbereich (Markierung)

6.3 Klinik

Nach einer Amenorrhödauer von 6–8 Wochen treten meist irreguläre uterine Schmierblutungen und/oder chronische Unterbauchschmerzen, ggf. exazerbierend unter dem Bild eines akuten Abdomens, auf. Bei positiven subjektiven Schwangerschaftszeichen und laborchemischem Schwangerschaftsnachweis (β-HCG) lässt sich sonographisch intrauterin kein adäquater Gestationssack (ggf. aber ein Pseudogestationssack – **Cave:** Verwechslung) bei schwangerschaftsentsprechender dezidualer Endometriumumwandlung nachweisen.

Die klinische Symptomatik entwickelt sich dabei stadienhaft und lokalisationsabhängig (◘ Tab. 6.1).

Tab. 6.1. Eileiterschwangerschaft (Leitsymptome)

	Tubarabort – innerer Fruchtkapselaufbruch (ampullärer Tubenanteil)	Tubarruptur – äußerer Fruchtkapselaufbruch (isthmischer Tubenanteil)
Stadium der intakten Eileiterschwangerschaft	Asymptomatisch – Uterus aufgelockert, livide Portio, Zervikalkanal geschlossen, Brustspannen, kein Adnextumor	Asymptomatisch – Uterus aufgelockert, livide Portio, Zervikalkanal geschlossen, Brustspannen, kein Adnextumor
Stadium des tubaren Hämatoms	Symptomarm – uterine Blutung 6–8 Wochen p.m., hormonal bedingte Abstoßung der Dezidua durch Zugrundegehen des Corpus luteum, einseitige, wehenartige Schmerzen durch die Dilatation des Eileiters, palpable Hämatosalpinx (fakultativ), Portioschiebeschmerz (PSS)	Asymptomatisch – keine palpable Hämatosalpinx und keine uterine Blutung, da die Tube rupturiert, bevor die Frucht abgestorben ist
Stadium des peritonealen Schocks	Chronisch rezidivierende Symptomatik – druckdolente Hämatosalpinx (teigige Resistenz) und/oder Hämatozele (Douglas), uterine Schmierblutung, PSS, wiederholte, schubweise auftretende peritoneale Schockzustände unterschiedlichen Ausprägungsgrades, akutes Abdomen (peritoneale Reizung durch Blutung in die freie Bauchhöhle)	Perakute Symptomatik – plötzlich aus völliger Gesundheit auftretender, schwerster peritonealer Schockzustand, akutes Abdomen bei innerer Blutung, Zereißungsschmerz, Kaltschweißigkeit, Schwächegefühl, kleiner fliegender Puls, Kreislaufkollaps, stärkster PSS und Douglas-Druckschmerz

6.4 Diagnostik

- **Allgemeine gynäkologische Anamnese** (Zyklus, Amenorrhö, Blutung, Schmerz)
- **Klinische (gynäkologische) Untersuchung** (Blutung, PSS, teigiger Adnextumor)
- **Quantitative β-HCG-Bestimmung** im Serum (frühestens 10–14 Tage p.c.), alternativ Schwangerschaftsschnelltest (Nachweisgrenze: 20–25 mIU/ml) im Serum oder Urin. Verdoppelung der Konzentration alle 2 Tage (bis Tag 40 p.m.). β-HCG-Anstieg/48 h: Tag 41–56 =33%, Tag 57–65 =5%
- **Vaginalsonographie** (6.–7.SSW vaginalsonographische Entdeckungsrate =50%): Pseudogestationssack = dezidual umgewandeltes Endometrium mit Flüssigkeitsretention, Konglomerattumor im Adnexbereich (Tubarabort) bzw. in der ektopen Fruchthöhle = Ringecho mit zirkulärem farbdopplersonographischem Hypervaskularisationsmuster, ggf. mit Embryo ohne oder mit Herzaktion (stehende EUG, 1–5%), Flüssigkeit (Blut) im Douglas-Raum (26–95%) = indirektes, unspezifisches EUG-Zeichen. Unter 1.000 mIU/ml β-HCG – Fruchtsackdarstellung noch nicht regelmäßig möglich. 1.000–1.500 mIU/ml β-HCG: Chorionhöhle mit Sensitivität 90% und Spezifität 98% darstellbar
- **Kürettage**
- **Laparoskopie** (Problem bei niedrigem β-HCG: »zu frühe« Laparoskopie)
- **Differenzialdiagnosen:** (schmerzhafte) intakte Gravidität, intrauteriner Abort, Corpus luteum, retrograde Menstruation, Adnexzyste, Hydro-/Pyosalpinx, Tuboovarialabszess, Appendizitis

6.5 Therapie

❗ Eine EUG kann operativ oder – unter bestimmten Bedingungen – medikamentös behandelt werden.

6.5.1 Endoskopie

Bei einer intakten Tubargravidität ohne Zerstörung der Tubenwand gelingt die fertilitätserhaltende Therapie meist durch laparoskopische antimesenteriale Salpingotomie oder Keilexzision (ampulläre Lokalisation). Bei abgeschlossener Familienplanung, schlechter Tubenqualität und zur Rezidivprophylaxe (bis zu 30% ipsilaterales Rezidiv bei Organerhalt) ist dagegen die partielle oder totale

Salpingektomie vorzunehmen. Auf eine **Laparotomie** ist in Fällen eines ausgeprägten Hämatoperitoneums (vitale Bedrohung) oder bei technischen Problemen (Verwachsungen, unübersichtlicher Situs) umzustellen bzw. primär zurückzugreifen.

6.5.2 Medikamentöse Therapie

Lokale oder systemische (i.m. oder i.v.) Verabreichung von **Methotrexat** (10–50 mg bzw. 50 mg/m^2 KOF oder 1 mg/kg KG), Prostaglandin $F_{2\alpha}$ (5–10 mg) oder hyperosmolarer 50%-Glukoselösung (5–20 ml). Der Behandlungserfolg ist dabei maßgeblich vom Schwangerschaftsalter und damit vom Trophoblastvolumen (β-HCG-Wert) abhängig (Erfolgsrate: 92% bei β-HCG-Werten <4.000 mIU/ml, 82% bei <12.000 mIU/ml und 68% bei >12.000 mIU/ml). Die Überwachung des Therapieansprechens erfolgt über die Kontrolle des β-HCG-Verlaufs (Abfall >15% in 4–7 Tagen). Gegebenenfalls 2. oder sogar 3. Gabe.

> **Empfehlungen für die Praxis**
> - Diagnostisch wegweisend: Anamnese, Klinik, gynäkologische Untersuchung, β-HCG, Vaginalsonographie
> - Die Therapie (operativ oder medikamentös) richtet sich nach Klinik, hämodynamischer Situation, β-HCG-Wert und dem Wunsch der Patientin nach weiteren Schwangerschaften
> - Bei jeder Behandlung einer ektopen Gravidität (expektativ, operativ oder medikamentös) ist die engmaschige β-HCG-Verlaufskontrolle zur Sicherung des Therapieerfolgs obligat
> - Bei vitaler Bedrohung (hämorrhagischer Schock) sofortige Bestimmung des Hämoglobinwerts, der Gerinnungsparameter und der Blutgruppe zur Bereitstellung von kompatiblen Erythrozytenkonzentraten
> - Nach ektoper Schwangerschaft ist bei jeder nicht sensibilisierten Rh-negativen Patientin eine Anti-D-Prophylaxe vorzunehmen

6.5.3 Komplikationen

Bei organerhaltend laparoskopischer Operation ist in 8,8% mit einer Trophoblastpersistenz (postoperativ nicht abfallende β-HCG-Werte) gegenüber 3,9% nach Laparotomie zu rechnen. Das Rezidivrisiko nach Salpingotomie (Laparoskopie oder Laparotomie) ist im Vergleich zur Salpingektomie (10%) mit 15% höher. Längerfristige Folge einer EUG bzw. ihrer Therapie kann eine dauerhafte tubare Sterilität sein.

Zukünftige Fertilitätschancen nach Salpingotomie =30–70%, nach Salpingektomie =44% und nach Methotrexat =60%.

6.6 Prognose

Die Sterblichkeit an einer EUG (0,2%) ist im Gegensatz zur Inzidenz durch die Verbesserung der Diagnostik, frühzeitige Therapie und engmaschige postoperative Überwachung in den vergangenen Jahren deutlich zurückgegangen (1,7% zu Beginn der 1970er-Jahre).

Fehlgeburt

N. Ditsch

7.1 **Abort** – 44
7.1.1 Epidemiologie – 44
7.1.2 Ätiologie/Pathogenese – 44

7.2 **Schwangerschaftsabbruch** – 45
7.2.1 Epidemiologie – 45
7.2.2 Ohne Indikation – 45
7.2.3 Mit Indikation – 46

7.3 **Trophoblasterkrankungen** – 46
7.3.1 Klinik – 47
7.3.2 Diagnostik – 47
7.3.3 Blasenmole – 47
7.3.4 Chorionkarzinom – 47

7.4 **Intrauteriner Fruchttod (IUFT)** – 48
7.4.1 Epidemiologie – 48
7.4.2 Ätiologie/Pathogenese – 48
7.4.3 Klinik und Diagnostik – 48
7.4.4 Therapie – 49

7.5 **Komplikationen bei Abort und IUFT** – 49
7.5.1 Gerinnungsstörungen – 49
7.5.2 Sepsis mit Endotoxinschock – 50

7.6 **Abklärung der Todesursache** – 50

7.7 **Personenstand und Todesbescheinigung** – 50
7.7.1 Personenstand – 50
7.7.2 Todesbescheinigung – 50

7.8 **Beerdigungsrichtlinien bei gestorbenen Kindern** – 51

Unter **Abort** (= Fehlgeburt) versteht man die Beendigung einer Schwangerschaft mit fehlender oder abgestorbener Kindsanlage. Dabei werden Frühabort (bis einschließlich der 16. Woche p.m.) und Spätabort (17.–24. Woche p.m.) unterschieden.
Der **intrauterine Fruchttod** (IUFT) ist das Sterben des Feten nach der 24. SSW.
Der **Schwangerschaftsabbruch** ist die absichtlich herbeigeführte Beendigung einer Schwangerschaft mit dem Sterben des Embryos oder Feten.
Bei den **Trophoblasterkrankungen** handelt es sich um Erkrankungen des Trophoblasten (zellige Außenwand der Blastozyste).

7.1 Abort

7.1.1 Epidemiologie

Der Abort ist mit ca. 20% der erkannten Graviditäten eine **häufige Komplikation.** Die exakte Zahl wird sich aufgrund der Symptomarmut bei sehr frühen Fehlgeburten nie exakt bestimmen lassen. Man geht daher von einer Absterberate von 30–50% aller befruchteten Eizellen aus. Mit zunehmender Dauer der Schwangerschaft nimmt das Risiko für einen Abort ab.

7.1.2 Ätiologie/Pathogenese

Die Ursachen eines Aborts sind oft unklar. Sowohl mütterliche als auch väterliche, ebenso fetoplazentare, iatrogene und artifizielle Ursachen kommen in Betracht.

> **Ursachen eines Aborts**
> - Maternale Ursachen
>   Fehlbildungen der Gebärmutter, Endometriuminsuffizienz, Zervixinsuffizienz, Infektionen, Verwachsungen, Corpus-luteum-Insuffizienz, Anämie, Traumata, konsumierende Erkrankungen, Tumoren, endokrine Störungen wie Diabetes mellitus, Hyperthyreose
> - Paternale Ursachen
>   Genetische Störungen und Spermaanomalien
> - Fetoplazentare Ursachen
>   Chromosomenaberrationen, Trophoblast- und Nidationsanomalien, gestörte Immuntoleranz
> - Iatrogene und artifizielle Ursachen
>   Ionisierende Strahlen, Medikamente, Impfungen, vorausgegangene Abruptiones

Einteilung der Abortformen

Abortus imminens (= drohender Abort)
- Die Schwangerschaft ist noch intakt
- Klinik
  Die klinische Symptomatik (uterine Blutung) weist auf eine beginnende Störung hin
- Diagnostik
  Vaginale Untersuchung (ZK geschlossen, Uterus zeitgerecht entwickelt), Sonographie, evtl. β-HCG-Werte
- Therapie
  Bettruhe, orale Magnesiumsubstitution (z. B. Mg-Diasporal Beutel bis zu 3-mal 1/Tag oder 3-mal 2Tbl./Tag)

Abortus incipiens (= beginnender Abort)
- Die Schwangerschaft ist irreversibel gestört
- Klinik
  Uterine Blutung mit Koagel- und Gewebeabgang, Wehentätigkeit
- Diagnostik
  Vaginale Untersuchung, evtl. Zervikalkanal (ZK) geöffnet, Uterus kontrahiert, Sonographie (meist fehlende Herzaktion), Gerinnungswerte, BB
- Therapie
  Saugkürretage, stumpfe Nachkürettage (immer <20. SSW) mit perioperativ Oxytocin (1 Amp. mit 3 IE i.v.), Anti-D Prophylaxe (Rhesogam oder Partobulin 330 µg) bei Rh-negativen Patientinnen i.m.

Abortus incompletus/completus (mit oder ohne Verbleiben von embryonalen/plazentaren Strukturen)
- Klinik
  Uterine Blutung, Wehentätigkeit
- Diagnostik
  Vaginale Untersuchung (ZK geöffnet, Uterus hart und verkleinert), Sonographie (keine Fruchthöhle), Gerinnung, BB.

- Therapie
  Stumpfe Kürettage mit perioperativ Oxytocin (3 IE i.v.), Anti-D Prophylaxe bei Rh-negativen Patientinnen (s. oben)

»Missed Abortion« (abgestorbene Frucht verbleibt intrauterin)
- Klinik
  Eventuell Schmierblutung, Rückgang der Schwangerschaftsbeschwerden
- Diagnostik
  Vaginale Untersuchung (Uterus hart und klein, ZK geschlossen), Sonographie (keine Vitalitätszeichen), β-HCG erniedrigt, Gerinnung, BB.
- Therapie
  Prostaglandin-Priming (Zäpfchen ins hintere Scheidengewölbe applizieren), Zugang i.v., Saugkürettage, stumpfe Nachkürettage, Oxytocin postoperativ (3 IE i.v.), evtl. Anti-D Prophylaxe, bei älterer Schwangerschaft: Prostaglandingel intrazervikal (0,5 mg), evtl. Weheninduktion mit Nalador (2 Amp. 500 mg/Tag in 100 ml/h)

Febriler/Septischer Abort
- Klinik
  Zusätzlich Temperaturerhöhung bis/über 39°, Portioschiebeschmerz, evtl. Gerinnungsstörungen.
- Therapie
  i.v. Antibiose, Volumen, evtl. Heparinisierung, Kürettage

Habitueller Abort (mehr als 3 aufeinanderfolgende Aborte)
- Diagnostik
  Hormonbestimmung, HSK und Biopsie, Abstriche (Chlamydien, Mykoplasmen, Toxoplasmose), Serologie (TORCH), oraler Glukosetoleranztest, Karyogramm der Eltern, HLA-Typisierung, Untersuchung auf zytotoxische Antikörper
- Therapie
  Kausal

> **Cave**
> Gefahr der Perforation bei Kürettage am schwangeren Uterus.

7.2 Schwangerschaftsabbruch

Absichtlich herbeigeführte Beendigung einer Schwangerschaft mit dem Versterben des Embryo oder Fetus

7.2.1 Epidemiologie

Jedes Jahr werden weltweit 46 Mio. Schwangerschaftsabbrüche durchgeführt, davon nur etwa die Hälfte legal. Im Jahr 2004 wurden in Deutschland 129.650 Schwangerschaftsabbrüche registriert (Daten des statistischen Bundesamts). Der Schwangerschaftsabbruch gilt in Deutschland nach § 218 StGB als *rechtswidrig, ist jedoch straffrei*, wenn er nach der sogenannten »Beratungsregelung« (**ohne Indikation**) durchgeführt wird. Der Schwangerschaftsabbruch ist *nicht rechtswidrig und straffrei*, wenn er unter **bestimmten Indikationen** vorgenommen wird (Straflosigkeit des Schwangerschaftsabbruchs, § 218a StGB).

7.2.2 Ohne Indikation

Beratungsregelung
- Schwangerkonfliktberatung nach § 219 StGB an einer staatlich anerkannten Beratungsstelle (z.B. Pro Familia) mit Ausstellung einer Bescheinigung
- Durchführung innerhalb von 12 Wochen post conceptionem
- Zwischen Beratung und Schwangerschaftsabbruch müssen mindestens 3 Tage liegen
- Kosten sind in der Regel von der schwangeren Frau selbst zu tragen

Bei einem Schwangerschaftsabbruch nach Beratung zwischen der 12. und 22. SSW bleibt die Mutter straffrei, der Arzt handelt jedoch strafbar! Sollte das Kind überleben, muss Erste Hilfe geleistet werden.

7.2.3 Mit Indikation

Ein ärztliches Attest muss die Indikation belegen. Nach § 218b Abs.1 StGB muss die Beurteilung einer medizinischen oder kriminologischen Indikation durch einen unabhängigen Arzt erfolgen, der den Abbruch nicht selbst vornimmt. Es gibt keine Beratungspflicht.

Medizinische Indikation (§ 218a Abs.2 StGB)
Bei Gefahr für das Leben der Schwangeren oder die Gefahr einer schwerwiegenden Beeinträchtigung ihres körperlichen und seelischen Gesundheitszustandes und diese nicht auf andere für sie zumutbare Weise abgewendet werden kann.

Bei Annahme einer nicht behebbaren Schädigung des Gesundheitszustandes des Kindes, die so schwer wiegt, dass von der Schwangeren die Fortsetzung der Schwangerschaft nicht verlangt werden kann.

Hier besteht keine zeitliche Begrenzung.

Kriminologische Indikation (§ 218a Abs.3 StGB)
Bei Entstehung der Schwangerschaft aufgrund einer rechtswidrigen Tat (§ 176–179 StGB).

Der Abbruch muss bis zur 12. Schwangerschaftswoche post conceptionem durchgeführt werden.

Im Falle der medizinischen und kriminologischen Indikation besteht eine Leistungspflicht der gesetzlichen Krankenkassen.

Methoden
Instrumentell (Absaugen und Kürettage)
Bei Schwangerschaftsabbrüchen nach der 6. Schwangerschaftswoche ist zuerst die Dilatation der Zervix z. B. mittels Hegar-Stiften, anschließend Saugkürettage, Kürettage oder die Kombination aus beiden Verfahren durchzuführen. Der zu erreichende Durchmesser der Zervixerweiterung in Millimeter entspricht ungefähr dem Alter der Schwangerschaft in Wochen. Die Vorteile besonders einer Vakuumaspiration sind die schnelle Entfernung des Gewebes und der geringe Blutverlust.

Pharmakologisch (Prostaglandine, RU 486)
Die pharmakologische Methode wird zur Wehenerzeugung mit konsekutiver Öffnung des Zervikalkanals angewandt. Diese Medikamente können **auch zur Vorbereitung chirurgischer Schwangerschaftsabbrüche** genutzt werden. Die wichtigsten zur Abortinduktion eingesetzten Prostaglandine sind PGF2-α, PGE2, 16-Phenoxy-PGE2. PGF2-α und PGE2 sind i.v. und intravaginal zu applizieren. Bei Gabe von Prostaglandin-E-Analoga kommt es in 92–94% der Fälle zum kompletten Abort. Mifegyne (RU 486) ist ein Progesteronrezeptorblocker im Endo- und Myometrium und in der Dezidua. 24–36 h nach Applikation setzt eine gesteigerte Sensitivität gegenüber Prostaglandin ein. Studien zeigen, dass RU 486 bei einer Dosis von 600 mg in 87% einen kompletten Abort verursacht. Bei wiederholter Gabe werden höhere Raten erzielt.

Schwangerschaftsabbruch im II. Trimenon (chirurgisch)
In der 12.–16. Schwangerschaftswoche kommen die Saugkürettage, im Extremfall Hysterotomie und Hysterektomie, z. B. bei vitaler maternaler Gefährdung, zum Einsatz.

Spätabbruch
Bei noch weiter fortgeschrittenen Schwangerschaften gewinnen die Prostaglandine an Bedeutung. Zur Abortinduktion bzw. Geburtseinleitung wird Sulproston (Nalador), ein PGE2-Derivat, verwendet. Das Kind kann auf diese Weise vaginal entbunden werden.

> ❗ Bei der Indikation zu einem Spätabbruch müssen die Möglichkeit der Geburt eines lebenden Kindes und alle Konsequenzen mit einbezogen werden.

Risiken
Die Komplikationen, die in 2,1–10% auftreten, umfassen
- Rhesusinkompatibilität – Mutter Rh-negativ, Kind Rh-positiv – I. Trimenon 50 μg Rhesogam, II. Trimenon 300 μg i.m. jeweils pp appliziert
- Uterusperforation oder Perforation im Parametrienbereich (A. uterina) mit Massenblutung → Laparoskopie/Laparotomie
- unvollständige Entleerung des Cavum uteri mit Infektionen
- Uterusatonie
- Möglichkeit einer verbleibenden intakten SS
- aszendierende Infektionen mit nachfolgender Tubargravidität bzw. tubarer Sterilität
- Endometriumschäden mit Nidationsstörungen bzw. Asherman-Syndrom in Form eines partiellen bzw. totalen Kavumverschlusses → β-HCG bis Normbereich <2 mIU/ml, Sonographie

> ❗ Das Risiko, an einem legal durchgeführten Schwangerschaftsabbruch zu sterben, lag 1972 bei 4,1/100.000 Abbrüchen und ist auf 0,7/100.000 Abbrüchen (1992) gesunken.

Meldung an das Statistische Bundesamt
Eine Meldung hat vierteljährlich zu erfolgen: ohne Namen, mit Ursache, Familienstand, Alter, Zahl der vorangegangen SS und der zu versorgenden Kinder, Dauer der abgebrochenen SS, Art des Eingriffs, Komplikationen, Ort des Eingriffs, Dauer des stationären Aufenthalts.

7.3 Trophoblasterkrankungen

Es handelt sich hierbei um Erkrankungen des Trophoblasten (zellige Außenwand der Blastozyste)
- partielle Mole
- komplette Mole
- invasive Mole
- plazentanaher Pseudotumor
- Chorionkarzinom

Zu den **Risikofaktoren** zählen: Alter über 40 oder unter 18 Jahren, Störungen des Vitamin-A-Stoffwechsels, vorausgegangene Schwangerschaften und/oder Aborte, mit zunehmendem Alter verlängerte Follikel- und verkürzte Sekretionsphasen.

7.3.1 Klinik

- Asymptomatisch, sonst auch Hyperemesis gravidarum, Hyperthyreose, Präeklampsie, vaginale Blutungen

7.3.2 Diagnostik

- Palpatorische Übergröße des Uterus, evtl. vergrößerte Ovarien durch Thekaluteinzysten (Überstimulation)
- Sonographie: »Schneegestöber«: dichte, polyzystische Struktur im Kavum
- HCG-Werte >500.000 gelten als beweisend

7.3.3 Blasenmole

Inzidenz der Blasenmole: 1 : 125–1500.

Ein Zusammenhang mit sozioökonomischen und ernährungsbedingten Faktoren wird vermutet.

Ätiologie/Pathogenese

Bei der Blasenmole kommt es zu einem verstärkten Wachstum des Trophoblasten unter gleichzeitiger blasiger Degeneration. Der Trophoblast bildet sich hierbei zu einem traubenähnlichen Gebilde mit verstärkter Proliferation des Chorionepithels um (◘ Abb. 7.1). Die Veränderungen betreffen zum einen nur Teile (partielle Blasenmole mit der Möglichkeit der Austragung einer Schwangerschaft; ◘ Abb. 7.2), zum anderen aber auch die gesamte Trophoblastanlage (totale Blasenmole mit Ausbleiben einer Embryonalanlage). Die Klassifikation zeigt ◘ Tab. 7.1.

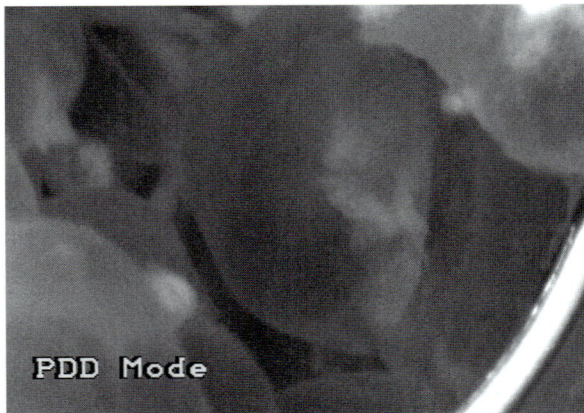

◘ Abb. 7.1. Blasenmole. Hysteroskopische Darstellung der botryoiden Struktur der Molenbläschen

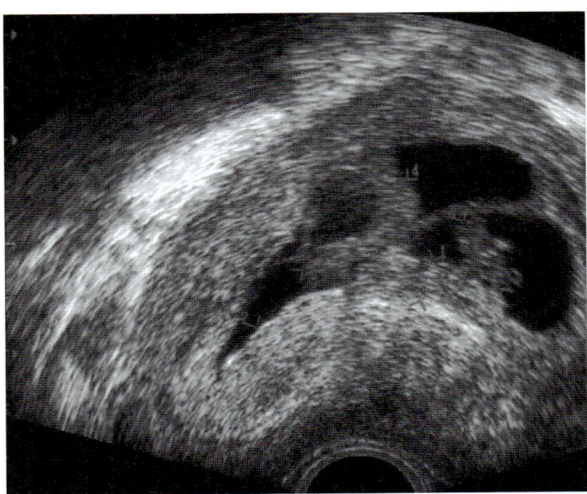

◘ Abb. 7.2. Partielle Blasenmole in der Zwillingsschwangerschaft: Partialmole in der kranial gelegenen Fruchthöhle, erkennbar an dem unregelmäßig begrenzten SS-Produkt inhomogener Echogenität. In der kaudalen Fruchthöhle unauffälliger Embryo

7.3.4 Chorionkarzinom

- Starke Infiltrationstendenz mit ausschließlich hämatogener Metastasierung, teilweise ohne Primärtumor im Uterus und langer Latenzzeit

Tab. 7.1. Klassifikation

	Befunde	Vorgehen
Partielle Mole	Befruchtung einer haploiden Eizelle mit verdoppeltem väterlichem Chromosomensatz oder mit 2 Spermien – triploider Chromosomensatz	Vorsichtige, vollständige Entleerung des Uterus (Saugkürettage) nach PG-Priming (Cave: lebensbedrohliche Blutung), evtl. Anti-D-Prophylaxe
Komplette Mole	Befruchtung einer kernlosen Eizelle mit einem haploiden Spermium, das seinen Chromosomensatz verdoppelt – meist diploider Chromosomensatz ohne embryonale Anteile	Wie bei partieller Mole
Invasive Mole	Histologisch gleiche Struktur wie bei der kompletten Mole, Infiltration des Myometriums, selten Metastasierung	Wie bei partieller Mole, zusätzlich Chemotherapie mit Methotrexat 1 mg/kg KG an Tag 1, 3, 5 i.v. + Leukovorin 0,1 mg/kg KG an Tag 2, 4, 6, 8 q2w, bis HCG negativ, dann noch 3-mal

Postoperativ: β-HCG-Bestimmungen bis Normwert erreicht!

- Einteilung nach FIGO- und WHO-Klassifikation
- Anhaltende Blutungsanomalien nach Abort, Mole oder im Wochenbett, β-HCG-Tests mit Wiederanstieg oder stets hohen Titerwerten, evtl. Scheidenmetastase
- Therapie
 »low risk« wie invasive Mole, »high risk«: Etoposid 100 mg/m² KOF an Tag 1+2, MTX 100 mg/m² i.v. Bolus +200 mg/m² KOF an Tag 1(12 h), Actinomycin D 0,5 mg/m² KOF an Tag 1+2, Cyclophosphamid 600 mg/m² KOF an Tag 8, Vincristin 1 mg/m² KOF an Tag 8 q2w bis HCG negativ, dann weitere 3-mal, Hysterektomie nur bei Lebensbedrohlichkeit oder Tumormassen
- Remissionsraten: 82–91%
- HCG-Bestimmung q1w bis 3-mal negativ → q4w bis 6-mal negativ → 2-mal/Jahr Kontrolle

! Regel für alle Trophoblasttumoren: erneute Schwangerschaft frühestens 1 Jahr später.

7.4 Intrauteriner Fruchttod (IUFT)

> **Definition**
> Ein intrauteriner Fruchttod (IUFT) ist das intrauterine Sterben des Feten nach der 24. SSW; die Totgeburt ist die Geburt eines intrauterin gestorbenen Kindes mit einem Gewicht >500 g.

7.4.1 Epidemiologie

Rund 0,1% aller Schwangerschaften enden mit IUFT.

7.4.2 Ätiologie/Pathogenese

Die wichtigsten Ursachen sind
- Hypoxie bei vorzeitiger Plazentalösung, Plazentainsuffizienz, Nabelschnurkomplikationen oder bei intrauteriner Wachstumsretardierung
- Intrauterine Infektionen (z. B. Parvovirus B19)
- Angeborene Fehlbildungen
- Rhesusinkompatibilität

7.4.3 Klinik und Diagnostik

Symptomatik auf einen Blick
- Mutter spürt keine Kindsbewegungen mehr
- Körpergewicht und Leibesumfang nehmen ab/nicht weiter zu
- CTG: keine Herztöne ableitbar
- Sonographie: keine Vitalitätsparameter
- Mazerationsgrad des Kindes (Tab. 7.2): ermöglicht (nur unsichere) Rückschlüsse auf den Zeitpunkt des Versterbens.

Tab. 7.2. Die 3 Grade der Mazeration

Grad	Zeitpunkt des Versterbens	Klinik
Grad I	Fruchttod innerhalb der letzten Stunden	Grau-weiße bis grünliche Haut, Blasenbildungen
Grad II	Fruchttod vor mehr als 1 Tag	Abgeläderte Haut, braun-rot blutige Subkutis
Grad III	Fruchttod mehr als 1 Woche zurückliegend	Graue Haut, Verflüssigung innerer Organe, ödematöse Subkutis

7.4.4 Therapie

Geburtseinleitung

Der Schwangeren sollte nach Diagnose und bis zur Einverständniserklärung Zeit gegeben werden.

Priming mit Prepidil-Fertiggel (Prostaglandin-E2) intrazervikal (je nach Befund alle 4–6 h) auf dem gynäkologischen Stuhl (Patientin darf für ca. 2 h nicht aufstehen), kein Tokogramm, Analgesie (z. B. Nubain 1 Amp. =10 mg als Kurzinfusion in 100 ml NaCl oder 50 mg Dolantin in 100 ml NaCl).

Bis zur 27. SSW sind auch Cergem-Zpf. (maximal 5-mal/Tag in das hintere Scheidengewölbe appliziert) zugelassen. Alternativ: Verwendung von Misopostoltabletten (oral oder vaginal).

Frühestens 6 h nach der letzten Zervixreifung kann mit der intravenösen Geburtseinleitung begonnen werden.

> **Geburtseinleitung i.v.**
> - Naladortropf: 1 Amp. Nalador in 500 ml NaCl maximal 1000 µg/Tag (=2 Amp. Nalador 500)
> - EKG-Monitoring und/oder Pulsoxymter, RR-Kontrolle
> - Oxytocin-Infusion: bei Kontraindikation für Nalador: 1,5–12,0 IE/min

Zur Erleichterung der Wehenschmerzen soll die Entbindung in Periduralanästhesie oder Narkose erfolgen.

7.5 Komplikationen bei Abort und IUFT

7.5.1 Gerinnungsstörungen

Bei längerer Retention der Frucht kann es sehr selten zu Gerinnungsstörungen mit disseminierter intravasaler Gerinnung (DIC) kommen:

DIC ist die intravasale Aktivierung des Gerinnungssystems mit Bildung disseminierter Mikrothromben in der Endstrombahn. Durch den hierbei stattfindenden Verbrauch von Gerinnungsfaktoren (Fibrinogen, Faktor V und VIII) und Thrombozyten kann es zu einer hämorrhagischen Diathese kommen (Verbrauchskoagulopathie).

Ätiologie (in der Geburtshilfe)

Einschwemmung von Prothrombinaktivatoren in die Blutbahn → Geburtshilfliche Komplikationen: verhaltener oder septischer Abort, NaCl-induzierter Abort, Fruchtwasserembolie, vorzeitige Plazentalösung.

Labor

Thrombozyten <70.000/µl, Quick-Wert <40%, PTT >50 s (Faktor-V- und -VIII-Verbrauch), Hypo-Afibrinogenämie <100 mg%, AT III <70%, D-Dimer ↑ (Norm <0,5 µg/ml).

> **! Wichtig**
> Fibrinogen ist normalerweise in der Schwangerschaft, bei Infektionen und Tumoren erhöht (→ hohe BSG).

Der Nachweis von Fibrinogenmonomeren bzw. Fibrinopeptid A beweist die intravasale Gerinnung. Der Nachweis von Fibrin-Fibrinogen-Spaltprodukten (z. B. D-Dimer) beweist die reaktive Hyperfibrinolyse. Den Schweregrad einer DIC misst man am Ausmaß des Absinkens von Fibrinogen und Thrombozyten (Verbrauchskoagulopathie).

Therapie

Kausale Therapie der Grundkrankheit (Abortkürettage, Einleitung der Geburt), symptomatisch: Heparinisierung (prä- und post-DIC-Phase), AT III- und evtl. Thrombozytenkonzentrate und FFP, Behandlung von Komplikationen.

7.5.2 Sepsis mit Endotoxinschock

Dies ist die seltene, lebensbedrohliche Überempfindlichkeitsreaktion bei fieberhaftem Abort auf die Einschwemmung von Colitoxinen im Sinne eines generalisierten Sanarelli-Shwartzman-Phänomens (Verbrauchskoagulopathie).

7.6 Abklärung der Todesursache

- Inspektion des Kindes und der Plazenta
- Dokumentation von Gewicht, Größe und Mazerationsgrad
- Suche nach Missbildungen (einschließlich Skelettfehlbildungen → Röntgen, Fotodokumentation)
- Chromosomenanalyse aus Plazenta, Fetalblut (Herz- oder Nabelschnurpunktion, steril) möglich
- Infektabklärung des Kindes: aerobe und anaeroabe Blutkultur, Abstriche von Ohr, Fruchtwasser und Plazenta, Viruskultur aus Urin, Lungengewebe, Plazenta und Leber; IgM gegen Lues, Toxoplasmose und Röteln aus Herzblut (ggf. TORCH)
- Infektabklärung der Mutter: Viruskultur aus Urin, Serologie 2-mal im Abstand von 4 Wochen: Lues, Röteln, Toxoplasmose, Listeriose, Cytomegalie, Mumps, Influenza, Parainfluenza; Oraler Glukosetoleranztest, Kontrolle auf fetale Erythrozyten
- Obduktion (nur bei Einverständnis der Eltern): Fetus unfixiert in ein feuchtes Tuch hüllen, Plazenta in Formalin fixiert zur Pathologie

7.7 Personenstand und Todesbescheinigung

7.7.1 Personenstand

Der Personenstand ist das familienrechtliche Verhältnis zweier Personen zueinander, das rechtlich auch über den Tod hinaus bestehen bleibt. Der Personenstand und seine Veränderungen wie Geburt, Verehelichung und Tod werden von Standesbeamten in den Personenstandsbüchern beurkundet.

Personenstandsgesetz-Ausführungsverordnung (PersStdGAV) § 29

> **Juristische Definition von Lebend-, Fehl- und Totgeborenen**
> - Eine Lebendgeburt, für die die allgemeinen Bestimmungen über die Anzeige und die Eintragung von Geburten gelten, liegt vor, wenn bei einem Kind nach der Scheidung vom Mutterleib entweder das Herz geschlagen oder die Nabelschnur pulsiert oder die natürliche Lungenatmung eingesetzt hat.
> - Hat sich keines der in Absatz 1 genannten Merkmale des Lebens gezeigt, beträgt das Gewicht der Leibesfrucht jedoch mindestens 500 Gramm, so gilt sie im Sinne des § 21 Abs. 2 des Gesetzes als ein totgeborenes oder in der Geburt verstorbenes Kind.
> - Hat sich keines der in Absatz 1 genannten Merkmale des Lebens gezeigt und beträgt das Gewicht der Leibesfrucht weniger als 500 Gramm, so ist die Frucht eine Fehlgeburt. Sie wird in den Personenstandsbüchern nicht beurkundet.

Bemerkung: Zum 01.04.1994 trat die Gesetzesänderung bezüglich der Definition Totgeborener in Kraft. Sie gilt juristisch unabhängig von der Schwangerschaftswoche oder der Länge des Kindes oder ob das Kind bereits im Mutterleib tot war oder in der Geburt verstarb (Internetadresse: http://jurcom5.juris.de/bundesrecht/persstdgav/29.html).

7.7.2 Todesbescheinigung

Die Todesbescheinigung ist ein landesrechtliches Dokument und vom Arzt, der die Leichenschau vornimmt, umgehend auszufüllen.

Art. 18 (Bestattungswesen-V, III. Leichenschau): Die Todesbescheinigung muss auf gedrucktem einheitlichem Formular ausgefertigt werden. Diese Formulare sind bei der Regierungskanzlei zu beziehen.

Der Formularsatz für die Todesbescheinigung umfasst
- einen nicht vertraulichen Teil und
- einen vertraulichen Teil.

Bei Verdacht auf übertragbare Erkrankung muss die Meldung an das Gesundheitsamt, bei Verdacht auf nicht natürlichen Tod eine rechtsmedizinische Obduktion erfolgen.

7.8 Beerdigungsrichtlinien bei gestorbenen Kindern

In Deutschland gibt es kein einheitliches Bestattungsgesetz, sondern das jeweilige Bestattungsgesetz der **Länder**. Das bayerische Bestattungsgesetz vom 24.09.1970 (BayRS 2127-1-A) und der letzten Änderung vom 26.07.1997 (GVBl. S. 323) beinhaltet.

Art. 6 (Tot- und Fehlgeburten, Körper- und Leichenteile):

1. Für eine totgeborene oder während der Geburt verstorbene Leibesfrucht mit einem Gewicht von mindestens 500 Gramm (Totgeburt) gelten die Vorschriften dieses Gesetzes und die aufgrund dieses Gesetzes ergangenen Rechtsvorschriften über Leichen und Aschenreste Verstorbener sinngemäß. Eine totgeborene oder während der Geburt verstorbene Leibesfrucht mit einem Gewicht unter 500 Gramm (Fehlgeburt) ist ebenfalls zu bestatten; im Übrigen findet Absatz 3 entsprechende Anwendung.

2. Für aus Schwangerschaftsabbrüchen stammende Feten und Embryonen findet Absatz 3 entsprechende Anwendung.

3. Körper- und Leichenteile müssen durch den Verfügungsberechtigten oder, wenn ein solcher nicht feststellbar oder verhindert ist, durch den Inhaber des Gewahrsams unverzüglich in schicklicher und gesundheitlich unbedenklicher Weise beseitigt werden, soweit und solange sie nicht medizinischen oder wissenschaftlichen Zwecken dienen oder als Beweismittel von Bedeutung sind.

Art. 17 (Bestattungswesen-V, III. Leichenschau): Für Totgeborene ist eine Arztbescheinigung beizubringen.

Art. 24 (Bestattungswesen-V, IV. Bestattung): Das Zivilstandsamt ist ermächtigt, aufgrund der Bescheinigung eines Arztes die Bestattung totgeborener Kinder in aller Stille vornehmen zu lassen.

Internetadresse (alle Bundesländer)

http://www.postmortal.de/Recht/Bestattungsrecht-BRD/Bestattungsrecht-Laender/bestattungsrecht-laender.html

❗ Wichtig

Tot- und Fehlgeburten sind zu bestatten. Dies kann unabhängig vom Kindsgewicht auf Wunsch der Eltern als individuelle Einzelbestattung oder anonyme Einzelbestattung (in der Regel Feuerbestattung) erfolgen. Die anonyme Sammelbestattung (Feuerbestattung) ist als Option ausschließlich Fehlgeborenen <500 g Geburtsgewicht vorbehalten.

Empfehlungen für die Praxis

Der ungewollte Verlust und der Abbruch der Schwangerschaft stellen einen schweren Einschnitt in das Leben der Betroffenen dar. Neben der situationsadaptierten Diagnostik und Therapie sowie der Gewährleistung der Einhaltung entsprechender gesetzlicher Regelungen ist es daher die Aufgabe der Betreuenden, durch die Wahl geeigneter Gespräche in beschützender Umgebung die Voraussetzungen für die Verarbeitung der Ereignisse zu schaffen.

Mütterliche Erkrankungen in der Schwangerschaft

8.1 Diabetes mellitus – 55
B. Böttcher
8.1.1 Epidemiologie – 55
8.1.2 Ätiologie/Pathogenese – 55
8.1.3 Klinik – 56
8.1.4 Diagnostik – 56
8.1.5 Therapie – 57
8.1.6 Prognose – 58
8.1.7 Prävention/Prophylaxe – 58

8.2 Schwangerschaftsinduzierte Hypertonie, Präeklampsie, Eklampsie, HELLP-Syndrom, Krampfanfälle – 58
F. Edler von Koch
8.2.1 Epidemiologie – 59
8.2.2 Ätiologie/Pathogenese – 59
8.2.3 Klinik – 60
8.2.4 Diagnostik – 62
8.2.5 Therapie – 62
8.2.6 Prognose – 64
8.2.7 Prävention/Prophylaxe – 64

8.3 Thrombembolische Komplikationen – 65
B. Toth
8.3.1 Thrombembolien – 65
8.3.2 Epidemiologie – 65
8.3.3 Ätiologie/Pathogenese – 65
8.3.4 Klinik – 66
8.3.5 Diagnostik – 66
8.3.6 Therapie – 67
8.3.7 Prognose – 68
8.3.8 Prävention/Prophylaxe – 68
8.3.9 Fruchtwasserembolie – 70
8.3.10 Epidemiologie – 70
8.3.11 Ätiologie/Pathogenese – 70
8.3.12 Klinik – 70
8.3.13 Diagnostik – 70
8.3.14 Therapie – 70

8.3.15	Prognose	– 71
8.3.16	Ovarialvenenthrombose	– 71
8.3.17	Epidemiologie	– 71
8.3.18	Klinik	– 71
8.3.19	Diagnostik	– 71
8.3.20	Therapie	– 71
8.3.21	Prognose	– 71

8.4 Uterus myomatosus – 72
K. Middendorf

8.4.1	Epidemiologie	– 72
8.4.2	Ätiologie/Pathogenese	– 72
8.4.3	Klassifikation/Formen	– 72
8.4.4	Klinik	– 73
8.4.5	Diagnostik	– 73
8.4.6	Therapie	– 73
8.4.7	Prognose/Beratung	– 73
8.4.8	Prävention/Prophylaxe	– 74

8.5 Karzinom und Schwangerschaft – 74
I. Bauerfeind

8.5.1	Allgemein	– 74
8.5.2	Zervixkarzinom in der Schwangerschaft	– 75
8.5.3	Mammakarzinom	– 77

8.6 Innere Organe – 79
K. Middendorf

8.6.1	Schilddrüse	– 79
8.6.2	Gastrointestinaltrakt und Leber	– 81

8.7 Akutes Abdomen – 82
F. Löhe

8.7.1	Epidemiologie	– 83
8.7.2	Pathogenese und Klinik	– 83
8.7.3	Diagnostik	– 83
8.7.4	Differenzialdiagnosen	– 83
8.7.5	Therapie	– 83
8.7.6	Laparoskopische Operationen in der Schwangerschaft	– 84

8.8 Trauma – 84
C. Dannecker

8.8.1	Epidemiologie	– 84
8.8.2	Physiologie	– 85
8.8.3	Diagnostik und Therapie	– 85
8.8.4	Beratung/Prävention	– 86

8.1 Diabetes mellitus

B. Böttcher

Beim Begriff Diabetes in der Schwangerschaft sind Gestationsdiabetes (GDM) und ein präkonzeptionell bereits bekannter Typ-1- oder Typ-2-Diabetes mellitus (DM) zu unterscheiden. Akute und Langzeitfolgen können sowohl für das Kind (Fehlbildungen, Plazentainsuffizienz, IUFT, Frühgeburtlichkeit, Makrosomie, Stoffwechselanpassungsstörungen, Atemnotsyndrom, Diabetes in der Kindheit) als auch für die Mutter (Infektionen/Pyelonephritis, Präeklampsie/Eklampsie, schwangerschaftsassoziierter Hypertonus (SIH), Sectio, Geburtsverletzungen, Atonie, Typ-2-Diabetes) entstehen. Ein Screening ist in den Mutterschaftsrichtlinien nicht vorgesehen, sollte aber bei jeder Schwangeren zwischen der 24.–28. SSW durchgeführt werden. Allerdings ist der Nutzen der Früherkennung und der entsprechenden Behandlung für Mutter und Kind derzeit noch umstritten.
Die Therapie des GDM basiert auf körperlicher Betätigung, Diät und ggf. einer Insulintherapie. Die geburtshilfliche Betreuung beinhaltet u. a. engmaschige Schwangerenvorsorge, Fehlbildungssonographie, regelmäßige Fetometrien und Doppleruntersuchungen. Die Entbindung empfiehlt sich in Terminnähe am Perinatalzentrum mit suffizienter Überwachung des Neugeborenen (Hypoglykämie, Hypokalzämie, Hypomagnesämie, Hyperbilirubinämie, Polyglobulie, Atemnotsyndrom).

8.1.1 Epidemiologie

Der GDM ist als erstmals in der Schwangerschaft aufgetretene oder diagnostizierte Glukosestoffwechselstörung definiert. Darunter ist auch die Erstmanifestation eines Typ-1- oder Typ-2-DM sowie ein präkonzeptionell bestehender, aber noch nicht diagnostizierter Typ-2-DM zu verstehen. Bei pathologischen Nüchternblutzuckerwerten >110 mg/dl ≙ 6,1 mmol/l ist von DM auszugehen und entsprechend zu behandeln. Der GDM ist eine der häufigsten Schwangerschaftskomplikationen.
- Inzidenz Typ-1 oder Typ-2-DM: 0,8% aller Schwangeren
- Inzidenz GDM: 1–20% aller Schwangeren

Die schwankenden Angaben über die Inzidenz des GDM erklären sich durch die unterschiedlichen Häufigkeiten des Typ-2-Diabetes in verschiedenen Populationen, die verwendeten Screeningverfahren und die variierenden Bewertungskriterien.

8.1.2 Ätiologie/Pathogenese

In der Schwangerschaft besteht durch die vermehrte Bildung von Hormonen wie plazentarem Wachstumshormon, Progesteron, Prolaktin und Kortisol eine prodiabetogene Stoffwechsellage. Der daraus resultierende Anstieg der Blutglukosekonzentration wird durch eine vermehrte Insulinausschüttung kompensiert. Gleichzeitig besteht ab dem II. Trimenon eine erhöhte Insulinresistenz des peripheren Gewebes (Konzentration der Glukose auf mütterliche vitale Organe und Kind). Bei Frauen mit einer gestörten Glukosetoleranz/DM Typ 2 ist die Kapazität der β-Zellen des Pankreas eingeschränkt und somit die Insulinproduktion nicht ausreichend. Es kommt zur verzögerten Normalisierung des Blutzuckers nach Kohlenhydrataufnahme. Bei DM Typ 1 muss Insulin bei aufgehobener Inselzellfunktion exogen zugeführt werden. Dabei können die physiologischen Insulin- und Blutzuckerspiegel nur angenähert werden.

Die erhöhte Glukosekonzentration und Veränderungen im Aminosäure- und Lipidstoffwechsel führen beim Feten zum Hyperinsulinismus und zur vermehrten Bildung von Wachstumshormon. Folgen sind u. a. eine Makrosomie, eine Vergrößerung der Plazenta, morphologische Plazentaveränderungen (Zottenunreife), die mit einem eingeschränkten Stoffaustausch zwischen Mutter und Kind vereinbar sind, und eine fetale Hypoxie. Postnatal kommt es vermehrt zur Hypoglykämie, Stoffwechselentgleisung und Atemanpassungsstörung.

Es gibt verschiedene Einteilungen des »heterogenen Syndroms« Diabetes. Die WHO-Einteilung unterscheidet den Typ-1- und Typ-2-DM, den Gestationsdiabetes und andere Formen. Bei der Einteilung nach White wird der Zeitpunkt der Diagnose, die Dauer sowie das Vorhandensein von Spätmanifestationen miteinbezogen. Diese Klassifikation ermöglicht eine Risikoabschätzung hinsichtlich der perinatalen Mortalität. Eine weitere Einteilung (PBSP: »prognostically bad signs in pregnancy«) bezieht sich auf maternale Komplikationen (Pyelonephritis, schwere Azidose, schwangerschaftsbedingter Bluthochdruck).

8.1.3 Klinik

Bei den mütterlichen und kindlichen Komplikationen sind akute und Langzeitfolgen zu unterscheiden.

> **Mütterliche Komplikationen auf einen Blick**
> - Harnwegsinfekt, Pyelonephritis, vaginale Infektion
> - SIH, Präeklampsie, Eklampsie, diabetische Ketoazidose
> - Erhöhtes Risiko für Sectio, vaginal-operative Entbindung, Geburtsverletzung
> - Atonie
> - Typ-2-Diabetes (Langzeitfolge in 20–40%, bei Hispanierinnen bis 70%)
>
> Bei Typ-1-Diabetes:
> - Verschlechterung der Stoffwechsellage und der Spätmanifestationen (Nephropathie, Retinopathie)

> **Kindliche Komplikationen auf einen Blick**
> - Kongenitale Fehlbildungen
> - Intrauteriner Fruchttod/(Abort)
> - Plazentainsuffizienz, SGA (White-Klasse D, F)
> - Vorzeitige Wehen, vorzeitiger Blasensprung, Nabelschnurvorfall (Polyhydramnion)
> - »Diabetische Fetopathie«: Cushingoides Aussehen, Makrosomie (**Cave:** Schulterdystokie), Vergrößerung innerer Organe mit Funktionseinschränkungen (z. B. Kardiomegalie), Soffwechselanpassungsstörungen (Hypoglykämie, Hypokalzämie, Hypomagnesämie, Polyglobulie, Hyperbilirubinämie), Atemnotsyndrom
> - Adipositas, Diabetes im Kindesalter (Langzeitfolge)

Die Fehlbildungsrate (3- bis 5fach erhöht) ist vom Grad der Hyperglykämie zum Zeitpunkt der Konzeption und Organogenese abhängig und betrifft daher Schwangerschaften mit DM. Die Fehlbildungen betreffen v. a. das Herz und das Skelettsystem, ohne dass es ein diabetesspezifisches Fehlbildungssyndrom gibt. In fast **30% der pränatalen Todesfälle** muss ein nicht diagnostizierter Diabetes in der Schwangerschaft als Todesursache angenommen werden. Bei geplanter Schwangerschaft einer Diabetikerin sollte deshalb schon präkonzeptionell eine optimale Blutzuckereinstellung (BZ 60–130 mg/dl) erfolgen.

8.1.4 Diagnostik

❗ Screening-Untersuchung auf gestörte Glukosetoleranz bei jeder Schwangeren durchführen.

- Screening-Untersuchung mit 55 g Glukose in 200 ml Wasser zwischen 24.+0 und 27.+6 SSW (nicht nüchtern) durchführen. 1-h-Grenzwert (kapilläres Vollblut): 130 mg/dl ($\triangleq$ 7,77 mmol/l)
- Bei pathologischem Ergebnis der Screening-Untersuchung: oralen Glukosetoleranztest (oGTT) mit 110 g Glukose in 300 ml Wasser (Schwangere muss nüchtern sein) durchführen
- Grenzwerte des oGTT
    - Bestimmungszeitpunkt und kapilläres Vollblut
    - Nüchtern: 90 mg/dl bzw. 5 mmol/l
    - 1-h-Wert: 165 mg/dl bzw. 10 mmol/l
    - 2-h-Wert: 145 mg/dl bzw. 8,6 mmol/l
- Diagnose GDM: mindestens 2 Grenzwerte erreicht oder überschritten
- Diagnose gestörte Glukosetoleranz: 1 Grenzwert erreicht oder überschritten
- Bei Schwangeren mit erhöhtem Risiko bereits im I. Trimenon oGTT durchführen und im II. und III. Trimenon wiederholen
- Erhöhtes Risiko für GDM: Übergewicht (BMI >27,0 kg/m^2), DM bei Eltern oder Geschwistern, Zustand nach GDM, Kind >4500 g, Geburt eines Kindes mit kongenitalen Fehlbildungen, IUFT, habituelle Aborte
- Screening-Untersuchung bei Auftreten von diabetesspezifischen Symptomen oder Befunden (Polydipsie, Polyurie, Makrosomie, Polyhydramnion) veranlassen

Die eingeschränkte Glukosetoleranz wird ähnlich wie ein GDM behandelt, da eine vergleichbare fetale und neonatale Morbidität besteht. Die Grenzwerte des oGTT sind die nach Carpenter und Couston modifizierten Originaldaten von O'Sullivan. Dabei ist zu bedenken, dass die Grenzwerte von O'Sullivan nicht berechnet wurden, um die kindliche Morbidität zu erfassen, sondern um das Risiko der Mutter zu ermitteln, einen manifesten Diabetes nach der Schwangerschaft zu entwickeln. Grenzwerte zur Erfassung der kindlichen Morbidität können vielleicht in der multizentrischen HAPO-Studie ermittelt werden, deren Ergebnisse noch nicht vorliegen.

❗ In der Literatur gibt es bisher keine einheitlichen Grenzwerte und keine einheitlichen Empfehlungen für ein generelles Diabetes-Screening.

8.1.5 Therapie

Das Ziel der Behandlung sind normoglykämische Blutzuckerwerte, möglichst ohne starke Schwankungen (Tab. 8.1).

Therapie
- Diätberatung durch geschulte Fachkraft (30–40 kcal/kg KG): Gewichtsstagnation oder anfangs geringe Gewichtsabnahme akzeptabel
- Mitbetreuung durch Diabetologen (bei Insulinpflichtigkeit)
- 3 Haupt- und 3 Nebenmahlzeiten; Nahrungszusammensetzung: 50% Kohlenhydrate, 30% Fett, 20% Proteine
- Sportprogramm (Ausdauersportarten, aerobes Training)
- Blutzuckertagesprofil mit Handmessgerät: Nüchternwerte und Blutzuckerwerte 1 h vor und 1 oder 2 h nach Beginn der 3 Hauptmahlzeiten (Anzahl der Messungen individuell anpassen)
- Gegebenenfalls Insulintherapie

Indikationen zur Insulintherapie bei GDM
- Überschreiten von mindestens 2 präprandialen und/oder postprandialen Werten pro Tagesprofil an mindestens 2 Tagen trotz Diät und Sport
- Bei grenzwertigen Befunden Miteinbeziehen einer fetalen Makrosomie
- Insulinspiegel im Fruchtwasser >10 mIE/l, unabhängig von Blutzuckerwerten (spiegelt Stoffwechsellage des Feten wider)

Richtlinien zur Insulintherapie
- Humaninsuline (Kombination kurz- und langwirksamer Insuline)
- Insulinbedarf in den ersten Schwangerschaftsmonaten oft niedrig (**Cave:** Hypoglykämie)
- Insulinbedarf ab II. Trimenon progressiv ansteigend
- Insulinbedarf: Grundbedarf (Gabe meist vor dem Frühstück und vor der Bettruhe) und Bedarf für die Mahlzeiten (ca. 1–1,2 IE/10 g Kohlenhydrate)
- Eventuell kontinuierliche subkutane Insulininfusionstherapie mittels Pumpe
- Kurzwirksame Insuline sub partu nach Blutzuckerwert (Soll: 70–110 mg/dl)
- Postpartal: bei GDM kein Insulinbedarf, bei DM absinken des Insulinbedarfs bis auf ein Drittel der Insulinmenge präpartal
- Wochenbett: bei DM-Anstieg des Insulinbedarfs wieder auf präkonzeptionelle Menge, Stillen senkt Insulinbedarf um ca. 5 IE

Eine Harnzuckerkontrolle ist nicht sinnvoll, jedoch kann eine Harnacetonselbstkontrolle einen übermäßigen Katabolismus mit Gefahr der Ketoazidose (Letalität bis zu 19%) aufdecken.

Orale Antidiabetika sind in Deutschland in der Schwangerschaft kontraindiziert. Es liegen jedoch erste internationale Daten über den erfolgreichen Einsatz von Glibenclamid vor. Allerdings müssen weitere Daten v. a. im Hinblick auf die Teratogenität abgewartet werden, sodass ein Einsatz außerhalb von Studien nicht zu vertreten ist.

Zusätzlich zur routinemäßigen Schwangerenvorsorge sind folgende Untersuchungen/Therapien durchführen:
- Typ-1-DM und Typ-2-DM
  - Vorstellung Ophthalmologe (Retinopathie?)
  - Vorstellung Internist (Nephropathie? Koronargefäßbeteiligung? Kreatininclearence <50 ml/min oder Koronargefäßbeteiligung: Kontraindikation für Schwangerschaft)
  - Strenge Stoffwechseleinstellung präkonzeptionell, bei Typ-2-DM präkonzeptionell Gewichtsreduktion
  - Strenge Blutdruckeinstellung präkonzeptionell bei bestehendem Hypertonus
- DM und GDM
  - Frühzeitiger Ultraschall zur exakten Bestimmung des Gestationsalters (7.–11. SSW)
  - Ausführliche Ultraschalldiagnostik (18.–22. SSW) mit besonderem Augenmerk auf Fehlbildungen von Herz und Skelettsystem

Tab. 8.1. Angestrebte Blutzuckerwerte

Zeitpunkt	Einstellungsziele: Vollblut
Nüchtern/präprandial	60–90 mg/dl/3,3–5,0 mmol/l
Nach 1 h	<140 mg/dl/7,8 mmol/l
Nach 2 h	<120 mg/dl/6,7 mmol/l

- Engmaschige Vorsorgeuntersuchung (mindestens 2-wöchentlich) mit Anamnese, RR-Messung, ggf. Labor, U-Stix, Nativpräparat (Messung des ph-Werts) des Scheidensekrets, und CTG zum Ausschluss von Hypertonus, Präeklampsie/Eklampsie, Harnwegsinfekt, vaginaler Infektion, vorzeitiger Wehentätigkeit und Gefährdung des Feten
- Regelmäßige (2- bis 4-wöchentliche) Fetometrien, biophysikalisches Profil und Fruchtwassermengenbestimmung (erhöhtes Risiko für Makrosomie, Polyhydramnion, aber auch für Wachstumsretardierung bei DM White-Klasse D, F)
- Dopplersonographie (alle 2 Wochen und ab 36.+0. SSW wöchentlich)
- Keine Terminüberschreitung; evtl. bei Makrosomie oder fetalem Hyperinsulinismus vorzeitige Entbindung ab 37. SSW
- Entbindung am Perinatalzentrum mit pädiatrischer Betreuung (**Cave:** Hypoglykämie, Hypomagnesämie, Hypokalzämie, Hyperbilirubinämie, Polyglobulie und Atemanpassungsstörungen)
- Frühestfütterung von Glukose (Sollwert: 50–65 mg/dl); Stillen empfohlen

> **Cave**
> Bei Einsatz von Gluokortikoiden zur Lungenreifung oder von β-Mimetika zur Wehenhemmung häufig Verschlechterung der Blutzuckerwerte (ggf. Insulintherapie angleichen)

8.1.6 Prognose

Die kindliche Prognose ist entscheidend von der Blutzuckereinstellung in der Schwangerschaft und bei präexistentem Diabetes v. a. von der präkonzeptionellen Stoffwechsellage abhängig. Bei einer unerkannten Glukosetoleranzstörung besteht eine Mortalität von ca. 16%. Eine optimale Stoffwechseleinstellung führt zur Reduzierung der Abort- und Fehlbildungsrate sowie der Frühgeburtsbestrebungen, Präeklampsie und Makrosomie. Allerdings besteht trotz »guter« Glukosestoffwechseleinstellung eine perinatale Morbidität von über 25%. Das Wiederholungsrisiko des GDM liegt bei 50%. Bei Frauen mit einem GDM liegt die Wahrscheinlichkeit, innerhalb von 20 Jahren post partum einen manifesten Diabetes zu entwickeln, bei 20–40%. Bei postpartal normalen Blutzuckerwerten

trotzdem nach 6 Wochen einen oGTT durchführen und einmal jährlich wiederholen. Ausdauersportarten und Gewichtsoptimierung empfehlen.

8.1.7 Prävention/Prophylaxe

- Diabetes-Screening bei jeder Schwangeren
- Bei Typ-1- oder -2-Diabetes präkonzeptionell gute Blutzuckereinstellung
- Kein Übergewicht, körperliche Betätigung

Durch regelmäßige körperliche Aktivität und die Vermeidung von Übergewicht kann der Entwicklung eines Typ-2-Diabetes teilweise vorgebeugt werden. Auch das Risiko der Kinder diabetischer Mütter, in frühem Alter an Adipositas oder Diabetes zu erkranken, hängt von der maternalen Stoffwechselsituation ab.

> **Empfehlungen für die Praxis**
> - Häufigste Schwangerschaftskomplikation
> - Unerkannt in 30% Ursache für IUFT
> - Mütterliche und kindliche Akut- und Langzeitfolgen
> - Diabetes-Screening bei jeder Schwangeren durchführen
> - Durch gute Blutzuckereinstellung und ggf. Blutdruckeinstellung sind fetale und mütterliche Risiken deutlich zu reduzieren
> - Auf anamnestische Risiken achten
> - Qualifizierte Ultraschalldiagnostik durchführen
> - Interdisziplinäre Betreuung
> - Entbindung am Perinatalzentrum

8.2 Schwangerschaftsinduzierte Hypertonie, Präeklampsie, Eklampsie, HELLP-Syndrom, Krampfanfälle

F. Edler von Koch

Hypertonie in der Schwangerschaft ist definiert durch systolische Blutdruckwerte ≥140 (≥160) mmHg und diastolische Werte ≥90 (≥110) mmHg. Bei Auftreten in der ersten Schwangerschaftshälfte spricht man von einer chronischen oder vorbestehenden Hypertonie, diese hat in den meisten Fällen keine schwerwiegenden Konsequenzen für den Schwangerschaftsausgang. Tritt die Hypertonie nach der 20. SSW (schwangerschaftsinduzierte Hypertonie; SIH) auf und wird sie zudem von einer Proteinurie (schwangerschaftsinduzierte Proteinurie; SIP) begleitet, so spricht man von einer Präeklampsie, bei bekannter chronischer Hypertonie und neu aufgetretener Proteinurie von einer Pfropfpräeklampsie. Beide Erkrankungen sind Multiorganerkrankungen, ihr Anteil an der perinatalen Mortalität beträgt 20–25%. Die transiente Hypertonie tritt nach der 20. SSW auf und ist durch das Fehlen einer Proteinurie gekennzeichnet. Bei betroffenen Patientinnen liegt meist eine latente essenzielle Hypertonie vor.

Die Eklampsie ist durch generalisierte tonisch-klonische Krämpfe vor, während oder nach der Geburt gekennzeichnet. Bei der Behandlung der Erkrankung steht die rasche Unterbrechung des Anfalls im Vordergrund. Sobald sich der Zustand der Patientin stabilisiert hat, muss unverzüglich die Entbindung erfolgen.

Das HELLP-Syndrom (»**h**aemolysis, **e**levated **l**iver enzymes, **l**ow **p**latelets«) ist in etwa 79% der Fälle mit einer Präeklampsie bzw. Eklampsie assoziiert. Der Übergang der verschiedenen Krankheitsbilder in der Schwangerschaft ist oft fließend.

8.2.1 Epidemiologie

Hypertone Blutdruckwerte findet man in 5–10% aller Schwangerschaften.

Präeklampsie
- Bei 3–5% der Nulliparae
- Bei 0,5% der Multiparae

Eklampsie
- In Westeuropa bei 0,03–0,1%
- 1 : 2000 bis 3500 Geburten
- In bis zu 28% der Fälle Auftreten im Wochenbett

HELLP-Syndrom
- Auftreten bei 10–14% der Präeklampsie- und bis zu 30% der Eklampsiepatientinnen
- Medianes Schwangerschaftsalter bei Auftreten: 34. SSW
- In 69% der Fälle antepartal (15% im II. Trimenon), 31% postpartal (meist innerhalb 48 h)
- In 10–20% der Fälle kein Hypertonus, keine Proteinurie

8.2.2 Ätiologie/Pathogenese

Chronische Hypertonie
Die Hypertonie ist präexistent, aber oft vor der Schwangerschaft nicht diagnostiziert.
- Primäre (essenzielle) Form: Ausschlussdiagnose, Ätiologie unbekannt
- Sekundäre Form: Nierenkrankheiten, Systemerkrankungen mit Nierenbeteiligung, endokrine Erkrankungen, Gefäßerkrankungen

Präeklampsie
Die genaue Ätiologie der Präeklampsie ist unbekannt. Verschiedene Hypothesen konnten aufgrund klinischer und experimenteller Daten generiert werden:
- Überschießende, pathologische Ausprägung einer universellen mütterlichen Reaktion auf die Schwangerschaft
- Gestörte Plazentation, daraus resultierend verminderte Perfusion der Plazenta und Hypoxie
- Mütterliche Disposition (Hypertonie, Dyslipidämien, Diabetes, Syndrom X, Autoimmunkrankheiten, chronische Infekte, Hyperhomozysteinämie, Thrombophilie)
- Inflammatorischer Stimulus oder oxidativer Stress mit Aktivierung der mütterlichen Endothelzellen, Leukozyten, Gerinnungs- und Komplementsystem; dies führt zu Vasokonstriktion, Thrombangiopathie, Hyperpermeabilität, Hypoperfusion

Folgen: Beim Fetus intrauterine Wachstumsretardierung. Bei der Mutter Hypertonie, Proteinurie, Ödeme, Organdysfunktion

Eklampsie
Die Eklampsie kann als schwere Komplikation einer Multiorgankrankheit gesehen werden. Die Manifestation folgt der Schwere des Endothelzellschadens (s. Präeklampsie). Häufig vorausgehende klinisch manifeste Präeklampsie. Auslösender Faktor ist eine durch Vasospasmen und Mikrothromben verursachte zerebrale Ischämie, u. a. Entwicklung eines Hirnödems.

HELLP-Syndrom
Die Symptomentrias des HELLP-Syndroms wird durch eine Mikrozirkulationsstörung in verschiedenen Organ-

systemen gleichzeitig bedingt. In 10–20% tritt das HELLP-Syndrom ohne die Symptomatik einer Präeklampsie (Hypertonus und/oder Proteinurie) auf.
- Durch Endothelzellschädigung Entwicklung von Vasokonstriktion, gesteigerter Thrombozytenaggregation, Aktivierung der intravasalen Gerinnung und Mikrothromben
- In der Folge Entwicklung einer Thrombozytopenie (Verbrauch) und Hämolyse durch mechanisch-hypoxische Schädigung der Erythrozyten (Passage durch verengte Blutgefäße)
- Hypoxische Leberzellschädigung (histologisch: periportale Leberzellnekrosen), subkapsuläres Leberhämatom, Leberruptur (1,5–1,8%)

8.2.3 Klinik

Die Klinik der hypertensiven Erkrankungen in der Schwangerschaft spiegelt die Beteiligung der verschiedenen Organsysteme (Multiorganerkrankung) wider. Die Übergänge der verschiedenen Krankheitsbilder ist häufig fließend (Tab. 8.2).

Tab. 8.3. Einteilung der Präeklampsie nach ACOG (1996)

Schweregrad	Symptome
Leichte Präeklampsie	Blutdruck: – systolisch ≥140 mmHg – diastolisch ≥90 mmHg
	Proteinurie ≥0,3 g/24 h
Schwere Präeklampsie	Blutdruck: – systolisch ≥160 mmHg – diastolisch ≥110 mmHg
	Proteinurie ≥3 g/24 h
	Oligurie ≤400 ml/24 h
	Thrombozytopenie
	Erhöhte Transaminasen
	Erhöhtes Serumkreatinin
	Hyperreflexie, Kopfschmerzen, Sehstörungen, Oberbauchschmerzen, Nausea, Erbrechen, intrauterine Wachstumsretardierung

Tab. 8.2. Einteilung der hypertensiven Erkrankungen in der Schwangerschaft

Hypertensive Erkrankung	Symptome
Chronische Hypertonie (= präexistente Hypertonie)	Erhöhte Blutdruckwerte vor der 20. SSW – essenzielle Form (95%) – sekundäre Form (5%)
Präeklampsie (proteinurische Hypertension)	Erhöhte Blutdruckwerte und Proteinurie nach der 20. SSW – leichte Form – schwere Form (Einteilung Tab. 8.3)
Pfropfpräeklampsie	Chronische Hypertonie mit Neuauftreten einer Proteinurie
Transiente Hypertonie	Erhöhte Blutdruckwerte nach 20. SSW ohne Proteinurie
Eklampsie	Generalisierte tonisch–klonische Krämpfe und Präeklampsie – antepartal – intrapartal – bis 7 Tage postpartal
HELLP-Syndrom	Assoziation mit (Prä-) Eklampsie in 80–90% – Hämolyse H – erhöhte Leberenzyme EL – Thrombozytopenie LP

Präeklampsie

Für die Einteilung der Präeklampsieschweregrade hat sich die Unterscheidung in eine leichte und eine schwere Verlaufsform bewährt (Tab. 8.3).

> **Symptomatik auf einen Blick: Präeklampsie (eingeteilt nach Organsystemen)**
> - **Kardiovaskulär**
>   Hypertonus, Verlust des normalen nächtlichen Blutdruckabfalls, erhöhter Blutdruck im Schlaf, Linksherzinsuffizienz und Lungenödem (**Cave** bzw. Differenzialdiagnose: iatrogenes Lungenödem bei Infusionstherapie)
> - **Renal**
>   Proteinurie (nicht selektiv), verminderte Ausscheidung von Harnsäure, Kalzium und Kallikrein im Urin, erhöhte Serumharnsäure (häufig vor klinischen Symptomen), erhöhtes Serumkreatinin, Oligo-, Anurie (bei schwerer Nierenfunktionsstörung), Verminderung des Plasmavolumens bzw. Hämokonzentration (erhöhter Hämatokrit), Ödeme (85% der Fälle), Aszites, Pleura-, Perikardergüsse
> - **Hepatisch**
>   Schwellung der Leber, epigastrische Schmerzen, Nausea, Emesis, Anstieg von GOT und GPT, subkapsuläres Leberhämatom (selten)
> - **ZNS**
>   Augenflimmern, Photophobie, Diplopie, Skotome, Amaurose, Hyperreflexie, Klonus (**Cave:** Gefahr der Eklampsie)
> - **Gerinnungssystem**
>   Leicht verminderte Thrombozyten (100.000–150.000/μl), gesteigerte plasmatische Gerinnung, Erhöhung von D-Dimeren und Fibrinopeptid A, erniedrigte Plasmaspiegel für Antithrombin III und Protein C
> - **Fetoplazentar**
>   Wachstumsretardierung, intrauterine Asphyxie, intrauteriner Fruchttod (Plazentainsuffizienz), gehäuft vorzeitige Plazentalösung
> - **Neonatal**
>   Erhöhtes Risiko des Atemnotsyndroms, Neutropenie, Thrombozytopenie, Anämie

Eklampsie

Tonisch-klonische Krampfanfälle: Zu Beginn **tonische Phase** (ca. 15 s Dauer) gefolgt von **klonischer Phase** (ca. 60 s Dauer), letztere meist von Apnoe begleitet. Anschließend Minuten bis mehrere Stunden dauernde Bewusstseinseintrübung. Eventuell wiederholte Anfälle, selten konvulsiver Status.

In etwa 60% der Fälle prodromale Präeklampsiesymptome (am häufigsten Kopfschmerzen, Sehstörungen, epigastrische Schmerzen).

HELLP-Syndrom

Bei 80–90% der Betroffenen liegen Zeichen einer Präeklampsie vor. Zahlreiche klinische Symptome sind unspezifisch und führen deshalb häufig zu Fehldiagnosen.

> **Symptomatik auf einen Blick: HELLP-Syndrom**
> - Allgemeines Unwohlsein (90%)
> - Epigastrische Schmerzen (90%)
> - **Cave:** Oft fälschlicherweise internistische Diagnostik. Bei Oberbauchschmerzen im II. und III. Trimenon zuerst HELLP-Syndrom ausschließen!
> - Nausea, Emesis (50%)
> - Proteinurie (85–95%)
> - Hypertonie
>   – schwer: systolisch >160 mmHg, diastolisch >110 mmHg (50%)
>   – mild: systolisch >140 mmHg, diastolisch >90 mmHg (30%)
>   – keine Hypertonie (20%)
> - Rasche Gewichtszunahme oder generalisierte Ödeme (60%)
> - Krampfanfall, gastrointestinale Blutung, Hämaturie, Flanken-Schulter-Schmerz (selten)

Die **sichere Diagnose** eines HELLP-Syndroms stützt sich auf die typische Laborkonstellation:
- Hämolyse (Haptoglobinspiegel im Serum vermindert), LDH-Erhöhung ist unspezifisch (hepatische Isoenzyme)
- Transaminasenerhöhung, CRP-Erhöhung (Leberfunktionsstörung)
- Thrombozytenabfall unter 100.000/μl

8.2.4 Diagnostik

Ermittlung von **Risikofaktoren**
- Nulliparität
- Familiärer Hochdruck
- Gefäß- und Nierenerkrankungen
- Diabetes mellitus
- Adipositas
- Mehrlinge
- Polyhydramnion, fetaler Hydrops
- Zustand nach schwangerschaftsassoziiertem SIH, Präeklampsie, Eklampsie, HELLP-Syndrom

Ziel ist die Erkennung hypertensiver Erkrankungen vor Entstehung einer Gefährdung.
Prädiktive Untersuchungen sind die Bestimmung des mittleren arteriellen Drucks, im Rahmen des sog. »rollover test«.
Die Dopplersonographie der A. uterinae erlaubt es, im II. Trimenon das Risiko der klinischen Manifestation einer Präeklampsie bzw. einer intrauterinen Wachstumsretardierung im weiteren Schwangerschaftsverlauf vorherzusagen. Besonders der negative prädiktive Wert dieser nicht invasiven Screening-Diagnostik ist als hoch anzusehen.
Wichtigstes Diagnostikum ist die Messung des mütterlichen **Blutdrucks**:
- Erhöhte Werte sollen durch eine zweite Messung im Abstand von mindestens 4 h bestätigt werden (korrekte Breite der Manschette!).
- Automatische Geräte (Messungen zu Hause) können falsche Werte generieren. Sie sollen deshalb in die Sprechstunde mitgebracht und die Messwerte abgeglichen werden.
- Hypertonie in der Schwangerschaft:
schwer: systolisch >160 mmHg, diastolisch >110 mmHg,
mild: systolisch >140 mmHg, diastolisch >90 mmHg.
- Bei ambulanter Führung von Risikoschwangerschaften den Blutdruck 3-mal täglich zu Hause messen lassen.
- Werte regelmäßig in der Schwangerenambulanz kontrollieren und Schwellenwerte für die sofortige Wiedervorstellung festlegen (normalerweise bei milder, spätestens jedoch bei Vorliegen einer schweren Hypertonie!).
- Primärdiagnostik der Proteinurie mit Uritteststreifen (**Cave:** falsch-positive Ergebnisse bei Harnwegsinfektionen, starkem Fluor!). Bei positivem Befund (≥1 g/l Mittelstrahlurin) und Vorliegen einer Hypertonie mit begleitenden Symptomen einer Präeklampsie Untersuchung des 24 h Sammelurins (Kreatininclearence, Proteinquantifizierung).
- Bei jeder Vorstellung die Schwangere wiegen. Rasche (>500 g/Woche) oder übermäßige (>13 kg Körpergewicht) Gewichtszunahme gilt als erstes Warnsymptom für die Entwicklung einer Präeklampsie.
- Die Entwicklung generalisierter Ödeme ist in etwa 15% der Fälle physiologisch. Pathologisch sind ausgedehnte Flüssigkeitsansammlungen der oberen Extremität und im Gesicht (auch nach mindestens 12 h Bettruhe noch tastbar). Ödeme sind häufig das einzige von der Schwangeren selbst bemerkte und berichtete Symptom.
- Bestimmung des Blutbildes nicht nur zur Erkennung der häufig anzutreffenden Anämie, sondern auch zur Erkennung einer Hämokonzentration (Hk). Das Ausbleiben der im II. Trimenon physiologischen Hämoglobin- und Hämatokritverminderung (ca. 2%) kann auf die Entwicklung einer Präeklampsie hinweisen. Eine Thrombozytopenie (spätes Zeichen) deutet auf eine schwere Verlaufsform hin.
- Die Dopplersonographie der fetoplazentaren Gefäßeinheit sowie die sonographische Beurteilung von Fruchtwasserindex und fetalem Wachstum dient einer möglichen Abschätzung der kindlichen Minderversorgung bei manifester Erkrankung und ist bei Entscheidungen im Rahmen der Schwangerschaftsbetreuung (ggf. vorzeitige Schwangerschaftsbeendigung) hilfreich.

8.2.5 Therapie

In Abhängigkeit von der Schwere hypertensiver Erkrankungen in der Schwangerschaft ist bei entsprechender Compliance die ambulante Betreuung möglich. Bei Auftreten einer Präeklampsie (zusätzlich Proteinurie oder andere Organsymptome ▶ Kap. 8.2.3) muss auch bei der leichten Form eine stationäre Behandlung empfohlen werden. Bei der schweren Form richtet sich die Therapieentscheidung nach dem Gestationsalter (◘ Tab. 8.4). Medikamentöse Therapieansätze sind in ◘ Tab. 8.5. zusammengestellt.

Vorgehen bei schwerer Präeklampsie
- Stationäre Aufnahme
- Überwachung von: RR, CTG, EKG, ggf. Sauerstoffsättigung

Tab. 8.4. Vorgehen bei schwerer Präeklampsie

Zeitpunkt	Maßnahme
Vor der 24. SSW	Auch ohne Überlebenschance für das Kindes ggf. Beendigung der Schwangerschaft aus mütterlicher Indikation erforderlich
24.–32. SSW	Antenatale Steroidprophylaxe anstreben
	Verlängerung der Schwangerschaft (zumindest für 48 h) anstreben, allerdings Entbindung in Abhängigkeit von der Symptomatik erwägen
Nach 32. SSW	Großzügige Indikationsstellung zur Entbindung (Dringlichkeit in Abhängigkeit von der Symptomatik)

Tab. 8.5. Medikamentöse Therapie der hypertensiven Schwangerschaftserkrankungen

Therapie	Indikation	Medikation	Nebenwirkungen
Antenatale Steroidprophylaxe	Drohende Entbindungsindikation 24.–34. SSW	Betamethason 2-mal 12 mg i.m. im Abstand von 24 h	Erhöhtes Lungenödemrisiko (**Cave:** Infusionsmenge), Glukosetoleranztest falsch-positiv, vorübergehende maternale Leukozytose, vorübergehende Reduktion der fetalen Bewegungen und der Variabilität der fetalen Herzfrequenz (CTG)
Hypertonusbehandlung	RR mindestens systolisch >140 mmHg, diastolisch >90 mmHg	α-Metyldopa (1. Wahl) 500–3000 mg/Tag (2–4 Gaben)	Keine; sicheres Medikament, mediane Nachbeobachtungszeit 10 Jahre
		Dihydralazin (2. Wahl oder zur i.v. Behandlung) 30–300 mg/Tag (p.o. oder i.v.)	Reflextachykardie, Kopfschmerzen, Unruhe, Unwohlsein, Ödeme, CTG-Alterationen, insgesamt wenig untersucht, lange HWZ (2½ h)
		Uradipil maximal 2 mg/min i.v.	Schnell wirksam, kein Rebound-Effekt, keine Sympathikotonuserhöhung, RR-Abfall ohne Einfluss auf die Herzfrequenz (keine Reflextachykardie), keine fetale Bradykardie, Übertritt in die Muttermilch 1 : 1 (in der Stillzeit kontraindiziert)
		Nifedipin 40–80 mg/Tag	Im 2. und 3. Trimenon Mittel der 1. Wahl zur Therapie des arteriellen Hypertonus oder der kardialen Arrhythmie; im 1. Trimenon Mittel der 2. Wahl, da im Tierversuch Extremitätenfehlbildungen
		Metoprolol (zur Kombinationstherapie) 50–150 mg/Tag (2–3 Gaben)	Ausgiebige Erfahrungen: IUGR, fetale Bradykardie oder maternale Bradykardie post partum, Plazentapassage 1 : 1, Sympathikotonus und HZV herabgesetzt
		Labetalol 0,2–1,2 g/Tag	Nur begrenzte Erfahrungen: Kopfschmerzen, mütterliche Hepathopathie (Enzymanstieg, Ikterus)
Prophylaxe eklamptischer Anfälle + Blutdrucksenkung	(Prä-) Eklampsie, HELLP-Syndrom	Magnesiumsulfat – Bolus: 4 g über 5 min i.v.; Erhaltungstherapie: 1–2 g/h (**Cave:** therapeutischer Bereich 2–3 mmol/l, bei Niereninsuffizienz Gefahr der Kumulation)	Bei Werten >5 mmol/l Verlust der Sehnenreflexe, Atemdepression, >7 mmol/l Herzrhythmusstörungen, Atemlähmung Herzstillstand (Antidot: 1 g Kalziumgluconat langsam i.v.)

- Antihypertensive Therapie, Magnesiumtherapie (◘ Tab. 8.5). Zielwerte in Abhängigkeit von der Genese, des Ausgangswertes und des maternalen Körpergewichts systolisch 150 mmHg und diastolisch 90–100 mmHg. **Cave:** Keine zu rasche Blutdrucksenkung (maximal 10%/h) – vorzeitige Plazentalösung, Erfordernishochdruck
- Flüssigkeitsbilanz (ggf. Dauerkatheter)
- Laborchemische Untersuchung (Blutbild, Thrombozyten, Elektrolyte, Kreatinin, Harnsäure, GOT, GPT, Haptoglobin, CRP, Quick-Wert, PTT, AT III, LDH, D-Dimere, Urinstatus, 24-h-Sammelurin)
- Bei Hämokonzentration Ausgleich mit VEL und Glukose 5% unter Hk-Kontrolle (**Cave:** Lungenödem bei gleichzeitiger Kortikosteroidgabe und/oder intravenöser Tokolyse), Ziel: Hk <32%
- Low-dose-Heparinisierung (2-mal 1 Amp. Liquemin 7500 IE/Tag)
- Intensivüberwachungsmöglichkeit für Mutter und Kind bereitstellen
- Sectiobereitschaft herstellen
- Bei Krämpfen antikonvulsive Therapie (◘ Tab. 8.5)

Vorgehen bei Eklampsie

- Alle Maßnahmen der schweren Präeklampsie
- Antikonvulsive Therapie (◘ Tab. 8.5)
- Seitenlagerung, Beatmungsbereitschaft, (**Cave:** Aspiration)
- Notsectioruf

Vorgehen beim HELLP-Syndrom

- Alle Maßnahmen der schweren Präeklampsie
- Bereitstellung von 2–4 gekreuzten Blutkonserven im Kreißsaal
- In Rücksprache mit Anästhäsie Bereitstellung von Thrombozytenkonzentraten
- Evtl. Lebersonographie
- Rasche Entbindung in der Regel per Sectio caesarea
- Bei Sectioentscheidung: Unterbauchlängsschnitt mit geringerem Blutungsrisiko

8.2.6 Prognose

Die Prognose der hypertensiven Erkrankungen in der Schwangerschaft hängt von ihrer Ausprägung und Dynamik ihrer Entstehung, dem Gestationsalter und der individuellen Organbeteiligung ab. Chronischer und transienter Hypertonus in der Schwangerschaft sind prognostisch günstig einzustufen. Der Verlauf der Präeklampsie ist in den meisten Fällen progredient (Entwicklung einer schweren Präeklampsie, Eklampsie, HELLP-Syndrom). Bei manifester Eklampsie beträgt die mütterliche Mortalität 1,5–2%. Die mütterliche Mortalität des HELLP-Syndroms wird in neueren Studien mit 0–1% angegeben, die perinatale Mortalität erreicht allerdings 15%. Das Wiederholungsrisiko für eine Präeklampsie ist bei der organgesunden Erstgebärenden nicht erhöht, bei Mehrgebärenden und Schwangeren mit frühzeitiger (<28. SSW) schwerer Präeklampsie beträgt das Risiko bis zu 65%. Beim HELLP-Syndrom wird ein Wiederholungsrisiko von 3% für normotone und 5–8% für chronisch hypertone Mütter beschrieben.

8.2.7 Prävention/Prophylaxe

- Primäre Prophylaxe von (Prä-) Eklampsie und HELLP-Syndrom nicht möglich
- Sekundäre Prophylaxe durch low-dose ASS (100 mg/Tag ab 8. SSW) → Risikoreduktion 15%
- Sekundäre Prophylaxe durch niedermolekulares Heparin (5000–10.000 IE ab 8. SSW)

Empfehlung zur Prophylaxe mit ASS und niedermolekularem Heparin bei Schwangere mit erhöhtem Risiko für (Prä-) Eklampsie (▶ Kap. 8.2.2).

> **Empfehlungen für die Praxis**
> - Präeklampsie, Eklampsie und HELLP-Syndrom sind lebensbedrohliche Krankheitsbilder, die eine Betreuung in einem perinatologischem Zentrum erforderlich machen
> - Sectiobereitschaft und Möglichkeit der Intensivüberwachung herstellen
> - Ein Hypertonus liegt bei 5-10% der Schwangerschaften vor
> - Leitsymptome der Präeklampsie sind Hypertonus und Proteinurie
> - Tonisch-klonische Krampfanfälle sind bei der Eklampsie führend, Aggravierung der Präeklampsie bzw. des HELLP-Syndroms
> - Das HELLP-Syndrom ist gekennzeichnet durch Hämolyse, erhöhte Transaminasen, Thrombozytopenie

8.3 Thrombembolische Komplikationen

B. Toth

8.3.1 Thrombembolien

Thrombembolische Komplikationen zählen zu den häufigsten Todesursachen in der Schwangerschaft und im Wochenbett. Ursächlich sind neben hereditären Thrombophilien und erworbenen Gerinnungsstörungen veränderte Gerinnungs- und Fließeigenschaften des Blutes und Weitstellung (Klappeninsuffizienz) der Bein- und Beckenvenen in der Schwangerschaft. Immobilisation, Präklampsie, HELLP-Syndrom und Autoimmunerkrankungen stellen Risikofaktoren dar. Die Diagnostik erfolgt oft spät durch Venendoppler, ggf. Phlebographie, Angio-MRT bzw. bei Lungenembolie per Szintigraphie, Spiral-CT oder Pulmonalisangiographie.

Risiken der tiefen Venenthrombose sind das postthrombotische Syndrom (bis zu 50%) und die Lungenembolie (10–40%). Die Akuttherapie sollte mit unfraktioniertem Heparin i.v. (PTT-wirksam) oder mit niedermolekularem Heparin s.c. (Faktor-Xa-wirksam) erfolgen, die Sekundärprophylaxe mit niedermolekularem Heparin oder ggf. in der Stillphase mit Warfarin. In Risikokonstellationen ist eine Thromboseprophylaxe indiziert, deren wichtigste Nebenwirkungen (Osteoporose und heparinassoziierte Thrombopenie Typ II) bei niedermolekularem Heparin seltener auftreten als bei unfraktioniertem Heparin.

8.3.2 Epidemiologie

- Die Häufigkeit symptomatischer tiefer Venenthrombosen (TVT) beträgt 0,5–3 : 1.000 Schwangerschaften. Bei unkomplizierten Schwangerschaften ist das TVT-Risiko gegenüber gleichaltrigen Nichtschwangeren nur mäßig, bei Risikoschwangeren mit z. B. Immobilisierung, Präklampsie, HELLP-Syndrom oder Autoimmunerkrankungen mehr als 5fach erhöht. Im Wochenbett ist das TVT-Risiko mehr als 3fach, bei Schnittentbindung und Risikoschwangerschaften 20- bis 30fach erhöht.
- Die Häufigkeit von TVT ist in allen Trimestern gleich; 95% treten linksseitig auf. Im I. Trimenon überwiegen distale Thrombosen, im III. Trimenon Beckenvenenthrombosen. Postpartal treten die meisten thrombembolischen Ereignisse (ebenso die Ovarialvenenthrombosen) innerhalb der ersten Woche auf, zwei Drittel innerhalb der ersten beiden Wochen.
- Mit Lungenembolien (LE) ist bei 1 : 2,5–10 TVT zu rechnen, das Risiko steigt, je proximaler die Thromboslokalisation ist. Die Rate an tödlichen LE in Schwangerschaft und Wochenbett beträgt etwa 1 : 1 Mio. Schwangerschaften. Sie ist nach einer Schnittentbindung ca. 10fach höher als nach unkomplizierten vaginalen Geburten.

8.3.3 Ätiologie/Pathogenese

Virchow Trias in der Schwangerschaft

- 1.) Dilatation der Venenwand durch verminderten Venentonus (Progesteron) und starke Druckbelastung (v. a. Beckenvenen und V. cava), oft kombiniert mit Venenklappeninsuffizienz und degenerativen Venenwandläsionen
- 2.) Verlangsamte Blutströmungsgeschwindigkeit (im III. Trimenon um 70%)
- 3.) Hyperkoagulabilität durch progredienten Anstieg der prokoagulatorischen Gerinnungsfaktoren Fibrinogen, Faktor VII, Faktor VIII, Faktor X sowie deutliche Aktivitätsabnahme der Gerinnungsinhibitoren freies Protein S und Antithrombin

Im Wochenbett kommen Thromboplastineinschwemmung sub partu, vermehrte Thrombozytenadhäsivität, Gefäßwandläsionen und eine akut einsetzende Umstellung der Hämodynamik als Risikofaktoren für eine Thrombose hinzu. Im Falle einer Endometritis kann es zudem zu Infektionen periuteriner thrombosierter Gefäßabschnitte kommen. Individuelle Risikofaktoren (Tab. 8.6) verstärken die beschriebenen Pathomechanismen.

Das Risiko einer Ablösung und Einschwemmung ins Lungenstrombett (**Lungenembolie**) besteht v. a. bei frei flottierenden, frischen Venenthromben im proximalen Venenstromgebiet und tritt in 10–40% auf. Die Verlegung des Pulmonalarterienstammes oder seiner Äste führt zu einer rechtsventrikulären Druckbelastung mit akutem Cor pulmonale, erniedrigtem Herzzeitvolumen

Tab. 8.6. Risikofaktoren für das Auftreten thrombembolischer Ereignisse in Schwangerschaft und Wochenbett

Präexistente Risikofaktoren	Bekannte hereditäre Thrombophilien	Triggernde Risikokonstellationen
Zustand nach Thrombose in/vor der Schwangerschaft	Hetero-/homozygote Faktor-V-Leiden-Mutation	Sectio caesarea (bis 14 Tage postoperativ)
Antiphospholipid-AK	Hetero-/homozygote Prothrombinmutation	Sonstige Operationen
Lebensalter >35 Jahre	Protein-S-Mangel	Heparintherapie (HIT Typ 2, s. unten)
Adipositas	Protein-C-Mangel	Immobilisation
Künstliche Herzklappe	AT-III-Mangel Typ I+II	Hyperemesis/Dehydratation
Thrombophlebitis	Fibrinogenmutation	Nikotinabusus
Familiäre Thromboseneigung	Seltene thrombophile Diathesen	Infektionen

(»forward failure«) und AV-Shunt-Perfusion mit arterieller Hypoxämie. Es können je nach Größe der verlegten Gefäße Rechtsherzversagen, Lungeninfarkte oder Atelektasen resultieren.

8.3.4 Klinik

Thrombophlebitis

Die oberflächliche Thrombophlebitis entsteht zumeist auf dem Boden einer Varikosis. Typischerweise treten lokale Schmerzen, eine leichte Rötung sowie eine Schwellung/Verhärtung des betroffenen Venenstranges auf. Das Lungenembolierisiko ist nicht erhöht.

Tiefe Bein- und Beckenvenenthrombose

Typisch sind neu aufgetretene belastungsabhängige Schmerzen in Wade, Oberschenkel und/oder Leiste. Sie treten häufiger links als rechts auf. Beinumfangszunahme und livide Hautverfärbung sind unsichere Symptome. Erhöhte Temperatur (37,5–38,5°C) tritt seltener – v. a. im Wochenbett – auf, Meteorismus bei Beckenvenenthrombosen.

Lungenembolie

Akut einsetzende Klinik. Dyspnoe/Tachypnoe (85%), (meist) atemabhängiger Thoraxschmerz (85%), evtl. infradiaphragmale Schmerzprojektion! Tachykardie (60%), Unruhe, Angst, Beklemmungsgefühl (60%), Husten (50%), Schweißausbruch (30%), Synkope/Schock (15%).

> **Cave**
>
> Kleinere Embolien sind aufgrund der unspezifischen Symptome oft nur schwer einzuschätzen, insbesondere in der Schwangerschaft. Ohne Antikoagulation liegt das Rezidivrisiko bei 30%, u. U. mit letalem Ausgang. Typische Kennzeichen für rezidivierende Embolien sind kurzfristige Synkopen, Schwindelanfälle, unklares Fieber (Infarktpneumonie) und Tachykardie.

8.3.5 Diagnostik

Thrombophlebitis

Vorwiegend klinische Diagnose anhand von Schmerzen, Rötung und vorbekannter Varikosis. Duplexsonographie zum Ausschluss einer TVT. Ein Schwellung des gesamten Beins weist auf TVT hin (20%).

Tiefe Bein- und Beckenvenenthrombose

Körperliche Untersuchung. Druckschmerzhaftigkeit der Venenlogen, Homans-Zeichen (Wadenschmerz bei Dorsalflexion des Fußes), Meyer-Zeichen (Wadenkompressionsschmerz), Payr-Zeichen (Fußsohlenschmerz bei Druck auf mediale Fußsohle), Beinumfangsmessung beidseits,

Hautkolorit. Geringe Sensitivität und Spezifität: Laut Studien ist die alleinige klinische Diagnose in 30–50% nicht korrekt.

Anamnese. Risikofaktoren (◘ Tab. 8.6) vorhanden?

Apparativ. Farbduplex-/Kompressionssonographie (sehr gute Sensitivität bei Oberschenkelthrombose, eingeschränkte Aussagekraft bei Unterschenkel- und Beckenvenenthrombose) ; ggf. Angio-CT oder MRT des Beckens bzw. aszendierende Phlebographie.

Labor. D-Dimer-Erhöhung: sehr sensitiv, aber nicht spezifisch, keine Normwerte für die Schwangerschaft (oftmals in der Schwangerschaft mäßig erhöht).

> **Cave**
> Bis zu 50% aller Patienten mit proximaler TVT haben bei Diagnosestellung eine Lungenembolie.

Lungenembolie

Die Diagnostik in der Schwangerschaft ist oft schwierig: Venenthrombosen als Ursache der LE sind nur in ca. 15–25% klinisch apparent. Blutgasanalyse (O_2-Sättigung, pO_2, pCO_2) sowie EKG (Rechtsherzbelastung) sind meist erst bei bereits klinisch weitgehend sicherer Diagnose verändert. Deshalb sollte im Zweifelsfall (je nach Verfügbarkeit) eine Lungen-Ventilations-Perfusions-Szintigraphie (hohe Sensitivität, mäßige Spezifität), ein Spiral-CT des Thorax oder notfalls eine Pulmonalisangiographie zum Ausschluss einer LE erfolgen. Bereits bei klinisch begründetem Verdacht auf eine LE – auch ohne apparativen Nachweis – muss eine Therapie eingeleitet werden! Ein normaler D-Dimerwert schließt eine LE weitestgehend aus. Fruchtwasserembolie siehe ▶ Kap. 8.3.9.

8.3.6 Therapie

Thrombophlebitis

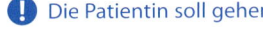 Die Patientin soll gehen!

Weitere Therapiemaßnahmen:
– Salbenverbände (Voltaren, Hirudid)
– Antiphlogistika (z. B. Paracetamol)
– Bei Thrombophlebitis der V. saphena magna ist Low-dose Heparinisierung mit niedermolekaren Heparinen (NMH) indiziert (z. B. Fragmin P, Monoembolex)

Tiefe Bein- und Beckenventhrombose
Antikoagulanzientherapie
Vollheparinisierung mit dem Ziel: Verhinderung von Appositionsthromben/Progression/Rezidiv in der Phase der körpereigenen Thrombusorganisation und -lyse; Reduktion des LE-Risikos.

– **Unfraktioniertes Heparin (UFH)**: 70 IE/kg KG i.v. als Bolus, anschließend 30.000–35.000 IE/24 h, entsprechend aPTT-Wert (Verlängerung um das 1,5- bis 2,5-Fache der Norm).
– Alternativ **NMH**: z. B. Tinazaparin (= Innohep) 175 Anti-Xa IE/kg KG 1-mal/Tag s.c. (in Spezialspritzen ist die Dosis direkt von der Spritze abzulesen bei Innohep-Konzentration von 20.000 IE/ml). PTT bleibt unverändert!
– Vollheparinisierung über 2–3 Wochen, danach kann die Dosis auf 60–85% umgestellt werden, wenn unauffälliger klinischer Verlauf. Weitere Therapiedauer und -dosis je nach individuellen Risikofaktoren.
– Umstellung auf **Cumarine** in der Schwangerschaft **kontraindiziert**, da teratogen. In der Stillzeit ist Warfaringabe (= Coumadin) möglich (Übergang auf Muttermilch, aber keine kindlichen Schäden nachgewiesen – Information der mitbehandelnden Kinderärzte!), Phenprocoumon (= Marcumar) kontraindiziert.

> **Heparintherapie in der Schwangerschaft**
> – NMH sind in der Schwangerschaft nicht zugelassen, aber es gibt einen Erfahrungshorizont von >10 Jahren bei Schwangeren. Vorteile in der Anwendung von NMH gegenüber UFH überwiegen
> – NMH und UFH sind nicht plazenta- oder muttermilchgängig
> – Die **heparininduzierte Thrombopenie** (HIT) ist unter NMH seltener als unter UFH. **Typ 1** = dosisabhängig in 10% bei UFH, 2% bei NMH, 2–10 Tage nach Therapiebeginn, meist ohne Komplikationen, wenn Thrombozyten >100 G/l bleiben

> **Typ 2** = Antikörperbedingt in 3% bei UFH, <1% bei NMH, 4–14 Tage nach Therapiebeginn, schwerer Verlauf mit Thrombozyten <100 G/l bzw. < 50% des Ausgangswertes mit Blutungskomplikationen. In 20% venöse oder arterielle Thrombosen durch White-clot-Syndrom. Deshalb während der ersten 2–3 Behandlungswochen 2-mal wöchentlich Kontrolle von Thrombozytenzahl/Gerinnung! Falls HIT auftritt, ist auch bei Schwangeren/Wöchnerinnen Umstellung auf Danaporoid (= Orgaran) möglich (kaum plazenta-, muttermilchgängig; keine Teratogenität nachgewiesen)
> - Heparin sub partu absetzten, da die Blutungsgefahr erhöht ist
> - KPDA/Spinalanästhesie bei UFH 4 h, bei NMH 12 h nach letzter Gabe möglich, darum 1–2 Wochen vor ET/bei starken Frühgeburtsbestrebungen ggf. Umstellung auf UFH
> - Osteoporoseinzidenz bei Dauertherapie in der Schwangerschaft 0,2% bei NMH und 2–3% bei UFH. Deshalb Gabe von Vitamin D und Ca prohylaktisch, v. a. bei Immobilisation

Allgemeinmaßnahmen
- Kompressionsbehandlung zur Verbesserung des venösen Rückstromes
- Mobilisation (Ausnahme: flottierende Thromben, Oberschenkel-/Beckenvenenthrombose)
- Stuhlregulierung (kein Pressen)

Thrombolyse
- Rund 3fach bessere Chancen für Thrombusauflösung als durch alleinige Heparintherapie, aber bis zu 25% Blutungsrisiko, deshalb in der Schwangerschaft i. Allg. nicht empfohlen

Thrombektomie
- Phlebographie obligat, Langzeitergebnisse bei TVT in der Schwangerschaft nicht besser als mit alleiniger Heparintherapie. Deshalb nur bei vitaler Indikation

Lungenembolie
- Patientin beruhigen, u. U. vorsichtige Sedierung
- Zunächst **Bettruhe** halbsitzend, erst nach Embolusorganisation vorsichtige Mobilisation
- O_2-Nasenbrille (4–6 l/min) und Pulsoxymetrie
- Gegebenenfalls Intensivüberwachungsmöglichkeit bereitstellen, dort ZVK, ggf. Schockbehandlung
- Antikoagulation: Heparinisierung wie unter ▶ Kap. 8.3.5.2. Ziel ist Verhinderung des Embolierezidivs (70% der letalen LE verlaufen in Schüben), es werden dann innerhalb von Wochen durch spontane fibrinolytische Aktivität der Lunge betroffene Lungenarterien rekanalisiert. Bei AT III-Mangel evtl. Substitution
- Thrombolyse/Thrombektomie nur bei vitaler Indikation

8.3.7 Prognose

Die Letalität einer LE ist gering bei Befall von peripheren Lungenarterien oder Segmentästen. Sie steigt auf 25% bis >50%, wenn ein Pulmonalisast oder mehrere Segmentarterien betroffen sind.

Ein postthrombotisches Syndrom mit chronisch venöser Insuffizienz tritt bei proximaler Thrombose in >50% auf, bei subpoplitealem Sitz hingegen relativ selten. Das **Wiederholungsrisiko** nach einer venösen Thromboembolie (VTE) beträgt 2–12%.

8.3.8 Prävention/Prophylaxe

- Bei Risikokonstellation (Tab. 8.6 und Tab. 8.7) bereits bei Nachweis einer positiven Herzaktion mit NMH (risiko- und gewichtsadaptiert) beginnen.
- Antiphospholipid-Antikörper-Syndrom: zusätzlich Gabe von Aspirin (ASS 100) ab positivem Schwangerschaftstest bis zur vollendeten 32. SSW.
- Postpartal bei Risikokonstellation bis zu 6 Wochen NMH.
- Gelegentlich kann es zu Brennen und Rötung im Bereich der Einstichstellen kommen (ggf. Präparatewechsel).
- Kompressionsstrumpfhose/-strümpfe nach Maß, Kompressionsklasse II.
- Gewichtsreduktion anstreben, kein Nikotin.
- Unnötige Immobilisation vermeiden.
- Aktivierung der Muskelpumpe durch Bewegung/Sport.
- Acetylsalicylsäure wirkt nicht (!) im venösen System im Sinne einer Thromboseprophylaxe.

8.3 · Thrombembolische Komplikationen

Tab. 8.7. Risikostufen für die Prophylaxe von venösen Thromembolien (*TE* Thromboembolie, *TP* Thrombophilie, *RF* Risikofaktor, *RSA* rezidivierende Spontanaborte, *SS* Schwangerschaft, *APA* Anti-Phospholipid-Antikörper)

Risikostufe	Risiko	Therapie
Risikostufe I Zustand nach TE mit Auslöser, keine TP Bisher keine TE, aber TP Bisher keine TE, aber RF, keine TP Bisher keine TE, aber lupuspositiv	Gering erhöht 0–3%	Low-dose-Heparinisierung mit NMH, wenn zusätzliche Risiken (z. B. Immobilisation, Operation), z. B. 1-mal/Tag Fragmin P 2500 IE, Fraxiparin 2850 IE, Clexane 2000 IE, Monoembolex (jeweils bei Übergewicht ggf. Dosis erhöhen), UFH: 2- bis 3-mal/Tag Liquemin 5000–7500 Kompressionsstrümpfe bis 6 Wochen postpartal
Risikostufe II Zustand nach TE idiopathisch Zustand nach TE und TP Zustand nach TE bei SS/unter Pille Zustand nach >2 TE AT-III-Mangel ohne Thrombose RSA bei APA/Lupus positiv	Mäßig erhöht 8–20%	50-100 anti-Xa/kg KG/Tag 1-mal s.c. ab 1. Trimenon, Dosis je nach Präparat ausrechnen (Anti-Xa-Aktivität ist 3 h nach s.c.-Gabe 0,2–0,4 IE/ml, in der Routine keine Kontrolle nötig)
Risikostufe III Vorher Dauer-Marcumarisierung APA + Thrombose AT-III-Mangel mit Thrombose Akute Thrombose und Embolie Künstliche Herzklappe	Stark erhöht 20–50%	100–200 anti-Xa/kg KG/Tag 1-mal s.c. ab 1. Trimenon, Dosis je nach Präparat ausrechnen (Anti-Xa-Aktivität ist 3 h nach s.c.-Gabe 0,4–0,8 IE/ml, in der Routine keine Kontrolle nötig)

> **Empfehlungen für die Praxis**
> - Im Wochenbett und in der Schwangerschaft ist Thrombembolierisiko erhöht
> - Bei anamnestischen Risikofaktoren und/oder Immobilisation ggf. Thromboseprophylaxe
> - Keine unnötige Immobilisation
> - Bei akuter TVT Vollheparinisierung mit unfraktioniertem oder niedermolekularem Heparin, um Rezidiv, Fortschreiten und Lungenembolie zu vermeiden
> - Lungenembolie ist eine der häufigsten mütterlichen Todesursachen peripartal, eine letale LE verläuft in 70% schubweise

Das Vorgehen bei Verdacht auf Bein- und Beckenvenenthrombose bzw. Lungenembolie ist in **Abb. 8.1** dargestellt.

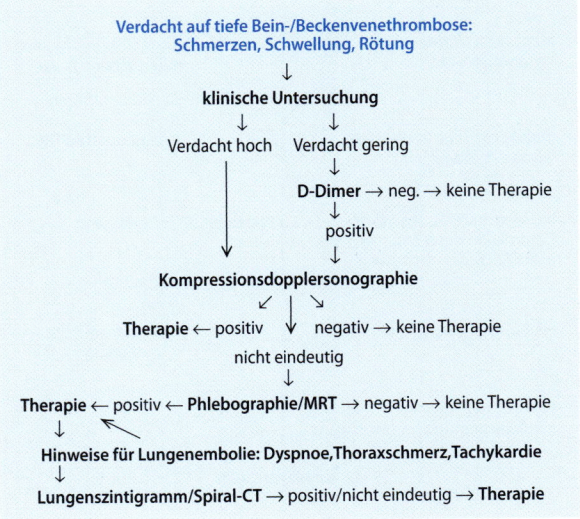

Abb. 8.1. Vorgehen bei Verdacht auf Bein-/Beckenvenenthrombose bzw. Lungenembolie

8.3.9 Fruchtwasserembolie

> ❗ Seltene, akut lebensbedrohliche Komplikation: Die Verletzung des Amnions in der Nähe venöser Gefäße (z. B. unteres Uterinsegment/Plazentahaftfläche) führt zu einem Übertritt von Fruchtwasser(bestandteilen) in das mütterliche Gefäßsystem mit Anaphylaxie und disseminierter intravasaler Gerinnung (DIC) bis hin zum Linksherzversagen (◘ Abb. 8.2).

8.3.10 Epidemiologie

Inzidenz: 1 : 6.000 bis 80.000 Geburten.

8.3.11 Ätiologie/Pathogenese

8.3.12 Klinik

Zumeist im Zusammenhang mit der Geburt (70% prä-/peripartal, 30% postpartal), in 10–20% bei stehender Fruchtblase und ohne nachweisbare Wehentätigkeit. In Einzelfällen bis 20 h nach Sectio, Amniozentese, Abruptio, Geburtseinleitung mit Prostaglandinen oder spontan nach unauffälligem Schwangerschaftsverlauf im II. Trimenon.

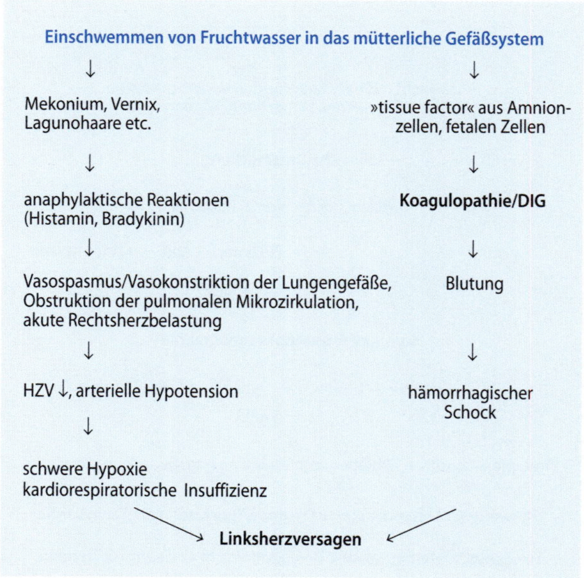

> **Cave**
> Ohne Prodromi Auftreten von Dyspnoe/Tachypnoe, Agitiertheit, Angstzuständen, Zyanose, Blutdruckabfall bis Herz-Kreislauf-Stillstand; 10–20% Grand-mal-Anfälle, diffuse Blutungen aus Punktionsstellen, sekundär nicht kardiogenes Lungenödem (24–70%)
> In 30–45% der Fälle Koagulopathie innerhalb 30 min bis 9 h

8.3.13 Diagnostik

Häufig ist erst post mortem die endgültige Diagnosestellung möglich, da **kein zuverlässiges Diagnoseverfahren** vorhanden ist. Typisch ist ein biphasischer Verlauf.

Überwachung der kardiopulmonalen Funktion. Differenzialdiagnose: thrombembolische Lungenembolie ausschließen (bei Fruchtwasserembolie kein Thoraxschmerz!).

8.3.14 Therapie

- Intensivmediziner/Anästhesisten/Blutdepot informieren
- Oxygenierung, Intubation
- Überwachung und Stabilisierung der kardiopulmonalen Funktion, dafür großvolumiger i.v.-Zugang, ZVK, ggf. Pulmonaliskatheter, bei Therapie der Hypotension **Cave**: Lungenödem
- Glukokortikoide i.v. (z. B. 500 mg Hydrokortison alle 6 h)
- Behandlung der Hämostasestörung (FFP, EK, ggf. Fibrinogen-/AT-III-Produkte, Thrombozytenkonzentrate, ggf. Aprotinin)
- Rechtzeitige Entbindung

◘ Abb. 8.2. Fruchtwasserembolie

8.3.15 Prognose

- Mütterliche Mortalität: 22–61%, von den überlebenden Frauen behalten bis zu 85% neurologische Defizite
- Kindliche Mortalität bei antenataler Fruchtwasserembolie: 21–40%
- Es sind Einzelfälle von unauffälligen Schwangerschaften nach Fruchtwasserembolie beschrieben worden

> **Empfehlungen für die Praxis**
> - An Fruchtwasserembolie denken bei: akuter Dyspnoe, Angst, Zyanose, Hypotonie bei fehlendem Thoraxschmerz
> - Sofortige intensivmedizinische Betreuung sichern
> - Bedrohung durch Anaphylaxie mit kardiorespiratorischer Insuffizienz und durch DIC
> - **Cave:** Linksherzversagen

8.3.16 Ovarialvenenthrombose

Die septische puerperale Ovarialvenenthrombose ist eine seltene und gefährliche postpartale Komplikation. Sie geht typischerweise mit Fieber und Unterbauch-/Flankenschmerzen einher, zeigt aber oft nur unspezische Symptome. Häufig (45–65%) Folge einer Endometritis.

8.3.17 Epidemiologie

- Inzidenz 1 : 600 bis 6000 Geburten
- 90% der Ovarialvenenthrombosen sind rechts lokalisiert, da der venöse Abfluss des Uterus hauptsächlich über die rechte Ovarialvene erfolgt

8.3.18 Klinik

- Septische Fieberschübe über 39°C (oft persistierend trotz Antibiotikatherapie)
- Unterbauch- oder Flankenschmerzen, meist rechtsseitig (Differenzialdiagnose: Appendizitis, stielgedrehte Ovarialzyste, Endomyometritis)
- Oft, v.a. initial, nur unspezifische Symptome: Dysurie, Blähungen, Übelkeit, (paralytischer) Subileus. Meist guter Allgemeinzustand
- Akutes Abdomen bei schwerem Verlauf
- Risiko: lange Geburtsdauer, Sectio, lange zurückliegender Blasensprung (tritt aber auch bei unauffälligen Spontangeburten auf)

8.3.19 Diagnostik

- Die Diagnose wird oft erst spät gestellt
- Typischer Palpationsbefund: strang-/walzenförmige Druckdolenz im rechten Unterbauch, in die Flanke ziehend
- Ultraschall (nur mäßig sensitiv): verdickte Adnexe, Dopplersonographie: kein venöses Flussmuster
- Die Diagnosesicherung erfolgt mit MR-Angiogramm oder CT

8.3.20 Therapie

- Antibiotika: 2fache oder 3fache Kombination aus Amoxicillin-Clavulansäure 3-mal 2,2 g/Tag + Clindamycin 4-mal 300 bis 3-mal 900 mg/Tag + ggf. Aminoglykosid (Gentamycin 3-mal 3–5 mg/Tag oder Netilimicin 200 mg/Tag) nach Serumspiegel, alternativ Imipenem 1,5–2 g/Tag
- Vollheparinisierung mit unfraktioniertem Heparin i.v. (Bolus von 5.000–10.000 IE, danach 25.000–30.000 IE/Tag, dabei 1,5- bis 2fache Verlängerung der PTT anstreben) oder mit niedermolekularen Heparinen (z. B. Tinazaparin = Innohep 175 Anti-Xa IE/kg KG 1-mal/Tag s.c.)
- Die Dauer der Antikoagulation ist umstritten, sie hängt von dem Ausmaß der Thrombose ab und ist ansonsten wie bei anderen proximalen TVT-Lokalisationen durchzuführen, ▶ Kap. 8.3.6.2
- Selten ist eine operative Sanierung indiziert

8.3.21 Prognose

Die Letalität liegt bei 6% durch Lungenembolien (12%) oder generalisierte Sepsis.

> **Empfehlungen für die Praxis**
> - An Ovarialvenenthrombose denken bei
>   - Unterbauch-/Flankenschmerzen postpartal, v. a. rechtsseitig
>   - Fieberschüben
>   - walzenförmiger Resistenz im Unterbauch
>   - persistierenden unspezifischen Abdomen-/Flankenbeschwerden
>   - persistierendem Fieber trotz Antibiotikatherapie wegen Verdacht auf Endometritis oder Pyelonephritis im Wochenbett → Angio-MRT oder CT des Beckens durchführen!
> - Therapeutisch Vollheparinisierung und Antibiotika

8.4 Uterus myomatosus

K. Middendorf

> Uterusmyome in der Schwangerschaft können in 40% der Fälle zu Komplikationen führen. Neben Schmerzen und vorzeitiger Wehentätigkeit (Frühgeburtsbestrebungen) können sie zu Plazentainsuffizienz (fetale Wachstumsretardierung) und postpartaler Atonie führen. Die Therapie ist symptomatisch. Eine Myomenukleation während der Schwangerschaft oder im Rahmen einer Schnittentbindung ist nur in Sonderfällen indiziert. Bei multiplen größeren oder isthmisch lokalisierten Myomen (Geburtshindernis) sollte die primäre Sectio caesarea durchgeführt werden; ebenso bei Frauen, deren Schwangerschaft eine Myomenukleation mit Eröffnung des Uteruskavums (Rupturgefahr) vorausgegangen ist.

8.4.1 Epidemiologie

Die Prävalenz von Myomen beträgt 20–50% und ist damit die häufigste benigne Raumforderung im weiblichen Genitaltrakt. Die Inzidenz ist abhängig von Alter (Östrogeneinfluss) und ethnischer Zugehörigkeit (Farbige sind häufiger betroffen), die Inzidenz beträgt in der Schwangerschaft 4%.

In 40% kommt es zu Komplikationen in Abhängigkeit von der Relation zwischen Myom und Plazenta sowie Myomgröße und Myomlokalisation.

8.4.2 Ätiologie/Pathogenese

Myome leiten sich von einem Myozyten des Uterus ab, der sich durch eine vermehrte Östrogenrezeptorexpression vom umgebenden Myometrium unterscheidet. Der Östrogeneffekt wird durch weitere Wachstumsfaktoren (»epidermal growth factor«, »platelet derived growth factor«, »insulin like growth factor«) unterstützt. In der Schwangerschaft wird bei 20% der Myome eine Größenzunahme beobachtet. Diese beruht auf einer Ödembildung infolge von vaskulären Zirkulationsstörungen und weniger auf tatsächlichem Wachstum.

8.4.3 Klassifikation/Formen

Abhängig von der Lokalisation werden verschiedene Myomformen voneinander abgegrenzt (Abb. 8.3).

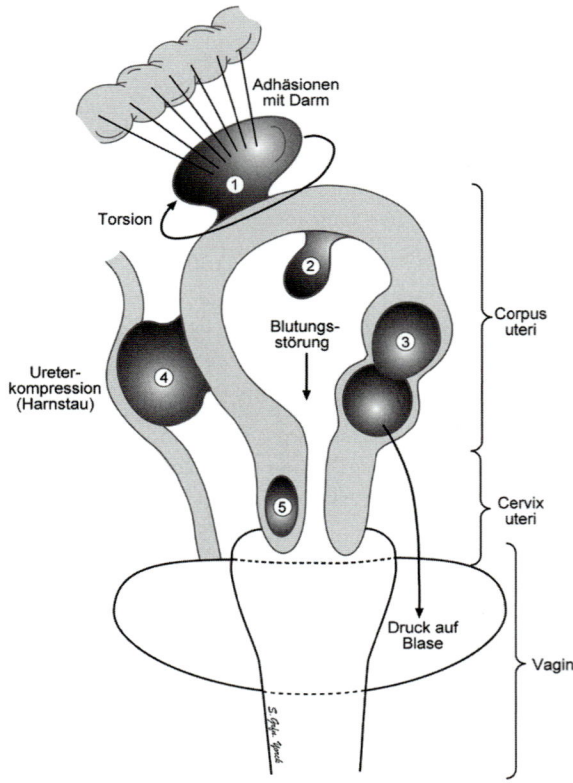

Abb. 8.3. Myomformen mit topographisch bedingten klinischen Symptomen. Korpusmyome mit subseröser *(1)*, submuköser *(2)*, intramuraler *(3)* und intraligamentärer *(4)* Lokalisation sowie Zervixmyom *(5)*

8.4.4 Klinik

Die meisten Myome sind auch in der Schwangerschaft klinisch stumm. Symptome sind abhängig von Größe und Lokalisation der Myome (◘ Abb. 8.3). In 8% der Fälle kommt es durch arterielle Striktur und periphervenöse Stauung zur Myomdegeneration (Zerfall, Verjauchung), was sich in Schmerz, Fieber und vorzeitiger Wehentätigkeit widerspiegeln kann. Führt der Myomdruck zur Endometriuminflammation, kann dies zusammen mit der veränderten Uterusanatomie zu vorzeitiger Wehentätigkeit mit Frühgeburtsbestrebungen führen, die embryonale Nährstoffversorgung einschränken und einen Abort induzieren. Ist ein Myom stark durchblutet, kann die Plazentaperfusion reduziert sein, außerdem kann bei Plazentasitz unterhalb eines größeren Myoms die Plazentaimplantation gestört sein. Es resultiert eine Plazentainsuffizienz mit fetaler Wachstumsretardierung. Große Myome können durch Kompression zu fetalen Deformationen führen. Ein geburtsmechanisches Hindernis stellen besonders zervikal lokalisierte Myome dar. Myome können die postpartale Uteruskontraktion behindern und eine atone Nachblutung begünstigen. Durch Ureterkompression begünstigen Myome zusätzlich zur progesteronbedingten Ureterdilatation eine Hydronephrose.

> **Symptomatik auf einen Blick**
>
> - Maternal
>   - In 60% symptomlos
>   - Schmerz im Bereich des Myoms, Fieber
>   - Vorzeitige Wehentätigkeit mit Frühgeburtsbestrebungen, Abort
>   - Plazentainsuffizienz, vorzeitige Plazentalösung
>   - Ureterkompression (Hydronephrose, Pyelonephritis)
>   - Geburtsmechanisches Hindernis
>   - Postpartal: atone Nachblutung, Involutionsstörungen, Endomyometritis
> - Fetal
>   - Intrauterine Wachstumsretardierung
>   - Fetale Fehlbildungen und Deformierungen (Extremitätendefekte, Amelie)

8.4.5 Diagnostik

- Anamnese und Palpation geben Auskunft zur klinischen Symptomatik
- Laborchemisch kann eine Myomdegeneration über einen Anstieg der Entzündungsparameter (Leukozyten, CRP) auffallen
- Die transvaginale oder transabdominale Sonographie ist das bildgebende Verfahren der Wahl. Sie gibt Aufschluss zu Lage, Größe und Form der Myome in Relation zum Feten. Im Schwangerschaftsverlauf sind Myome aber v. a. an der Hinterwand bisweilen nicht mehr suffizient darstellbar. Durch die Dopplersonographie der Umbilikalarterien und Fetometriekontrollen kann ein Missverhältnis zwischen Plazenta- und Myomperfusion mit resultierender Plazentainsuffizienz ausgeschlossen werden
- Ergänzend kann bei komplexen Befunden die Magnetresonanztomographie des kleinen Beckens weitere Informationen liefern (◘ Abb. 8.4)
- Bei Blutung und Schmerz müssen neben geburtshilflichen (Abortus imminens, vorzeitige Plazentalösung, Placenta praevia) auch gynäkologische Differenzialdiagnosen (Adnexzysten, Adnextorsion) abgegrenzt werden. Schmerz und Entzündung können auch chirurgischen (Appendizitis, Divertikulitis) oder urologischen Ursprungs (Pyelonephritis, Urolithiasis) sein

8.4.6 Therapie

Die Therapie ist vorwiegend symptomatisch mit Kühlung und Analgetikagabe (Paracetamol 500 mg) vorzunehmen. Teilweise sind Tokolyse und Antibiotika indiziert. Nur in Ausnahmefällen (gestielte subseröse Myome) sollte eine Myomenukleation in der Schwangerschaft oder im Rahmen einer Sectio caesarea erwogen werden. Wegen der Notwendigkeit der uterinen Wanddissektion (Risiko für Blutung, Hysterektomie, postoperativer Abort bzw. IUFT) sollte von einer Enukleation abgesehen werden. Durch die postpartalen Involutionsvorgänge schrumpfen Myome und werden somit einer Therapie, wenn dann noch erforderlich, zugänglicher.

8.4.7 Prognose/Beratung

Bei Schwangeren mit Uterus myomatosus stellt sich die Frage nach dem optimalen Entbindungsmodus. Per se ist

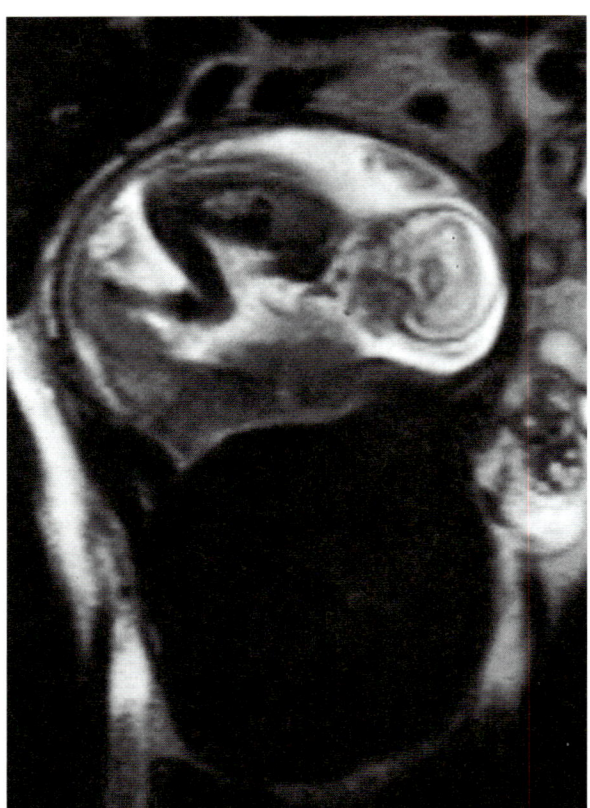

Abb. 8.4. Magnetresonanztomographie eines isthmozervikalen Myoms in der Schwangerschaft mit kranialer Verdrängung des Feten

ein Uterus myomatosus keine Indikation zur primären Sectio caesarea. Bei multiplen größeren oder isthmisch lokalisierten Myomen, die ein Geburtshindernis darstellen können, oder im Zustand nach Myomenukleation mit Kavumeröffnung sollte aber eine primäre Schnittentbindung erfolgen (in insgesamt bis zu 50% der Fälle).

8.4.8 Prävention/Prophylaxe

Bei Kinderwunsch und Uterusmyomen >4 cm sollte präkonzeptionell eine Myomenukleation (Laparoskopie, Laparotomie) erwogen werden. Das Risiko einer Uterusruptur nach Myomenukleation beträgt 0,002%. Allerdings sollte nach Kavumeröffnung im Rahmen einer Myomenukleation die primäre Sectio caesarea als Entbindungsmodus angestrebt werden.

> **Empfehlungen für die Praxis**
> - 40% Komplikationen: Schmerz, vorzeitige Wehen, Plazentainsuffizienz, Geburtshindernis
> - Symptomatische Therapie, keine Myomenukleation in der Schangerschaft
> - Primäre Sectio caesarea bei geburtsbehindernden Myomen und im Zustand nach Myomenukleation mit Eröffnung des Uteruskavums

8.5 Karzinom und Schwangerschaft

I. Bauerfeind

Maligne Erkrankungen in der Schwangerschaft sind selten. Immer ergibt sich der Konflikt zwischen Schwangerschaftsverlängerung mit dem Ziel, Überleben und Gesundheit des Kindes zu optimieren, und einer zügigen Einleitung der onkologischen Therapie für die Mutter, deren Prognose evtl. durch einen verzögerten Therapiebeginn verschlechtert wird. Das Dilemma setzt sich mit Behandlungen während der Schwangerschaft fort: Inwieweit führen sie zur Schädigung des Feten und inwiefern sind sie onkologisch ausreichend?

Die häufigsten malignen Erkrankungen während der Schwangerschaft sind Zervix- und Mammakarzinom und Hodgkin-Lymphom. Die diagnostischen Methoden unterscheiden sich nicht wesentlich von denen außerhalb der Gravidität. Staging-Untersuchungen mit erhöhter Strahlenbelastung werden nur bei therapeutischer Konsequenz durchgeführt. Operative und medikamentös systemische Behandlungen erfolgen in Abhängigkeit von Tumorstadium, Schwangerschaftsalter und dem Wunsch der Mutter. Strahlentherapeutische Optionen bestehen während der Schwangerschaft nicht. Ein Schwangerschaftsabbruch verändert per se die mütterliche Prognose nicht.

8.5.1 Allgemein

Epidemiologie

Das Karzinom in der Schwangerschaft ist insgesamt selten (Tab. 8.8).

Diagnostik

Übliche Diagnostik, die für jeweiligen Malignomtyp notwendig ist, aber sonographische und MRT-Untersuchungen bevorzugen. Radiologische/szintigraphische Untersuchungen gelten als unbedenklich, wenn sie eine Strahlendosis <5 cGy haben (◘ Tab. 8.9).

! Radiologische Untersuchungen, v. a. mit höherer Strahlenbelastung, nur dann durchführen, wenn das Untersuchungsergebnis therapeutische Konsequenzen hat.

Prognose/Beratung

Ein Schwangerschaftsabbruch verbessert bei keinem der Malignome, die in der Schwangerschaft diagnostiziert werden, per se die Prognose. Eine Abruptio muss jedoch dann erwogen werden, wenn eine notwendige onkologische Therapie mit hoher Wahrscheinlichkeit zu einer schwerwiegenden Schädigung des Feten führt und/oder ein verzögerter Therapiebeginn durch Fortsetzung der Schwangerschaft eine signifikant schlechtere Prognose der Mutter bedingt. Diese Entscheidungen sind nur in vielen ausführlichen Gesprächen der beteiligten Disziplinen (Onkologen, Geburtshelfer, Neonatologen, Pädiater, Strahlentherapeuten und Operateuren) mit der betroffenen Frau und ihren Angehörigen gemeinsam zu treffen. Patientinnen mit einem Malignom in der Schwangerschaft sollten in ein Tumor- und Perinatalzentren überwiesen werden.

Prävention/Prophylaxe

Bislang vermag nur eine gezielte Früherkennungsuntersuchung die karzinomspezifische Sterblichkeit zu verbessern.

Bösartige Erkrankungen sind in geringen Anteilen genetisch bedingt. Sollte eine familiäre Karzinomanamnese bekannt sein, so sollte die Patientin – auch unabhängig von der Schwangerschaft – über ihr individuelles Risiko zur Entwicklung einer bösartigen Erkrankung von fachspezifischer Seite beraten werden.

8.5.2 Zervixkarzinom in der Schwangerschaft

Risikofaktoren/Ätiologie
- Infektion mit humanen Papillomaviren (HPV)
- Promiskuität
- Frühe Kohabitarche
- Langzeitanwendung oraler Kontrazeptiva (im Sinne statistisch häufigem kondomungeschütztem Verkehr und somit erhöhtem Risiko an Genitalinfektionen → HPV)
- Niedriger sozioökonomischer Status
- Immunsuppression (Medikamente, HIV)

Klinik

> **Symptomatik auf einen Blick**
> - Frühsymptome
>   – Meist keine
>   – Kontaktblutung (postkoitale Blutung)
>   – Metrorrhagien
>   – Blutiger Fluor
> - Spätsymptome
>   – Schmerzen im kleinen Becken
>   – Schmerzen im Kreuzbein und LWS
>   – Abgang von nekrotischem (Tumor-)gewebe
>   – Lymphödem
>   – Harnstau

◘ **Tab. 8.8.** Häufigkeit von Malignomen während der Schwangerschaft

Malignom	Inzidenz
Zervixkarzinom	1 : 1.200 bis 8.000
Mammakarzinom	1 : 3.000 bis 10.000
Hodgkin-Lymphom	1 : 1.000 bis 6.000
Malignes Melanom	1 : 5.000
Maligne Ovarialtumoren	1 : 12.000 bis 100.000
Leukämien	1 : 75.000 bis 100.000

◘ **Tab. 8.9.** Strahlenbelastung durch radiologische/nuklearmedizinische Diagnostik (Angaben beziehen sich auf moderne Untersuchungsgeräte)

Untersuchung	Strahlendosis (cGy)
Thoraxröntgenaufnahme	0,008
Abdomenübersicht	<0,5
Urographie	0,04
CT	bis mehrere Gy, aber meist <<5
Technetium-Szintigraphie	<0,5
Natürliche kosmische Strahlung	~1

Radioiodtherapie ab 10. SSW wegen Einlagerung in fetale Schilddrüse kontraindiziert.

Diagnostik

- Anamnese
- Gynäkologische Spiegeluntersuchung
- Zytologischer Abstrich (Abb. 8.5)
- HPV high-risk bei unklarer Zytologie (Pap III, Pap IIW), Histologie oder Diskrepanz der verschiedenen Befunde
- Kolposkopie (mit Essigsäure)
- Biopsie unter kolposkopischer Kontrolle (erhöhte Blutungsneigung!)
- Sonographie

! Zytologie und Kolposkopie sind in der Schwangerschaft schwieriger zu beurteilen, im Zweifelsfall lieber nochmalige Kontrolle und Biopsie.

Therapie

Die Behandlung des präinvasiven und invasiven Zervikarzinoms erfolgt stadienabhängig (Abb. 8.6, Abb. 8.7, Abb. 8.8). In der Schwangerschaft ist sie neben dem Tumorstadium abhängig vom Gestationsalter und dem Wunsch der Patientin.

Die lokoregionäre Therapie (primäre Operation oder primäre Radiochemotherapie) des Zervixkarzinoms rich-

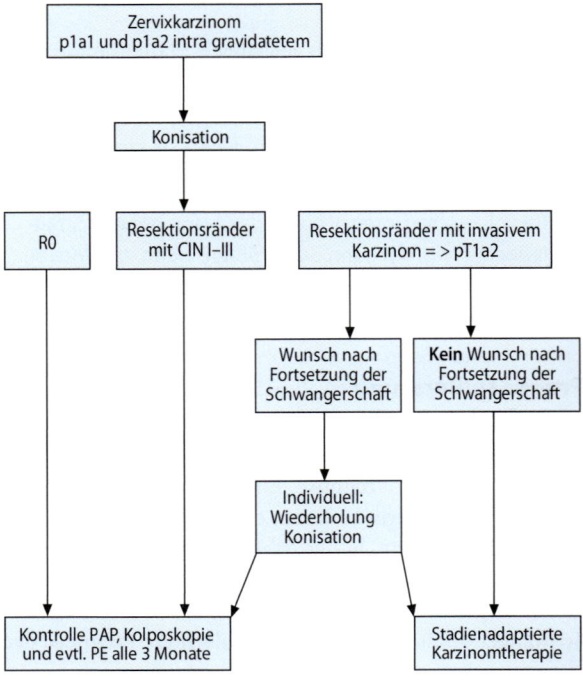

Abb. 8.6. Therapie der invasiven Frühstadien des Zervixkarzinoms in der Schwangerschaft. Eine Konisation ist im I. und II. Trimenon generell möglich, sollte aber erst nach der 14. SSW durchgeführt werden

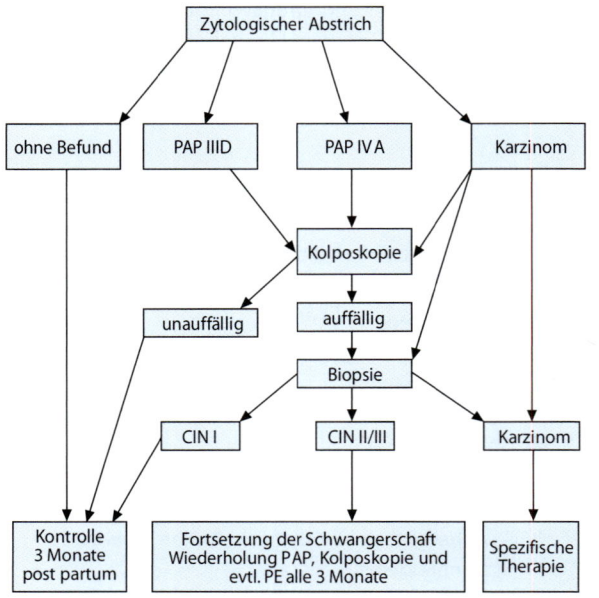

Abb. 8.5. Zytologie und Procedere

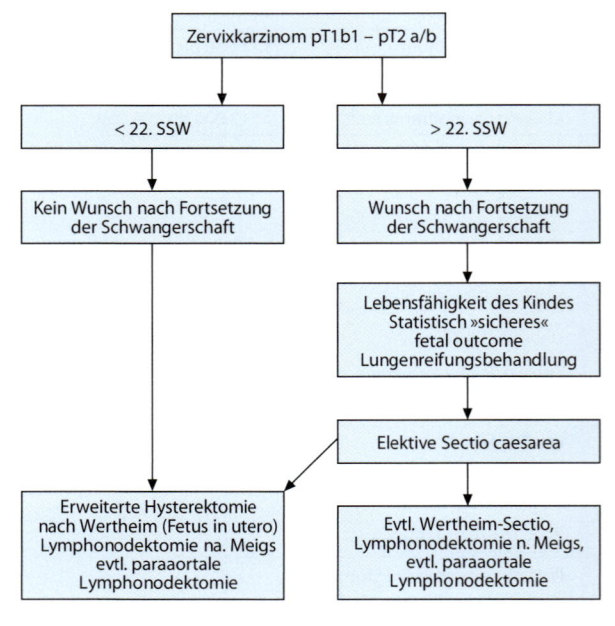

Abb. 8.7. Therapie der Stadien pT1b und pT2a/b

tet sich v. a. in den Stadien pT2 bis pT3 nach den in einer Klinik etablierten Therapiekonzepten und dem Wunsch der Patientin, nicht nach der »ideologischen« Ausrichtung einer Klinik.

Prognose/Beratung

Die 5-Jahres-Überlebensrate bei Zervixkarzinom ist bei adäquater Therapie unabhängig von der Schwangerschaft, vielmehr ist sie v. a. vom Stadium abhängig (◘ Tab. 8.10).
Eine vertikale Metastasierung in die Plazenta oder den Fetus ist beim Zervixkarzinom nicht beschrieben.

In Frühstadien kann bei noch bestehendem Kinderwunsch u. U. **organerhaltend operiert** werden (»Trachelektomie«). Schwangerschaften nach Trachelektomie sind beschrieben worden.

Prävention/Prophylaxe

Regelmäßige Vorsorge bzw. Früherkennungsuntersuchung 1-mal pro Jahr, auch außerhalb von Schwangerschaften!

> **Empfehlungen für die Praxis**
> - PAP-Zytologie bei Diagnose einer Schwangerschaft durchführen
> - Eine PAP-Zytologie ist in der Schwangerschaft schwieriger zu interpretieren
> - Weiterführende Diagnostik in einem Tumor- und Perinatalzentrum
> - Therapie nach Tumorstadium, Gestationsalter und Wunsch der Patientin gestalten

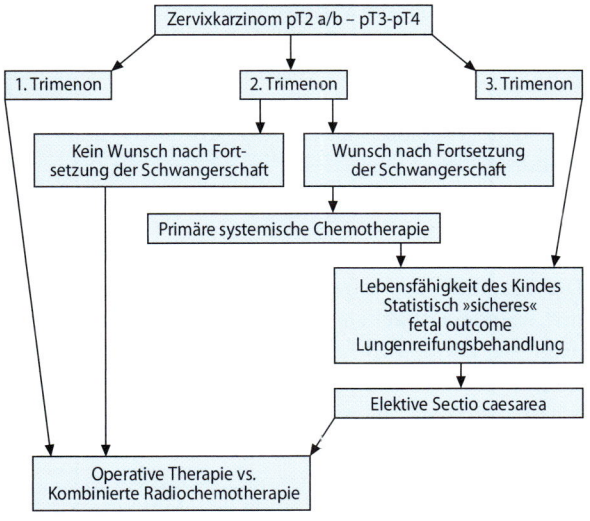

◘ **Abb. 8.8.** Therapie der fortgeschritteneren Stadien

◘ **Tab. 8.10.** 5-Jahres-Überlebensrate bei Zervixkarzinom

FIGO-Stadium	5-Jahres-Überlebensrate
I	85%
II	66%
III	39%
IV	11%

8.5.3 Mammakarzinom

Epidemiologie

Die Anzahl fertiler Frauen bzw. der Frauen mit einem Mammakarzinom während der Schwangerschaft und/oder innerhalb eines Jahres nach einer Schwangerschaft (= schwangerschaftsassoziiertes Mammakarzinom) ist mit 1 : 3.000 bis 10.000 trotz steigender Tendenz insgesamt niedrig. 4,7% aller an Brustkrebs erkrankten Frauen einer Münchener Feldstudie waren nicht älter als 40 Jahre.

Klinik

- Tastbarer, meist schmerzloser Knoten in der Brust
- Hauteinziehung
- Orangenhaut über dem Knoten
- Blutige (!) Mamillensekretion
- Vergrößerte axilläre Lymphknoten

> ❗ In der Schwangerschaft und v. a. bei laktierenden Mammae ist der Tastbefund oft schwierig zu erheben.

Diagnostik

Bei klinischer Verdachtsdiagnose sollten folgende diagnostische Schritte erfolgen:
- Mammasonographie
- Mammographie, die bei klarer Indikation auch in der Schwangerschaft vor der 12. SSW durchgeführt

werden kann. Eine Bleiabschirmung des Abdomens ist obligat
- Die NMR-Kernspintomographie hat wegen der physiologischen Hypervaskularisation des Drüsengewebes in graviditatem und wegen der ebenfalls hypervaskularisierten malignen Veränderungen der Mamma keine diagnosesichernde Aussagekraft
- Sonographisch geführte Vakuumstanzbiospie oder Hochgeschwindigkeitsbiospie zur histologische Diagnosesicherung

Therapie
Operation
Die Therapie des Mammakarzinoms erfolgt stadienabhängig. Die operative Therapie unterscheidet sich nicht von der Therapie außerhalb der Schwangerschaft. Kontraindikationen zur Brusterhaltung sind:
- Ungünstiges Tumor-Brust-Verhältnis
- Inflammatorisches Mammakarzinom
- Multizentrisches Mammakarzinom
- Non-in-sano-Resektion nach mehrzeitigen und mehrfachen Nachresektionen.

Für eine Sentinel-Lymphknotenentfernung liegen derzeit zu wenig Daten vor, um sie in der Schwangerschaft bedenkenlos durchführen zu können. Die hochsensible Phase für teratogene, möglicherweise anästhesie- bzw. operationsbedingte Schäden liegt in den ersten 50 Tagen nach der Konzeption. Untersuchungsergebnisse hierzu sind jedoch widersprüchlich. Ab dem II. Trimenon gelten Narkose und Operation in jedem Fall als sicher.

Strahlentherapie
Die adjuvante Radiatio während der Schwangerschaft wird **nicht empfohlen.** Für die Mehrzahl der Fälle erscheint es möglich, die notwendige Bestrahlung bis zu dem Zeitpunkt der Gravidität hinauszuzögern, an dem eine statistisch sichere Lebensfähigkeit mit minimaler Morbidität eines Frühgeborenen nach geplanter Entbindung erreicht wird (32.–35. SSW).

Systemische Therapie
Eine zytostatische Therapie birgt das substanzielle Risiko eines Abortes, einer späten Fehlgeburt oder einer Fehlbildung des Feten.

> **Cave**
> Eine Chemotherapie sollte wegen der hohen teratogenen Gefahr im I. Trimenon nicht durchgeführt werden.

Folatantagonisten (Methotrexat) zeigen eine hohe Assoziation mit fetalen Fehlbildungen und sollten während der gesamten Schwangerschaft nicht gegeben werden. Alkylanzien, Antimetaboliten und Mitosehemmer sind im I. Trimenon kontraindiziert.

Ab dem II. und III. Trimenon können die klassischen Antracyklin-Cyclophosphamid-Kombinationen (neo-)adjuvant eingesetzt werden. Zu den modernen Substanzklassen (Taxane, Vinorelbine u. a.) liegen keine Daten vor.

Sollte die Chemotherapie nach der Geburt des Kindes fortgesetzt werden, sollte die Mutter abgestillt werden, da die **Zytostatika in die Muttermilch übertreten**.

Der potenziell negative Einfluss von GnRH-Analoga, einer Östrogenrezeptorblockade oder Aromataseinhibition auf die Gravidität ist ungeklärt, sodass die adjuvante endokrine Therapie während der Schwangerschaft kontraindiziert ist.

Prognose/Beratung
Die Prognose des schwangerschaftsassoziierten Mammakarzinoms ist abhängig vom Tumorstadium bei Erstdiagnose. Diese wird fast immer zu spät gestellt, da die Diagnose eines Mammakarzinoms in der Schwangerschaft durch die physiologischen Veränderungen der Mamma in Form, Volumen und Konsistenz deutlich erschwert ist.

Eine vertikale Metastasierung des Mammakarzinoms in den Fetus ist bislang nicht bekannt geworden, histologische Absiedelungen in die Plazenta sind möglich.

Eine Schwangerschaft nach einem Mammakarzinom erhöht nicht die Rate an Lokalrezidiven oder dessen Prognose.

Prävention/Prophylaxe
Sorgfältige Untersuchung der Mammae (evtl. mit Mammasonographie) bei Planung oder Feststellung einer Schwangerschaft.

> **Empfehlungen für die Praxis**
> - Untersuchung der Mammae bei Diagnose einer Schwangerschaft
> - Bei Auffälligkeiten früh bildgebende Diagnostik veranlassen
> - Eine Mammographie ist in der Schwangerschaft durchführbar
> - Die Therapie erfolgt wie außerhalb der Schwangerschaft, jedoch in einem Tumor- und Perinatalzentrum
> - Eine Operation ist ab dem 50. Tag p.c. möglich
> - Chemotherapie im II. und III. Trimenon mit Standardprotokollen möglich
> - Strahlen- und endokrine Therapie sind während der Schwangerschaft kontraindiziert

8.6 Innere Organe

K. Middendorf

8.6.1 Schilddrüse

In der Schwangerschaft steigt der Bedarf an Schilddrüsenhormonen, sodass bei Jodmangel (Deutschland ist Jodmangelgebiet) eine euthyreote Struma, aber auch eine Hypothyreose entstehen kann. Als Prophylaxe dient 200 µg Jodid täglich. Bei Hypothyreose infolge Jodmangels oder einer Hashimoto-Thyreoiditis wird eine Hormonsubstitution empfohlen, um neben IUFT und IUGR einer kongenitalen Hypothyreose (neuropsychologisches Defizit) vorzubeugen.
Eine Hyperthyreose wird oft im Rahmen eines M. Basedow beobachtet. Unter thyreostatischer und ggf. symptomatischer Therapie mit β-Blockern kann das Risiko von IUFT und IUGR, aber auch Präeklampsie und thyreotoxischer Krise gemindert werden.

Epidemiologie
- Euthyreote Struma: Inzidenz 10–15% in Jodmangelgebieten, die klinische Manifestation erfolgt oft erst in der Schwangerschaft, die Prävalenz im Wochenbett beträgt 50%
- Hypothyreose: Inzidenz der latenten Form mindestens 2,5%, in Jodmangelgebieten öfter
- Hyperthyreose: Inzidenz 0,2%

Ätiologie/Pathogenese

Die in der Schwangerschaft physiologisch veränderte Schilddrüsenfunktion führt zu einer Jodmangelsituation mit kompensatorischer Schilddrüsenvergrößerung, im I. Trimenon noch unterstützt durch den thyreotropen Effekt des β-HCG. Während im I. Trimenon der Fetus transplazentar über mütterliches T_4 versorgt wird, reduziert sich die Plazentagängigkeit für T_4 ab der 12. SSW, und die fetale Schilddrüse beginnt mit der Hormonsynthese. Nicht plazentagängig sind TSH, T_3 und T_4 (ab II. Trimenon). Plazentagängig sind Jod, Thyreostatika und Schilddrüsenantikörper. Sie können die fetale Schilddrüsenfunktion beeinflussen: Sehr niedrige oder stark erhöhte (Plummering) mütterliche Jodspiegel, Thyreostatika und antithyreoidale AK (Hashimoto-Thyreoiditis) führen zu fetaler Hypothyreose, schilddrüsenstimulierende AK (M. Basedow) dagegen zu fetaler Hyperthyreose.

Klassifikation/Formen

Euthyreote Struma
- Jodmangel mit kompensatorischer Hyperplasie und Hypertrophie der Schilddrüsenfollikel zur Bewahrung der Euthyreotie
- Komplikation: nodulär-hyperplastische Struma mit funktionell autonomen Arealen

Hypothyreose
- Jodmangel
- 90% Hashimoto-Autoimmunthyreoiditis: AK gegen thyreoidale Peroxidase (nach initialer Hyperthyreose Zerstörung der Schilddrüsenfollikel mit resultierender Hypothyreose)
- Selten: Zustand nach (subtotaler) Thyreoidektomie, Zustand nach Radiojodtherapie

Hyperthyreose
- 90% M. Basedow: schilddrüsenstimulierende TSH-Rezeptor-AK
- Transiente Gestationshyperthyreose: β-HCG-Einfluss, gehäuft bei Hyperemesis gravidarum und Trophoblasterkrankungen
- Selten: Schilddrüsenautonomie (autonome multinoduläre Struma, autonomes Adenom), subakute de-Quervain-Thyreoiditis

Klinik

Symptomatik auf einen Blick: Hypothyreose
- Maternal
  - Bradykardie, trockene Haut, Obstipation, Kälteintoleranz, Gesichtsödeme
  - Antriebsarmut, Konzentrationsschwäche, Depression
  - Abort
- Fetal
  - Intrauterine Wachstumsretardierung, Totgeburt
  - Beeinträchtigte neuropsychologische Entwicklung, Intelligenzminderung
  - Kongenitale Hypothyreose: Inzidenz 0,025% (neonatales TSH-Screening)

Symptomatik auf einen Blick: Hyperthyreose
- Maternal
  - Tachykardie, Tremor, Schwitzen, Wärmeintoleranz, Ophtalmopathie
  - Kardiomyopathie (Herzinsuffizienz), Präeklampsie, thyreotoxische Krise
  - Vorzeitige Wehentätigkeit mit Frühgeburtsbestrebungen, Abort
- Fetal
  - Intrauterine Wachstumsretardierung, Totgeburt
  - Therapierter mütterlicher M. Basedow: Hyperthyreose p.p. (mütterliche AK, nachlassender Wirkspiegel des Thioharnstoffpräparats) → Indikation zur Thyreostatikagabe bis zum Abbau der mütterlichen AK

Diagnostik

Augrund der unspezifischen klinischen Symptome steht die Labordiagnostik (TSH, T_3, T_4) im Vordergrund. Bei Hypothyreose kann zum Beweis eines Jodmangels die Jodexkretion im Urin bestimmt werden. AK gegen thyreoidale Peroxidase finden sich bei einer Hashimoto-Thyreoiditis und TSH-Rezeptor-AK bei M. Basedow. Bei bereits bekanntem M. Basedow und Zustand nach Thyreoidektomie bzw. Radiojodtherapie sollten die Auto-AK in jedem Trimenon bestimmt werden, um bei hohen mütterlichen Werten die Symptome einer fetalen Hyperthyreose sonographisch (Tachykardie, IUGR) und p.p. über TSH-Bestimmung zu überwachen. Zum Ausschluss einer Knotenstruma kann eine Schilddrüsensonographie durchgeführt werden.

> **Cave**
> Eine Schilddrüsenszintigraphie ist in der Gravidität kontraindiziert.

Therapie

Bei der Hypothyreosetherapie ist im Schwangerschaftsverlauf meist eine Steigerung der Thyroxindosis (ca. 50 μg/Tag) erforderlich. Zur optimalen Dosisanpassung sollte zunächst alle 2–4 Wochen, später 1-mal im Trimenon, eine Laborkontrolle erfolgen. Bei thyreostatischer Therapie des M. Basedow sollte eine laborchemische Kontrolle alle 2–4 Wochen erfolgen, da sich die Hyperthyreose im I. Trimenon oft verschlechtert und ab dem II. Trimenon bessert (optimal: T_4 im oberen Normbereich). Bei fehlender Dosisanpassung kann wegen der Plazentagängigkeit für Auto-AK und Thyreostatika sowie der fetalen Hormonproduktion ab dem II. Trimenon ansonsten eine fetale Hyperthyreose resultieren (v. a. im Zustand nach Thyreoidektomie oder Radiojodtherapie). Bei Hyperthyreose infolge einer Schilddrüsenautonomie sollte von Thyreostatika abgesehen und eine Thyreodektomie durchgeführt werden.

Die Therapie zeigt ◘ Tab. 8.11.

> **Cave**
> Eine Radiojodtherapie ist in der Gravidität kontraindiziert.

Prognose/Beratung

Nach Erzielen einer euthyreoten Stoffwechsellage sind die maternale und fetale Prognose gut. Im Wochenbett sollte eine laborchemische Kontrolle erfolgen, um die Therapiedosis bei p.p. geänderter Stoffwechsellage entsprechend anpassen zu können.

Prävention/Prophylaxe

Der tägliche Jodidbedarf in der Schwangerschaft beträgt 200–500 μg. Deswegen sollte die Ernährung in der Schwangerschaft durch eine Prophylaxe von 200 μg Jodid p.o. ergänzt werden. Eine akute Jodidüberdosierung durch zusätzliche Einnahme jodhaltiger Präparate (Hustensaft) muss vermieden werden, da diese zu einer jodinduzierten, fetalen Hypothyreose führen kann (intrathyreoidale Hemmung der T_3-, T_4-Synthese; Wolff-Chaikoff-Effekt).

Tab. 8.11. Therapie der Hypo- und Hyperthyreose

Erkrankung	Therapie
Hypothyreose (TSH ↑) — Latent (T_3, T_4 normal) — Manifest (T_3, T_4 ↓)	Jodid (1-mal 200 μg p.o.) L-Thyroxin (1-mal 100–150 μg p.o.)
Hyperthyreose (TSH ↓) — Latent (T_3, T_4 normal) — Manifest (T_3, T_4 ↑)	Gegebenenfalls symptomatisch β-Blocker (Beeinflussung der peripheren Hormonwirkung; Nebenwirkungen: Lungenödem, IUGR) Thyreostatikum (Beeinflussung der Hormonsynthese – Wirkungseintritt nach 1–3 Wochen): Propylthiouracil (3-mal 100–150 mg p.o.; Nebenwirkungen: Agranulozytose, fetale Hypothyreose)

> **Empfehlungen für die Praxis**
> - Prophylaxe einer mütterlichen Jodmangelstruma und eines fetalen Jodmangels – 200 μg täglich p.o. (**Cave**: Überdosierung)
> - Hypothyreose → Substitution mit Jodid, ggf. L-Thyroxin + Jodid (TSH-, T_4-Kontrolle)
> - Hyperthyreose → Thyreostatika bei M. Basedow (TSH-, T_4-Kontrolle), ggf. β-Blocker, Thyreoidektomie bei Schilddrüsenautonomie
> - Kontraindiziert sind Schilddrüsenszintigraphie und Radiojodtherapie (irreversible Schädigung der fetalen Schilddrüse durch Radionukleotide)

8.6.2 Gastrointestinaltrakt und Leber

Sodbrennen betrifft die Hälfte aller Schwangeren, die Therapie erfolgt symptomatisch. Bei der intrahepatischen Schwangerschaftscholestase empfiehlt sich zur Linderung des Pruritus und Verbesserung der kindlichen Prognose (Frühgeburt, IUFT) die medikamentöse Therapie mit Ursodesoxycholsäure. Die akute Schwangerschaftsfettleber ist selten, zeigt aber einen dramatischen Verlauf (Multiorganversagen, DIC). Sie bedarf einer intensivmedizinischen Therapie, eine Lebertransplantation ist manchmal unumgänglich. Die intrahepatische Schwangerschaftscholestase und besonders die akute Schwangerschaftsfettleber müssen im Perinatalzentrum betreut werden (hohe maternale und fetale Letalität).

Epidemiologie
- Sodbrennen: Prävalenz 50%
- Intrahepatische Schwangerschaftscholestase: geographisch unterschiedliche Prävalenz (0,5% in Mitteleuropa und USA, 1,5% in Skandinavien, 21% in Chile), erhöhte Prävalenz bei Mehrlingen, erhöhte Inzidenz in den Wintermonaten
- Akute Schwangerschaftsfettleber: Prävalenz 0,01%, erhöhte Prävalenz bei Mehrlingen

Ätiologie/Pathogenese

Sodbrennen beruht auf einer progesteronbedingten Tonusminderung der glatten Muskulatur von Ösophagus und Cardia mit Reflux des sauren Mageninhalts. Der im Verlauf der Schwangerschaft zunehmende Raumbedarf des Uterus verstärkt diesen Effekt. Die Pathogenese der intrahepatischen Schwangerschaftscholestase ist unklar. Neben genetischen (positive Familienanamnese) und hormonellen Faktoren (hohe Östrogenspiegel, Auftreten unter Ovulationshemmern) werden exogene Auslöser (erhöhte Inzidenz im Winter) vermutet.

Bei der akuten Schwangerschaftsfettleber handelt es sich um eine Mitochondriopathie, deren Pathogenese noch unklar ist. Neben einer Mikrothrombangiopathie werden prädisponierende Gendefekte der Fettsäureoxidation, Virushepatitiden und Hepatotoxine diskutiert.

Klinik

> **Symptomatik auf einen Blick: intrahepatische Schwangerschaftscholestase**
> - Maternal
>   - Zunehmender Pruritus im III. Trimenon mit rascher, spontaner Besserung p.p.
>   - 10% Ikterus, Übelkeit, Erbrechen
> - Fetal
>   - 20% Frühgeburt (der Uterotonieeffekt der Gallensäuren verstärkt den Oxytocin-Effekt)
>   - 1–2% IUFT (36.–40. SSW)
>   - Intrauteriner Stress (erhöhte Inzidenz von grünem Fruchtwasser)

> **Symptomatik auf einen Blick: akute Schwangerschaftsfettleber**
> - Maternal
>   - Frühsymptomatik: Übelkeit, Erbrechen, rechtsseitiger Oberbauchschmerz
>   - Begleiterkrankungen: 46% Präeklampsie, intrahepatische Cholestase, transienter Diabetes insipidus (Polyurie)
>   - Spätsymptomatik: Ikterus, Fieber, Eintrübung bis Koma (hepatische Enzephalopathie, Hypoglykämie), gastrointestinale Blutung, Nierenversagen
>   - Vorzeitige Wehentätigkeit mit Frühgeburtsbestrebungen
>   - 0–20% Letalität (früher 50–70%)
> - Fetal
>   - Intrauteriner Stress (uteroplazentare Minderperfusion, mütterliche metabolische Azidose)
>   - 20–30% Letalität

Diagnostik

Bei der intrahepatischen Schwangerschaftscholestase ist neben Anamnese (familiäre Häufung) und Symptomatik die Labordiagnostik wegweisend (Anstieg von Transaminasen, Gallensäuren, direktem und Gesamtbilirubin bei unveränderter γ-GT und LDH). Bei der akuten Schwangerschaftsfettleber finden sich laborchemisch neben massiv erhöhten Transaminasen Zeichen einer Hämolyse, einer DIC und später ein Ammoniakanstieg.

Differenzialdiagnostisch müssen besonders Virushepatitiden, Cholelithiasis und HELLP-Syndrom abgegrenzt werden.

Therapie

Da Sodbrennen in der Schwangerschaft nicht auf einer tatsächlichen Übersäuerung beruht, sind Antazida selten effektiv. Symptomatische Maßnahmen (keine späten Mahlzeiten, Schlafen mit erhöhtem Oberkörper, Meiden saurer, scharfer und süßer Nahrungsmittel) stehen im Vordergrund. Bei der intrahepatischen Schwangerschaftscholestase bessert die Gabe von Ursodesoxycholsäure (10–15 mg/kg KG p.o.; Nebenwirkung: Diarrhö) die klinische und laborchemische Situation sowie die kindliche Prognose. Symptomatisch wirken Colestyramin (4–12 g p.o.) und Antihistaminika. Bei der akuten Schwangerschaftsfettleber sollte eine primäre Sectio caesarea erfolgen. Auch noch im Wochenbett ist die intensivmedizinische Überwachung entscheidend. Eine Lebertransplantation ist manchmal unumgänglich.

Prognose/Beratung

Bei der intrahepatischen Schwangerschaftscholestase beträgt das Rezidivrisiko für Folgeschwangerschaften 70%. Bei der akuten Schwangerschaftsfettleber gibt es hierzu nur wenige Daten, ab dem III. Trimenon sollten jedoch engmaschig Kontrollen erfolgen.

Prävention/Prophylaxe

Bei der intrahepatischen Schwangerschaftscholestase sollten ab der 34. SSW wöchentlich ultrasonographische, kardiotokographische und laborchemische Kontrollen erfolgen. Die primäre Sectio caesarea sollte ab der 38. SSW, bei Ikterus ab der 36. SSW erwogen werden. Bei allen Lebererkrankungen werden laborchemische Kontrollen im Wochenbett empfohlen.

> **Empfehlungen für die Praxis**
> - Bei Sodbrennen sind symptomatische Maßnahmen ausreichend, ggf. Antazida
> - Intrahepatische Schwangerschaftscholestase: Leitsymptom Pruritus, fetale Gefährdung durch IUFT, Therapie mit Ursodesoxycholsäure, Betreuung im Perinatalzentrum
> - Akute Schwangerschaftsfettleber: zügige Entbindung im Perinatalzentrum, intensivmedizinische Überwachung der Mutter, hohe maternale und fetale Mortalität

8.7 Akutes Abdomen

F. Löhe

Der Begriff »akutes Abdomen« wird allgemein für Symptome oder Zeichen einer akuten intraperitonealen Erkrankung angewendet, die bei verzögerter Diagnostik und Therapie einen lebensbedrohlichen Verlauf nimmt. In der Schwangerschaft bedeutet dies nicht nur eine vitale Bedrohung der Mutter, sondern auch des Fetus. Die beste therapeutische Option in der Behandlung des akuten Abdomens stellt die chirurgische Intervention dar.

8.7.1 Epidemiologie

Die Inzidenz des akuten Abdomens ohne geburtshilfliche Ursache während der Schwangerschaft beträgt zwischen 0,001% und 0,23% mit einem Durchschnitt von 0,06%. Die häufigsten Ursachen für das chirurgisch relevante akute Abdomen in gravidate (Inzidenz) sind
- Akute Appendizitis (0,5%–1%)
- Akute Cholezystitis (0,01%–0,6%)
- Ileus (0,03%–0,04%)
- Stielgedrehtes Ovar (0,02%)
- Hernien

8.7.2 Pathogenese und Klinik

Während die Inzidenz der akuten Appendizitis in der Schwangerschaft der der Normalbevölkerung entspricht, ist das Auftreten der akuten Cholecystitis (Cholestase durch Progesteron) sowie des stielgedrehten Ovars (Positionsänderung durch Uteruswachstum) in der Schwangerschaft häufiger. Präexistente Hernien werden in der Schwangerschaft durch den gesteigerten intraabdominellen Druck häufiger symptomatisch. Die häufigste Ursache des Ileus sind in 70% der Fälle vorbestehende Adhäsionen und in 25% ein Volvulus, andere Ursachen wie Tumoren oder die Intussuszeption sind sehr selten.

8.7.3 Diagnostik

Symptome wie Nausea, Emesis und Inappetenz können mit der Schwangerschaft assoziiert sein und erschweren die klinische Diagnose eines akuten Abdomens in gravidate.

Appendizitis. Schmerzen/Abwehrspannung im rechten Unterbauch, beginnend periumbilikal, Iliopsoasschmerz, Rovsing-Zeichen. **Cave:** Druckschmerz wandert vom loco typico (Lanz, McBurney) mit zunehmender Schwangerschaft weiter nach kranial und ist i. d. R. ab dem III. Trimenon supraumbilikal rechts lokalisiert. Labor: Leukozytose, CRP-Anstieg. Sonographie (Sensitivität ca. 85%) hilfreich im I. und II. Trimenon, im III. Trimenon technisch schwierig, ggf. MRT.

Cholezystitis. Schmerzen im rechten Oberbauch, positives Murphy-Zeichen (Schmerzen im rechten Oberbauch bei tiefer Inspiration), Ikterus (Hinweis auf Choledocholithiasis). Labor: Leukozytose, CRP-Anstieg, erhöhte Cholestaseparameter. Durch Sonographie i. d. R. Sicherung der Diagnose.

Ileus. Diffuser Bauchschmerz, pralles Abdomen, Meteorismus, hochgestellte oder fehlende Peristaltik, Emesis, Exsikkose. Labor: Leukozytose, CRP-Anstieg, erhöhtes Kreatinin, Elektrolytverschiebung. Röntgenbild des Abdomens im Stehen oder Linksseitenlage, ggf. Wiederholung nach oraler Kontrastmittelgabe, ggf. MRT.

Stielgedrehtes Ovar. Plötzlicher Schmerzbeginn, Lokalisation im linken oder rechten Unterbauch. Doppler-Sonographie zum Nachweis des sistierten venösen Blutflusses.

Hernien. Palpable Bruchlücke, Druckschmerz im Hernienbereich, schwierige klinische Untersuchung von Schenkelhernien. Sonographie hilfreich zur Detektion von Faszienlücken. Wichtig: Ausschluss einer Inkarzeration, ggf. MRT.

8.7.4 Differenzialdiagnosen

Differenzialdiagnose des akuten Abdomens

Akute Appendizitis
- Harnwegsinfekt, Pyelonephritis
- Gastroenteritis, mesenteriale Lymphadenitis
- Stielgedrehtes Ovar

Akute Cholezystitis
- Ulcus ventriculi/duodeni, Gastroenteritis
- Akute Hepatitis, akute Fettleber, HELLP-Syndrom
- Pyelonephritis

Ileus
- Hyperemesis gravidarum

8.7.5 Therapie

Die Indikationen zur Operation zeigt ▢ Tab. 8.12.
Unabhängig von der Schwangerschaft sind Zeichen einer **Peritonitis** eine absolute Indikation zur Operation. Eine Verzögerung der chirurgischen Therapie resultiert

Tab. 8.12. Indikation zur Operation bei akutem Abdomen während der Schwangerschaft

Diagnose	Indikation	Eingriff	Laparotomie
Appendizitis	Absolut	Appendektomie	Wechselschnitt oder pararektal
Cholezystitis	Versagen der konservativen Therapie oder Rezidiv	Cholezystektomie	Subkostal rechts
Ileus	Versagen der konservativen Therapie	Adhäsiolyse, ggf. Darmresektion	Median
Stielgedrehtes Ovar	Absolut	Retorsion, ggf. Ovarektomie	Median
Hernie	Inkarzeration	Bruchlückenverschluss	Nach Lokalisation

neben einer höheren Morbidität für die Mutter in einer deutlich gesteigerten Rate an Aborten oder Frühgeburten (perforierte Appendizitis: 36%, persistierender Ileus: 26%).

8.7.6 Laparoskopische Operationen in der Schwangerschaft

- Vorteile
  - Geringere fetale Beeinträchtigung durch weniger Schmerzmittel
  - Kürzere Hospitalisierung
  - Geringere Rate an Thrombembolien durch frühe Mobilisation
  - Geringe Rate an Narbenhernien
- Nachteile
  - Technisch schwierig
  - Mögliche Verletzung des Uterus
  - Potenzielle Verminderung des uteroplazentaren Blutfusses
  - Unbekannte Wirkung des CO_2 auf den Fetus (fetale Azidose?)

Empfehlungen für die Praxis
- Absolute Indikation zur Operation besteht bei Peritonitiszeichen
- Verzögerte Operation steigert die Morbidität der Mutter und die Abortrate
- Laparoskopie in der Hand des Erfahrenen vorteilhaft im Vergleich zu Laparotomie

8.8 Trauma

C. Dannecker

Bis zu 8% aller Schwangerschaften sind mit einem schweren Trauma assoziiert. Entsprechend zählt das Trauma zu den häufigsten nicht geburtshilflich bedingten Todesursachen. Bei der Behandlung verunfallter Schwangerer sind die physiologischen Besonderheiten zu berücksichtigen. Grundsätzlich wird die schwangere Verletzte nach den gleichen Prinzipien behandelt wie die nicht schwangere Frau. Alle notwendigen Untersuchungen sollen durchgeführt werden (ggf. inkl. Abdomen-CT). Hauptrisiko für den Feten ist die vorzeitige Plazentalösung (auch bei geringem stumpfem Bauchtrauma). Ein unauffälliges Dauer-CTG über 4–6 h nach dem Trauma schließt eine Plazentalösung nahezu aus.
Bei einer fetomaternalen Hämorrhagie darf die Rhesusprophylaxe bei Rhesus-negativen Frauen nicht vergessen werden.
Bei mütterlichem Kreislaufstillstand soll eine Peri-mortem-Sectio in Betracht gezogen werden, welche bei lebendem und potenziell überlebensfähigem Feten (ab 24. SSW) idealerweise nicht später als 4 min nach dem Kreislaufstillstand erfolgen soll.

8.8.1 Epidemiologie

Schwere Traumata sind die häufigste Todesursache von Frauen im gebärfähigen Alter. Sie sind für 20% der nicht geburtshilflich bedingten mütterlichen Todesfälle verantwortlich. Bis zu 8% aller Schwangerschaften sind mit einem schweren Trauma assoziiert. Darunter ist das stumpfe Bauchtrauma im Zusammenhang mit Verkehrsunfällen, Stürzen und tätlichen Angriffen besonders häufig. Die Schwangerschaft ist bei schweren mütterlichen Verletzungen in bis zu 60% und bei leichten Verletzungen in bis zu 27% mitbeeinträchtigt. Die Sterblichkeit nach schwerem Trauma ist mit 24% bei Schwangeren nicht höher als bei nicht schwangeren Frauen.

8.8.2 Physiologie

Mutter

Bei der Behandlung verunfallter Frauen ist die Kenntnis der besonderen mütterlichen und fetalen Physiologie wichtig. Bei Schwangeren ist das Plasmavolumen um ca. 40–50% und das Erythrozytengesamtvolumen nur um 18–30% erhöht. Dies hat eine Verdünnungsanämie zur Folge (Hkt 32–34%; Hb 10,5–11g/dl). Dies bedeutet einerseits eine Protektion der Mutter gegen Blutverluste, andererseits können Blutverluste bis zu 2 l (30%) klinisch inapparent bleiben. Schwangere verfügen über einen erhöhten Grundumsatz, da das Herzminutenvolumen um bis zu 50% gesteigert ist (Ursache: reduzierter peripherer und pulmonaler Widerstand, plazentare AV-Shunts).

Stets sollte die Gefahr einer aortokavalen Kompression berücksichtigt werden (Hypotension bei Rückenlage aufgrund einer Reduktion des Herzminutenvolumens um etwa 25%). Schwangere verfügen über eine reduzierte Pufferkapazität aufgrund der physiologischen kompensierten respiratorischen Alkalose (Ursache: erhöhtes Atemminutenvolumen um 40–50%). Zudem hat der Zwerchfellhochstand eine Verminderung des Residualvolumens mit dem erhöhten Risiko einer Atelektase und einer konsekutiven Hypoxämie zur Folge. Die reduzierte gastrointestinale Motilität erhöht zudem das Aspirationsrisiko.

Fetus

Die uterine Zirkulation ist nicht selbstregulierend. Der uterine Blutfluss – und damit die fetale Sauerstoffversorgung – ist direkt abhängig vom systemischen Blutdruck. Dies gilt bis zum mütterlichen hypovolämen Schock. Im Zuge der danach folgenden peripheren Vasokonstriktion kommt es zu einer weiteren Beeinträchtigung der uterinen Perfusion. Die Gefährdung des Feten kann direkter (Frakturen) oder indirekter Natur sein: hypovolämischer Schock der Mutter, Uterusverletzungen (selten), Plazentalösung (häufigste Verletzung nach stumpfen Bauchtrauma).

8.8.3 Diagnostik und Therapie

Vorrangiges Ziel ist die zügige Evaluation und Stabilisierung der hämodynamischen Situation der Mutter. Die schnelle fetale Diagnostik dient der Entscheidung über das weitere geburtshilfliche Procedere (Zuwarten, Sectio, Peri-mortem-Sectio). Hinsichtlich der lebensnotwendigen Erstmaßnahmen gelten dieselben Regeln wie für nicht schwangere Verunfallte. Dabei müssen die physiologischen Besonderheiten beachtet werden (→ rasche Volumensubstitution, Linksseitenlagerung, Magensonde zur Vermeidung einer Aspiration).

Die weiterführende maternale Diagnostik erstreckt sich auf Zeichen von inneren Verletzungen und einer vorzeitigen Plazentalösung (Tonisierung der Gebärmutter, Wehen, vaginale Blutung). Grundsätzlich müssen nach Risiko-Nutzen-Abwägung alle notwendigen Untersuchungen zur Abklärung eines abdominalen Traumas durchgeführt werden (Röntgen, Ultraschall, CT, MRT, Laparoskopie, Laparotomie). Bezüglich der diagnostischen Tests ist das fetale Risiko in der Regel sehr gering und z. B. selbst bei einem Abdomen-CT vertretbar.

Bei der fetalen Diagnostik ist von Bedeutung, ob es sich um einen potenziell lebensfähigen Feten (>24.+0 SSW) handelt.

> ❗ Unter 24 Schwangerschaftswochen steht die Betreuung der Mutter im Vordergrund.

Die Ultraschall- und Doppleruntersuchung ermöglicht die Einschätzung des Schwangerschaftsalters (auch bei unmöglicher Anamnestizierbarkeit) und die Beurteilung fetaler Verletzungen oder kardiovaskulärer Beeinträchtigungen.

> ❗ Der Fetus ist v. a. durch eine vorzeitige Plazentalösung gefährdet, welche auch bei geringen Traumata nicht selten ist. Nahezu alle Plazentalösungen werden innerhalb der ersten 4 h diagnostiziert.

Die Sonographie hat für die Diagnose einer Plazentalösung aufgrund ihrer geringen Sensitivität nur geringe Bedeutung. Am wichtigsten sind hierfür die bereits genannten Symptome und das CTG. Nach einem stumpfen Bauchtrauma soll eine kontinuierliche CTG-Überwachung erfolgen, welche bei Kontraktionen (>3/h), bei persistierender uteriner Druckdolenz, auffälligem CTG, vaginaler Blutung und bei schwerem mütterlichem Trauma auf 24 h verlängert werden soll. Bei einer uterinen Aktivität von <1 Kontraktionen/10 min über 4 h fällt das

Risiko für eine Plazentaablösung auf das Hintergrundrisiko (»baseline«). Ansonsten besteht ein ca. 20% Risiko für eine Abruptio placentae.

Bei einer fetomaternalen Hämorrhagie (in bis zu 45% der Fälle im III. Trimenon) darf die Rhesusprophylaxe bei Rhesus-negativen Frauen nicht vergessen werden.

Bei mütterlichem Kreislaufstillstand soll eine Perimortem-Sectio in Betracht gezogen werden. Voraussetzung hierfür ist ein potenziell überlebensfähiger Fetus (ab 24 SSW) und der Nachweis von fetalen Lebenszeichen (Herzaktion, Bewegungen). Der Fetus sollte im Idealfall innerhalb von 4 min nach Kreislaufstillstand entbunden sein, da die Überlebenswahrscheinlichkeit des Feten mit zunehmender Dauer der Reanimation sinkt.

8.8.4 Beratung/Prävention

Die mütterliche Mortalität bei Verkehrsunfällen konnte durch das Anlegen eines Sicherheitsgurts von 7,8 auf 3,6% reduziert werden. Um das fetale Trauma so gering wie möglich zu halten, soll der Gurt so angelegt werden, dass keiner der Gurte auf dem Uterus zu liegen kommt. Der untere, horizontale Gurt soll in Leistenhöhe, der obere, schräge Gurt über dem Fundus uteri liegen.

> **Empfehlungen für die Praxis**
> - Anatomische und physiologische Adaptation und Besonderheiten beachten
> - Volumen- und Blutsubstitution großzügig handhaben
> - Zuerst die Mutter behandeln (»What is best for the mother is best for the fetus«)
> - Beachten: uterine Verletzungen, Abruptio placentae (CTG, Blutung), Blasensprung, Isoimmunisierung
> - Kontinuierliche CTG-Überwachung für 4 h zum Ausschluss einer vorzeitigen Plazentalösung (ab 24 SSW; bei CTG-Auffälligkeit oder Symptomatik Überwachung verlängern)

Infektionen in der Schwangerschaft

9.1 **Infektionskrankheiten mit vorwiegend fetaler Gefährdung – 88**
B. Toth, A. Strauss
9.1.1 Rötelninfektion – 88
9.1.2 Erythema infectiosum (Ringelröteln) – 89
9.1.3 Varizellen (Windpocken) – 90
9.1.4 Hepatitis – 91
9.1.5 HIV – 93
9.1.6 Zytomegalievirus (CMV) – 94
9.1.7 Syphilis/Lues – 95
9.1.8 Toxoplasmose – 96
9.1.9 B-Streptokokkeninfektion (GBS) – 97

9.2 **Infektionskrankheiten mit maternaler und fetaler Gefährdung – 98**
I. Rühl, C. Deppe, I. Himsl, A. Strauss
9.2.1 Bakterielle Vaginose – 98
9.2.2 Amnioninfektionssyndrom (AIS) – 99
9.2.3 Harnwegsinfektionen/Pyelonephritis – 102
9.2.4 Herpes genitalis – 104
9.2.5 Condylomata acuminata – 106

9.1 Infektionskrankheiten mit vorwiegend fetaler Gefährdung

9.1.1 Rötelninfektion

B. Toth, A. Strauss

Das Rötelnvirus stammt aus der Familie der Togaviren. Bei einer Infektion in der Frühschwangerschaft besteht ein etwa 50%-iges Risiko für die Entwicklung einer Rötelnembryopathie. Den Verlauf einer mütterlichen Rötelninfektion zeigt ◘ Abb. 9.1.

Epidemiologie
- Inzidenz 1 : 6.000 bis 10.000
- Seronegativ: 15- bis 20-jährige Frauen: 12%, gebärfähiges Alter: 7,5%

Es handelt sich um eine Tröpfcheninfektion, die Inkubationszeit beträgt 14–16 Tage.

Klinik

Mütterliche Symptome
Die Patientin zeigt ein mittelfleckiges, nicht konfluierendes Exanthem an Rücken und Streckseiten der Extremitäten (◘ Abb. 9.2), keine katarrhalischen Symptome. Ebenso sind Lymphknotenschwellungen im Bereich von Hals und Nacken, Gelenkschmerzen, Blutbildveränderungen (Leukopenie, mäßige Linksverschiebung, Lymphozytose) zu beobachten.

Rötelnembryopathie (Gregg-Syndrom)
Katarakt, Mikrophtalmie, Taubheit, Hydrozephalus, Agenesie des Corpus callosum, Pulmonalstenose, VSD, ASD, persistierend offener Ductus Botalli, Hepatomegalie. Je früher die Infektion erfolgt, desto häufiger und schwerer ist der Embryopathieverlauf (◘ Tab. 9.1; Mehrfachfehlbildungen 38–46%, Einzelfehlbildungen 39–43%, bei späterer Infektion häufig nur Hörstörungen).

Late Onset Syndrom (15%)
Hörschaden, Sehstörung, geistige Retardierung, Diabetes mellitus, endokrine Störung, Autoimmunerkrankung, subakute sklerosierende Panenzephalitis.

Diagnostik
Serologie. (HAH, IgM 1–2 Tage nach Exanthem positiv, bis 4–8 Wochen danach). IgG (gleichzeitig wie Exanthem positiv, Maximum nach 4 Wochen, lebenslange Persistenz = dauerhafter Krankheitsschutz).

◘ **Tab. 9.1.** Infektionszeitpunkt und Häufigkeit der Rötelnembryopathie

Infektionszeitpunkt	Häufigkeit (%)
1.–6. SSW	56
7.–9. SSW	25
10–12. SSW	10
18.–21. SSW	<4
>22. SSW	0
Perikonzeptionell	<4
Akzidentelle Impfung in der Schwangerschaft	<0,7

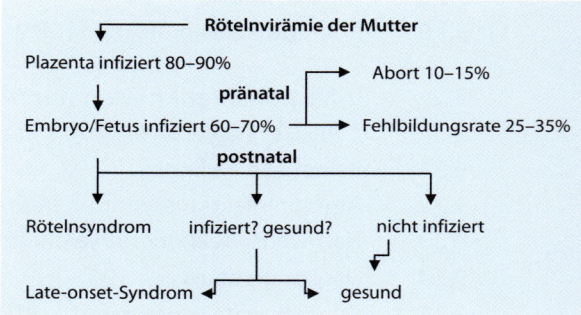

◘ **Abb. 9.1.** Verlauf der Rötelninfektion im II. und III. Trimenon

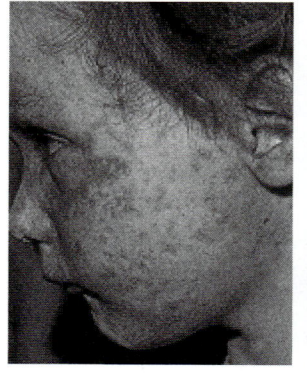
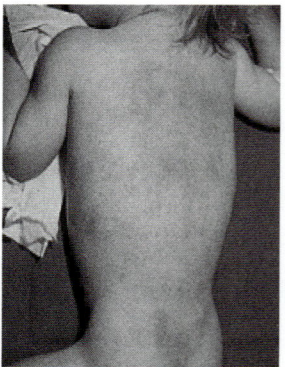

◘ **Abb. 9.2.** Typisches mittelfleckiges, nicht konfluierendes Exanthem bei Rötelninfektion im Kindesalter

Sonographie. Fetale Wachstumsretardierung, speziell der langen Röhrenknochen.

Nabelschnurpunktion, Amniozenthese. Fetale Serologie.

Differenzialdiagnose. Entero-, Adeno-, Reo-, Ebstein-Barr-Virus.

Therapie

Bei Infektion im I. Trimenon ist ggf. ein Abbruch der Schwangerschaft zu diskutieren. Eine Immunglobulingabe ist bis maximal 8 Tage nach Exposition zur Verhinderung der Virämie möglich, eine spätere Gabe führt nur zu einer Verzögerung der Virämie.

> **Empfehlungen für die Praxis**
> - Impfung im Kindes- oder Jugendalter
> - Expositionsprophylaxe
> - Immunglobuline (bis maximal 8 Tage nach Exposition; verhindert Virämie)
> - Spätere Gabe führt nur zu einer Verzögerung der Virämie

9.1.2 Erythema infectiosum (Ringelröteln)

B. Toth, A. Strauss

Das Parvovirus B19 gehört zur Familie der kleinsten bekannten Virusstämme. Alle 4–6 Jahre kommt es zu einer Epidemie von 3-monatiger Dauer.

Epidemiologie

- Durchseuchungsgrad von Frauen im gebärfähigen Alter: 40–60%

Eine Infektion erfolgt über Tröpfchen bzw. Blut, die Inkubationszeit beträgt 13–18 Tage. Die Virämie beginnt 1 Woche vor Exanthemausbruch. Nur in dieser Zeit besteht Infektiosität.

Klinik

Mütterliche Symptome

Die Patientin zeigt ein makulopapulöses, im Zentrum abgeblasstes Wangenerythem mit Ausbreitung über den gesamten Körper (»slapped cheek disease«). Ebenso treten Fieber, Kopfschmerzen, Lymphknotenschwellungen und Arthralgien auf. Bei Frauen mit bekannten chronisch hämolytischen Erkrankungen oder einer Sichelzellanämie sind aplastische Krisen möglich. Das typische Erscheinungsbild im Kindesalter zeigt ◘ Abb. 9.3.

Fetale Infektion

18–40% der perinatologischen Infektionen führen zu einer hämolytischen Anämie des Feten. Im I. Trimenon kommt es nach einer Latenz von 2 Wochen bis 3 Monaten meist zum Abort, im II. und III. Trimenon zum nichtimmunologischen Hydrops fetalis (NIHF) oder IUFT.

Diagnostik

Mütterliches Blut. 10–15 Tage post infectionem IgM Antikörper positiv, IgG lebenslang nachweisbar, gelegentlich AFP-Erhöhung.

Ultraschall. Zeichen des NIHF.

Nabelschnurpunktion. Fetale Anämie, fakultativ: Retikulopenie, Thrombopenie, Leukopenie und Lymphopenie; fetale AK-Bestimmung, PCR: Erreger DNA.

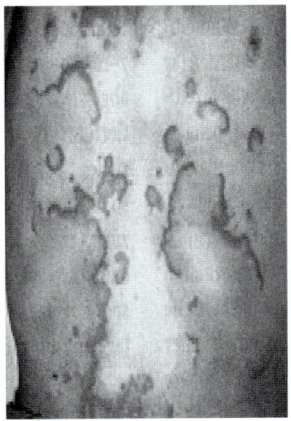 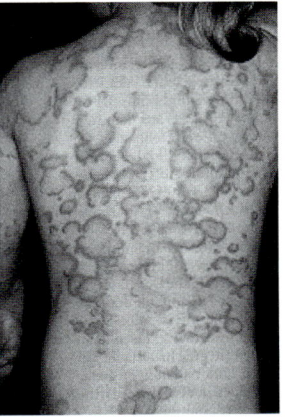

◘ **Abb. 9.3.** Typisches makulopapulöses Exanthem mit zentraler Abblassung bei Parvovirus-B19-Infektion im Kindesalter

Therapie
Wiederholte intrauterine Transfusionen in Abhängigkeit von der Ausprägung der fetalen Anämie. Im III. Trimenon sollte das Risiko der Nabelschnurpunktion in Relation zum Risiko der Frühgeburtlichkeit abgewogen werden.

Komplikationen der Nabelschnurpunktion. Fehltransfusion (intraamnial, intrakavitär, intrafunikulär), Blutungen (kompressives Nabelschnurhämatom, Blutung aus einem Nabelschnurgefäß), Vasospasmus, fetale Bradykardie, vorzeitiger Blasensprung, Wehen, Infektion.

Prognose
Bei frühzeitiger Diagnosestellung und in von Abhängigkeit der Ausprägung der fetalen Anämie bzw. des Therapieerfolges sehr gut.

Prävention/Prophylaxe
- Expositionsprophylaxe
- Keine Impfung möglich

> **Empfehlungen für die Praxis**
> - Mkulopapulöses, im Zentrum abgeblasstes Wangenerythem
> - Ausbreitung über gesamten Körper
> - Infektiosität 1 Woche vor Exanthembeginn
> - In 18–40% perinatologische Infektion
> - I. Trimenon: Abort
> - II. und III. Trimenon: NIHF, IUFT

9.1.3 Varizellen (Windpocken)

B. Toth, A. Strauss

Das Varizella-zoster-Virus (VZV) gehört zur Familie der Herpesviren und persistiert meist latent in den sensorischen Ganglien. Die Primärinfektion verursacht die Windpockenerkrankung, eine Reaktivierung des Virus kann zu einem Herpes zoster führen.

Epidemiologie
- Durchseuchungsgrad von Frauen im reproduktionsfähigen Alter: 93–94%

Die Infektion erfolgt über Tröpfchen, wobei die Erkrankten das Virus bereits 3–4 Tage vor Exanthembeginn im Rachen ausscheiden. Etwa 90% der Exponierten erkranken.

Klinik
Mütterliche Symptome
Das Windpockenexanthem befällt typischerweise auch die Kopfhaut, es handelt sich um frische, papulovesikuläre Effloreszenzen, wobei sich daneben ältere Effloreszenzen befinden – sog. Sternenhimmel; ◘ Abb. 9.4). Komplizierte (Varizellenpneumonie) bis hin zu seltenen letalen Verläufen werden bei Erwachsenen und Schwangeren beobachtet.

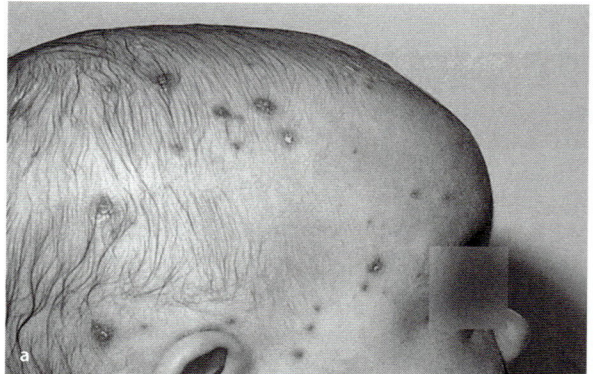

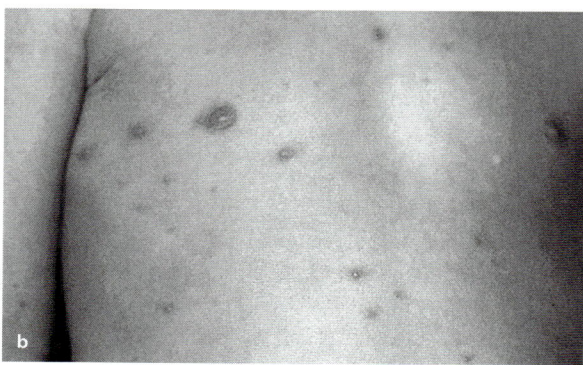

◘ **Abb. 9.4a, b.** Windpocken. **a** Kapillitium eines 1-jährigen Mädchens, **b** Stamm eines 3-jährigen Jungen. (Aus Traupe u. Hamm 2004)

Kongenitales Varizellensyndrom

Insgesamt sehr selten, wird in Einzelfällen bei maternaler Infektion im I. und II. Trimenon beobachtet. Vollbild der intrauterinen Erkrankung: Wachstumsretardierung, Hautskarifikation, Gelenkkontrakturen und verkürzte Extremitäten. Postnatal generalisierte Narbenbildung, Cutis laxa der Bauchwand, Kleinwuchs, Sehstörungen, neurogene Blasenstörung und milde mentale Retardierung.

Bei **peripartaler Primärinfektion** der Mutter ist häufig ein schwerer Verlauf der mütterlichen Erkrankung zu beobachten, in 25–30% kommt es zu einer Krankheitsübertragung auf das Kind. Dabei ist der Verlauf der neonatalen Infektion abhängig vom maternalen Infektionsstadium: Bei mütterlichem Exanthembeginn 5–21 Tage präpartal und neonatalem Exanthembeginn innerhalb von 4 Tagen postnatal meist gutartiger Verlauf; bei mütterlichem Exanthembeginn 4 Tage präpartal bis 2 Tage postpartal innerhalb von 6–12 Tagen ist postnatal die Entwicklung einer fulminant verlaufenden neonatalen Varizelleninfektion mit einer **Letalität von 31%** möglich.

> ! Eine Herpes-zoster-Infektion der Mutter stellt kein Risiko für das Ungeborene dar (keine generalisierte Virämie – kein diaplazentarer Virustransfer).

Diagnostik

Mütterliches Serum. IgM- und IgG-AK-Titer.

Ultraschall. Fetale Wachstumsretardierung, verlangsamtes Wachstum speziell der langen Röhrenknochen.

Nabelschnurpunktion. Fetale Antikörper, Virusisolierung, PCR auch aus Fruchtwasser.

Therapie

Bei Windpockenkontakt in der Schwangerschaft ist eine passive Immunisierung möglich. Über eine Impfung der Mutter kann eine IgG-Übertragung auf den Feten erreicht werden.

Prävention/Prophylaxe

- Impfung im Kindes- oder Jugendalter (Lebendimpfung)
- Expositionsprophylaxe

Empfehlungen für die Praxis
- Infektiosität bereits 3–4 Tage vor Exanthembeginn
- Mütterlicher Exanthembeginn 5–21 Tage pränatal: meist gutartiger Verlauf des neonatalen Exanthems
- Mütterlicher Exanthembeginn 4 Tage vor bis 2 Tage nach Partus: fulminant verlaufende neonatale Varizelleninfektion mit Letalität bis 31%
- Eine mütterliche Herpes-zoster-Infektion stellt keine Risiko für das Ungeborene dar

---

9.1.4 Hepatitis

B. Toth

Die Hepatitis ist eine diffuse (nicht eitrige) Leberentzündung, die durch mindestens 6 bekannte Viren ausgelöst werden kann. Zwischen den einzelnen Hepatitisformen besteht keine Kreuzimmunität.

Epidemiologie/Übertragung

Häufigkeitsverteilung der akuten Virushepatitiden in Deutschland: ca. 55% Hepatitis A, ca. 35% Hepatits B, ca. 10% Hepatitis C; ca. 0,5% aller deutschen und ca. 5% der ausländischen Schwangeren sind HBsAg-positiv. Die Übertragungswege sind den Tab. 9.2 und Tab. 9.3 zu entnehmen.

Klinik

Zwei Drittel aller Hepatitiden verlaufen klinisch asymptomatisch (Tab. 9.4). Die klassischen Symptome sind bei allen Formen ähnlich:
- Prodromalstadium mit grippalen Symptomen, gastrointestinalen Beschwerden (Appetitlosigkeit, Übelkeit, Oberbauchschmerzen), evtl. Arthralgien
- Stadium der hepatischen Organmanifestation
  - ⅔ anikterische Verlaufsform
  - ⅓ ikterische Verlaufsform
- Komplizierte bzw. fulminante Verläufe sind selten

Diagnostik

Hepatitis A. Anti-HAV erst Monate nach Infektion nachweisbar, Persistenz über Jahre. IgG-Antikörper wirken protektiv gegen erneute Infektion. Bei akuter Infektion IgM-Antikörper 2 Wochen nach Infektion bis 2–12 Monate danach nachweisbar.

Hepatitis B. 2–8 Wochen nach Infektion HBsAg-positiv. Chronische Verlaufsform. Persistenz von HbsAg nach 6–8 Monaten zeigt permanente Virusreplikation an.

Hepatitis C. Enzymimmunologischer Nachweis von rekombinaten Proteinen des HCV, kein direkter Antigennachweis möglich.

Therapie

Hepatitis A. Keine spezifische, rein symptomatische Therapie.

Hepatitis B. Hepatits-B-Impfung in der Schwangerschaft mit rekombinantem Impfstoff möglich. Neugeborene HBV-positive Mütter müssen postnatal innerhalb von 12 h eine simultane Immunprophylaxe mit Hepatis-B-Immunglobulin (0,5 ml i.m.) und Hepatitis-B-Vakzin (10 μl i.m. innerhalb <12 h, Wiederholung mit 1 und 6 Monaten) erhalten. 1 Monat nach der 3. Impfung ist die Analyse von Anti-Hbs sinnvoll, da nun Antikörperspiegel >10 IE/ml protektive Wirkung besitzen (effektiver Schutz 95%).

Tab. 9.2. Übertragungswege der Hepatitisviren

Übertragung	HAV	HBV	HCV	HDV	HEV	HGV
Sexuell	+/−	++	+	+	−	?
Perinatal	+/−	++	+	+	+/−	+
i.v. Drogen	−	+	++	+	−	+
Blutprodukte	−	+	++	+	−	++
Enteral	++	−	−	−	++	−

Tab. 9.3. Maternofetale Übertragung, Schwangerschafts-Screening und Prophylaxe der viralen Hepatitiden. (Nach Rosoll 1997)

Hepatitis	Maternofetale Übertragung	Screening	Prophylaxe
A	Nein	Nein	Ja, aktiv und passiv
B	Ja	Ja, 3. Trimenon	Ja, aktiv und passiv
C	Ja	Nein	Nein
D	Ja	Ja, 3. Trimenon	Ja, aktiv und passiv (Hepatits-B-Vakzine)
E	Nein	Nein	Nein
G	Ja	Nein	Nein

Tab. 9.4. Klinischer Verlauf der Virushepatitiden. (Nach Rosoll, 1997)

Hepatitis	Inkubation (Wochen)	Verlauf	Chronizität	Leberkarzinom
A	2–6	Mild	Nein	Nein
B	4–25	Häufig schwer	Erwachsene 5–10%, Neugeborene bis 90%	Ja (250-fach erhöhtes Risiko)
C	2–20	Häufig mild	30–70%	Ja
D	13–25	Häufig schwer	2–90%	Ja
E	2–9	Fulminant möglich	Nein	Nein
G	(?)	Mild	Ja	(?)

Hepatitis C. Bei chronischer Verlaufsform: Interferon α, nicht bei Schwangeren; bisher kein Vakzin vorliegend.

Prävention/Prophylaxe
- Impfung im Kindes- oder Jugendalter (Hepatits B)
- Expositionsprophylaxe (Hepatits A und C)
- Hepatitis C: derzeit kein Beweis für vertikale Transmission der Erkrankung durch Muttermilch. Übertragung kann allerdings besonders bei frischer Infektion, hoher Viruslast oder blutenden Brustwarzen (Rhagaden) nicht mit Sicherheit ausgeschlossen werden.
- Hepatitis B: keine Kontraindikation für Stillen (geimpftes Kind)

> **Empfehlungen für die Praxis**
> - Hepatitis B: im Fall einer vertikalen Transmission auf den Feten erhöht sich das Frühgeburtsrisiko um das 3-fache
> - Mütter mit simultaner Hepatitis-B- und Hepatitis-E-Infektion haben ein Übertragungsrisiko von >90%, daher ist eine simultane aktive und passive postnatale Immunprophylaxe indiziert

9.1.5 HIV

B. Toth

In Deutschland werden pro Jahr etwa 200 Kinder HIV-positiver Mütter geboren. Ziel einer interdisziplinären Schwangerenbetreuung ist eine Reduktion der Viruslast und dadurch eine Senkung der Transmissionsrate auf das Neugeborene.

Epidemiologie
- Weltweit erfolgt alle 6 s eine HIV-Neuinfektion.
- Es gibt ca. 18,5 Mio. HIV-infizierte Frauen weltweit.

Schwangerenvorsorge
Im Rahmen der Schwangerenvorsorge werden die in ◘ Tab. 9.5 genannten Untersuchungen durchgeführt.

◘ Tab. 9.5. HIV in der Schwangerenvorsorge

Diagnostische Maßnahme	Zeitpunkt/Häufigkeit	Begründung
HIV-Such- und ggf. HIV-Bestätigungstest	Bei unbekanntem HIV-Status (1. Trimenon); bei negativem Erstbefund und weiterem Infektionsrisiko: Wiederholung im 3. Trimenon	Voraussetzung für die Durchführung transmissionsverhindernder Maßnahmen
CD4-Zellzahl + Viruslast	Mindestens alle 2 Monate	Verlaufskontrolle; Kontrolle der Wirksamkeit zur Vermeidung einer hohen Viruslast
HIV-Resistenztest	1) Vor Prophylaxebeginn	1) Ausschluss einer Resistenz
	2) Bei Therapieversagen	2) Optimierung eines Therapiewechsels
	3) Bei nachweisbarer Viruslast gegen Ende einer HIV-Prophylaxe	3) Dokumentation einer Resistenzinduktion
Hb-Wert	Monatlich	Ausschluss Anämien, Thrombopenien
Oraler Glukosetoleranztest	23.+0 bis 27.+6 SSW	Erkennen eines Gestationsdiabetes
Laktatspiegel + Leberwerte + γGT + LDH + Amylase + Lipase	1) 1. Trimenon	**Cave:** Laktatazidose (v. a. im 3. Trimenon)
	2) Nach Beginn Therapie	
	3) Bei Klinik	
	4) 3. Trimenon 1-mal/Monat	
Messung des vaginalen pH-Wertes, Mikrobiologie, STD-Diagnostik, Hepatitisserologie		Behandlung von Koinfektionen (erhöhtes HIV-Transmissionsrisiko)

Geburt

Sectio am wehenfreien Uterus: 37+0 bis 37+6 SSW.

Prä-/intraoperative i.v. Zidovudin-Therapie der Mutter: 1 mg/kg KG nach einer »loading dose« von 2 mg/kg KG über 1 h bis zur Kindentwicklung.

Neugeborenes von (evtl. HIV-kontaminiertem) Fruchtwasser reinigen.

Orale Zidovudin-Gabe an das Neugeborene über 6 Wochen 2 mg/kg KG alle 6 h.

Stillverzicht.

Information

- Hotline: Tel. 0178-2820282
- Leitlinien/Therapie: www.rki.de, Kapitel »Infektionskrankheiten-HIV/AIDS-Therapie-Richtlinien-Schwangerschaft«

Empfehlungen für die Praxis

Tab. 9.6. Geburtsmodus und Stillen bei Hepatitis und HIV

	Geburtsmodus	Stillempfehlung
Hepatitis B	Spontangeburt	Nach Impfung möglich
Hepatitis C (niedere Viruslast)	Spontangeburt	Nein (obwohl sehr niedriges vertikales Transmissionsrisiko)
Hepatitis C (hohe Viruslast)	Datenlage ergibt derzeit keinen eindeutigen Vorteil für die Sectio caesarea	Nein (obwohl sehr niedriges vertikales Transmissionsrisiko)
HIV (niedere Viruslast)	Sectio caesarea	Nein
HIV (hohe Viruslast)	Sectio caesarea	Nein

9.1.6 Zytomegalievirus (CMV)

B. Toth, A. Strauss

Das Zytomegalievirus zählt zur Familie der Herpesviren und ist die häufigste kongenitale Infektion.

Epidemiologie

- Inzidenz 1 % aller Schwangerschaften
- Durchseuchungsgrad: in der Altersgruppe 15–30 Jahre 45–55%

Klinik

Mütterliche Symptome

Insgesamt sehr unspezifische Symptomatik. Gelegentlich katarrhalische Symptome, Fieber oder (generalisierte) Lymphknotenschwellungen.

Kongenitale CMV-Infektion

Im I. und II. Trimenon kommt es in 40% bei mütterlicher Erstinfektion zu einer Infektion des Embryo/Feten. 10% der infizierten Kinder entwickeln ein kongenitales CMV-Syndrom: Chorioretinits, Mikrozephalus, Hydrozephalus, Enzephalitits (mit/ohne intrazerebralen Verkalkungen), Taubheit, Hepatosplenomegalie, Blutbildveränderungen (Thrombozytopenie, atypische Lymphozytose, Hyperbilirubinämie, hämolytische Anämie), Hydrops fetalis sowie postnatale petechiale Blutungen und Krampfanfälle (**Abb. 9.5**).

Diagnostik

Serologie. IgM- und IgG-Antikörper (**Cave:** hoher Durchseuchungstiter).

Ultraschall. Zeichen des CMV-Syndroms.

Nabelschnurpunktion. Fetale Antikörpertiterbestimmung, BB, Virusisolierung, PCR aus Fruchtwasser.

Therapie

Eine Hyperimmunglobulintherapie ist **nicht praktikabel**, da hohe Dosen für die Erzielung adäquat hoher Titer notwendig wären.

9.1 · Infektionskrankheiten mit vorwiegend fetaler Gefährdung

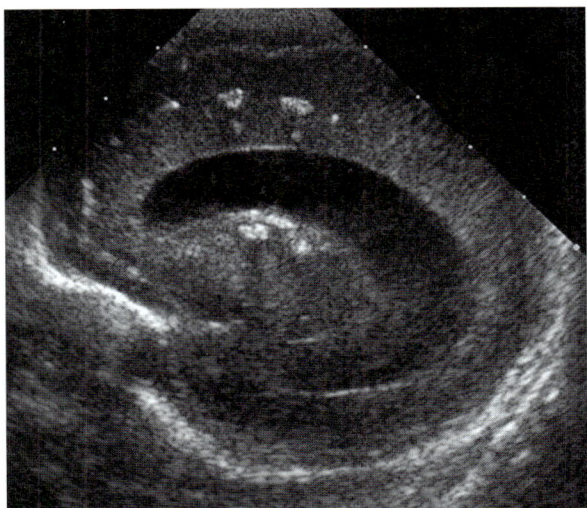

◘ **Abb. 9.5.** Fetaler Hydrozephalus und intrazerebrale Verkalkungen bei CMV-Infektion der Mutter

Prävention/Prophylaxe

Eine Expositionsprophylaxe ist aufgrund unspezifischer Krankheitssymptomatik und ubiquitär vorkommender Erreger **kaum möglich.**

9.1.7 Syphilis/Lues

B. Toth

> Der Erreger der Syphilis ist das Treponema pallidum, welches aufgrund seiner Empfindlichkeit gegenüber Umwelteinflüssen praktisch nur sexuell übertragen wird.

Epidemiologie

Die Inzidenz stieg von 4 : 100.000 (1997) auf 12 : 100.000 (2002). Ursache: Ost-West-Migration, insbesondere von Prostituierten.

Klinik

Erworbene Syphilis

Inkubationszeit: etwa 3 Wochen (2–10). Folgen einer Infektion: Aortitis, uteroplazentare Apoplexie, Tabes dorsalis.

Stadium I: Frühsyphilis, primäre Syphilis. Primärer Schanker: einzelne, schmerzlose Papeln, Übergang in ein induriertes, schmerzloses Ulkus (Abheilung nach 3–6 Wochen, spontan). Prädilektionsort bei der Frau: Labien/Vulva. Schmerzlose Lymphknotenschwellung (regionär) beidseits.

Stadium II: Sekundäre Syphilis. Etwa 9 (–24) Wochen nach Erstinfektion. Allgemeinsymptome: Fieber, Gewichtsverlust, Arthralgien. Bis zu 90% der Haut/Schleimhäute betroffen: schubweise auftretende Exantheme, zunächst makulös (Roseola), später makulopapulös. **Charakteristische Symptome:** Palmoplantarsyphilid, Condylomata lata genital und perianal, »plaques muqueuses« der Zunge, Angina syphilitica, Alopecia specifica und syphilitisches Leukoderm. In etwa 50% Spontanheilung möglich.

Latente Syphilis (Lues latens seropositiva). Klinisch symptomfreies Stadium; treponemenspezifische IgG- und IgM-Antikörper nachweisbar.

Lues III:Tertiäre oder späte Syphilis, Lues IV (Neurosyphilis). Fortschreiten der Erkrankung, v. a. im Bereich von Aorta und ZNS. Zunächst asymptomatische Neurosyphilis, etwa 5–10 Jahre nach Erstinfektion meningovaskuläre Form, generalisierte Paresen nach 20 Jahren.

Reinfektionen. Auch nach antibiotischer Behandlung und Sanierung möglich.

Kongenitale Syphilis (Lues connata). Treponema pallidum kann zu jedem Zeitpunkt, aber bevorzugt ab der 18. SSW, transplazentar übertragen werden. Folgen einer fetalen Infektion: Abort, Frühgeburt oder Totgeburt. Erstmanifestationen einer Lues connata treten in der 2.–12. Lebenswoche auf: makulopapulöses Exanthem an Handtellern und Fußsohlen, Mund, Nase und Anus; blutig-schleimige Rhinitis (Koryza), Hepatosplenomegalie, interstitielle Pneumonie, Osteochondritis und Periostitis. Im Kindesalter: Hutchinson-Trias: Keratitis parenchymatosa, Innenohrschwerhörigkeit, Zahnveränderungen.

Diagnostik

Direkter Erregernachweis im Dunkelfeld möglich (nur bei hoher Erregerzahl). Serologischer Lues-Suchtest: TPHA-

Test (2 Wochen nach Infektion positiv) oder TP-ELISA. Wenn der TP-ELISA-Test negativ ist, kann auf weitere Untersuchungen verzichtet werden, falls klinisch kein Verdacht auf Frühinfektion vorliegt, ansonsten wöchentliche Kontrollen. Der TPHA-Test bleibt lebenslang positiv (Serumnarbe).

Therapie

Schwangerschaft. 2,4 Mio. IE Procain/Clemizolpenicillin G i.m./2 Wochen (Wiederholung 1–2 Monate präpartal in gleicher Dosis/Dauer möglich); bei Penicillinallergie Ceftriaxon (tgl. 2 g, 2 Wochen)/Erythromycin p.o. (tgl. 2 g, 3 Wochen).

Frühsyphilis. Clemizolpenicillin G 1 Mio. IE i.m., 2 Wochen, bei Penicillinallergie 500 mg Erythromycin 4-mal 2 Wochen.

Spätsyphilis. Clemizolpenicillin G 1 Mio. IE, 3 Wochen.

Prävention/Prophylaxe
- Kondome

> **Empfehlungen für die Praxis**
> - Serologische Kontrolle der Syphilisantikörper im I. und III. Trimenon
> - Diagnostik auch nach Abort, Totgeburt oder Frühgeburt
> - Mütter mit Verdacht auf Syphilis (nicht ausreichend therapiert) sollten nicht stillen
> - Syphiliserkrankte (erworben) sind anonym, bei Lues connata mit Namen des Kindes meldepflichtig

9.1.8 Toxoplasmose

B. Toth, A. Strauss

> Toxoplasma gondii zählt zu den Protozoen. Es vermehrt sich geschlechtlich im Katzendarm, der Mensch dient als Zwischenwirt.

Epidemiologie
- Inzidenz 1 : 600 Lebendgeburten
- Durchseuchungsrate: 16–20 Jahre: 27%, 21–30 Jahre 32%, 31–36 Jahre 37%, 37–40 Jahre 45% und >40 Jahre 50%

Klinik und Pathogenese
Mütterliche Symptome
Es handelt sich um eine fäkal-orale Infektion, zumeist über zystenhaltiges **Fleisch** oder Katzenkot. Die mit dem **Katzenkot** ausgeschiedenen Zwischenstufen benötigen mindestens 3 Tage zur weiteren Entwicklung, bevor sie eine Infektion auslösen können.

Die mütterliche Infektion verläuft zumeist asymptomatisch. Selten werden Fieber, zervikale Lymphadenitis, Myokarditis, Meningitis oder Pneumonie beobachtet.

Kongenitale Infektion
Der Erreger benötigt in der Frühschwangerschaft mehr Zeit zur Plazentapassage, dadurch hat die mütterliche Immunabwehr eine längere Zeitspanne zur Eradikation. Der Schweregrad der fetalen Schädigung verhält sich umgekehrt proportional zum Infektionsrisiko.

> ❗ Je früher in der Schwangerschaft eine Infektion erfolgt, desto ausgeprägter ist die zu erwartende fetale Schädigung.

Das fetale Infektionsrisiko beträgt im I. Trimenon 15–17%, im II. Trimenon 45% und im III. Trimenon 68%.

Fetale Symptome. Hydrozephalus (◘ Abb. 9.6), Mikrozephalus, intrazerebrale Verkalkungen, Chorioretinits, Hepatosplenomegalie und IUGR. Postnatal können Krampfanfälle auftreten. Die klassische Symptomtrias: zerebrale Verkalkungen, Chorioretinits und Hepatosplenomegalie wird häufig erst im Kindesalter manifest.

Diagnostik

Mütterliche Serologie. IgM-Antikörper in der 1. Woche post infectionem positiv, in der Regel 2–5 Wochen persistierend.

Ultraschall. Hydrozephalus, intrazerebrale Verkalkungen, Aszites und Hepatosplenomegalie, Hydrops placentae.

Nabelschnurpunktion, Amniozentese. Nachweis von Toxoplasmen-DNA (PCR), direkter Erregernachweis

9.1 · Infektionskrankheiten mit vorwiegend fetaler Gefährdung

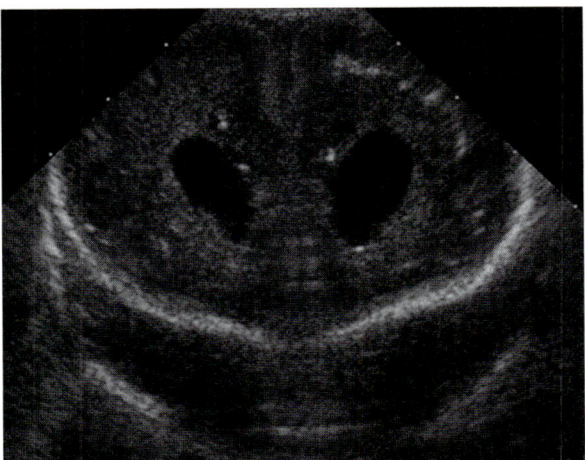

Abb. 9.6. Hydrozephalus und intrazerebrale Verkalkungen bei Toxoplasmoseinfektion der Mutter

nur durch Überimpfung auf eine Maus möglich, Dauer 4–6 Wochen.

Therapie

Bei einer Infektion <16. SSW: Behandlung mit Spiramycin (9 Mio E/d) über 4 Wochen, >16. SSW Kombinationstherapie mit Pyrimethamin (Tag 1: 50 mg, Tag 2–28: 25 mg/d), Sulfamethoxydiazin (50 mg/kg/d) und Folsäure (10 mg/d) über 4 Wochen.

> Die sofortige Behandlung vermindert die fetalen Infektionsraten sowie das Ausmaß der fetalen Schädigung.

Prävention/Prophylaxe

- Expositionsprophylaxe (Vermeidung des Genusses von rohem Fleisch und dem Kontakt zu Katzenkot – **Cave:** Gartenarbeit, Katzenklo, Sandkasten).

Empfehlungen für die Praxis
- Mütterliche Infektion zumeist asymptomatisch
- Symptomtrias: zerebrale Verkalkungen, Chorioretinitis und Hepatosplenomegalie
- Therapie
  - <16. SSW Spiramycin 4 Wochen (9 Mio E/d)
  - >16. SSW Pyrimethamin (Tag 1: 50 mg, Tag 2–28: 25 mg/d), Sulfamethoxydiazin (50 mg/kg/d) und Folsäure (10 mg/d) 4 Wochen
---

9.1.9 B-Streptokokkeninfektion (GBS)

B. Toth

> B-Streptokokken zählen zu den häufigsten Erregern von Neugeboreneninfektionen, insbesondere bei Frühgeburten.

Epidemiologie

5–25% aller Schwangeren weisen eine Besiedelung mit B-Streptokokken in der Vagina auf. Bei etwa 50% kommt es zu einer Übertragung auf das Neugeborene, wobei ungefähr 0,5–1% der Kinder erkranken.

Klinik

Man unterscheidet eine Frühform (»early onset«) von einer Spätmanifestation (»late onset«). Die Frühform kann sofort nach der Geburt einsetzen: bei Reifgeborenen tritt häufig eine Pneumonie auf, Frühgeborene zeigen eine respiratorische Insuffizienz bis hin zum septischen Schock. Spätsymptome: Verbrauchskoagulopathie mit Petechien und Hautblutungen, hohe Letalität.

Die Spätform tritt im Alter von 1–6 Wochen v. a. in Form einer Meningitis auf. Der Verlauf ist oft weniger foudroyant als bei der Frühsepsis. Letalität: etwa 25%.

Diagnostik

Screening aller Schwangeren im letzten Trimenon durch Schnellkulturmedien.

Therapie und Prophylaxe

Aufgrund hoher Reinfektionsraten ist eine generelle Behandlung aller GBS-positiven Schwangeren während der Schwangerschaft nicht indiziert.

Intrapartale Behandlung bei Risikokonstellation: Penicillin 6 Mio. IE als Startdosis, im Anschluss alle 4 h 3 Mio. IE bis zur Geburt. Alternativen: Ampicillin 3-mal 2 g/Tag oder Cefotaxim 3-mal 2 g/Tag. Zur Gewährleistung voller Wirksamkeit sollten mindestens 2 Gaben peripartal erfolgt sein.

Risikokonstellationen peripartal bei positivem GBS-Test sind
- Frühgeburt (<37. SSW), mütterliches Fieber, fetale Tachykardie

- Blasensprung >12h vor Partus
- Geburt eines GBS-positiven Kindes in vorangehender Schwangerschaft
- Mehrlingsgeburt

> **Empfehlungen für die Praxis**
> - Screening aller Schwangeren im III. Trimenon
> - Peripartale antibiotische Prophylaxe bei Risikokonstellation

9.2 Infektionskrankheiten mit maternaler und fetaler Gefährdung

9.2.1 Bakterielle Vaginose

I. Rühl

Die bakterielle Vaginose, auch Aminkolpitis, ist die häufigste Ursache für pathologischen Fluor vaginalis während der Geschlechtsreife und wird durch Geschlechtsverkehr begünstigt. Nur etwa die Hälfte der Patientinnen geben uncharakteristische Beschwerden, wie Brennen und Juckreiz, im Genitalbereich an. In der Schwangerschaft ist das Risiko für aszendierende Infektionen mit konsekutiver Zervixreifung, Wehentätigkeit sowie Gefahr von Blasensprung und Frühgeburtlichkeit erhöht. Außerdem ist die Entstehung von Fieber sub oder post partu, Endometritis und Wundinfektionen (besonders bei Schnittentbindungen wichtig) durch die Keime begünstigt.
Metronidazol wirkt therapeutisch sehr zuverlässig, rezidivierende Kolpitiden sind jedoch häufig. Von der unspezifischen Kolpitis sollte eine Chlamydieninfektion sowie eine Mykoplasmen-/Ureaplasmeninfektion abgegrenzt werden.

Epidemiologie
- Prävalenz ca. 5–10% (Frauen mit sexuell übertragbaren Krankheiten: >30%)
- Inzidenz in der Schwangerschaft bei 10–20%

Ätiologie und Pathogenese
Ursache der bakteriellen Vaginose ist ein Ungleichgewicht zugunsten pathogener (anaerober) Mikroorganismen auf Kosten der physiologischen Scheidenflora. Durch eine Konzentrationsabnahme der Milchsäurebakterien kommt es zur vereinfachten Besiedlung und potenziellen Aszension pathogener Keime. **Häufige Erreger:** B-Streptokokken, E. coli, Trichomonaden, Staphylokokken etc. in Assoziation mit Gardnerella vaginalis.

Klinik
Dünnflüssiger homogener Fluor mit Amingeruch. Nur 50% der Patientinnen sind symptomatisch. Liegt eine Zervizitis vor, ist eine Infektion mit Chlamydien, Mykoplasmen und Gonokokken abzugrenzen (Tab. 9.7).

Diagnostik
Die Diagnose gilt als gesichert, wenn mindestens 3 der 4 folgenden Befunde erhoben werden können:
- Dünnflüssiger homogener Fluor
- pH-Wert der Scheide >4,5
- Amingeruch (besonders nach Alkalisierung mit 1–2 Tropfen 10% KOH)
- »Clue cells« (von dichtem Bakterienrasen bedeckte Epithelzellen)

Therapie
- Mittel der Wahl: **Metronidazol.** Lokale intravaginale Gabe 500–1.000 mg tgl. über 5–7 Tage, nach dem I. Trimenon 1500 mg p.o
- Alternativ: Clindamycin-Vaginalcreme 5 g über 5–7 Tage, nach dem I. Trimenon 2- bis 4-mal 300 mg tgl. p.o. über 5–7 Tage
- pH-Selbstkontrolle nach Saling im Verlauf zur Erkennung subklinischer Stadien
- Unterstützende Ansäuerung des Scheidenmilieus mit Döderlein-Präparaten

Prognose
Über 90% der Infektionen werden mit oral appliziertem Metronidazol erfolgreich therapiert. Aber: hohe Rezidivrate, die sich auch durch eine Partnerbehandlung nur kurzfristig senkt.

9.2 · Infektionskrankheiten mit maternaler und fetaler Gefährdung

Tab. 9.7. Differenzialdiagnosen der bakteriellen Vaginose

	Bakterielle Vaginose	Trichomonas vaginalis	Candidose
Fluor	Grau-weißlich	Gelblich bis grünlich	Weißlich, bröckelig
Übelriechend	Ja	Ja	Nein
pH-Wert	>4,5	>4,5	Normal
Amintest	+	+	–
Nativpräparat:			
Laktobazillen	–	–	+
Leukozyten	–	+	+
Trichomonaden	–	+	–
»Clue cells«	+	±	–
Hyphen	–	–	+

Chlamydieninfektion

- Häufigster Erreger der Zervizitis (Serotyp D–K der intrazellulären Chlamydia trachomatis)
- Inzidenz in der Schwangerschaft 3–8%, sexuell aktive Frauen allgemein 10–25%
- 30–50% asymptomatisch!
- Diagnosesicherung durch direkten Erregernachweis (Abstrich)
- In 80% der Fälle sind neben Chlamydien auch Gonokokken nachweisbar
- Nach 7–21 Tagen Inkubationszeit Zervizitis, durch Aszension, Endometritis, Salpingitis etc. möglich
- Komplikation: Fitz-Hugh-Curtis-Syndrom – Perihepatitis
- Peripartale Infektion des Kindes bis zu 70% mit folgender Konjunktivitis (50%), Pneumonie (20%)
- Therapie: 10-tägige Therapie mit Erythromycin 4-mal 500 mg/Tag p.o. mit Erfolgskontrolle

> **Empfehlungen für die Praxis**
> - Screening vor geplanter Gravidität bzw. möglichst früh in der Schwangerschaft!
> - Therapie auch bei asymptomatischen Schwangeren
> - Metronidazol ist das Mittel der Wahl, alternativ Clindamycin oder Amoxicillin
> - Im I. Trimenon lokale Therapie, danach ist eine systemische Behandlung möglich
> - Erfolg einer Rezidivprophylaxe mit Döderlein-Präparaten ist nicht gesichert

9.2.2 Amnioninfektionssyndrom (AIS)

C. Deppe

Das Amnioninfektionssyndrom (AIS) ist definiert als symptomatische Infektion von Eihäuten, Plazenta, Fruchtwasser, und/oder Fetus. Eine vaginal aszendierende bakterielle Infektion ist die Hauptursache und tritt gehäuft beim vorzeitigen Blasensprung auf, kommt aber auch bei geschlossener Fruchtblase vor. Bei Frühgeburten ist das AIS deutlich häufiger als bei Reifgeburten. Das Risiko steigt mit jeder Zervixpalpation an. Kind und Mutter werden durch das manifeste AIS vital bedroht, weshalb neben einer Antibiotikagabe eine zügige Entbindung erwogen werden muss. Auch durch ein subklinisches AIS ist die Morbidität erhöht, insbesondere bei Frühgeborenen.

Epidemiologie

- Häufigkeitsangaben des AIS insgesamt schwanken zwischen 0,6 und 10%
- In Terminnähe 0,4%, vor 32+0 SSW 10%
- Nach vorzeitigem Blasensprung jeweils etwa doppelt so häufig

Ätiologie und Pathogenese

Vaginal aszendierende Infektionen verursachen 90% der Fieberfälle sub partu. Beim vorzeitigen Blasensprung sind sie durch Aufheben der natürlichen Barriere der Eihäute häufiger, sie kommen aber auch bei intakter Fruchtblase vor.

> **Cave**
> Digitale Zervixpalpationen erhöhen das AIS-Risiko nach Blasensprung (BS) in hohem Maße. Daher nur unbedingt nötige Palpationen durchführen!

Eine bakterielle Besiedlung der Fruchthöhle an sich bedeutet nicht unbedingt AIS. Dessen Entwicklung ist abhängig von der Virulenz und Konzentration der Keime, der Geburts-/Blasensprungdauer und den lokalen Abwehrmechanismen. Die wichtigsten Keime, die bei AIS isoliert werden, sind Chlamydien, Gonokokken, Streptokokken der Gruppen A und B, Enterokokken, Staphylococcus aureus, Haemophilus influenzae, Gardnerella vaginalis, E. coli, Bacteroides-Arten, Peptokokken, Peptostreptokokken und Fusobacterium-Arten. Die Bedeutung von Mykoplasmen und Ureaplasmen ist nicht ganz klar, Ureaplasmen führen aber gehäuft zu Pneumonien/Beatmungsproblemen bei Frühgeborenen.

Bei der Mutter kann das AIS zu Endometritis, Sepsis und septischem Schock führen, beim Kind zu Atemnotsyndrom, Sepsis, schweren Hirnblutungen, periventrikulärer Leukomalazie und nekrotisierender Enterokolitis. Das kindliche Morbiditäts- und Mortalitätsrisiko sinkt mit zunehmendem Gestationsalter.

Klinik

Frühzeichen sind Laborveränderungen, v. a. CRP-Erhöhung. Mütterliches Fieber, Uterusdruckdolenz, putrider/übelriechender Flour, nicht hemmbare Wehen und kindliche/mütterliche Tachykardie sind dagegen als Spätsymptome des AIS zu werten.

Diagnostik

Bei klinischen Hinweiszeichen für ein AIS (Tab. 9.8) ist von einer bereits manifesten Infektion der Fruchthöhle auszugehen, die Kind und Mutter bedroht. Frühere Hinweiszeichen wie CRP- oder Leukozytenanstieg haben eine unbefriedigende Sensitivität und Spezifität. Die CRP-Erhöhung tritt u. U. erst verzögert auf. Dennoch ist das CRP wichtigster und sensibelster Routineparameter. Interleukin-6/8-Bestimmungen im Fruchtwasser haben hohe Sensitivität und Spezifität für das subklinische AIS, erfordern aber eine Amniozentese. Auch Interleukin-6 und der Interleukin-2-Rezeptor-Bestimmungen im Serum haben bessere Sensitivitäts- und Spezifitätsdaten. Alle Interleukin-Bestimmungen sind aber teuer und nicht in allen Laboren jederzeit verfügbar und deshalb nur für sehr kritische Situationen und in Studien anwendbar.

Diagnostische Amniozentese bei AIS

Bei V.a. AIS (unklarem maternalem Fieber) in der Frühgeburtlichkeit ist eine diagnostische Fruchtwasserpunktion zur differenzialdiagnostischen Klärung der Ursache hilfreich. Bestimmt werden hierbei die Glukosekonzentration im Fruchtwasser (Norm: >20 mg/dl, eindeutig pathologisch sind Werte <5 mg/dl) und Interleukin-6. Zusätzlich erfolgt die Anfertigung eines Grampräparates. Unauffällige Befunde lassen ein Amnioninfektionssyndrom unwahrscheinlich werden und können eine Prolongation der Schwangerschaft absichern. Vor der Punktion muss das Punktionsrisiko (ca. 0,7%) gegen den möglichen Gewinn an fetaler Reife gegeneinander abgewogen werden. Die antenatale Steroidprophylaxe sollte vor der Punktion abgeschlossen sein.

Therapie

- Bei erstem Verdacht auf ein AIS zügig mit einer Antibiotikatherapie beginnen
- i.v.-Breitbandantibiotika, z. B. Ampicillin 2 g oder Cefotaxim (Claforan) 2 g alle 8 h vermindern signifikant neonatale Pneumonie und Sepsis
- Vor 30+0 SSW gegen Ureaplasmen/Mykoplasmen/Chlamydien zusätzlich Makrolid (z.B. Klacid 2-mal 250 mg p.o.)
- Bei B-Streptokokkennachweis und Blasensprung prophylaktisch Penicillin G i.v. (initial 10 Mio. IE, danach alle 4 h 2,5–3 Mio. IE; Antibiotikaprophylaxe sub partu
- Bei manifestem AIS zügige Entbindung
- Prinzipiell kann ein vaginaler Geburtsmodus bei reifen Kindern beibehalten werden, wenn die Geburt zügig verläuft, das CTG unauffällig und die Mutter stabil sind
- Bei Frühgeburten nur bei reifem Muttermundsbefund und zügigem, unauffälligem Geburtsverlauf Spontangeburt, da Morbidität/Mortalität durch Infektion mit der Unreife zunehmen

9.2 · Infektionskrankheiten mit maternaler und fetaler Gefährdung

Tab. 9.8. Hinweiszeichen für ein Amnioninfektionssyndrom (AIS)

Klinische Symptome/Laborwerte	Bewertung
Manifestes AIS	
Mütterliches Fieber >38,0°C, ohne extragenitale Ursache	In über 90% manifestes AIS, Spätzeichen, deshalb zügige Entbindung
Mütterliche Tachykardie >100/min, ohne extragenitale Ursache	
Druckdolenz des Uterus	
Fötider/putrider Fluor vaginalis	
Vorzeitige Wehen, v. a. Wehenzunahme unter Tokolyse	Geringe Spezifität, da vorzeitige Wehen auch aus anderen Gründen häufig sind. Doch v. a. bei nicht hemmbaren Wehen deutlich erhöhtes Risiko für AIS, deshalb Entbindung erwägen
Fetale Tachykardie >160/min im CTG	Mäßige Spezifität, erhöhtes Risiko für AIS, hohes Risiko für fetale Notsituation, v. a. bei gleichzeitig eingeschränkter Oszillation der Herzfrequenz
Subklinisches oder manifestes AIS	
CRP >2 mg/dl, CRP-Anstieg im Verlauf	Sensitivität 50–75% für manifestes oder subklinisches AIS, Spezifität 50–60%, CRP-Verlauf ist aussagekräftiger
Leukozyten >15.000	Sensitivität und Spezifität 60–70%, beeinflusst durch antenale Steroidprophylaxe, β-Mimetika
Erhöhung von IL-6, IL-8 oder IL-6, IL-2-Rezeptor im FW/mütterlichen Serum	Offensichtlich höhere Sensitivität und Spezifität auch für subklinisches AIS, Studien z. T. widersprüchlich. Teuer, in sehr kritischen Situationen u. U. sinnvoll
Mütterliches Fieber >38,0°C, ohne extragenitale Ursache	In über 90% manifestes AIS, Spätzeichen, deshalb zügige Entbindung

— Postpartal bei unauffälligem maternalem Verlauf Antibiotika über 1–2 Tage geben, bei Endometritis Therapiedauer am klinischen Erscheinungsbild orientieren, bei Sepsis zusätzlich z. B. Aminoglykoside (Gentamycin 1 mg/kg KG alle 6–8 h; Spiegelbestimmung) und Clindamycin 600 mg alle 6–8 h und ggf. intensivmedizinische Betreuung

Prognose

Bei reifgeborenen Kindern sind bei **rechtzeitiger und ausreichender intrapartaler Antbiotikagabe** Mortalität und Langzeitmorbidität nicht erhöht. Bei Frühgeborenen steigt das Morbiditäts- und Mortalitätsrisiko mit dem Grad der **Unreife** deutlich an. Die Rate an Atemnotsyndromen, intrakraniellen Blutungen Grad III–IV, periventrikulärer Leukomalazie, Sepsis, nekrotisierender Enterokolitis und auch die Mortalität sind erhöht. Im Einzelfall ist es meist nicht möglich abzugrenzen, ob die Unreife oder die Infektion für die Morbidität verantwortlich ist. Eine **zusätzliche Hypoxie verschlechtert die Prognose** deutlich, sie kann auch erregerunabhängig allein über Entzündungsmediatoren die oben beschriebene kindliche Morbidität bewirken.

Prävention

— Bei Blasensprung möglichst wenig vaginale Untersuchungen durchführen
— Schon bei ersten Hinweisen auf ein AIS Antibiotikatherapie
— Chlamydieninfektionen, bakterielle Vaginose und Gonorrhö schon im Schwangerschaftverlauf diagnostizieren und behandeln
— Bei B-Streptokokken und BS Antibiotikaprophylaxe

> **Cave**
>
> Sensitivität und Spezifität für die Detektion eines AIS durch CRP, Leukozytenzahl, mütterlichen Temperaturanstieg und CTG sind gering! Etwas besser sind CRP-Verlaufskontrollen, deutlich besser, IL-2-/IL-6-Bestimmungen. Auch ein subklinisches AIS kann den Fetus bedrohen!

Empfehlungen für die Praxis
- Das AIS-Risiko steigt nach vorzeitigem Blasensprung, v. a. bei prämaturem Blasensprung
- Das AIS-Risiko steigt durch jede digitale Palpation nach BS, diese sollten deshalb vermieden werden!
- Wenn klinische Hinweise für AIS wie Fieber (ohne extragenitale Ursache), Uterusdruckschmerz, putrider Flour, nicht hemmbare Wehen, u. U. auch mütterliche/kindliche Tachykardie vorhanden sind: Antibiotika i.v. und zügige Entbindung!
- Zur Diagnostik eines subklinischen AIS nach Blasensprung regelmäßig CRP-/Leukozytenkontrollen, in Hochrisikosituationen evtl. IL-2/IL-6/IL-2-Rezeptorkontrolle im Fruchtwasser/Serum
- Bei vorzeitigem Blasensprung oder bei protrahierter Geburt nach BS am Termin Antibiotikaprophylaxe
- Durch rechtzeitige Antibiotikagabe ist eine deutliche Reduktion kindlicher und mütterlicher Infektionen möglich
---

9.2.3 Harnwegsinfektionen/Pyelonephritis

I. Himsl

Harnwegsinfektionen sind häufige Komplikationen in der Schwangerschaft. Sie können ohne (asymptomatische Bakteriurie) oder mit klinischen Symptomen (Zystitis/Pyelonephritis) verlaufen. Die Entwicklung einer Harnwegsinfektion wird durch physiologische, prädisponierende, morphologische Veränderungen während der Schwangerschaft wie der schwangerschaftsbedingten Dilatation der ableitenden Harnwege, der verminderten Kontraktilität der Ureteren mit Verlangsamung des Urinflusses begünstigt. Zusätzlich treten funktionelle Nierenveränderungen mit einer erhöhten Nierenperfusion, glomerulären Filtrationsrate und tubulären Funktion, die zu einer veränderten Urinzusammensetzung führen, auf. Der Urin enthält nicht selten Glukose und Proteine und fördert durch seinen höheren pH-Wert das Bakterienwachstum.

Asymptomatische Bakteriurie
Definition
Eine asymptomatische Bakteriurie liegt vor bei einer Keimzahl ≥100.000 Keimen/ml Mittelstrahl- oder Katheterurin ohne klinische Symptome oder Entzündungszeichen.

Epidemiologie
Bei 2–10% aller Schwangeren findet sich eine asymptomatische Bakteriurie.

Ätiologie und Pathogenese
Die häufigsten Erreger sind Escherichia coli und Klebsiella pneumoniae.

Diagnostik
Zur Diagnostik sollte Mittelstrahlurin gewonnen werden. Mit Hilfe einer Urinkultur kann die Diagnose einer asymptomatischen Bakteriurie bereits in der 1. Schwangerschaftsvorsorgeuntersuchung gestellt werden. Bei einer Keimzahl von ≥10^5/ml liegt eine asymptomatische Bakteriurie vor.

Therapie
Auch die zufällig nachgewiesene Bakteriurie bei normalem Harnsediment und Beschwerdefreiheit ist in der Gravidität behandlungsbedürftig. Die konsequente antibiotische p.o. Therapie erfolgt mit Ampicillin 1.000 mg 3–6 g in 3–4 Einzeldosen, Amoxicillin 1.000 mg bis zu 3-mal/Tag, Cefuroxim 125–250 mg 2-mal/Tag oder Cephalexin 1,5–3 g in 3 Einzeldosen. Der Therapieeffekt sollte durch eine Urinkultur überprüft werden.

Komplikationen
Aus einer unbehandelten asymptomatischen Bakteriurie können in 30–50% symptomatische Harnwegsinfektionen und in bis zu 25% eine fieberhafte Pyelonephritis besonders im II. und III. Trimenon hervorgehen. Infolge eines bakteriurischen Schwangerschaftsverlaufs erhöht sich das Risiko vorzeitiger Wehen mit Frühgeburtsbestrebung und Präeklampsie. Bakteriämien erhöhen die kindlichen Infektionsraten und führen zu einer erhöhten perinatalen Mortalität.

Zystitis
Epidemiologie
Im Graviditätsverlauf erkranken ca. 1% der Schwangeren an einer manifesten Zystitis.

Klinik
Typische Symptome einer Zystitis sind Dysurie, Pollakisurie und Blasentenesmen, gelegentlich eine schmerzhafte Makrohämaturie. Diagnostik und Therapie entsprechen denen einer asymptomatischen Bakteriurie.

Pyelonephritis
Epidemiologie
1–2% der Schwangeren erkranken im Verlauf der Gravidiät an einer meist einseitigen, vornehmlich rechtsseitigen akuten Pyelonephritis.

Pathogenese
Der Infektionsweg ist meist aszendierend (98%), meist mit Erregern der Darmflora, seltener hämatogen bei vorgeschädigter Niere. Bei der Pyelonephritis handelt es sich um eine interstitielle Nephritis. Man unterscheidet eine **akute** und eine **chronische Verlaufsform**. Bei der akuten bakteriellen abszedierenden Pyelonephritis findet sich ein- oder beidseitig im Nierenparenchym keilförmig eine Abszessbildung im Bereich zwischen Papille und Rinde.

Die chronische Verlaufsform entsteht auf dem Boden obstruktiver Veränderungen im Bereich des Harntraktes oder eines vesiko-ureteralen Refluxes mit sekundärer bakterieller Infektion der Harnwege. Bei der chronischen herdförmig destruierenden Pyelonephritis zeigen sich keilförmige Narbenbildung mit Einziehung der Nierenoberfläche, Deformierungen der Nierenkelche, evtl. Papillennekrosen.

Klinik
Die Differenzierung zwischen der akuten Pyelonephritis und dem akuten Schub einer chronischen Pyelonephritis ist klinisch – ohne Kenntnis der Vorgeschichte – nicht möglich. Die akute Pyelonephritis wird bakteriell verursacht und geht einher mit
- Intermittierendem Fieber, evtl. Schüttelfrost, Abgeschlagenheit
- Dysurie/Pollakisurie (nicht obligat)
- Gastrointestinalen Beschwerden (Übelkeit, Erbrechen), Gewichtsabnahme
- Dumpfen Rückenschmerzen, Flankenschmerzen mit (Klopf-)schmerzen im Nierenlager
- Erhöhten Entzündungsparametern
- Unklarer Hypertonie

In schweren Fällen können Zeichen des Endotoxinschocks auftreten.

Es werden folgende **Komplikationen** der Pyelonephritis beschrieben:
- Urosepsis mit lebensbedrohlicher Komplikation
- Hydro- und Pyonephrose und pyelonephritische Schrumpfniere
- Entwicklung einer Niereninsuffizienz bei chronischer Pyelonephritis
- Tubuläre Partialfunktionsstörungen mit Insuffizienz der Konzentrierungsfähigkeit
- In 30–50% Entwicklung eines renalen Hypertonus bei chronischer Pyelonephritis
- Vorzeitige Wehen/Frühgeburt
- Präeklampsie
- Erhöhte perinatale Morbidität

Diagnostik
Es sollte Mittelstrahlurin zur Erhebung des Urinstatus mit Urinstix/-sediment/-kultur gewonnen werden. Hierbei lassen sich eine Leukozyturie mit Leukozytenzylindern als Hinweis auf eine Pyelonephritis, eine Makroerythrozyturie und eine Bakteriurie nachweisen. Die Urinkultur dient der Überprüfung der Wirksamkeit der eingeleiteten Antibiose bzw. ggf. der Umstellung des Antibiotikums.

Die Laboruntersuchung weist erhöhte Entzündungsparameter, ggf. erhöhte Harnstoff- und Kreatininwerte auf. In der sonomorphologischen Diagnostik sollten folgende Parameter beurteilt werden:
- Lage, Größe und Form der Nieren
- Evtl. Nachweis eines gestauten Nierenbeckens, evtl. Nachweis von Konkrementen
- Evtl. Nachweis eines Parenchymschwundes bei pyelonephritischer Schrumpfniere

Therapie
Supportive, symptomatische Maßnahmen wie Bettruhe, feucht-warme Nierenwickel und ausreichende Flüssigkeitssubstitution sowie Gabe von Spasmolytika (Buscopan bis zu 3-mal 2 Drg./Supp./Tag) und Analgetika (**Cave:** Nephrotoxizität) sollen die kausale Therapie mit intravenöser, resistenzgerechter Antibiose flankieren. Nach 24 h sollte eine klinische Besserung eintreten und das Fieber abklingen, nach 3 Tagen sollte sich der Harnbefund normalisieren. Die intravenöse Behandlung sollte mindestens 24–48 h über die Entfieberung hinaus fortgesetzt und mit einer anschließenden oralen Antibiotikagabe über 1–2 Wochen abgeschlossen werden. Antibiotika der 1. Wahl sind Penicillinderivate. Bei Penicillinallergie Cephalosporine einsetzen.

- Augmentan (Amoxicillin und Clavulansäure) 3-mal 2,2 g/Tag i.v.
- alternativ, Zinacef (Cefuroxim) 2- bis 3-mal 1,5–2,25 g/Tag i.v.

Prävention und Prophylaxe
Im Verlauf der weiteren Schwangerschaft müssen die Urinkultur-Untersuchungen bei jeder Vorsorgeuntersuchung wiederholt werden. Lassen sich erneut Bakterien nachweisen, ist aufgrund der hohen Rezidivgefahr unverzüglich die Antibiotikabehandlung einzuleiten. Bei rezidivierenden Harnwegsinfekten mit entsprechend belasteter Anamnese ist eine Langzeittherapie mit täglich 100 mg Nitrofurantoin p.o. bis zum Ende der Schwangerschaft empfohlen. Bei therapierefraktärer Pyelonephritis kann selten eine Unterschienung oder eine perkutane Nephrostomie, die u.U. bis zum Partus in situ verbleiben, durchgeführt werden.

Harnstauungsniere
Die Hydronephrose tritt durch die topographische Beziehung des Ureters zur V. ovarica gehäuft auf der rechten Seite auf. Sonomorphologische Einteilung:
- Grad I: Nierengröße normal, normale Parenchymbreite, Ausweitung der Kelchnischen, Papillen nur gering abgeplattet (in der Schwangerschaft physiologisch)
- Grad II: Niere vergrößert, Parenchym verschmälert, vollständige Abplattung der Papillen
- Grad III: Parenchym nur noch als schmaler Saum sichtbar

9.2.4 Herpes genitalis

A. Strauss

Herpes genitalis ist eine sexuell übertragbare Viruserkrankung (Herpes-simplex-Virus; HSV). Bei primärer Infektion in der Schwangerschaft können schwerwiegenden Folgen für das Neugeborene (Enzephalitis mit einer Mortalität von 40–50% und einer Morbidität von 20%) resultieren. Die kindliche Infektion erfolgt dabei während der natürlichen Geburt durch direkten Kontakt mit dem infektiösen Vaginalsekret. Bei nahe dem Geburtstermin auftretender Herpes-genitalis-Neuinfektion mit sichtbaren Effloreszenzen sollte daher die Entbindung durch Sectio caesarea erfolgen (◘ Tab. 9.9). Bei rekurrierendem Erkrankungsverlauf ist zum Zeitpunkt der Geburt die genaue Inspektion des äußeren Genitals zum Ausschluss von typischen Herpesläsionen angezeigt, um der Schwangeren bei negativem Befund eine vaginale Geburt zu ermöglichen.

Epidemiologie
In den letzten Jahren Zunahme der Prävalenz an Herpes genitalis (vorwiegend HSV II)
- Durchseuchungsrate für HSV II: 20–25%
- Durchseuchungsrate für HSV I: 40–90%
- Inzidenz einer neonatalen Herpesinfektion: 1 : 3.400 bis 60.600 Lebendgeburten

◘ **Tab. 9.9.** Klassifikation Herpes-simplex-Viruserkrankungen

	Risiken	Vorgehen
Primärinfektion während der Schwangerschaft	Disseminierte maternale Erkrankung (sehr selten). Transplazentare Infektion mit Abort-, Fehl- und Frühgeburtsgefahr (selten)	Aciclovir
Primärinfektion zum Zeitpunkt der Geburt	41% Infektionen des Neugeborenen, Mortalität 40–50%, Morbidität 20%	Primäre Schnittentbindung, Aciclovir prophylaktisch (Nutzen nicht bewiesen), frühzeitige Neugeborenenbehandlung
Rekurrierende Infektion zum Zeitpunkt der Geburt	1–3% Infektionen des Neugeborenen, Mortalität und Morbidität möglicherweise geringer	Schnittentbindung
Rekurrierende Infektion in der Anamnese	0,05% Infektionen des Neugeborenen	Wiederholte Inspektion des Genitales

Ätiologie und Pathogenese

Die Herpes-genitalis-Infektion ist durch sexuelle Transmission meist des HSV II und nur seltener (5–15%) des HSV I (vorwiegend Auslöser von Herpes labialis) verursacht. Nach der Primärinfektion persistiert das Virusgenom in den Wurzelganglien der Sakralnerven. Zur Reaktivierung des Virus (rekurrierende Infektion) kann es durch neurale Reize oder Auslöser – physikalischer, neuroendokrinologischer, hormoneller oder immunologischer Natur (Sonne, Stress, HIV-Infektion) kommen. Durch transaxonalen Transport der verstärkt gebildeten Herpesviren zur epidermalen Oberfläche kommt es zur mukosalen Effloreszenz. Durch eine partielle Kreuzreaktion der Antikörper bedeutet die Präsenz eines Herpes labialis (HSV I) einen gewissen Schutz gegenüber der Infektion mit HSV II. Der Krankheitsverlauf gestaltet sich deshalb milder.

Klinik

Herpes genitalis während der Schwangerschaft kompliziert vorwiegend die Phase der (vaginalen) Geburt. Nach einer Inkubationszeit von 4–5 Tagen entwickeln sich zunächst erythematöse Papeln, dann seröse Vesikel und schließlich Pusteln. Nach weiteren 5 Tagen ulzerieren die Läsionen und trocknen im Verlauf einer Woche ab, bevor sie narbenlos abheilen (Abb. 9.7). Das Virus lässt sich in der Effloreszenz 12 Tage lang nachweisen (Virusausscheidung). Neben Schmerzen (z. T. durch bakterielle oder mykotische Superinfektionen der herpesbedingten Läsionen) sind Pruritus, vaginaler und urethraler Fluor wie auch Dysurie die häufigsten klinischen Lokalsymptome. Begleitend sind bilaterale inguinale Lymphknotenvergrößerungen, Kopfschmerzen, Fieber, allgemeines Krankheitsgefühl, Photophobie und Myalgien bei etwa 60% der Patientinnen anzutreffen. Eine aseptische Meningitis/Enzephalitis kann den Verlauf komplizieren (bis zu 30%).

Eine **Virusreaktivierung** führt zu einem milderen Krankheitsverlauf mit kürzerer Virusausscheidung (4 Tage). ZNS-, Leber- und Lungenbeteiligung sind selten. Die rekurrierende Infektion beginnt mit einem Prodromalstadium (1 h bis 2 Tage), charakterisiert durch Parästhesien und/oder Schmerzen im Genitalbereich. Die Effloreszenzen sind weniger ausgedehnt und beschränken sich in der Regel auf eine Seite des äußeren Genitales. Im Ganzen betrachtet verläuft die Erstinfektionen in der Schwangerschaft in 75% bzw. die Infektion der Mütter von Kindern mit manifestem neonatalem Herpes sogar in 90% und praktisch alle Infektionen bei Frauen mit rekurrierendem Herpes asymptomatisch oder atypisch. Nicht zuletzt dadurch werden sie häufig nicht entdeckt.

Die intrauterine Herpestransmission auf den Fetus ist selten (5%). Über 90% der kongenitalen Infektionen sind auf den perinatalen **direkten Kontakt** des Kindes (Eintrittspforten: Konjunktiven, Nasen-Rachen-Raum) mit infektiösem maternalem Vaginalsekret zurückzuführen. Die neonatale Infektionsrate beträgt dabei 41%. Bei asymptomatischer rekurrierender mütterlicher Herpesinfektion ist durch die geringere Viruslast, die verkürzte Virusausscheidung und den Schutz durch maternale Immunität eine vertikale Transmission in nur 1–3% zu befürchten. Das Kind erkrankt daraufhin während der 1. Lebenswoche. Die Initialsymptome (Thermolabilität, Hyperexzitabilität, Lethargie, Erbrechen, Apnoen, Ateminsuffizienz, Zirkulationsstörungen) wie auch lokale Veränderungen an Haut, Auge oder Mund sind dabei zunächst unspezifisch. Der Befall des ZNS (Enzephalitis, Meningitis, Krampfanfälle, Opisthotonus, Koma) und die disseminierte Erkrankung (Leber, Lunge) sind allerdings mit einer **Mortalität von bis zu 90%** behaftet.

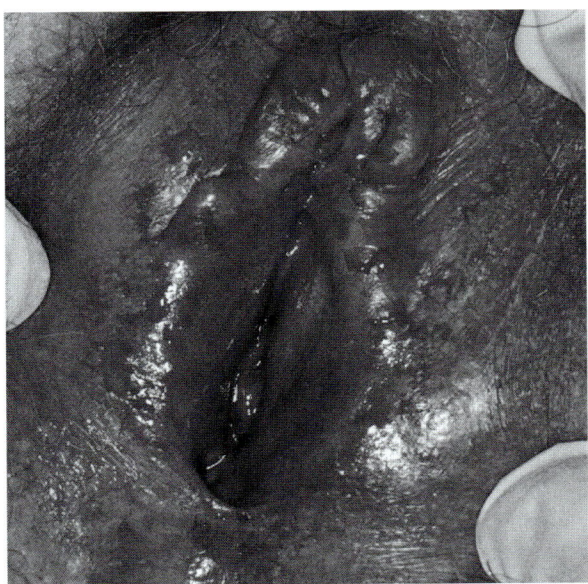

Abb. 9.7. Vaginaler Lokalbefund: disseminierte ulzerierende Herpeseffloreszenzen beiderseits im Bereich der Labia minora. (Mit freundl. Genehmigung von Prof. Dr. med. Ernst Rainer Weissenbacher)

> **Symptomatik auf einen Blick: Herpes genitalis (Mutter)**
> - Tag 0–2: Prodromi (Parästhesien)
> - Tag 4–5: Papel, Vesikel, Pustel
> - Tag 5: Ulkus (Schmerzen, Pruritus, Fluor, Dysurie, inguinale Lymphknotenschwellung, Fieber, Krankheitsgefühl, Photophobie, Myalgie, aseptische Meningitis)
> - Tag 7: Abheilung (narbenlos)
> - Bis Tag 12: Virusausscheidung

Diagnostik

Die Diagnose wird in der Schwangerschaft vorwiegend klinisch anhand der Schmerzen wie auch der typischen kleinvesikulären Effloreszenzen gestellt. Aus den Vesikeln lässt sich das Herpesantigen und Virus-DNA (PCR) nachweisen oder das Virus direkt anzüchten. Der zytopathologische Effekt des Virus ist in Zellkultur (als der sensitivsten Diagnosemethode) innerhalb von 3 Tagen nachweisbar. Mit der serologischen Bestimmung der Antikörpertiter gegen HSV II und HSV I lässt sich die Serokonversion nur bei Erstkontakt nachweisen. Für rekurrierende Erkrankungen ist diese Bestimmungen dagegen nicht hilfreich. Die zytologische Herpes-genitalis-Diagnostik ist obsolet.

Therapie

Die **Entbindung** des Kindes ist bei Patientinnen mit nachgewiesener Primärinfektion als primäre bzw. nach Blasensprung als sekundäre Sectio, wenn möglich innerhalb von 4–6 h (nach 4 h deutlicher Risikoanstieg) vorzunehmen. Ein Schnittentbindung bei anamnestisch rezidivierendem Herpes genitalis, mit deutlich geringerem Übertragungsrisiko, ist dagegen nicht zwingend notwendig und damit individuell zu erwägen. Vor dem Beginn von Geburtsbestrebungen eröffnet ein abwartendes Vorgehen den Herpeseffloreszenzen die Möglichkeit zur Abheilung. Unterstützend ist die Sanierung mit einer topischen Applikation von Aciclovir zu beschleunigen.

Der Einsatz einer systemischen antiviralen Therapie während der **Schwangerschaft** (Aciclovir, oral 4-mal 200 mg/Tag über 2–3 Wochen) ist zur Behandlung der Primärinfektion (kein Einsatz beim Rezidiv) empfohlen, allerdings noch nicht generell etabliert. Dabei sind weder eine erhöhte Fehlbildungsrate noch kindliche Nebenwirkungen durch die Therapie beschrieben worden. Die neonatale Herpesinfektion wird dagegen standardmäßig medikamentös (Aciclovir 3-mal 10 mg/kg KG über 10 Tage) behandelt.

Prognose

Die Prognose der neonatalen Herpes-simplex-Infektion wird entscheidend vom Zeitpunkt der Diagnose und damit dem **Zeitpunkt des Behandlungsbeginns** bestimmt. Sie ist trotz des Einsatzes potenter antiviraler Therapeutika mit einer Mortalität von 40–50% und einer bleibenden Schädigung des Kindes in 20% vergesellschaftet.

Prävention und Prophylaxe

- Primäre/sekundäre Schnittentbindung (bei Primärinfektion nahe dem Geburtstermin)
- Antivirale Behandlung der Schwangeren (bei Primärinfektion)

> **Empfehlungen für die Praxis**
> - Sexuell übertragbare Viruserkrankung (HSV II)
> - Klinik und Lokalbefund sind bei der Mutter diagnostisch führend
> - Kindliche Infektion durch direkten Kontakt mit den Effloreszenzen in den maternalen Geburtswegen → hohe Morbidität und Mortalität
> - Primärinfektion peripartal → Sectio caesarea (zusätzlich antivirale medikamentöse Therapie)

9.2.5 Condylomata acuminata

I. Rühl

Condylomata acuminata (Feigwarzen oder spitze Kondylome) sind die häufigsten benignen Tumoren des äußeren Genitalbereichs. Die meist in Vielzahl auftretenden Papeln werden durch sexuell übertragene HPV-Viren hervorgerufen und sind meist symptomlos. Die Diagnose ist in der Regel im Rahmen der körperlichen Untersuchung zu stellen. In der Schwangerschaft sollte eine chirurgische Entfernung erfolgen, um eine peripartale Infektion zu vermeiden, die beim Kind den Genitalbe-

reich, aber auch den Larynx betreffen kann. Die Laserung ist die Methode der Wahl, um eine vaginale Geburt zu ermöglichen. Da es nach der Operation potenziell zu einer Superinfektion der Wundfläche mit aufsteigender Infektion und sukzessivem Blasensprung bzw. vorzeitiger Wehentätigkeit kommen kann, ist die Therapie erst nach Beendigung der Frühgeburtlichkeitsperiode zu empfehlen. Eine Sectio caesarea sollte bei Rezidiv oder Diagnose am Termin erfolgen. Insgesamt ist die peripartale Transmission jedoch selten.
Nach erfolgreicher Therapie kommt es in 20–70% der Fälle zum Rezidiv.

Epidemiologie

Das HPV ist der am häufigsten sexuell übertragene Erreger neben Herpes-simplex-Viren und Chlamydien.
- Zahl der Neuerkrankungen ansteigend
- Inzidenz bei sexuell Aktiven: 1% klinisch apparent, 4% subklinisch nachweisbar
- Hohe Durchseuchung: HPV-Antikörpernachweis positiv bei ca. 60% der Bevölkerung
- Rezidivrisiko je nach Therapie zwischen 20% bis >70%
- Inzidenz einer diaplazentaren oder peripartalen HPV-Infektion gering

Ätiologie und Pathogenese

Condylomata acuminata sind virusinduzierte Warzen meistens durch die HPV-Typen 6 oder 11. Insgesamt können aber über 30 Typen der ca. 80 verschiedenen Genotypen humane Papillomaviren Infektionen im Genitoanalbereich hervorrufen.

Übertragung
- Geschlechtsverkehr
- Gemeinsames Baden
- Kontaminierte Gegenstände

Risikofaktoren
Anzahl der Sexualpartner, Zigarettenrauchen, Immunsuppression (HIV), Drogenmissbrauch (Kokain, Cannabis), andere sexuell übertragbare Erkrankungen (z. B. Herpes genitalis), Epithelläsionen im Genitalbereich.

Inkubationszeit
4–12 Wochen.

Klinik

Die Klinik der Condylomata acuminata ist sehr unterschiedlich ausgeprägt und reicht von dem Auftreten winziger, stecknadelkopfgroßer Papeln im Genitalbereich bis zur Entstehung von Condylomata gigantea (Buschke-Löwenstein-Tumor). Besonders ausgeprägt bei Immunsuppression (direkte Abhängigkeit zur CD4-Zellzahl bei HIV-Patientinnen).

> **Symptomatik auf einen Blick**
> - Symptome
>   - Meist völlig asymptomatisch
>   - Häufig: psychische und psychosoziale Reaktionen (Partnerschaft)
>   - Selten: Juckreiz, Brennen, Fluor, Sekretion, (Kontakt)blutungen
> - Erscheinungsbild
>   - Condylomata plana – flächige Rötungen, teilweise weißlich verfärbt (Differenzialdiagnose: Ekzem)
>   - Condylomata acuminata: konfluierende Papeln, oft multifokal
>   - Condylomata gigantea: Buschke-Löwenstein-Tumor
> - Lokalisation
>   - Meist: hintere Kommissur, Damm, Labien, Introitus, Vagina, Zervix
>   - Selten: Analkanal, Urethra
>   - Sehr selten: extragenital (Mundschleimhaut, Larynx, Mamille)

Diagnostik

- Blickdiagnose durch Inspektion, gründliche Untersuchung
- Kolposkopie: 25% Befall der Vagina und oder Portio
- Essigsäuretest: subklinische Ausdehnung!, 50–80% intraepitheliale Neoplasien
- Weiterführenden Diagnostik (nur bei unsicherer Diagnose, Therapieresistenz, Frührezidiv): Histologie, HPV-Nachweis (direkter Antigentest, DNA-Nachweis)
- Ausschlussdiagnostik anderer Erkrankungen (Syphilisserologie, HIV-Test fakultativ präoperativ, Abstrichdiagnostik bei Fluor oder spezifischen Symptomen auf Chlamydien, Neisseria gonorrhoeae, Mykoplasmen, Trichomonaden)

Dermale Nävi, seborrhoische Warzen, Hämorrhoiden, Analekzem, Fibromata pendulantia

Differenzialdiagnose
Mikropapillomatosis labialis vulvae, Syphilis II, bowenoide Papulose, Mollusca contagiosa, spinozelluläre Karzinome, maligne Melanome.

Therapie
Die **chirurgische Entfernung** ist die Therapie der Wahl (Laserung oder Elektrokauterisation). Diese Therapieform ist aufgrund der mit dieser Operation verbundenen Risiken (Auslösung, Geburt, Narkose, Plazentalösung) nach Abschluss der deutlichen Frühgeburtlichkeit zwischen der 36.–38. SSW durchzuführen (Abheilungsmöglichkeiten der Wunden bis zur Geburt). Bei vereinzelten kleinen Warzen Therapie mit Trichloressigsäure oder Kryotherapie möglich. Kontraindiziert in der Schwangerschaft sind: Podophyllotoxin, Imiquimod, Interferon.

> Untersuchung und ggf. Mitbehandlung des Partners veranlassen.

Prognose
Spontane Abheilung in bis zu 30% der Fälle. Erhöhte Rate an Spontanremissionen nach der Schwangerschaft und nach Beendigung einer immunsuppressiven Therapie, daher Betonung der zentralen Rolle einer intakten zellulären Immunität. Die Gefährdung des Kindes durch diaplazentare Infektion ist extrem selten. Bei peripartaler Infektion kann es zur Larynxpapillomatose kommen, die oft langwieriger Therapie bedarf. Insgesamt rezidivieren Kondylome häufig; die Zahlen schwanken zwischen 20% und >70%. Die Operation ist auch bezüglich der niedrigeren Rezidivrate den zytotoxischen und immunstimulierenden Methoden vorzuziehen.

> **Empfehlungen für die Praxis**
> - Sexuell übertragbare Erkrankung mit hoher Infektiosität
> - Inkubationszeit 4–12 Wochen
> - Blickdiagnose! Weiterführende Diagnostik nur bei unsicherer Diagnose
> - Diaplazentare Infektion des Kindes extrem selten (z. B. Aids-Patientinnen)
> - Laserung nach Beendigung der Frühgeburtlichkeit in Sectiobereitschaft
> - Sectio caesarea, falls Rezidiv oder neu diagnostizierte Kondylome am Geburtstermin
> - Bei Ablehnung der Sectio: Aufklärung über juvenile Larynxpapillomatose
> - Rezidivhäufigkeit 20 bis >70%

Nikotin, Alkohol und illegale Drogen

I.M. Heer

10.1 Nikotin – 110

10.2 Alkohol – 110

10.3 Illegale Drogen – 111

> Der Konsum von Nikotin, Alkohol und illegalen Drogen in der Schwangerschaft bedeutet eine schwere Gefährdung für die Mutter und noch in höherem Maße für das Kind. Die Beratung und Betreuung der betroffenen Schwangeren setzt Kenntnis, Erfahrung der verschiedenen Substanzen und ein hohes Maß an Einfühlungsvermögen voraus.

10.1 Nikotin

Die Gefährdung der Schwangeren und ihres Kindes durch aktive und auch passive Inhalation von Tabakrauch ist unzweifelhaft bewiesen. Nach WHO-Daten liegt die Prävalenz von Raucherinnen in Deutschland bei ca. 21% und damit leicht über dem EU-Durchschnitt. Besondere Aufmerksamkeit verdient hierbei die zunehmende Prävalenz junger weiblicher Raucherinnen. Ein weiteres Viertel aller Frauen sind Passivraucherinnen. Nach einer britischen Studie rauchen etwa 25% aller Schwangeren. Etwa die Hälfte aller rauchenden Schwangeren beendet den Zigarettenkonsum in der Schwangerschaft. Davon bleibt jedoch nur etwa die Hälfte auch nach dem Ende der Schwangerschaft dauerhaft rauchfrei.

Etwa 200 giftige chemische Verbindungen können im Tabakrauch nachgewiesen werden, wovon mindestens 40 als kanzerogen gelten (Teer, Arsen, Benzol, Cadmium u. a.). Die wichtigste Folge von Rauchen in der Schwangerschaft ist die Schädigung der Gefäße und damit verbunden eine reduzierte Perfusion der Plazenta.

> **Risiken in und nach der Schwangerschaft durch Nikotin**
> - In der Schwangerschaft
>   - Fehlgeburt
>   - Frühgeburt
>   - Intrauterine Mangelentwicklung
>   - Fehlbildungen (Spaltbildungen, Klumpfuß)
>   - Totgeburt
> - Nach der Geburt
>   - Kindliche Atemwegserkrankungen
>   - Mittelohrentzündungen
>   - Allergien
>   - Plötzlicher Kindstod (SIDS: »sudden infant death syndrome«)

Die Notwendigkeit einer klaren Aufklärung und Beratung der Schwangeren ist durch die eindeutige Faktenlage gegeben. Ob bei exzessivem Nikotingenuss eine Nikotinersatztherapie (z. B. Kaugummi, Pflaster) erwogen werden sollte, ist Gegenstand der Diskussion, da die Nebenwirkungen der Ersatztherapie gegen die Gefährdungen durch Tabakrauch abgewogen werden müssen.

10.2 Alkohol

Laut WHO hat seit Ende der 1980er-Jahre der Pro-Kopf-Gebrauch von Alkohol in der EU stetig abgenommen. In Deutschland war im gleichen Zeitraum jedoch nur ein geringer Rückgang zu verzeichnen. Pro Jahr werden pro Kopf etwas über 10 l reiner Alkohol konsumiert. 8% der weiblichen deutschen Bevölkerung gelten als alkoholgefährdet und/oder erleiden alkoholassoziierte Erkrankungen und/oder andere alkoholassoziierte Probleme (Prävalenz junger Menschen wie beim Nikotinabusus steigend). Nach einer amerikanischen Studie nahmen 16% aller Schwangeren jemals Alkohol zu sich. Die chronische Aufnahme von Alkohol kann zu einer Reihe von Auffälligkeiten führen, die in den allermeisten Fällen eine unheilbare, lebenslange Belastung für das betroffene Kind bedeuten (**Alkoholembryopathie** oder **fetales Alkoholsyndrom; FAS**):

- Fehlbildungen
  - Mikrozephalie
  - Hypoplasien des Gesichtsschädels (Gaumen, Mund, Nase, Lippe)
  - Herzfehler
  - Urogenitalfehlbildungen
  - Dysproportionierter Minderwuchs
  - Trichterbrust
  - Antimongoloide Stellung der Lidachsen
  - Ptosis
  - Epikanthus
- Entwicklungsneurologische Auffälligkeiten
  - Mentale Retardierung
  - Hörschwierigkeiten
  - Eingeschränkte Feinmotorik
  - Gangauffälligkeiten
- Soziale und psychiatrische Auffälligkeiten
  - Sprachliches und Ausdrucksdefizit
  - Defizit bei abstraktem Denken
  - Defizit bei Selbstkontrolle
  - Defizit bei sozialer Integrationsfähigkeit
  - Defizit bei Gedächtnis, Konzentration und Urteilsfähigkeit

Eine klare Dosisabhängigkeit zu den diversen Fehlbildungs- und Retardierungskomplexen ist nicht eindeutig gegeben (der einmalige Genuss kann ebenso wie die chronische Alkoholzufuhr zur Schädigung führen).

! Deshalb muss die Empfehlung eines absoluten Verzichtes jeglichen Alkoholgenusses während Schwangerschaft und Stillzeit gegeben werden.

Bei vorhandener Suchtproblematik ist eine stationäre Behandlung mit Einbettung in entsprechende soziale, psychologische und psychiatrische Programme unabdingbar.

10.3 Illegale Drogen

Cannabis ist die in Deutschland meistverbreitete illegale Droge mit bis zu 1 Mio. Konsumenten. Die Prävalenz von Konsumenten harter Drogen (Heroin, Kokain, Crack, Amphetamine) wird zwischen 60.000 und 250.000 angegeben. Die Haupttodesursache ist nicht eine Überdosis, sondern Suizid und Infektion (HIV, HB, HCV). 80% aller weiblichen Süchtigen befinden sich im **gebärfähigen Alter.** Milieubedingt ist die Sicherheit der Kontrazeption von Abhängigen eingeschränkt. Möglicherweise ist das erwartete Kind Sinnbild der eigenen, nicht erfüllten Träume und Wünsche und damit der Hoffnung, der Sucht zu entkommen. Bei der Betreuung von Drogenabhängigen muss die Möglichkeit des Beigebrauches anderer Substanzen (Tab. 10.1) in Betracht gezogen werden **(Polytoxikomanie).** Ob die Gefährdung des Kindes (intrauterine Retardierung) durch Heroinabusus alleine zustande kommt oder durch den gewöhnlich ebenfalls vorhandenen, häufig exzessiven Nikotinkonsum hervorgerufen wird, ist zumindest fraglich.

Tab. 10.1. Charakteristika verschiedener Suchtsubstanzen

Substanz	Inhaltsstoff	Einnahme	Psychische Wirkung	Suchtpotenzial	Wirkung auf den Feten
Cannabis	Delta-9-Tetrahydrocannabinol	per inhalationem	Euphorisierend, halluzinogen	–	Vermindertes Geburtsgewicht (Nikotinbeikonsum?)
Kokain	Erythroxyum coca	»schniefen« per inhalationem i.v.	Euphorisierend	++ (psychisch)	Plazentare und fetale Gefäßverengung Plazentalösung 10-mal häufiger 25% spontane Aborte Vermehrt Hirnblutung Vermehrt Mikrozephalie
Crack	Erythroxyum coca mit Backpulver aufgekocht	per inhalationem i.v.	Stark euphorisierend	++ (psychisch)	Zusätzlich zu den Kokainwirkungen Herzfehler Neuralrohrdefekte Lippen-Kiefer-Gaumen-Spalten
LSD	Lysergsäurediäthylamid	p.o als Tabletten oder Tropfen	Euphorisierend Halluzinogen, Horrortrip	+ (psychisch)	Im Tierversuch teratogen Beim Menschen keine eindeutigen Hinweise auf teratogenes Potenzial
Ecstasy	Methylendioxyamphetamine, Methoxyamphetamine, Acetylsalicylsäure, Stärke	p.o als Tabletten	Stimulierend Euphorisierend	+ (psychisch)	Erhöhte Fehlgeburtsrate 15% der Kinder zeigen Fehlbildungen an Herz- oder Skelettsystem
Heroin	Diacetylmorphin	i.v.	Schnell euphorisierend	++	Vermindertes Geburtsgewicht (Nikotinbeikonsum?) Keine erhöhte Fehlbildungsrate
Methadon	Levomethadon	i.v.	Langsam euphorisierend	+	Normales Geburtsgewicht
	DL-Methadon (Racemat)	i.v.	Analgetisch		Keine erhöhte Fehlbildungsrate

Betreuung der Schwangeren

Der früher bei Heroinabusus durchgeführte »kalte Entzug« ist wegen seiner Nebenwirkungen für Mutter und Kind verlassen worden. Stattdessen ist die **Substitution** mit Methadon (L-Polamidon oder sein halb so wirksames Racemat DL-Methadon) Mittel der Wahl. Sie führt zu einer Verminderung der mütterlichen Mortalität, zu einer raschen Verbesserung des Gesundheitszustandes, zu einem deutlichen Rückgang des Drogenkonsums und bei adäquater Einbindung in ein entsprechendes Programm zu einer Abnahme der Beschaffungsdelinquenz. Eine Methadonsubstitution ist kontraindiziert bei Leberfunktionsstörungen (Kumulation), supraventrikulären Arrhythmien und Lungenerkrankungen (atemdepressive Wirkung).

> Wichtig ist die Vermeidung der Unterdosierung, da diese den nicht steuerbaren Beigebrauch fördert.

Zur Ermittlung der Anfangsdosis wird unterstellt, dass 1 g in der Szene gekauftes Heroin erfahrungsgemäß etwa 100 mg reinem Heroin entspricht. Die zu substituierende Levomethadonmenge entspricht ⅓ der konsumierten reinen Heroinmenge (30 mg), die zu substituierende DL-Methadonmenge entspricht ⅔ der konsumierten reinen Heroinmenge (66 mg). Pro Rezept dürfen höchstens 3000 mg DL-Methadon bzw. 1500 mg Levomethadon verschrieben werden.

In der Betreuung der drogenabhängigen Schwangeren wird die **Schwangerenvorsorge** mit einer Infektionsserologie (HIV, HB, HCV), einem sporadischen Drogenscreening zum Monitoring des Beigebrauchs, mit intensivierten Ultraschalluntersuchungen/Doppleruntersuchungen und einem Plan für Krisen und Rückfragen gekoppelt. Die Zentralisierung von Betroffenen an spezialisierten Ambulanzen hilft bei der notwendigerweise interdisziplinären Betreuung (Psychiatrie, Sozialdienst), bei der die Vorhaltung eines hohen Ausbildungsstandards und der notwendigen Betreuung auch am Wochenende und in der Nacht essenziell ist.

Medikamente in der Schwangerschaft und Stillzeit

I. Himsl

11.1 Arzneistoffwechsel – 115

11.2 Teratogenität – 115
11.2.1 Arzneistoffwechsel in der Stillzeit – 116

11.3 Analgetika – 116
11.3.1 Nicht steroidale Antiphlogistika – 116
11.3.2 Opioide – 116
11.3.3 Antirheumatika – 116

11.4 Antihypertensiva – 117
11.4.1 β-Blocker – 117
11.4.2 Dihydralazin – 117
11.4.3 α-Methyldopa – 117
11.4.4 Kalziumantagonisten – 117

11.5 Antikonvulsiva – 117
11.5.1 Barbiturate – 117
11.5.2 Benzodiazepine – 117
11.5.3 Phenytoin – 117
11.5.4 Carbamazepin – 118
11.5.5 Valproinsäure – 118

11.6 Psychopharmaka – 118
11.6.1 Neuroleptika – 118
11.6.2 Antidepressiva – 118
11.6.3 Anxiolytika – 118

11.7	**Schilddrüsenpräparate**	– 118
11.7.1	Jodid	– 118
11.7.2	Thyreostatika	– 118
11.7.3	Trijodthyronin T3, Thyroxin T4	– 118
11.8	**Antikoagulanzien**	– 119
11.8.1	Heparin	– 119
11.8.2	Kumarinderivate	– 119
11.9	**Atemwegstherapeutika/Antiasthmatika**	– 119
11.9.1	β-Sympathomimetika	– 119
11.9.2	Anticholinergika	– 119
11.9.3	Glukokortikoide	– 119
11.9.4	Theophyllin	– 119
11.9.5	Expektoranzien	– 119
11.9.6	Antitussiva	– 119
11.10	**Antiallergika**	– 120
11.10.1	H1-Blocker	– 120
11.10.2	Glukokortikoide	– 120
11.10.3	Mastzellinhibitoren	– 120
11.11	**Antibiotika**	– 120
11.12	**Virustatika**	– 122
11.13	**Antihelminthika**	– 122
11.14	**Antimykotika**	– 122
11.15	**Magen-/Darmtherapeutika**	– 122
11.16	**Antiemetika**	– 124
11.17	**Vitaminpräparate**	– 124
11.18	**Impfungen**	– 124
11.19	**Malariaprophylaxe/-therapie**	– 125

Die Einnahme von Medikamenten perikonzeptionell, in der Schwangerschaft und Stillzeit unterliegt aufgrund der veränderten physiologischen Bedingungen der Mutter und der Besonderheiten der fetoplazentaren Einheit besonderen Gegebenheiten, die bei Indikation und Applikation beachtet werden müssen. Da die Studienlage bezüglich der Medikamenteneinnahme während Schwangerschaft und Stillzeit in aller Regel unzureichend ist, und Medikamentenzulassungen in der Schwangerschaft forensisch riskant und ökonomisch wenig interessant sind, ist die Mehrzahl der Arzneimittel mit dem Vermerk »kontraindiziert in Schwangerschaft und Stillzeit« versehen.

Ziel der Beratung bei bereits erfolgter oder medizinisch notwendiger Medikamenteneinnahme ist eine möglichst objektive Beurteilung der Wirkung des Präparates. Grundsätzlich sollten ältere Präparate neueren vorgezogen werden und die etwaigen Besonderheiten der Verstoffwechselung durch den Säugling Beachtung finden.

11.1 Arzneistoffwechsel

Arzneimittelstoffwechsel in der Schwangerschaft
- Mütterlicher Metabolismus
  - Die Zunahme des interstitiellen Flüssigkeitsvolumens vergrößert das Verteilungsvolumen, so dass bei einer Dauertherapie der Plasmaspiegel des Wirkstoffs wiederholt kontrolliert werden sollte
  - Die Veränderung der Plasmaproteine führt zu einer veränderten Proteinbindung, so dass der frei verfügbare, wirksame Anteil von Substanzen mit hoher Proteinbindung variieren kann
  - Die Hochregulation der mütterlichen Leberenzyme durch steigende Steroidhormone kann zu einer beschleunigten Metabolisierung von Arzneimitteln führen
  - Vorbestehende Grunderkrankungen, die den Metabolismus und die Ausscheidung von Arzneimitteln beeinträchtigen (Leber-, Niereninsuffizienz), müssen beachtet werden
- Diaplanzentarer Transfer
  - Lipophile Wirkstoffe mit einer hohen enteralen Resorptionsrate passieren im Unterschied zu hydrophilen Substanzen leicht die Plazenta
  - Der diaplazentare Transfer ist bei Substanzen mit einem Molekulargewicht >800 D stark reduziert (z. B. Insulin, Heparin)
  - Bei einer hohen mütterlichen Proteinbindungskapazität eines Wirkstoffs passiert dieser nur in geringem Maße die Plazenta
- Embryonaler und fetaler Metabolismus
  - Einerseits beginnt bereits in der 12. SSW der fetale Lebermetabolismus und führt zur einer gewissen Konzentrationsabnahme von Arzneimitteln im Feten, andererseits sind die fetalen Enzymsysteme noch sehr unreif, sodass Wirkstoffe kumulieren können

11.2 Teratogenität

Die Einschätzung der pränatalen Toxizität erfolgt in Anlehnung an die Risikoklassifizierung von Arzneimitteln der amerikanischen Food and Drug Administration (FDA) in den Kategorien A–D und X; soweit möglich, wurden diese Kategorien im Folgenden den einzelnen Medikamenten beigeordnet.

Kategorie A
Kontrollierte Studien an schwangeren Frauen haben kein erhöhtes Risiko für den Embryo/Fetus während des I. Trimenons ergeben. Hinweise auf ein Risiko zu einem späteren Zeitpunkt liegen ebenfalls nicht vor. Die Wahrscheinlichkeit einer Schädigung ist sehr gering (z. B. Folsäure).

Kategorie B
Es existieren keine kontrollierten Studien an Schwangeren, Tierversuche ergaben keinen Hinweis für Teratogenität bzw. im Tierversuch beobachtete Schäden konnten in kontrollierten Studien am Menschen nicht reproduziert werden (z. B. Penicillin).

Kategorie C
Kontrollierte Studien an Schwangeren fehlen, Tierversuche haben Hinweise auf eine fetale Schädigung gezeigt, oder Tierversuche liegen nicht vor (z. B. Chloroquin).

Kategorie D
Es besteht ein erhöhtes Risiko für den Embryo/Feten. Der Nutzen des Arzneimittels kann jedoch bei zwingender Indikation eine Anwendung in der Schangerschaft rechtfertigen (z. B. Chinin).

Kategorie X
Untersuchungen bei Tieren und Menschen haben eindeutig einen Zusammenhang mit fetalen Fehlbildungen gezeigt. Das Arzneimittel ist bei Kinderwunsch oder in der Schwangerschaft absolut kontraindiziert (z. B. Isotretinoin).

Die in Deutschland ansonst gebräuchliche Einteilung erfolgt in 11 Kategorien (siehe Rote Liste).

11.2.1 Arzneistoffwechsel in der Stillzeit

Ein primäres oder sekundäres Abstillen aufgrund einer Arzneimitteleinnahme kann in wenigen ausgewählten Fällen indiziert sein. In der Stillzeit ist die Auswahl des geeigneten Wirkstoffs nach folgenden Kriterien sinnvoll: möglichst geringer Übergang in die Muttermilch, rascher kindlicher Abbau der Substanz, geringe Toxizität des Wirkstoffs. Dabei gilt:

> Je lipophiler, je geringer das Molekulargewicht und je niedriger die Proteinbindung des Wirkstoffs im mütterlichem Plasma, umso ausgeprägter ist der Übergang in die Muttermilch.

Zu beachten ist die **geringere Metabolisierungsleistung Frühgeborener.** Eine Anpassung der Medikamenteneinnahme an den Stillrhythmus kann die kindliche Medikamentenaufnahme reduzieren. Langzeiteffekte durch Medikamentenexposition des Säuglings über die Muttermilch sollten beachtet werden: Sensibilisierung durch Antibiotika, Steigerung der Atopiebereitschaft sowie die Beeinflussung der psychomotorischen Entwicklung durch Psychopharmaka und Drogen.

11.3 Analgetika

11.3.1 Nicht steroidale Antiphlogistika

- **Paracetamol** (Kategorie B) p.o. 3- bis 4-mal 500 mg/Tag gilt als Antipyretikum und Analgetikum der 1. Wahl in der gesamten Schwangerschaft und Stillzeit.
- **Acetylsalicylsäure** (Kategorie C) p.o. 50–150 mg/Tag als Dauermedikation zur Thromboseprophylaxe und Prävention einer Präeklampsie ist in der Schwangerschaft zugelassen. Bei erhöhter Blutungsneigung sollte es präpartal abgesetzt werden. Acetylsalicylsäure p.o. 500 mg/Tag als Analgetikum und Antipyretikum gilt als Mittel 2. Wahl. Auf einen vorzeitigen Verschluss des Ductus arteriosus Botalli muss im III. Trimenon geachtet werden.
- **Metamizol, Propyphenazon** gelten in der Schwangerschaft als Substanzen 2. Wahl.
- **Ibuprofen** (Kategorie B), **Diclofenac** und **Indometacin** sind im I. und II. Trimenon zulässig. Es sind keine Hinweise auf teratogene Effekte bekannt. Ibuprofen und **Flurbiprofen** sind in der Stillzeit zulässig.

11.3.2 Opioide

- **Pethidin** als Spasmoanalgetikum ist in der Schwangerschaft und Stillzeit zulässig (**Cave:** Adaptationsstörungen des Neonaten bei peripartaler Applikation).
- **Codein** (Kategorie C) ist in der Schwangerschaft zulässig (**Cave:** Entzugssyndrom und Atemdepression des Neonaten).
- **Fentanyl** (Kategorie B) und **Alfentanyl** i.v. und peridural sind zur Analgesie in der Schwangerschaft und Stillzeit zulässig (**Cave:** Atemdepression des Neonaten bei i.v. Gabe).
- **Tramadol, Tilidin, Dextropropoxyphen** p.o. sind in der Schwangerschaft zulässig.

11.3.3 Antirheumatika

- **Chloroquin** (Kategorie B) sollte in der gesamten Schwangerschaft in Dosierungen, die zur Therapie chronisch entzündlicher Erkrankungen notwendig sind, unterbleiben, da Innenohr- und Retinaschäden auftreten können.
- **Goldverbindungen** (Kategorie C) sollten in der gesamten Schwangerschaft nicht zur Anwendung kommen.
- **Glukokortikoide** sind plazentagängig und können als Dauertherapie durch Suppression eine kindliche NNR-Insuffizienz verursachen. Daher sollten Prednisolon (Kategorie B) und Prednison, die eine geringere diaplazentare Transferrate aufweisen, mit 0,5–2 mg/kg KG Anfangsdosis und 0,3–0,5 mg/kg KG Erhaltungsdosis vorgezogen werden. Zur kurzdauernden Therapie sind bis zu 1000 mg Prednisolon (Kategorie B) täglich über 5 Tage zulässig. Bei drohender Frühgeburt haben sich Betamethason (Kategorie C) und Dexamethason 8–12 mg 2-mal innerhalb von 24 h zur antenatalen Steroidprophylaxe bewährt.

11.4 Antihypertensiva

> ❗ Bei bestehender bzw. geplanter Schwangerschaft sollte eine arterielle Hypertonie bevorzugt mit älteren $β_1$-Inhibitoren, α-Methyldopa oder Dihydralazin bis 100 mg/Tag therapiert werden.

Im II. und III. Trimenon kommen Nifedipin, Clonidin, Prazosin oder Urapidil zum Einsatz. Bei schwangerschaftsinduzierter Hypertonie steht supportiv das antikonvulsiv wirkende Magnesium zur Verfügung. In der Schwangerschaft sind ACE-Hemmer und Angiotensin-II-Antagonisten kontraindiziert. Im Gegensatz dazu sind ACE-Hemmer in der Stillzeit akzeptabel.

11.4.1 β-Blocker (Kategorie B)

Metoprolol (Beloc) p.o. 2-mal 50–100 mg/Tag ist Wirkstoff der 1. Wahl. Der Einsatz ist während der Schwangerschaft und Stillzeit möglich. Vorrangig sind ältere spezifische $β_1$-Blocker anzuwenden, selten ist die Induktion vorzeitiger Wehen, es zeigt sich keine Interferenz mit Tokolyse mit $β_2$-Sympathomimetika. β-Blocker sind plazentagängig, beim Neonaten können daher Bradykardie, Hypotonie und Hypoglykämie bis 48 h post partum auftreten. Metoprolol, Oxprenolol, Propranolol und Timolol sind in der Stillzeit zulässig.

11.4.2 Dihydralazin (Kategorie C)

(Nepresol) p.o. 2-mal 12,5–50 mg/Tag ist Wirkstoff der 1. Wahl. Der Einsatz ist während der Schwangerschaft und Stillzeit möglich. Als Nebenwirkung ist ein »Pseudolupus« bekannt.

11.4.3 α-Methyldopa (Kategorie C)

(Presinol) p.o. 2- bis 3-mal 125–750 mg/Tag ist Wirkstoff der 1. Wahl in der gesamten Schwangerschaft und Stillzeit. Tageshöchstdosis 2.000 mg/Tag in 3–4 Einzeldosen, Halbwertszeit 2 h, Anschlagzeit 60–90 min, Wirkzeit 10–12 h. In der Stillzeit ist Methyldopa zulässig.

11.4.4 Kalziumantagonisten

Verapamil (Kategorie C), Nifedipin (Adalat) (Kategorie C) wurden im II. und III. Trimenon eingesetzt zur Therapie des arteriellen Hypertonus oder der kardialen Arrhythmie. Im I. Trimenon Mittel der 2. Wahl, da im Tierversuch vermehrt Extremitätenfehlbildungen auftraten. In der Stillzeit sind Kalziumantagonisten zulässig.

11.5 Antikonvulsiva

11.5.1 Barbiturate (Kategorie D)

Phenobarbital, Pirimidon sind in der Schwangerschaft möglich, das Fehlbildungsrisiko (Herzfehler, Gesichtsdysmorphien, IUGR) ist 2- bis 3-fach erhöht, mentale Entwicklungsstörung werden gehäuft beschrieben. Zur Prophylaxe einer Barbiturat-assoziierten Gerinnungsstörung wird ab der 36. SSW 10 mg Konakion p.o. täglich, ab der 38. SSW 20 mg Konakion p.o. empfohlen. Cave Atemdepression des Neonaten. Phenobarbital 1–3 mg/kg KG/Tag in 2 ED, Pirimidon 750–1.500 mg/Tag. In der Stillzeit Substanzen 2. Wahl wegen hoher kindlicher Plasmakonzentration.

11.5.2 Benzodiazepine

Diazepam (Kategorie D), Clonidin sind vom I. bis III. Trimenon möglich (**Cave**: Atemdepression des Neonaten, Entzugssymptomatik, »floppy-infant syndrome«. Clonazepam (Kategorie C) 4–8 mg/Tag in 3–4 ED. In der Stillzeit sind Lormetazepam, Oxazepam, Flunitrazepam und Nitrazepam gegenüber Diazepam vorzuziehen.

11.5.3 Phenytoin (Kategorie D)

Eine regelmäßige Spiegelkontrolle ist notwendig, um so niedrige Spiegel wie therapeutisch sinnvoll anzustreben; Pränataldiagnostik (AFP, Sonographie) zum Ausschluss des fetalen Hydantoin-Syndroms (kraniofaziale Dysmorphien, Fingerfehlbildungen, Herzfehler) in der Einnahmephase empfohlen. Zur Prophylaxe einer Phenytoin-assoziierten Gerinnungsstörung werden ab der 36. SSW 10 mg Konakion p.o. täglich, ab der 38. SSW 20 mg Konakion p.o. empfohlen. Phenytoin 300 mg/Tag in 2–3 Einzeldosen.

11.5.4 Carbamazepin (Kategorie C)

Carbamazepin ist während der Schwangerschaft möglich, eine Pränataldiagnostik (AFP, Sonographie) notwendig (Gesichtsdysmorphien, Hypoplasie der distalen Phalangen, Nervalrohrefekte). Zur Prophylaxe einer Carbamazepin-assoziierten Gerinnungsstörung werden ab der 36. SSW 10 mg Konakion p.o. täglich, ab der 38. SSW 20 mg Konakion p.o. empfohlen. Carbamazepin 600–1.200 mg/Tag in 3–4 Einzeldosen. Carbamazepin ist in der Stillzeit vertretbar (**Cave:** Trinkschwäche, Müdigkeit und hepatotoxische Veränderungen beim Säugling).

11.5.5 Valproinsäure (Kategorie D)

Valproinsäure ist gut plazentagängig, es liegt ein 20-fach erhöhtes teratogenes Risiko für Neuralrohrdefekte vor. Folsäure sollte die Therapie begleiten, eine Pränataldiagnostik (AFP, Sonographie) ist notwendig. Valproinsäure 20 mg/kg KG/Tag in 2–4 Einzeldosen. Umstellung auf ein anderes Antikonvulsivum ist zu erwägen. Valproinsäure ist in der Stillzeit vertretbar.

Ethosuximid und Clonazepam sind in der Schwangerschaft und Stillzeit Medikamente der 2. Wahl.

11.6 Psychopharmaka

> ❗ Diese Substanzen sind meist gut plazentagängig und nur unter strenger Indikationsstellung in der Schwangerschaft zu verabreichen.

11.6.1 Neuroleptika (Kategorie C)

Phenothiazine/Thioxanthene (Chlorpromazin), Butyrphenone (Haloperidol), Fluspirilen sind in der Schwangerschaft und Stillzeit zulässig (**Cave:** extrapyramidale Nebenwirkungen bei Mutter und Neugeborenem).

11.6.2 Antidepressiva (Kategorie C)

Tri-/tetrazyklische Antidepressiva sind in der gesamten Schwangerschaft und Stillzeit Substanzen der 1. Wahl. Sie sind gut plazentagängig; eine Monotherapie mit Amitriptylin, Desipramin, Imipramin oder Nortriptylin ist zu empfehlen.

MAO-Hemmstoffe sind im I. Trimenon kontraindiziert, im II–III. Trimenon sind sie Mittel der 2. Wahl.

Während einer Therapie mit Lithium sollten möglichst niedrige mütterliche Serumkonzentrationen angestrebt werden, eine fetale Echokardiographie unter Therapie ist notwendig. Lithium sollte in der Stillzeit vermieden werden.

11.6.3 Anxiolytika

▶ Kap. 11.5.2 »Benzodiazepine«.

11.7 Schilddrüsenpräparate

11.7.1 Jodid (Kategorie C)

Während der Schwangerschaft und Stillzeit ist eine generelle Jodsupplementierung von 200 μg/Tag zu empfehlen. Die Verabreichung jodhaltiger Kontrastmittel ist spätestens ab der 12. SSW auf vitale diagnostische Indikationen zu beschränken. Nach Anwendung jodhaltiger Röntgenkontrastmittel sollte eine Stillpause von 24–48 h eingehalten werden.

11.7.2 Thyreostatika (Kategorie D)

Propylthiouracil ist in der gesamten Schwangerschaft Präparat der 1. Wahl, es sollte so niedrig wie therapeutisch vertretbar dosiert werden, eine Pränataldiagnostik (Sonographie) wird empfohlen (Choanalatresie, Handfehlbildungen). Propylthiouracil initial 3-mal 50 mg, Erhaltungsdosis 3- bis 4-mal 25 mg/Tag. Thiamazol initial 1- bis 2-mal 20 mg, Erhaltungsdosis bis 10 mg/Tag. Carbimazol initial 2-mal 10 mg, Erhaltungsdosis bis 10 mg/Tag. Thyreostatika sind in der Stillzeit zu vermeiden, ggf. Propylthiouracil unter Überwachung der kindlichen Schilddrüsenparameter.

11.7.3 Trijodthyronin T3, Thyroxin T4

L-Thyroxin-haltige Präparate sind in der Schwangerschaft zulässig. Die Dosierung sollte wie vor der Gravidität gewählt werden. Ab dem II. Trimenon sollte die Dosis um etwa 25–50% gesteigert werden. L-Thyroxin ist in der Stillzeit zulässig.

11.8 Antikoagulanzien

11.8.1 Heparin (Kategorie C)

Mit einer Molekularmasse von etwa 15.000 bzw. 5.000 Dalton sind das Mukopolysaccharid Heparin und die niedermolekularen Heparine nicht plazentagängig. Heparine sind Mittel der 1. Wahl ab dem I. Trimenon und in der Stillzeit. Bei einer Langzeittherapie mit Heparinen können bei täglich 15.000 IE über mehr als 6 Monate osteoporotische Veränderungen hervorgerufen werden, daher empfiehlt sich die flankierende Substitution mit Kalzium p.o. 500 mg und Vitamin D_3.

11.8.2 Kumarinderivate (Kategorie D)

Die Vitamin-K-Antagonisten Phenoprocoumon, Acenocoumarol und Warfarin sind gut plazentagängig und im I.–III. Trimenon kontraindiziert. Eine Exposition des Embryos in der 6.–12. Woche nach Konzeption ist mit einer Warfarinembryopathie und einem hohen Spontanabortrisiko assoziiert. Die Fehlbildungsrate der Lebendgeborenen beträgt etwa 14% (Rhizomelie, Hypoplasie der Nase, Störung der Augen- und Ohrenentwicklung).

Wenn eine Kumarinbehandlung länger als bis zur 6. Woche nach Konzeption fortgesetzt wurde, ist eine sonographische Pränataldiagnostik empfohlen. Eine frühzeitige Umstellung auf Heparin präkonzeptionell bzw. in den ersten 6 Wochen p.c. ist unbedingt notwendig. Eine Kumarintherapie in der Stillzeit ist vertretbar unter Vitamin-K-Prophylaxe des Säuglings mit 2- bis 3mal/Woche 1 mg Vitamin K.

11.9 Atemwegstherapeutika/ Antiasthmatika

11.9.1 β-Sympathomimetika (Kategorie B)

Zur Asthmatherapie in der Schwangerschaft und Stillzeit empfiehlt sich die inhalative Applikation von Fenoterol, Salbutamol, Reproterol und Terbutalin mit einer Wirkzeit von 4–6 h als Mittel der 1. Wahl, sowie Formoterol und Salmeterol mit einer Wirkzeit von über 12 h.

11.9.2 Anticholinergika (Kategorie C)

Ipratropiumbromid ist als inhalative Monotherapie oder in Kombination mit β-Sympathomimetika in der Schwangerschaft und Stillzeit zulässig. Es liegen keine Hinweise auf einen teratogenen Effekt vor.

11.9.3 Glukokortikoide (Kategorie B)

Zur inhalativen Therapie wird Budesonid, Beclometason und Dexamethason in der gesamten Schwangerschaft empfohlen. Bei schwerem Verlauf ist Prednisolon bis 1.000 mg i.v. möglich.

11.9.4 Theophyllin (Kategorie C)

Theophyllin ist in der Schwangerschaft und Stillzeit Mittel der 2. Wahl. Bei peripartaler Gabe **Cave:** Hyperexzitabilität des Neonaten.

11.9.5 Expektoranzien

Acetylcystein, Bromhexin und Ambroxol sind in der Schwangerschaft und Stillzeit zulässig.

11.9.6 Antitussiva

Codein und Dextromethorphan sind in der gesamten Schwangerschaft zulässig (**Cave**: Atemdepression und Entzugssyndrom des Neonaten bei peripartaler Applikation). Einzelgaben dieser Substanzen sind in der Stillzeit zulässig. Benproperin, Clobutinol, Dropropizin, Eprazinon, Noscapin oder Pentoxyverin sollen aufgrund fehlender Datenlage vermieden werden.

11.10 Antiallergika

11.10.1 H1-Blocker

Clemastin (Kategorie C) p.o. 2-mal 1 mg/Tag. Dimetinden p.o. 3-mal 1–2 mg/Tag sind in der gesamten Schwangerschaft möglich. Ebenso zeigen Chlorphenamin, Chlorphenoxamin, Dexchlorpheniramin, Diphenhydramin, Hydroxyzin und Pheniramin keinen Hinweis für Teratogenität.

Alimemazin, Azelastin, Bamipin, Carbinoxamin, Cetrizin, Cyproheptadin, Loratadin, Mequitazin, Oxatomid, Triprolidin und Tritoqualin sollten aufgrund fehlender Datenlage vermieden werden.

11.10.2 Glukokortikoide (Kategorie B)

Prednisolon ist lokal, p.o.,i.v. und inhalativ in der gesamten Schwangerschaft zulässig.

11.10.3 Mastzellinhibitoren

Eine Therapie mit Cromoglicinsäure in der Schwangerschaft und Stillzeit ist zulässig, eine erhöhte Teratogenität nicht bekannt. Ketotifen, Nedocromil und Oxatomid sollten aufgrund ungenügender Erfahrung vermieden werden.

11.11 Antibiotika

! Grundsätzlich sollten unter den Arzneimitteln der 1. Wahl ältere Wirkstoffe bevorzugt werden, auch wenn die Präparate der neueren Generation sich im Tierversuch ähnlich unauffällig verhalten wie die erprobten Substanzen (Tab. 11.1, 11.2).

! Penicilline und Cephalosporine sowie das Makrodlidantibiotikum Erythromycin sind als Antibiotika der 1. Wahl in der Schwangerschaft und Stillzeit zu betrachten.

Tab. 11.1. Antibiotoka (Übersicht)

Mittel der 1. Wahl (Kategorie)	Mittel der 2. Wahl (Kategorie)	Potenziell embryotoxisch, teratogen (Kategorie)	Potenziell fetotoxisch (Kategorie)
Penicillin G, V (B)	Amphotericin B	Acyclovir	Aminoglyxoside (D)
Amoxicillin (B)	Azithromycin	Aminoglykoside (D)	Gyrasehemmer (D)
Azlocillin (B)	Aztreonam	Chloramphenicol (C)	Tetracycline (D)
Mezlocillin (B)	Clavulansäure (B)	Clarithromycin	
Cephalosporine (B)	Clindamycin (B)	Co-trimoxazol	
Erythromycin (B)	Fluconazol	Foscarnet	
Ethambutol (B)	Fosfomycin (C)	Flucytosin	
Fusidinsäure (C)	Imipenem	Ganciclovir	
Isoniazid (C)	Meropenem	Griseofulvin	
	Piperacillin (B)	Itraconazol (B)	
	Pyrazinamid (C)	Ketoconazol (B)	
	Roxithromycin	Metronidazol (B)	
	Spectinomycin (B)	Nitrofurantoin	
	Sulbactam	Rifampicin	
	Tazobactam	Sulfonamide	
	Teicoplanin	Trimethoprim (C)	
	Vancomycin (C)		

Tab. 11.2. Antibiotika (Anwendung)

	Antibiotikum (Kategorie)	Teratogenität	Trimenon/Stillzeit	Anwendung
Makrolidantibiotika	Clindamycin (C)	Bisher nicht beschrieben		Nur Reserveantibiotikum
	Spiramycin (C)	Bisher nicht beschrieben	Nur im I. Trimenon	Zur Toxoplasmosebehandlung empfohlen (3 g/Tag über 4 W)
	Roxithromycin (C) Clarithromycin (C) Azithromycin (C)	Bisher nicht beschrieben	Nicht im I. Trimenon empfohlen	Makrolide der 2. Wahl
Tetracycline	Chlortetracyclin (D) Doxycyclin (D) Minocyclin (D) Oxytetracyclin (D) Tetracyclin (D)	Anlagerung an Kalziumionen von Knochen- und Zahnanlagen, Gelbfärbung, Wachstumshemmung der langen Röhrenknochen	Kein erhöhtes Fehlbildungsrisiko bei Applikation im I. Trimenon bekannt, in der Stillzeit vermeiden	Mittel der 2. Wahl
Aminoglykoside	Streptomycin (B) Kanamycin	Innenohrschäden	In der Schwangerschaft und in der Stillzeit vermeiden	
	Amikacin Gentamicin Netilmicin (D) Spectinomycin Tobramycin (D)	Bisher nicht beschrieben	In der Schwangerschaft und in der Stillzeit vermeiden	Nur bei vital bedrohlichen Infektionen mit gramnegativen Keimen unter Plasmaspiegelkontrolle empfohlen. Als lokale Applikation (Beispiel Augentropfen) zulässig
Chloramphenicol (C)	Chloramphenicol	Kein Fehlbildungspotenzial, peripartale Applikation führt zu Grey-Syndrom	In der Schangerschaft und in der Stillzeit kontraindiziert	
Sulfonamide, Trimethoprim (C)		Folsäureantagonismus, Neugeborenenikterus	Nicht im I. Trimenon, im II. Trimenon 2. Wahl, nicht peripartal	Zur Toxoplasmosetherapie ab der 16. SSW Sulfadiazin (2 g/Tag) mit Pyrimethamin (25 mg/Tag) als Mittel der 2. Wahl
Gyrasehemmer (Chinolone)	Cinoxacin Ciprofloxacin Enoxacin Fleroxacin Norfloxacin Ofloxacin Pefloxacin Rosoxacin	Knorpelschäden	In der Schangerschaft und in der Stillzeit kontraindiziert	
Nitrofurantoin (B)		Bei Glucose-6-Phosphat-Dehydrogenase-Mangel hämolytische Anämie mit Neugeborenenikterus	Nicht im III. Trimenon	Nur in ableitenden Harnwegen therapeutisch wirksame Konzentration

Tab. 11.2. *Fortsetzung*

	Antibiotikum (Kategorie)	Teratogenität	Trimenon/Stillzeit	Anwendung
Nitroimidazole (B)	Metronidazol	Bisher nicht beschrieben	Nach lokaler und i.v. Applikation ist in der Stillzeit eine Stillpause von 24 h einzuhalten	Vaginale Applikation bei Anaerobier- oder Trichomonadeninfektion zulässig, bei vitaler Indikation auch parenteral zulässig
	Nimorazol Tinidazol	Bisher nicht beschrieben	In der Schwangerschaft und in der Stillzeit nicht empfohlen	
Antituberkulotika	Isoniazid	Bisher nicht beschrieben	In der Schwangerschaft und in der Stillzeit nicht empfohlen	5–8 mg/kg KG/Tag mit Pyridoxin (50 mg/Tag) kombiniert
	Ethambutol (B)	Bisher nicht beschrieben	In der Schwangerschaft und in der Stillzeit zulässig	15–25 mg/kg KG/Tag
	Rifampicin (C)	Bisher nicht beschrieben	In der Schwangerschaft und in der Stillzeit zulässig	8–12 mg/kg KG/Tag. Neugeborenentherapie mit 1 mg Vitamin K p.o. 3-mal/Woche
	Pyrazinamid (C)	Bisher nicht beschrieben	In der Schwangerschaft und in der Stillzeit zulässig	30 mg/kg KG/Tag
	Streptomycin (C)	Ototoxizität	In der Schwangerschaft und in der Stillzeit nicht empfohlen	

11.12 Virustatika

Die Anwendung der Virustatika ist in ◘ Tab. 11.3 aufgeführt.

11.13 Antihelminthika

Die Antihelminthika zeigt ◘ Tab. 11.4.

11.14 Antimykotika

Die Antimykotika zeigt ◘ Tab. 11.5.

11.15 Magen-/Darmtherapeutika

– **Antazida**
Magaldrat, Hydrotalcit und Sucralfat (alle Kategorie B) sind Mittel der 1. Wahl in der Schwangerschaft und Stillzeit. Bei therapierefraktären Beschwerden sind H2-Rezeptor-Antagonisten zulässig, Ranitidin sollte gegenüber Cimetidin (Kategorie B) bevorzugt werden. Die Protonenpumpenhemmer wie Omeprazol, Pantoprazol und Lansoprazol sind aufgrund fehlender Daten Substanzen der 2. Wahl. In der Stillzeit ist der H2-Blocker Famotidin zulässig. Misoprostol (Kategorie X) kann Uteruskontraktionen auslösen.
– **Antidiarrhoika**
Medizinische Kohle und Loperamid sind in der Schwangerschaft und Stillzeit zulässig.
– **Laxanzien**
Füll- und Quellstoffe (Leinsamen, Kleie, Agar-Agar, Methylcellulose) sind Mittel der 1. Wahl. Osmotische Laxanzien (Lactulose, Mannit, Sorbit), salinische Laxanzien (Magnesiumsulfat) und Bisacodyl sind zulässig. Anthrachinon-Derivate und Rizinusöl können Uteruskontraktionen hervorrufen.
– **Mesalazin (Kategorie C)**
Mesalazin p.o. bis 2 g/Tag ist in der Schwangerschaft auch im letzten Trimenon und in der Stillzeit vertretbar.

Tab. 11.3. Virustatika (Anwendung)

	Wirkstoff (Kategorie)	Teratogenität	Trimenon/Stillzeit	Anwendung
Herpestherapie	Aciclovir (C)	Bisher nicht beschrieben bei dermaler Anwendung	In der Stillzeit zulässig	Topische Anwendung, systemische Therapie nur bei vitaler Indikation
	Famciclovir (C) Ganciclovir (C) Valaciclovir (C)	Bisher nicht beschrieben	In der Schwangerschaft kontraindiziert. Angaben zur Stillzeit derzeit nicht verfügbar	
Amantadin (C)			In der Schwangerschaft und in der Stillzeit nicht empfohlen	
Retrovirale Substanzen	Zidovudin (C)	Bisher nicht beschrieben	In der Schwangerschaft und in der Stillzeit zulässig	500 mg/Tag. Reduktion der vertikalen Transmission
	Lamivudin (C) Nelfinavir (C)	Bisher nicht beschrieben	In der Schwangerschaft und in der Stillzeit zulässig	Reduktion der vertikalen Transmission

Tab. 11.4. Antihelminthika (Anwendung)

Wirkstoff	Teratogenität	Trimenon/Stillzeit	Anwendung
Mebendazol (C)	Nicht bekannt	Ab dem II. Trimenon und in der Stillzeit zulässig	Oxyuren, Askaridentherapie
Pyrviniumembonat (C)	Bisher nicht beschrieben	Ab dem II. Trimenon und in der Stillzeit zulässig	Oxyurentherapie
Niclosamid (C)	Bisher nicht beschrieben	Ab dem II. Trimenon und in der Stillzeit zulässig	Bandwurmtherapie
Pyrantel (C), Praziquantel (C)	Bisher nicht beschrieben	In der Schwangerschaft nicht empfohlen, in der Stillzeit zulässig	
Albendazol (C)	Bisher nicht beschrieben	In der Schwangerschaft und in der Stillzeit nicht empfohlen	

Tab. 11.5. Antimykotika (Anwendung)

	Wirkstoff	Teratogenität	Trimenon/Stillzeit	Anwendung
Nystatin (B)		Nicht bekannt	In der Stillzeit zulässig	Candida-Infektion
Imidazole	Clotrimazol (B)	Nicht bekannt	In der Stillzeit zulässig	Therapie vaginaler Mykosen
	Bifonazol (C) Croconazol (C) Econazol (C) Fenticonazol (C) Isoconazol (C) Miconazol (C) Omoconazol (C) Oxiconazol (C) Sertaconazol (C) Tioconazol (C)	Bisher nicht beschrieben	Miconazol in der Stillzeit zulässig	Nur 2. Wahl bei Nystatin-, Clotrimazol-Versagen
	Itraconaozol (C) Fluconazol (C) Ketoconazol (C)	Mögliche Skelettfehlbildung, Herzfehlbildung	Nicht im I. Trimenon, in der Stillzeit abends als Einmaldosis nach der letzten Stillmahlzeit	Imidazole der 3. Wahl
Amphotericin B		Bisher nicht beschrieben	In der Schwangerschaft und in der Stillzeit nicht empfohlen	Nur topische Anwendung zulässig
Griseofulvin (C)		Bisher nicht beschrieben	In der Schwangerschaft kontraindiziert. Angaben zur Stillzeit derzeit nicht verfügbar	Häufung siamesischer Gemini
Amorolfin Ciclopiroxolamin Naftifin Terbinafin Tolciclat Tolnaftat		Bisher nicht beschrieben	In der Schwangerschaft kontraindiziert. Angaben zur Stillzeit derzeit nicht verfügbar	

11.16 Antiemetika (Kategorie C)

In der gesamten Schwangerschaft ist Meclozin p.o. 25–100 mg/Tag Mittel der 1. Wahl, Dimenhydrinat (Vomex A) 150–250 mg/Tag ist möglich, so keine Frühgeburtsbestrebungen vorliegen, Metoclopramid p.o. 3- bis 4-mal 10 mg/Tag ist bei Übelkeit, Erbrechen und gleichzeitig bestehender Motilitätsstörung empfohlen, Diphenhydramin p.o. 50–300 mg/Tag in der Schwangerschaft zulässig, so keine Frühgeburtsbestrebungen vorliegen.

11.17 Vitaminpräparate

- **Vitamin A (Kategorie A)**
  Retinol sollte nicht in einer Dosierung von mehr als 6000 IE/Tag eingenommen werden, bei Einnahmen von über 25.000 IE wurde ein Retinoidsyndrom (Gesichtsdysmorphie, kardiovaskuläre Vitien, ZNS-Defekte) beobachtet. Insbesondere während einer lokalen oder systemischen Therapie mit Acitretin oder Etretinat sollte eine bis zu 2-jährige sichere Kontrazeption durchgeführt werden. Bei Schwangerschaftseintritt unter Therapie sollte ein Schwangerschaftsabbruch abgewogen werden. β-Carotin wird nur in physiologischer Menge zu Vitamin A metabolisiert, sodass keine teratogenen Effekte zu erwarten sind.
- **Vitamin B (Kategorie A)**
  Eine generelle Substitution mit Vitamin B_1, B_2, B_6 und B_{12} ist in der Schwangerschaft nicht erforderlich.
- **Folsäure (Kategorie A)**
  Möglichst bereits präkonzeptionell sowie während der ersten 8 Wochen soll 0,4 mg/Tag Folsäure substituiert werden.
- **Vitamin C (Kategorie A)**
  Eine Substitution ist in der Schwangerschaft nicht erforderlich.
- **Vitamin D (Kategorie A)**
  Eine Substitution ist in der Schwangerschaft nicht erforderlich, eine überhöhte Einnahme kann zu Hyperkalzämie und Hyperkalzifikationen sowohl bei der Mutter als auch beim Neugeborenen führen.
- **Vitamin E, Vitamin K, Nikotinamid (Kategorie A)**
  Eine Substitution in der Schwangerschaft ist nicht erforderlich.
- **Eisen (Kategorie A)**
  Eine Eisensubstitution p.o. mit Eisen (II)-Präparaten von 100 mg/Tag ist ab einem Hb-Wert um 12 g/dl, von 200 mg/Tag ab einem Hb-Wert <10 g/dl indiziert.
- **Kalzium (Kategorie A)**
  Eine Substitution mit 500 mg Kalzium p.o. täglich ist indiziert.
- **Fluorid (Kategorie A)**
  Eine Fluoridsubstitution mit 1 mg/Tag p.o. kann durchgeführt werden.
- **Jodid (Kategorie A)**
  Während der Schwangerschaft und Stillzeit ist eine generelle zusätzliche Jodideinnahme von 200 μg/Tag zu empfehlen.

11.18 Impfungen

Grundsätzlich sind folgende Impfungen in der Schwangerschaft zulässig: FSME, Grippeimpfung, Hepatitis A (inaktivierte Viren) und B (Oberflächenantigen), Poliomyelitis (attenuierte Lebendviren), Typhus, Tetanus, Diphtherie (Toxoid), Tollwut, Influenza, Menigokokken und Pneumokokken.

> **Cave**
> Vermieden werden sollten Impfungen gegen Gelbfieber (abgeschwächte Lebenderreger), Pertussis, Cholera (inaktivierte Vibrionen), und Japan-Enzephalitis. Keinesfalls sollten in der Schwangerschaft Impfungen gegen Masern, Mumps (attenuierte Lebendviren), Röteln (abgeschwächte Lebenderreger) und Varizellen vorgenommen werden.

Sollte allerdings eine dieser Impfungen in der Schwangerschaft erfolgt sein, beispielsweise in Unkenntnis der eingetretenen Schwangerschaft, ist dies nicht in jedem Fall eine Indikation zum Schwangerschaftsabbruch. Das teratogene Risiko ist als eher gering einzuschätzen. Gegen eine Applikation von Immunglobulinen in der Schwangerschaft bestehen keine Kontraindikationen. Bei Kontakt mit Tetanus-, Tollwut- und Hepatitis-B-Erregern wird die simultane Verabreichung des Hyperimmunglobulins und des Aktivimpfstoffs empfohlen. Bei seronegativen Schwangeren mit Rötelnkontakt wird bis zur 18. SSW und bis zu 8 Tage nach Erstkontakt Rötelnhyperimmunglobulin verabreicht. Nach Varizellenkontakt sollte binnen 96 h Hyperimmunglobulin verabreicht werden, um ein Varizellensyndrom, das vor der 22. SSW beobachtet wird, zu vermeiden. Neugeborene, deren Mütter innerhalb 4 Tage prä- bis 2 Tage postpartal an einer Varizelleninfektion erkranken, sollten ebenfalls Hyperimmunglobulin erhalten.

11.19 Malariaprophylaxe/-therapie (Kategorie C)

Bei Reisen in Malariaendemiegebieten empfiehlt sich eine Prophylaxe mit Chloroquin 500 mg/Woche 1 Woche vor Einreise bis 4 Wochen nach Verlassen des Endemiegebietes. Diese Dosierung und Anwendungsdauer zeigten keine teratogenen Effekte. Bei Resistenz der Erreger ist eine Prophylaxe mit Proguanil 100 mg/Tag p.o. 1 Woche vor Einreise bis 4 Wochen nach Verlassen des Endemiegebietes indiziert. Ebenfalls zeigte sich bei dieser Substanz bisher kein Hinweis auf Teratogenität. Eine Substitution von Folsäure 400 µg/Tag p.o. ist während einer Therapie mit Proguanil angeraten. Chinin ist nur zur Therapie der chloroquinresistenten Malaria tropica empfohlen.

> **Empfehlungen für die Praxis**
> - Präkonzeptionell: Therapieschemata auf Teratogenität und Dosierung überprüfen
> - Schwangerschaft: Kritischer Einsatz entsprechender Medikamente insbesondere vor Abschluss der Organogenese (I. Trimenon). Intensive Beratung nach Einnahme von teratogenen Medikamenten mit Nennung (wenn vorhanden) entsprechender Risikozahlen/Studien
> - Stillzeit: Stillpausen können den Einsatz von sonst bedingt kontraindizierten Medikamenten ermöglichen
> - Notruf Embryotoxikologie Berlin: 030/306 86-734

Röntgendiagnostik und Strahlenexposition in Schwangerschaft und Stillzeit

S. Rückert

> Um eine Strahlenexposition des Embryo/Feten zu vermeiden, sollte der Einsatz ionisierender Strahlen bei schwangeren Frauen vermieden bzw. bei mütterlicher Indikation zumindest minimiert werden.

Malformationen, Entwicklungsstörungen, mentale Retardierungen, Induktion von Tumoren sowie der pränatale Tod können mögliche Folgen einer Strahlenexposition sein. Die Strahlenwirkung ist abhängig von der Dosis und dem Expositionszeitpunkt (◘ Tab. 12.1).

Als Grenzwert der Exposition gilt ein Wert von 20 mSv, der allerdings nicht erreicht wird, wenn der Uterus nicht im direkten Nutzstrahlenbündel liegt. Bei über diese Wert hinausgehenden Belastungen sollte die genaue Uterusdosis ermittelt werden, um evtl. Konsequenzen aus einer bereits erfolgten Strahlenbelastung zu ziehen (◘ Tab. 12.2).

In der Strahlenschutzpraxis hat man in Anlehnung an die relative biologische Wirksamkeit einen Qualitätsfaktor q eingeführt und erhält so die Äquivalentdosis für eine bestimmte Strahlenart als

$D_{Äqu} [Sv] = q \times D_{Energie} [Gy]$.

Röntgenaufnahmen von Thorax, Extremitäten und Schädel können meist ohne erhöhtes Risiko für den Feten durchgeführt werden (◘ Tab. 12.3). Zu einer Minimierung der Strahlung sollte eine Abdeckung des Uterus und der Ovarien mittels Bleischürze erfolgen. Interventionen im Bereich des Abdomens, Computertomographie des Thorax und des Abdomens sowie Skelettszintigraphie bedürfen einer gründlichen Nutzen-Risiko-Abwägung. Soweit

◘ Tab. 12.1. Mögliche Effekte einer pränatalen Strahlenexposition

Effekt	Zeitpunkt nach Konzeption	Risikokoeffizient
Absterben des Trophoblasten (Alles-oder-Nichts-Gesetz)	1.–10. Tag	0,1% pro mGy[a]
Teratogene Schäden	2.–8. Woche	0,05% pro mGy[a]
Mentale Retardierung	8.–15. Woche	0,04% pro mGy[a]
	16.–25. Woche	0,01% pro mGy[a]
Malignome in den ersten 10 Lebensjahren		0,005% pro mG[b]
Vererbbare Defekte		0,0001% pro mGy[b] weiblich
		0,0003% pro mGy[b] männlich

[a] Für diese Schädigung wird ein Schwellenwert von 50 mGy angenommen. Nur die darüber hinaus gehende Strahlenbelastung kann als Risikoabschätzung zugrunde gelegt werden. Beispiel: Dosisabschätzung ergab eine Exposition für Embryo/Fetus von 100 mGy, Risikoerhöhung für Absterben des Embryos während der Präimplantationsphase wäre 5%, Risiko für Missbildungen während 2.–8. Woche 2,5% etc.
[b] Es gibt keine Schwellendosis.

◘ Tab. 12.2. Mögliche Konsequenzen in Abhängigkeit von der Strahlenbelastung zwischen dem 10. Tag und der 25. Woche post conceptionem

Strahlenbelastung	Konsequenz (bei Belastung zwischen 10. Tag und der 25. Woche post conceptionem)
<50 mSv	Keine Indikation zum Abbruch der Schwangerschaft
50–200 mSv	Abbruch diskutieren
Ab 200 mSv	Abbruch aufgrund des erhöhten Risikos zu erwägen

◻ **Tab. 12.3.** Mittlere fetale Dosis ionisierender Strahlen verschiedener Untersuchungen

Untersuchung	Mittlere fetale Dosis ionisierender Strahlen [mGy]
Konventionelle Röntgenaufnahme	
Thorax	<0,01
Abdomen	1,4
LWS	11,7
Becken	1,7
Mammographie (2 Ebenen)	0,4
Computertomographie	
Thorax	0,06
Abdomen	6,0
LWS	2,4
Becken	25
Zum Vergleich: Umweltstrahlung/Woche	2

möglich, sollte auf eine diagnostische Bildgebung ohne Röntgenstrahlen ausgewichen werden (Ultraschall, MRT ohne Kontrastmittel). Auf den Einsatz von jodhaltigem Kontrastmittel und plazentagängigem paramagnetischem Kontrastmittel (Gadolinium) ist zu verzichten.

> **Empfehlungen für die Praxis**
> - Konventionelle Röntgenaufnahmen von Thorax, Extremitäten und Schädel sind bei adäquater Durchführung nicht mit einem erhöhten Risiko für die Schwangerschaft verbunden
> - Strahlenbelastungen in der Schwangerschaft durch CT-Untersuchungen am Rumpf und Skelettszintigraphien sind dagegen mit potenziellen Gefahren für das Ungeborene verbunden (u. a. Absterben der Frucht, teratogene Schäden, mentale Retardierungen, Entstehung von Malignomen, Gendefekte) und somit streng zu indizieren

Frühgeburtsbestrebungen

13.1 **Vorzeitige Wehen** – 132
C. Deppe
13.1.1 Epidemiologie – 132
13.1.2 Physiologie/Pathophysiologie – 132
13.1.3 Klinik – 132
13.1.4 Diagnostik – 132
13.1.5 Therapie – 133
13.1.6 Prognose – 133
13.1.7 Prävention – 134

13.2 **Tokolyse** – 134
C. Deppe
13.2.1 Indikation – 134
13.2.2 Wirksubstanzen, Wirkmechanismen und Nebenwirkungen – 134

13.3 **Zervixinsuffizienz** – 136
C. Deppe
13.3.1 Epidemiologie – 136
13.3.2 Physiologische Zervixreifung und Pathophysiologie – 137
13.3.3 Klinik – 137
13.3.4 Diagnostik – 137
13.3.5 Therapie – 138
13.3.6 Prognose – 138
13.3.7 Prävention/Prophylaxe – 138

13.4 **Muttermundverschluss/Cerclage/Pessare** – 139
C. Dannecker
13.4.1 Epidemiologie der Zervixinsuffizienz, Ätiologie/Pathogenese, Klinik – 139
13.4.2 Diagnostik – 139
13.4.3 Therapie – 139

13.5 **Antenatale Steroidprophylaxe** – 140
A. Schulze
13.5.1 Physiologie – 140
13.5.2 Indikation zur antenatalen Steroidprophylaxe – 141
13.5.3 Nebenwirkungen der antenatalen Steroidprophylaxe – 141
13.5.4 Antenatale Tests der fetalen Lungenreife – 141
13.5.5 Wiederholungen der antenatalen Steroidprophylaxe – 142

13.6 **Antibiotikaprophylaxe und Antibiotikatherapie** – 142
C. Deppe
13.6.1 Antibiotikagabe in der Schwangerschaft – 142
13.6.2 Antibiotikaprophylaxe in der Schwangerschaft – 142
13.6.3 Antibiotikaprophylaxe sub partu – 142
13.6.4 Antibiotikaprophylaxe bei Sectio caesarea – 145

13.1 Vorzeitige Wehen

C. Deppe

Gut ein Drittel aller Frühgeburten wird durch vorzeitige Wehentätigkeit verursacht. Durch vaginal aszendierende Infektionen, Plazentationsstörungen mit Ischämien, Uterusdehnung und wahrscheinlich auch durch akute/chronische Stressreaktionen werden kontraktionsfördernde Substanzen vermehrt freigesetzt, die zur Zervixprogredienz und zusätzlich zum vorzeitigen Blasensprung führen können. Durch die verschiedenen Tokolytika konnte in zahlreichen Studien eine mittlere Latenzzeitverlängerung von nur wenigen Tagen erreicht werden. Die Nebenwirkungsrate der Tokolytika ist hoch, ihr Einsatz ist bis zum Abschluss der Lungenreifeinduktion und bei sehr niedrigem Gestationsalter bei Abwägung der Kontraindikationen und Nebenwirkungen empfohlen.

13.1.1 Epidemiologie

- Prävalenz: 1 : 30 bis 50 Geburten
- An Frühgeburten zu 30–55% beteiligt

13.1.2 Physiologie/Pathophysiologie

Während der Schwangerschaft herrscht an der fetomaternalen Grenzschicht (Zervix/Dezidua und Chorion/Plazenta) ein komplexes, schwangerschaftserhaltendes Gleichgewicht verschiedener parakriner/autokriner Reaktionen und verschiedener maternaler und fetaler endokriner Mechanismen. Das Myometrium ist wenig kontraktil, die Zervixstruktur derb, die Eihäute sind reißfest. Besonders unter dem Einfluss fetaler Nebennieren-/Hypothalamushormone erhöht sich im III. Trimenon die Myometriumkontraktilität, die Zervixstruktur wird aufgelockert (► Kap. 13.3), die Reißfestigkeit der Eihäute nimmt ab (► Kap. 14).

Etwa ab der 36.–38. SSW werden vermehrt Oxytocin-, Vasopressin- und Prostaglandinrezeptoren sowie »gap-junctions« zwischen den Muskelzellen ausgebildet. Aszendierende bakterielle Infektionen oder hypoxisch-ischämische Gewebsschädigung (Plazentainsuffizienz) an der fetomaternalen Grenzschicht können frühzeitig die geburtsfördernden Veränderungen auslösen. Daran beteiligt sind u. a. kontraktionsfördernde Prostaglandine, proinflammatorische Zytokine, Oxytocin, CRH und Steroidhormone (◘ Tab. 13.1). Eine starke Dehnung von Eihäuten/Myometrium (Mehrlinge/Polyhydramnion) fördert zudem die Produktion kontraktionsassoziierter Proteine (z. B. Gap-junction-Proteine, Oxytocinrezeptor, PGF-Rezeptor, Ca-/Na-Kanal). Akute und chronische Stressreaktionen scheinen v. a. im II. Trimenon über eine CRH-Erhöhung eine Wehentätigkeit zu fördern.

13.1.3 Klinik

Zeitweilige Kontraktionen im Schwangerschaftsverlauf sind physiologisch. Die Abgrenzung zu pathologischer muttermundwirksamer Wehentätigkeit ist oft schwierig. Typische Beschwerdeangaben sind »ein harter Bauch«, Ziehen in der Leiste/im Rücken, menstruationsartige Schmerzen, »Druck nach unten«.

13.1.4 Diagnostik

Über abdominellen Druckabnehmer (durch Uterusaufrichtung/Zunahme der Bauchdeckenspannung wird der Stift mechanisch eingedrückt).
- Wehenaufzeichnung ist von Bauchdecke/Position des Druckaufnehmers abhängig
- Anamnestische Angaben wie Ziehen in der Leiste/im Rücken, menstruationsartige Schmerzen, Druck nach unten, Bauchschmerzen berücksichtigen
- Physiologisch sind Kontraktionen in der 25. SSW ca. 2-mal/h, in der 37. SSW ca. 5-mal/h
- Zervixbefund (z. B. Bishop-Score) erheben, v. a. bei Risikoschwangerschaften/Mehrlingsgraviditäten wichtig, Zervixsonographie (► Kap. 13.3)
- Ein negativer Fibronektintest hat einen hohen negativen Vorhersagewert für eine Frühgeburt, kann also u. U. unnötige Therapien bei vorzeitigen Wehen verhindern
- Mögliche Wehenursachen abklären
  - pH-Wert der Scheide, Nativpräparat (bakterielle Vaginose), ggf. Bakteriologie
  - Bakteriurie ausschließen bzw. behandeln
  - CRP, Leukozyten
  - Plazentainsuffizienz abklären (Fetometrie, FW-Menge, ggf. Dopplersonographie)
  - Akute/chronische Belastungen der Schwangeren abfragen

Tab. 13.1. Mediatoren und Hormone an der fetomaternalen Grenzschicht und ihr Einfluss auf Myometriumskontraktilität und Zervixkonsistenz

	Wirkmechanismus	Myometriumkontraktion	Zervixreifung
Progesteron	↑ PG-Abbau im Chorion, ↓ Phospholipase A2/C, ↓ CRH-Produktion, ↑ β₂-Wirkung (↑ cAMP)	↓	↓
NO	↑cGMP	↓	↑
Prostazyklin (PG J2)	↑ cAMP-Spiegel	↓	
Relaxin	↑ cAMP, ↓ Oxytocin-Bindung	↓	↑
Proteasenhemmer im FW (aus fetaler Lunge)	↓ Zervixproteasen, ↓ Zytokine wie IL-1, IL-8		↓
Östrogene	↑ »gap junctions«, ↑ Sympathikus-/vasoaktive Innervation, etc.	↑	↑
Plazentares CRH, Glukokortikoide	↑ PG-Synthese, Kortisol fördert CRH-Synthese, dadurch ↑ fetale DHEA-S-/Östrogen- und Kortisolsynthese	↑	
Proinflammatorische Zytokine (z. B. IL-1/6/8/12, TNF)	↑ PG-Synthese	↑	↑
Prostaglandin E2	↑ intrazelluläres Ca, ↓ cAMP, im Zervixbereich ↑ cAMP	↑	↑
Prostaglandin F2α	↑ intrazelluläres Ca	↑	
Oxytocin	↑ intrazelluläres Ca	↑	
»Platelate activating factor« (PAF) im FW (aus fetalen Nieren)	↑ PG E2-Synthese, Abbau in Deziduamakrophagen ↓ durch Endotoxine und proinflammatorische Zytokine	↑	↑

13.1.5 Therapie

- Basismaßnahmen wie körperliche Schonung, psychosoziale Entlastung
- Verschiedene Tokolytika können eine Schwangerschaft im Mittel nur um wenige Tage verlängern. Sie bekämpfen dabei nur das Symptom Wehen, nicht aber die Ursachen, und sind daher z. B. zur Durchführung einer antenatale Steroidprophylaxe oder zum Transport in ein Perinatalzentrum indiziert. Wegen oft erheblicher Nebenwirkungen muss eine kritische Indikationsstellung erfolgen (Tokolysetherapie ► Kap. 13.2)
- Eine Antibiotikatherapie konnte in Studien keine relevante Verlängerung der Tragzeit bewirken. Besonders in frühen SSW wird wegen der häufig infektiösen Genese von Wehen dennoch in vielen Kliniken prophylaktisch antibiotisch behandelt; an der Frauenklinik Großhadern erfolgt eine antibiotische Therapie nur bei Erhöhung des Entzündungslabors oder Hinweisen für eine Zervizitis (z. B. Leukozyten im Nativabstrich, rahmiger Fluor)

13.1.6 Prognose

Die Prognose ist abhängig von
- Zervixwirksamkeit der Wehen
- Ausmaß der verursachten Frühgeburtlichkeit
- Antenataler Steroidprophylaxe
- Morbidität durch Wehenätiologie wie Infektion/AIS, Plazentainsuffizienz

13.1.7 Prävention

- Bakterielle Vaginose in der Schwangerschaft behandeln (Nutzeffekt nicht eindeutig)
- Chlamydien-/Gonokokkeninfektionen behandeln
- Bakteriurien in der Schwangerschaft behandeln (Frühgeburtsrate kann gesenkt werden)
- Risikofaktoren für Plazentainsuffizienz minimieren (Rauchen, SIH, Mehrlinge durch Reproduktionsmedizin, Thromboseneigung), Diabetes gut einstellen
- Stresssituationen, wenn möglich, entschärfen
- Prophylaktische Bettruhe, Hospitalisierung, Cerclage oder Tokolyse bei Risikoschwangerschaften sind laut Studienlage wenig wirksam

> **Empfehlungen für die Praxis**
> - Therapieziel ist nicht der völlig wehenfreie Uterus, da dies nicht physiologisch ist
> - Pathologisch ist eine vorzeitige Zervixprogredienz unter Wehen
> - Tokolytikaeinsatz ist sinnvoll v. a. für antenatale Steroidprophylaxe, Transport; langfristige Tragzeitverlängerung in Studien nicht belegt
> - Ursachen der vorzeitigen Wehen (Infektionen/Plazentainsuffizienz) abklären und wenn möglich behandeln
> - Genereller prophylaktischer Antibiotikaeinsatz ist umstritten
>
> Klinisches Vorgehen ansonsten wie in den Empfehlungen für die Praxis bei der Zervixinsuffizienz beschrieben (▶ Kap. 13.3).

13.2 Tokolyse

C. Deppe

Die verschiedenen wehenhemmenden Therapeutika haben in zahlreichen Studien übereinstimmend eine mittlere Schwangerschaftsverlängerung von nur wenigen Tagen erbracht. Die subjektive klinische Erfahrung vieler Geburtshelfer steht dazu im Widerspruch. Fast alle Tokolytika haben z. T. erhebliche Nebenwirkungen, sodass die Indikation zur Therapie kritisch gestellt werden muss.

Hauptziel ist eine Schwangerschaftsverlängerung zur Durchführung der antenatalen Steroidprophylaxe unter Berücksichtigung des Gestationsalters. In Deutschland werden v. a. β_2-Mimetika eingesetzt. Oxytocinrezeptorantagonisten haben damit verglichen weniger Nebenwirkungen, sind aber deutlich teurer.

13.2.1 Indikation

- Zervixwirksame Wehentätigkeit
- Uterine Blutungen bei (auch leichter) Wehentätigkeit
- Zur Durchführung der antenatalen Steroidprophylaxe
- Zum Reifegewinn bei sehr niedrigem Gestationsalter
- Zum Transport in ein Perinatalzentrum
- Bei intrauterinen Eingriffen (Punktion, Fetalchirurgie)
- Bei pathologischem CTG unter Wehen bis zur Herstellung der notwendigen Logistik für einen Kaiserschnitt
- Sub partu kurzfristig zur intrauterinen Reanimation

13.2.2 Wirksubstanzen, Wirkmechanismen und Nebenwirkungen

β_2-Mimetika

β_2-Mimetika relaxieren die glatte Muskulatur über eine Erhöhung des cAMP in den Muskelzellen. In Deutschland wird meist **Fenoterol** i.v. eingesetzt. Es ist durch eine kurze Halbwertszeit von ca. 20 min gut steuerbar. Durch Bolusapplikation kann eine Tachyphylaxie, die durch Desensibilisierung der Adenylzyklase entsteht, verringert werden. Eine Dosisreduktion und Verminderung der Nebenwirkungen ist dadurch möglich. **Hexoprenalin** hat eine höhere Spezifität für β_2-Rezeptoren und damit weniger kardiale Nebenwirkungen. **Ritodrin** ist in den USA als einziges β_2-Mimetikum zur Tokolyse zugelassen. Es hat eine Halbwertszeit von ca. 2,5 h und ist dadurch schlechter steuerbar. Die meisten internationalen Studien wurden mit Ritodrin durchgeführt. Nebenwirkungen, Kontraindikationen und Dosierungen zeigt ◘ Tab. 13.2.

Tab. 13.2. Tokolytikadosierungen, Nebenwirkungen und Kontraindikationen

Substanz	Dosierung	Kontraindikationen	Nebenwirkungen
Fenoterol (Partusisten)	Dauerinfusion: 1–3 µg/min, kombiniert mit Magnesiumsulfat i.v.	Mütterliche Herzrhythmusstörungen, vorherige Herzchirurgie, Hyperthyreoidismus, schlecht eingestellter Diabetes/Hypertonus	**Mutter:** ↑ Blutdruck/Puls, ↑ BZ, Flüssigkeitsretention v. a. initial und Durstgefühl erhöht. **Cave** Lungenödem, v. a. in Kombination mit antenataler Steroidprophylaxe, besonders bei Mehrlingsschwangeren, deshalb Flüssigkeitsrestriktion auf 1–1,5 l/Tag, wenn Kortikoidgabe. Unruhe, Zittern, Flush (entspricht physiologisch Angstreaktion)
	Bolustokolyse: Start: 4 µg/3 min (wenn Mutter <60 kg KG: 3 µg/3 min). Wenn Wehen↓: Bolusintervall täglich verdoppeln (6/12/24 min). Wenn Wehen nicht nachlassen: Bolusmenge erhöhen, dann Intervall verkürzen		**Fetus:** freie Plazentapassage, Tachykardie, eine initial beschriebene erhöhte Hirnblutungsrate und Herzschädigung konnte in Folgestudien nicht bestätigt werden
Hexoprenalin	i.v. 1 µg/min, steigern bis maximal 5 µg/min		
Ritodrin	i.v. 50 µg/min, steigern bis maximal 350 µg/min		
	i.m. 5–10 mg/2–4 h		
		Myasthenia gravis, Hypokalzämie	
Atosiban (Tractocile)	1. min 6,75 mg, 18 mg/h über 3 h, 6 mg/h über 45 h, kann mehrfach wiederholt werden	Überempfindlichkeit	Übelkeit, Kopfschmerz, Schwindel, Hitzewallungen, ↓ Blutdruck, ↑ Puls
Indometacin	p.o. 50 mg, dann 25 mg/4–6 h oder rektal 100 mg	Asthma bronchiale, KHK, Ulkusanamnese, Nierenversagen, Oligohydramnion, fetale Herz-/Nierenstörungen	**Mutter:** Übelkeit, Brechreiz, Kopfschmerz, Ohrensausen
			Fetus: Konstriktion des Ductus arteriosus, Oligourie, Oligohydramnion
Nifedipin	p.o. 20 mg, bis zu 4-mal alle 20 min, im Verlauf 20 mg/4–6 h, s.l. 10 mg alle 20 min, maximal 40 mg	RR < 90/50 mmHg, i.v.-Magnesiumtherapie, Lebererkrankung	↓ Blutdruck, ↑ Puls, Flush, Kopfschmerz
Nitroglycerin	Zur Akuttokolyse i.v. 60–180 µg, dann Pflaster mit Abgabe von 10 mg/24 h	Schock, schwere Hypotonie, toxisches Lungenödem, Phosphodiesterasehemmer	Nitratkopfschmerz, ↓ Blutdruck

Magnesium

Magnesium wirkt in pharmakologischen Dosen (2–3 mmol/l Plasmaspiegel) durch Relaxation der glatten Muskulatur tokolytisch, und zwar mit ähnlicher Effektivität wie β-Mimetika. Nebenwirkungen werden durch Gefäßdilatation beobachtet. Bei Überdosierungen kann es zu Atemdepression, Blutdruckabfällen und Herzstillstand kommen. Deshalb Plasmaspiegel kontrollieren. **Cave** bei Niereninsuffizienz. Gute Flüssigkeitsbilanzierung.

Eine orale Magnesiumgabe erreicht keine pharmakologischen Spiegel, sondern soll die in der Schwangerschaft häufigen Magnesiumdefizite und eine dadurch erhöhte Muskelkontraktilität ausgleichen.

Oxytocinrezeptorantagonisten

Atosiban senkt über einen Oxytocinrezeptorantagonismus die intrazelluläre Kalziumkonzentration und mindert dadurch die Kontraktilität des Myometriums. Es ist mindestens ebenso wirksam wie ß-Mimetika, hat aber deutlich weniger (v. a. kardiovaskuläre) Nebenwirkungen. Da es sehr teuer ist, ist die Indikation in der Praxis derzeit auf Schwangere mit Kontraindikationen oder Unverträglichkeit für ß-Mimetika beschränkt.

Prostaglandinsynthesehemmer

Da bei physiologischer und vorzeitiger Wehentätigkeit Prostaglandine zentrale Bedeutung haben, werden PG-Synthesehemmer als Tokolytika eingesetzt. **Indometacin** ist in Bezug auf die Wehenhemmung gleichwertig zu β-Mimetika. Beim Fetus sind eine Konstriktion des Ductus arteriosus und eine (passagere) Oligurie möglich. Es trat in unkontrollierten Studien in 5–10% ein (reversibles) Oligohydramnion auf, bei 72 h-Therapiedauer waren die Raten an Hirnblutungen und nekrotisierender Enterokolitis nicht erhöht.

Kalziumantagonisten

Sie hemmen am Myometrium den Ca-Einstrom in die Muskelzelle und reduzieren dadurch die Kontraktilität. Die Wirksamkeit von **Nifedipin** ist in Studien höher als die von ß-Mimetika, die Therapieabbruchrate ist geringer, das kindliche Atemnotsyndrom seltener. Eine offizielle Zulassung für die Indikation Tokolyse gibt es in Deutschland derzeit aber nicht.

NO-Donatoren

Diese aktivieren das cGMP und relaxieren dadurch die glatte Muskulatur. Die Wirksamkeit von **Nitroglycerin** transdermal ist etwa mit β-Mimetika vergleichbar. Durch den Nitratkopfschmerz liegt die Therapieabbruchrate hoch.

> **Empfehlungen für die Praxis**
> - Nur bei klarer Indikation
> - Wenn Indikation → rechtzeitig und ausreichend hoch dosiert beginnen, um »Wehenkaskade« frühzeitig unterbrechen zu können
> - β-Mimetika möglichst schnell reduzieren, wenn Stabilität erreicht, am Besten Bolustokolyse, für orale Gabe keine Schwangerschaftsverlängerung nachgewiesen
> - Magnesium substituieren, Cave: in hoher Dosierung von 2–4 g Mg/h i.v. u.U. erhöhte neonatale Mortalität
> - Atosiban teuer, aber sinnvoll bei Kontraindikationen gegen andere Tokolytika

13.3 Zervixinsuffizienz

C. Deppe

Die Zervixinsuffizienz wird definiert als schmerzfreie Erweichung und Verkürzung der Cervix uteri mit Eröffnung und Zentrierung des Zervikalkanals, die ohne Wehentätigkeit und ohne subjektive Symptome der Mutter zum Spätabort oder zur Frühgeburt führen kann. Eine eröffnete Zervix kann allerdings auch über Wochen stabil bleiben, ohne zur Geburt zu führen, die Wahrscheinlichkeit für eine Frühgeburt ist dann aber erhöht. Valide Prognosefaktoren fehlen. Diagnostische Methoden sind unzureichend.

13.3.1 Epidemiologie

Die Häufigkeit wird oft überschätzt:
- In Studien 0,5 % der Schwangerschaften
- In den Perinatalerhebungen 2–3%

13.3.2 Physiologische Zervixreifung und Pathophysiologie

Die Zervix besteht zu 90% aus Bindegewebe und zu 10% aus Muskelfasern. Das Bindegewebe bildet ein komplexes Netzwerk aus Kollagenen, Fibronektin, Elastin, Fibroblasten und Proteoglykanen, deren Zusammensetzung sich im Verlauf von Schwangerschaft, Geburt und Wochenbett ändert. Im I. Trimenon proliferieren Fibroblasten und Muskelzellen und bauen die Zervixstruktur um. Kollagenbündel, Muskelfasern und Elastin sind parallel angeordnet und können so dem zunehmenden intrauterinen Druck standhalten. Durch Bindung an die Proteoglykane nimmt der Wassergehalt der Zervix zu (die Zervix wird weicher), um in Terminnähe 80% des Zervixvolumens auszumachen.

Im II.–III. Trimenon nimmt die Zellproliferation ab, die Apoptoserate zu. Die Fibroblasten sezernieren Decorin, ein Glycosaminoglykan, welches die Kollagenbrückenmoleleküle kompetitiv hemmt. Humorale Mediatoren (Prostaglandine, Östrogene, NO) aktivieren Proteasen. Einwandernde Entzündungszellen (v. a. neutrophile Granulozyten) setzen Zytokine, NO und Kollagenasen frei. Alle beschriebenen Mechanismen führen zur Dissoziation der Kollagenstruktur, die Zervix erhält eine geringere Konsistenz. Zusätzliche Wehen können dann durch mechanische Kraft die Zervix eröffnen.

Bei vaginal aszendierenden Entzündungen können Granulozyten aktiviert werden und Bakterienbestandteile oder Endotoxine direkt oder über Zytokine vermittelt zu einer überschießenden Proteaseaktivität führen.

13.3.3 Klinik

Meistens ist die Zervixinsuffizienz ein **Zufallsbefund** bei der Vorsorgeuntersuchung. Typische Symptome fehlen. Schmerzen in der Leiste, im Rücken oder menstruationsähnliche Beschwerden müssen gezielt abgefragt werden, sie werden von den Schwangeren oft nicht als mögliches Wehenkorrelat interpretiert.

13.3.4 Diagnostik

Die Diagnose erfolgt über die vaginale **Palpation**. Eine vergleichbare Interpretation ist erschwert durch eine starke Variationsbreite des Normalbefundes (abhängig von Parität, individuellen Varianten, Voroperationen).

Eindeutig sind nur eine klare Befundsprogredienz im Verlauf und/oder eine deutlich verkürzte, weiche, zentrierte Zervix mit Muttermunderöffnung. Der Zervixscore nach Bishop erleichtert die systematische Befundung.

Eine zusätzliche Risikoabschätzung kann durch die Zervixsonographie (Abb. 13.1, 13.2) erfolgen, und zwar von vaginal oder – v. a. bei zusätzlichem vorzeitigem Blasensprung – von abdominal. Eine Gesamtzervixlänge < 30 mm und eine trichterförmige Eröffnung des inneren Muttermundes >10 mm im II. Trimenon zeigen ein signifikant erhöhtes Frühgeburtsrisiko an. Bei ungestörter Schwangerschaft ist der innere Muttermund erst ab der 35. SSW geöffnet (bei Erstgebärenden).

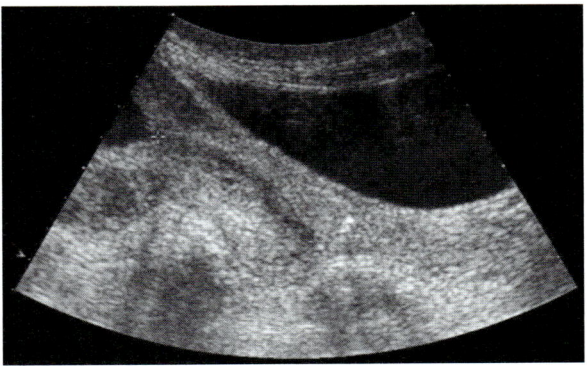

Abb. 13.1. Zervixsonographie: Unauffälliger Zervixbefund mit geschlossenem innerem Muttermund und einer sonographischen Länge des Gebärmutterhalses von 52 mm *(Markierung)*. Messung von abdominal bei gefüllter Harnblase. (Aus Strauss 2004)

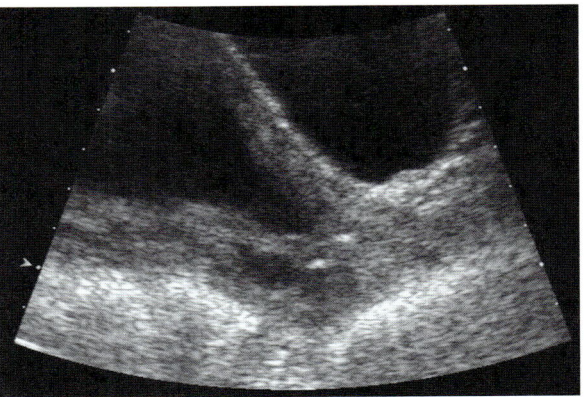

Abb. 13.2. Zervixsonographie: Trichterförmige Eröffnung des inneren Muttermundes und des Zervikalkanals. Messung von abdominal bei gefüllter Harnblase. (Aus Strauss 2004)

13.3.5 Therapie

Operative Cerclage- oder Muttermundverschlussverfahren sind umstritten, ihr Nutzen wurde bisher nicht einheitlich nachgewiesen. Auch Pessartherapien sind in ihrer Wirksamkeit als fraglich einzustufen und werden nicht empfohlen (▶ Kap. 13.5). Bei Hinweisen für eine mögliche infektiöse Genese muss konsequent antibiotisch behandelt werden, außerdem werden körperliche Schonung und eine antenatale Steroidprophylaxe empfohlen. Die bekannten Tokolytika wirken, da andere Pathomechanismen vorliegen, bei einer reinen Zervixinsuffizienz nicht. Sie sollten aber bei Wehennachweis zumindest bis zum Abschluss der Lungenreifung erwogen werden.

13.3.6 Prognose

Ein geburtsbereiter Muttermundbefund kann über Wochen stabil bleiben, das Frühgeburtsrisiko ist aber eindeutig erhöht. Das Wiederholungsrisiko für eine Frühgeburt nach stummer Muttermunderöffnung ist ebenfalls erhöht.

13.3.7 Prävention/Prophylaxe

Eine echte Prophylaxe zur Vermeidung einer Frühgeburt durch eine Zervixinsuffizienz existiert nicht, sieht man von einer konsequenten Behandlung vaginaler Infektionen, einer Nikotinkarenz und Konisationsverfahren, die möglichst wenig Zervixgewebe entfernen ab (◘ Tab. 13.3). Die Bedeutung der prophylaktischen Zervixoperationen in der Schwangerschaft ist in ▶ Kap. 13.4 dargestellt.

> **Empfehlungen für die Praxis**
> - Zervixpalpation: Länge, Position, Konsistenz, Muttermund geöffnet?, Höhenstand des vorangehenden Kindsteils? **Cave:** erhöhtes Risiko für Frühgeburt durch häufige vaginale Untersuchungen
> - Vaginaler pH-Wert, Nativpräparat vaginal (Leukozyten?), Bakteriologie vaginal, vor 30+0 SSW inklusive Chlamydien
> - Zervixsonographie: Frühgeburtsrisiko erhöht, wenn Gesamtlänge < 30 mm im II. Trimenon, Trichter >10 mm; kritisch, wenn Zervixlänge < 15 mm (aber: Zervixsonographie = Screening-Methode und kein etabliertes Instrument der Verlaufsbeobachtung)
> - CTG: Wehen?
> - i.v.-Zugang, Aufnahmelabor einschließlich CRP, Blutbild, Gerinnung, K, Na, Kreatinin, Blutgruppe, Kreuzblut, HIV, Hepatitis B und C, vor 32+0 SSW auch CMV
> - Rücksprache mit Oberarzt und Neonatologen (bzw. Perinatalzentrum)
> - Antenatale Steroidprophylaxe vor 34+0 SSW
> - Bei erhöhten Entzündungswerten Antibiotikatherapie, z. B. Ampicillin 3-mal 2 g i.v./Tag, vor 30+0 SSW zusätzlich Klacid 2-mal 250 mg p.o./Tag (wegen Chlamydien, Mycoplasmen, Ureaplasmen)

◘ **Tab. 13.3.** Risikofaktoren für eine Zervixinsuffizienz

Risikofaktor	Pathomechanismus
Anamnestisch Zustand nach Frühgeburt, rezidivierten Spontanaborten, Cerclage, Zervixinsuffizienz, stummer Muttermunderöffnung ohne Blutungen	
Aszendierende Infektionen durch v. a. Chlamydien, Gonokokken, Gardnerella vaginalis	Vermehrte Proteasen-/Kollagenasenaktivierung
Voroperationen an der Zervix	Bei der Konisation Risiko abhängig von Konustiefe/-größe (durch Substanzverminderung der Zervix und Reduktion der Schutzfaktoren produzierenden Mukosa) und Konisationstechnik (Messer schlechter als Schlingen- oder Laser-Konisation). Das Frühgeburtsrisiko steigt mit dem Volumen und der Höhe (>10 mm) des Konus. Ein flacher Konus erhöht das Frühgeburtsrisiko nicht
Konstitution, hereditäre Faktoren	z. B. Kollagendefekte
Rauchen	Stört Kollagenaufbau durch Enzymhemmung

- Bei Wehen Tokolyse
- Sonographie: Kindslage, Fetometrie, FW-Menge, Plazenta
- Entbindungstermin überprüfen
- Sectio – Aufklärung (bei drohender Frühgeburt)
- Ggf. Verlegung in Perinatalzentrum
- Ggf. Stationäre Überwachung, körperliche Schonung, Heparinisierung, Magnesium 1- bis 3-mal 300 mg p.o., regelmäßig CTG, CRP, Leukozyten
- Entbindung, bei deutlicher Muttermundprogredienz, unaufhaltsamen Wehen oder bei Zeichen eines beginnenden AIS

13.4 Muttermundverschluss/Cerclage/Pessare

C. Dannecker

Der sog. totale Muttermundverschluss, die Cerclage und Pessare in der Schwangerschaft haben die Verhinderung der Frühgeburtlichkeit bei Zervixinsuffizienz zum Ziel. Dabei wird die prophylaktische von der therapeutischen Maßnahme unterschieden. Die prophylaktische Intervention stützt sich auf die Anamnese (z. B. Zustand nach Frühgeburt, Konisation, Mehrlingsschwangerschaft) und versucht so, ein Risikokollektiv zu erfassen. Die therapeutische Intervention wird erst bei bereits manifester Zervixinsuffizienz durchgeführt (Zervixverkürzung, Muttermunderöffnung). Eine Indikation zur prophylaktischen Cerclage besteht grundsätzlich nicht.
Für die Pessartherapie sehen wir keine Indikation.
Die Indikation zum totalen Muttermundverschluss ist stets eine Einzelfallentscheidung und kann bei rezidivierenden Spätaborten bzw. Frühgeburten zwischen der 12. und 16. Woche durchgeführt werden. Selbst für die therapeutische Cerclage ist die Datenlage uneinheitlich. Als Grenzwert für eine mögliche Intervention (Cerclage) gilt eine Zervixlänge von ≤ 25 mm (bei zusätzlichem anamnestischem Risiko) bzw. von ≤ 15 mm (ohne Vorbelastung). Neuere Daten deuten jedoch darauf hin, dass die Cerclage keine schwangerschaftsverlängernde Wirkung hat. In jedem Fall muss vor einer Intervention ein beginnendes AIS, eine systemische oder lokale vaginale/zervikale Entzündung ausgeschlossen werden (CRP, Zervixabstriche).

13.4.1 Epidemiologie der Zervixinsuffizienz, Ätiologie/Pathogenese, Klinik

▶ Kap. 13.3.

13.4.2 Diagnostik

Bei der Anamneseerhebung sind neben den oben genannten Symptomen Komplikationen vorangegangener Schwangerschaften zu beachten: Zustand nach Frühgeburtlichkeit, vorzeitigem Blasensprung, Cerclage, rezedivierenden Spontanaborten, Konisation. Für die Konisation gilt, dass das Risiko einer Frühgeburtlichkeit mit dem Volumen des exzidierten Zervixgewebes und mit der Höhe des Konus (>10 mm) ansteigt. Ein flacher Konus ist daher nicht mit einem erhöhten Risiko assoziiert.

Bei der vaginal-palpatorischen Untersuchung kann der Zervixscore nach Bishop die systematische Befundung und Beurteilung der Zervixinsuffizienz erleichtern.

Bei Verdacht auf Zervixinsuffizienz sollte zusätzlich eine sonographische Beurteilung der Zervix durchgeführt werden. Dabei soll die Restzervixlänge, die Weite des Zervikalkanals und ein evtl. vorhandener Trichter des inneren Muttermundes in mm vermessen werden. In der Screening-Situation gilt, dass das Risiko einer Frühgeburt mit zunehmender Verkürzung der Zervixlänge steigt. Zwischen 22 und 24 SSW gilt: < 25 mm → 1,1% Risiko, < 15 mm → 4%, < 5 mm → 78%. Dabei ist die sonographisch nachweisbare **Zervixlängenverkürzung** der einzige gesicherte Risikofaktor für eine Frühgeburt.

13.4.3 Therapie

Eine prophylaktische Cerclage hat keinen nachweisbaren Nutzen und ist deshalb nicht indiziert. Neuere Daten deuten darauf hin, dass die Cerclage selbst bei vaginalsonographisch nachgewiesener Zervixlängenverkürzung (<15 mm) keinen positiven Effekt aufweist. Die Indikation zur Cerclage ist demnach sehr zurückhaltend zu stellen. Die prophylaktische oder therapeutische Effektivität eines Zervixpessars ist nicht belegt. Wir sehen keine Indikation für ein Pessar.

Die Datenlage für den Nutzen eines totalen Muttermundverschlusses ist unzureichend. Mögliche Indikation ist die frühe (12.–16. SSW) prophylaktische Intervention bei Schwangeren mit habituellen Spätaborten oder Frühgeburten in der Anamnese. Ziel des Eingriffs ist die Bildung einer Infektionsbarriere. Ob dies gelingt, ist fraglich. Prinzipiell kann ein totaler Muttermundverschluss auch bei bereits geöffnetem Muttermund und nahezu verstrichener Zervix im Sinne eines Notfalleingriffs durchgeführt werden. Vor allen operativen Interventionen muss ein beginnendes AIS, eine systemische oder lokale vaginale/zervikale Entzündung ausgeschlossen werden (CRP, Zervixabstriche). Die perioperative Tokolyse ist großzügig indiziert.

Cerclage nach Shirodkar

Ausgehend von einer hinteren Kolpotomie bei 6 Uhr wird mittels einer speziell gebogenen Nadel ein nicht resorbierbares Cerclage-Band unter dem Vaginalepithel beiderseits um die Zervix gelegt und aus einer vorderen Kolpotomie nach Abpräperation der Blase ausgeleitet und vorn geknotet. Die Kolpotomien werden mit resorbierbaren Fäden verschlossen. Antibiotikaprophylaxe ist nicht erforderlich.

Cerclage nach McDonald

Unter Fassen von Vaginalhaut und Zervixgewebe wird mit der konkaven Seite der Nadel nach außen bei 6 Uhr eingestochen und bei 3 Uhr aus- und wieder eingestochen, um bei 12 Uhr wieder auszustechen. Analoges Vorgehen auf der rechten Seite. Das so gelegte nicht resorbierbare Band wird bei 12 Uhr verknotet. 2 Wochen vor ET wird das Band wieder entfernt. Antibiotikaprophylaxe ist nicht erforderlich.

Totaler Muttermundverschluss

Nach Desinfektion wird das Epithel des Zervikalkanals bis zur Portio komplett entfernt. Danach wird der Zervikalkanal mehrschichtig mit resorbierbaren Fäden vernäht. Bei prolabierender Fruchtblase kann diese in steiler Trendelenburg-Lage vorsichtig mittels eines feuchten Stieltupfers reponiert werden. Das Auffüllen der Harnblase kann dabei hilfreich sein. Antibiotikaprophylaxe erforderlich.

> **Empfehlungen für die Praxis**
> - Anamnese beachten: Zustand nach Cerclage, Frühgeburt, rezidivierende Spätaborte
> - Vaginalsonographische Zervixlängenmessung
> - Vor allen operativen Interventionen muss ein beginnendes AIS, eine systemische oder lokale Entzündung ausgeschlossen werden (CRP, Zervixabstriche)
> - Der Nutzen aller Interventionen ist nicht gesichert

13.5 Antenatale Steroidprophylaxe

A. Schulze

Die sog. »RDS-Prophylaxe«, besser und im Folgenden bezeichnet als **antenatale Steroidprophylaxe**, ist nach einer Vielzahl von randomisierten, kontrollierten klinischen Studien und Metaanalysen eine sichere und effektive Methode zur Senkung der Mortalität und des Risikos eines »respiratory distress syndrome« (RDS) bei Frühgeborenen. Die Senkung der Häufigkeit nekrotisierender Enterokolitiden, intrakranieller Blutungen sowie späterer neurologischer Defizite bei Frühgeborenen sind weitere, klinisch möglicherweise mindestens gleichrangig bedeutsame Wirkungen der antenatalen Steroidprophylaxe, die allerdings nicht als primäre Outcome-Kriterien in den genannten Studien getestet wurden.

13.5.1 Physiologie

Glukokortikoide bewirken über Glukokortikoidrezeptoren und »glucocorticoid response elements« im Zellkern letzlich eine gesteigerte Synthese bestimmter Proteine. Normalerweise steigen im fetalen Kompartment die Konzentrationen von Kortisol und Kortikoidkonjugaten sowohl maternaler wie fetaler Herkunft ab etwa der 30.–34. Schwangerschaftswoche rapide an. Humane fetale Alveolarzellen steigern in der Gewebekultur ihre Fettsäuresynthetaseaktivität unter dem Einfluss von Kortisol und Dexamethason in dosisabhängiger Weise bis auf ein bestimmtes Niveau, das dann bei weiterer Dosissteigerung nicht mehr überschritten wird (Sättigungseffekt der Stimulation). Wird der fetalen Gewebekultur Kortisol wieder entzogen, sinkt deren Surfactantprotein-/mRNA-Spiegel innerhalb weniger Tage auf das Niveau vor der Stimulation ab.

Kortikosteroide fördern beim Feten allgemein die Differenzierung von Geweben bei gleichzeitiger Hemmung von deren Wachstum. Bei Applikation pharmakologischer Dosen von Glukokortioiden an die Schwangere sind die im Feten erreichten Kortikoidspiegel (Spitzen- und Talwerte sowie Abklingquoten) außerordentlich unterschiedlich in Abhängigkeit von der Art des Steroids, der Dosis, dem Dosierungsintervall und der Applikationsart (oral, i.v., i.m.).

13.5.2 Indikation zur antenatalen Steroidprophylaxe

❗ Ein einmaliger Zyklus einer antenatalen Steroidprophylaxe, bestehend aus 2 intramuskulären Gaben von je 12 mg Betamethason im Abstand von 24 h, ist indiziert bei Frühgeburtsbestrebungen, wenn die Entbindung innerhalb von 7 Tagen droht.

Ab 34 vollendeten Schwangerschaftswochen erscheint eine antenatale Steroidprophylaxe i. Allg. nicht mehr indiziert, da die Anzahl der Feten, die steroidexponiert werden müssten, um einen Fall von RDS zu verhindern (»number needed to treat«), ab dieser Schwangerschaftsdauer zu stark ansteigt. Eine antenatale Steroidprophylaxe sollte allerdings auch noch zwischen 34 und 37 SSW vor einer elektiven Entbindung vorgenommen werden, wenn antenatale Tests eine **unreife fetale Lungenfunktion** (s. unten) angezeigt haben.

Alle bisherigen Beobachtungen sprechen dafür, dass die antenatale Steroidprophylaxe auch und insbesondere für **Frühgeborene bis zur heutigen Grenze der Überlebensfähigkeit** effektiv und sicher ist. Allerdings sind alle größeren randomisierten Studien an reiferen Kindern vorgenommen worden und die Ergebnisse möglicherweise nicht in jeder Hinsicht einfach auf niedrigere Gestationsalter zu extrapolieren.

Spezifische Studien zu Indikation und Dosierung einer antenatalen Steroidprophylaxe bei Mehrlingsschwangerschaften existieren nicht, sodass auch hier von den Studienergebnissen bei Einlingen extrapoliert werden muss und eine individualisiertere Vorgehensweise gerechtfertigt erscheint.

Bei **intrauteriner Wachstumsretardierung (IUGR)** ist die Lungenfunktion häufig reifer als dem Gestationsalter entsprechend, möglicherweise infolge einer stressinduzierten fetalen Steroidproduktion. Bei IUGR und akuter fetaler Gefährdung kann zumindest dann auf eine antenatale Steroidprophylaxe verzichtet werden, wenn ein positiver Test zur fetalen Lungenreife vorliegt.

13.5.3 Nebenwirkungen der antenatalen Steroidprophylaxe

Eine erhöhte maternale Gefährdung durch antenatale Steroidprophylaxe ist auch bei vorzeitigem Blasensprung, Amnioninfektionssyndrom, Diabetes mellitus und Präeklampsie nicht erwiesen, sodass diese Erkrankungen keine Kontraindikationen darstellen. Unter tokolytischer Therapie erhöht die antenatale Steroidprophylaxe möglicherweise das maternale Risiko eines Lungenödems (mineralokortikoider Effekt der antenatalen Steroidprophylaxe?). Bei Schwangeren mit Vitium cordis und/oder kardialen Rhythmusstörungen und/oder drohender Herzinsuffizienz muss u. U. auf die antenatale Steroidprophylaxe verzichtet oder diese modifiziert werden.

❗ Eine übliche, allerdings viel seltener in Studien getestete Modifikation der antenatalen Steroidprophylaxe ist die 4-malige orale Gabe von 6 mg Dexamethason im Abstand von jeweils 12 h.

Eine antenatale Steroidprophylaxe mit diesem Regime hat im Vergleich zu Betamethason einen ähnlich starken Effekt auf die Häufigkeit des RDS. Ein Effekt auf die kindliche Mortalität und fetale/neonatale Neuroprotektion konnten allerdings nicht nachgewiesen werden. Unter einer antenatalen Steroidprophylaxe tritt eine passagere Reduktion der fetalen Herzfrequenzvariabilität und der fetalen Bewegungen auf, sodass eine Einschränkung der fetalen Zustandsdiagnostik gegeben sein kann. Diese Effekte sind bei einer antenatalen Steroidprophylaxe mit dem genannten Dexamethasonregime weniger stark ausgeprägt als unter Betamethason.

Wegen der Schmerzhaftigkeit der intramuskulären Betamethasongabe wird mancherorts eine intravenöse Applikation durchgeführt. Sicherheit und Effektivität der intravenösen Applikation sind aber bezüglich des Kindes nicht in Studien evaluiert.

13.5.4 Antenatale Tests der fetalen Lungenreife

Antenatale Tests der fetalen Lungenreife können in bestimmten Situationen Entscheidungshilfen bieten. Ein einfacher, lichtmikroskopisch durchzuführender Test zählt die »laminar bodies« (Surfactant-Konglomerate etwa von der Größe von Thrombozyten) im nicht zentrifugierten Fruchtwasser:
- <15.000 »laminar bodies«/µl: unreife Lungenfunktion
- >50.000 »laminar bodies«/µl: reife Lungenfunktion

Bei Zwischenwerten muss die Bestimmung der Lezithin-Sphingomyelin-Ratio und/oder des Phosphatidylglycerolgehaltes erfolgen.

13.5.5 Wiederholungen der antenatalen Steroidprophylaxe

Aufgrund des in vitro beobachteten Abklingens des Steroideffektes auf fetale Lungenzellen wurde über viele Jahre eine einmal durchgeführte antenatale Steroidprophylaxe im Abstand von 7–10 Tagen bis zum Zeitpunkt der Geburt, auch bei Sistieren von Frühgeburtsbestrebungen regelmäßig wiederholt. Nach tierexperimentellen Untersuchungen und einigen retrospektiven klinischen Auswertungen kann dieses Vorgehen mit einem ungünstigeren neurologischeren Outcome sowie einer allgemeinen fetalen Wachstumsverzögerung verbunden sein. Da die Effektivität der wiederholten antenatalen Steroidprophylaxe nicht erwiesen ist, andererseits die genannten **Nebenwirkungen** befürchtet werden, muss derzeit vorerst von wiederholter antenataler Steroidprophylaxe abgeraten werden.

> **Empfehlungen für die Praxis**
> - Eine antenatale Steroidprophylaxe ist indiziert, wenn bei Frühgeburtsbestrebungen < 34 SSW mit einer Entbindung innerhalb von einer Woche gerechnet werden muss
> - Vorgehen: 2 Gaben von 12 mg Betamethason intramuskulär im Abstand von 24 h
> - Wiederholte antenatale Steroidprophylaxe kann derzeit nicht empfohlen werden
> - Bei Frühgeburtsbestrebungen nach bereits 22–23 Wochen kann derzeit nur individuell in Abhängigkeit von der konkreten Situation (z. B. prognoserelevante Risikofaktoren zusätzlich zur »extremen Unreife«?) und nach detaillierter Information der Eltern mit diesen gemeinsam eine Entscheidung getroffen werden, ob eine antenatale Steroidprophylaxe eingeleitet wird

13.6 Antibiotikaprophylaxe und Antibiotikatherapie

C. Deppe

Die Wirksamkeit einer Antibiotikatherapie ist erwiesen bei prämaturem vorzeitigem Blasensprung und bei protrahiertem Blasensprung sub partu, bei Chlamydien-, Gonokokken- und B-Streptokokkennachweis und bei asymptomatischen Harnwegsinfektionen. Kontrovers wird ein Nutzen bei vorzeitigen Wehen und bei vaginaler Keimbesiedlung mit Gardnerella vaginalis, E. coli, Enterokokken und Ureaplasmen bewertet. Die mütterliche Morbidität kann durch eine Antibiotikaprophylaxe bei der Sectio caesarea, bei Harnwegsinfektionen und bei protrahiertem Blasensprung gesenkt werden. Eine Antibiotikatherapie bei symptomatischen Infektionen des Urogenitaltraktes muss ausreichend lange und hoch genug dosiert erfolgen.

> **Cave**
>
> Durch den unüberlegten Einsatz von Breitspektrum- und Reserveantibiotika werden multiresistente Keime gefördert (und Kosten erhöht). Fetale Schädigungen beim Amnioninfektionssyndrom, die bakterienunabhängig zytokinvermittelt erfolgen, werden durch eine Antibiotikagabe nicht verhindert, aber u. U. kaschiert.

13.6.1 Antibiotikagabe in der Schwangerschaft

- Die Plazentaschranke wird von den verschiedenen Antibiotika unterschiedlich passiert. Einige Antibiotika sind fetotoxisch, oder es existieren – v. a. bei neueren Substanzen – keine ausreichenden Sicherheitsstudien in der Schwangerschaft (◘ Tab. 13.4, 13.5).
- Die gastrointestinale Resorption von oral verabreichten Antibiotika kann deutlich reduziert sein, das mütterliche Verteilungsvolumen ist in der Schwangerschaft erhöht, deshalb (zumindest initial) eher i.v.-Gabe und ausreichend hohe Dosis (◘ Tab. 13.4).

13.6.2 Antibiotikaprophylaxe in der Schwangerschaft

Eine Antibiotikaprophylaxe präpartal soll das Frühgeburtsrisiko reduzieren. Nur bei wenigen Indikationen konnte eine Effektivität nachgewiesen werden (◘ Tab. 13.6).

13.6.3 Antibiotikaprophylaxe sub partu

Bei protrahiertem Geburtsverlauf mit länger eröffneter Fruchtblase steigt das Risiko für ein Amnioninfektions-

Tab. 13.4. Antibiotika in der Schwangerschaft. Dosierungen (jeweils oberer Dosisbereich, bei Niereninsuffizienz o. Ä. reduzieren)

Substanzgruppe	Substanz	Handelsname	Dosis (g/Tag)	Besonderheiten
Penicilline				
Mittel der 1. Wahl, renale Elimination, ältere Substanzen am meisten erprobt	Penicillin G	Penicillin G	4-mal 5–6 Mio. IE	Indiziert bei Streptokokken, Penicillin-empfindliche Staphylokokken, Lues
	Ampicillin	Binotal	i.v. 4-mal 1	Nicht wirksam bei Enterobacter, Klebsiellen, Pseudomonas aeruginosa, viele E.-coli-/Proteusarten, gut gegen Enterokokken
	Amoxicillin	Amoxypen	p.o. 3-mal 1	Nicht wirksam bei Enterobacter, Klebsiellen, Pseudomonas aeruginosa, viele E.-coli-/Proteusarten, gut gegen Enterokokken
	Amoxicillin + Clavulansäure	Augmentan	i.v. 3-mal 2,2	Bessere Wirksamkeit als Ampicillin bei E. coli, S. aureus, Gonokokken, Proteus. Bei Frühgeborenen Risiko für NEC erhöht
			p.o. 3-mal 1 Tabs (500 mg), 2-mal 1 Tbl. (875 mg)	
	Ampicillin + Sulbactam	Unacid	3-mal 3	Reserveantibiotikum in der Schwangerschaft mit sehr breitem Spektrum
	Mezlocillin	Baypen	4-mal 2	Bessere Wirksamkeit im gramnegativen Bereich
	Piperazillin	Pipril	4-mal 2	
	Piperazillin + Tazobactam	Tazobac	3-mal 4,5	Reserveantibiotikum in der Schwangerschaft mit sehr breitem Spektrum
Cephalosprine				
Mittel der 1. Wahl, renale Elimination, ältere Substanzen am meisten erprobt, weniger Studien als mit Penicillinen, Kreuzallergien zu Penicillinen ca. 10%	Cefuroxim	Zinacef	3-mal 0,75, p.o. 2-mal 0,5	Gegen Staphylokokken, Streptokokken, E. coli, Klebsiellen, manche Proteusstämme, nicht gegen Enterokokken, Mykoplasmen, Chlamydien
		p.o. Zinnat/Elobact		
	Ceftriaxon	Rocephin	1-mal 2	Spektrum mehr im gramnegativen Bereich als Cefuroxim
	Cefotaxin	Claforan	3-mal 2	
Makrolide				
Erythromycin Mittel der 1. Wahl, aber starke gastrointestinale Nebenwirkungen. Bei neueren Substanzen bessere Verträglichkeit, bisher keine Probleme in der Schwangerschaft berichtet. Verdacht auf hepatische Elimination	Erythromycin	i.v. Erycinum	4-mal 0,5	Gut gegen Chlamydien, Mykoplasmen, Ureaplasmen, Streptokokken, Legionellen, Listerien
		p.o. Erythromycin-Base	3-mal 0,5	
		Erythromycin-Ethylsukzinat	3-mal 0,8	
	Clarithromycin	Klacid	2-mal 0,25	
	Roxithromycin	Rulid	2-mal 0,15	

Tab. 13.4. *Fortsetzung*

Gruppe	Substanz	Handelsname	Dosis (g/Tag)	Besonderheiten
Nitrofurantoin				
Als Dauerprophylaxe bei rezidivierenden Harnwegsinfekten (nur im Harntrakt therapeutische Spiegel)	Nitrofurantoin	Nifurantin, Furadantin	1- bis 2-mal 0,1	Bei Glukose-6-Phosphat-Dehydrogenase-Mangel Hämolyse mit Neugeborenenikterus
Nitroimidazole				
Im Tierexperiment karzinogen bei Langzeittherapie, beim Menschen nicht bekannt. Deshalb Therapie maximal 10 Tage, in der Schwangerschaft i.v. Applikation nur bei vitaler Bedrohung	Metronidazol (Nimorazol, Tinidazol nicht ausreichend erprobt, deshalb nicht in der Schwangerschaft einsetzten)	Arilin, Clont, Flagyl	p.o. 2-mal 0,5 über 7 Tage	Bei bakterieller Vaginose, Trichomonaden, Anaerobierinfektionen, pseudomembranöser Kolitis
Peneme				
Reserveantibiotika bei Kontraindikationen für die anderen möglichen Antibiotika, multiresistenten Erregern und bei vital bedrohlichen Indikationen	Meropenem	Meronem	3-mal 0,5–1	Nicht wirksam gegen Chlamydien, Mykoplasmen, Mykobakterien
	Imipenem	Zienam	3-mal 0,5–1	Für Neugeborene nicht zugelassen
Antimykotika				
Für die Lokaltherapie sind Nystatin und Clotrimazol Mittel der Wahl, andere Imidazole wie Econazol, Miconazol etc. sind Mittel der 2. Wahl, da weniger erprobt	Nystatin	Adiclair, Biofanal, Nystaderm	6–12 Tage je 1–2 Vaginal-Tbl. + Creme	Bei systemischer Langzeittherapie mit Fluconazol, Itraconazol, Ketoconazol sind Schädel-, Skelett- und Herzfehlbildungen möglich, bei Kurzzeittherapie bisher aber nicht berichtet
	Clotrimazol	Canesten, Canifug, KadeFungin, Mycofungin	1–6 Tage je 1 Vaginal-Supp. mit/ohne Creme	

Tab. 13.5. Absolut und relativ kontraindizierte Antibiotika in der Schwangerschaft

Substanzgruppe	Substanzen	Mögliche embryonale/fetale Schädigung
Aminoglykoside	Amikain, Gentamycin, Kanamycin, Netilmicin, Spectinomycin, Streptomycin, Tobramycin	Oto-/Nephrotoxizität, bei Menschen bisher nur bei Streptomycin und Kanamycin beschrieben, nicht bei den übrigen Substanzen, diese dürfen bei vital bedrohlichen Infektionen unter strenger Spiegelkontrolle eingesetzt werden
Chinolone = Gyrasehemmer	Cinoxacin, Ciprofloxacin, Enoxazin, Fleroxazin, Norfloxazin, Ofloxazin, Pefloxazin, Rosoxacin	Knorpelschäden im Tierversuch beschrieben, bisher bei exponierten Schwangeren kein erhöhtes Fehlbildungsrisiko nachgewiesen
Chloramphenicol		Bei peripartaler Gabe lebensbedrohliches kindliches Grey-Syndrom möglich
Sulfonamide	Trimethoprim/Sulfamethoxazol, Sulfadiazin	Im Tierversuch Fehlbildungen im I. Trimenon (Folsäureantagonismus), beim Menschen nicht nachgewiesen. Sulfadiazin ist zusammen mit Pyremethamin Mittel der Wahl zur Behandlung der Toxoplasmose im II. und III. Trimenon. **Cave:** Wegen Verstärkung einer Hyperbilirubinämie nicht peripartal einsetzten
Tetrazykline	Chlortetracyclin, Doxycyclin, Minocyclin, Oxytetracyclin, Tetracyclin	Ab der 16. SSW Einlagerung in Zähne (– Gelbfärbung) und Knochen (– verkürzte Röhrenknochen bei Langzeittherapie bei Frühgeborenen)

13.6 · Antibiotikaprophylaxe und Antibiotikatherapie

Tab. 13.6. Antibiotikaprophylaxe und -therapie in der Schwangerschaft

Indikation/Risikofaktor	Therapieempfehlung
Antibiotikaprophylaxe eindeutig zu empfehlen	
Prämaturer Blasensprung vor 37+0 SSW	(▶ Kap. 14.1.)
Asymptomatische Bakteriurie	Amoxicillin 3-mal 0,5–1 g p.o. über 7 Tage, ggf. Antbiogramm
Chlamydiennachweis positiv (im Zervikal-/Urethralabstrich, Serologie hier obsolet)	Erythromycin-Base 3-mal 0,5 g oder Ampicillin 3-mal 0,5 g p.o. über 7 Tage, alternativ Clarithromycin 2-mal 250 mg über 7 Tage, Acithromycin 1-mal 1 g (in Deutschland dafür keine Zulassung). **Cave:** Oft Koinfektion mit Gonokokken, Gardnerella vaginalis
Gonokokken positiv	Cefotaxim 500 mg i.m. oder Cefuroxim 250 mg i.m., Kontrolle nach 4–7 Tagen
B-Streptokokken (= GBS) positiv	Keine Prophylaxe präpartal (da meist erneute Besiedlung), sondern Therapie sub partu (▶ Kap. 13.5)
Antibiotikaprophylaxe umstritten aber dennoch von mehreren Seiten empfohlen	
Vorzeitige Wehen vor 32+0 SSW	(▶ Kap. 13.1)
Zervixinsuffizienz	(▶ Kap. 13.3)
Asymptomatische bakterielle Vaginose	Zumindest bei anamnestischen Risikofaktoren (Zustand nach Frühgeburt) sollte unbedingt (schon im I./II. Trimenon) behandelt werden (aber nur für systemische Therapie Reduktion Frühgeburtenrate bewiesen), deshalb pH-Wert- und Nativabstrichkontrolle
Antibiotikatherapie indiziert	
Harnwegsinfektionen	Amoxicillin 3-mal 0,5–1 g p.o. über 7 Tage, ggf. Antbiogramm, bei Pyelonephritis i.v.-Therapie
Symptomatische bakterielle Vaginose	Metronidazol 2-mal 500 mg p.o. über 7 Tage oder Clindamycin-Creme 0,2%ig bzw. Metronidazol 500–1.000 mg vaginal über 7 Tage, ab II. Trimenon auch Clindamycin 2-mal 300 mg p.o. über 7 Tage. Danach Ansäuern des vaginalen pH-Werts/Döderlein-Bakterien-Supp. intravaginal
Manifeste Kolpitis/Zervizitis durch andere Keime	Therapie nach Kultur und Antibiogramm, danach Ansäuern des vaginalen pH-Werts/Döderlein-Bakterien-Supp. intravaginal
Infektionen außerhalb des Urogenitalbereiches	Wie bei Nichtschwangeren zu behandeln, Hinweise ▶ Kap. 13.6.1 und Tab. 13.4 beachten

syndrom. Das Kind ist v. a. durch eine B-Streptokokken- (= GBS-) Sepsis gefährdet, die Mutter hat ein erhöhtes Risiko für eine Endometritis. Durch eine Antibiotikaprophylaxe kann das Risiko für eine early-onset-GBS-Sepsis deutlich reduziert werden, das Risiko für die late-onset-Sepsis bleibt unbeeinflusst. Nach Leitlinien sollte deshalb eine Antibiotikprophylaxe durchgeführt werden, wenn die in Tab. 13.7 genannten Risikofaktoren vorhanden sind. Erfolgen trotz der aufgeführten Risikofaktoren weniger als 2 Antibiotikagaben antepartal, sollen die Kinder postpartal über 3 Tage alle 4 Std. klinisch untersucht werden.

13.6.4 Antibiotikaprophylaxe bei Sectio caesarea

Das postoperative Infektionsrisiko liegt bei einem Kaiserschnitt bei 10–45% (Endometritis > Harnwegsinfektion > Wundinfekt) und kann durch eine Antibiotikaprophylaxe halbiert werden (Tab. 13.8). Die Prophylaxe ist auch bei einer primären Sectio caesarea indiziert. Bei einer sekundären Sectio caesarea mit Infektionshinweisen soll die Antibiotikagabe sofort bei Indikationsstellung erfolgen, um möglichst auch das Kind mitzubehandeln. Bei primärer Sectio/ohne Infektionshinweise wird die Antibiotikagabe zumeist nach dem Abnabeln empfohlen allerdings bei für die Mutter geringerer Wirksamkeit.

Tab. 13.7. Antibiotikaprophylaxe sub partu (*GBS* B-Streptokokken)

Klinische Situation/Risikofaktoren	Empfehlung (bei Vorliegen mindestens 1 Risikofaktors)
GBS-Nachweis anogenital positiv 35.–37. SSW/bei Geburt	— Penicillin G 5–6 Mio. IE einmalig, dann alle 4 h 2,5–3 Mio. IE Alternativ: — Ampicillin 2 g, dann alle 4 h 1 g — Cefazolin 2 g, dann alle 8 h 1 g; oder Cefuroxim 1,5 g, dann alle 8 h 0,75 g — Clindamycin 900 mg alle 8 h (Resistenzen bekannt)
Frühgeburt <37+0 SSW	
Blasensprung >12 h, wenn GBS-Status positiv oder unbekannt	
Mütterliche Temperatur ≥38,0°C	
Zustand nach GBS-Bakteriurie in der Schwangerschaft	
Zustand nach Geburt eines Kindes mit GBS-Infektion	

Tab. 13.8. Antibiotikaprophylaxe bei Sectio caesarea

Substanz	Handelsname	Dosis
Ampicillin	Binotal	1-mal 2 g
Amoxicillin + Clavulansäure	Augmentan	1-mal 2,2 g
Ceftriaxon	Rocephin	1-mal 2 g
Cefotaxim	Claforan	1-mal 2 g

Vorzeitiger Blasensprung

C. Deppe

14.1 Ätiologie/Pathophysiologie – 148

14.2 Diagnostik – 148

14.3 Therapie – 149

14.4 Prognose – 150

14.5 Prävention/Prophylaxe – 150

Der prämature vorzeitige Blasensprung (BS) verursacht ca. ein Drittel der Frühgeburten. Er tritt bei 2–5% aller Schwangerschaften auf. Hauptursache sind aszendierende urogenitale Infektionen, seltener eine Plazentainsuffizienz, Mehrlinge und kindliche Pathologien. Je früher der Blasensprung auftritt, desto ungünstiger ist die prognostische Bedeutung der Infektionen.

Das Kind ist gefährdet durch eine drohende Frühgeburtlichkeit, ein Amnioninfektionssyndrom und durch Komplikationen eines resultierenden Oligohydramnions. In der Folge können Pneumonie, Sepsis, Hirnblutung oder periventrikuläre Leukomalazie verursacht werden. Die Mutter hat ein höheres Endometritis- und Sepsisrisiko. Antibiotikatherapie und antenatale Steroidprophylaxe verbessern nachweislich die kindliche und mütterliche Prognose.

14.1 Ätiologie/Pathophysiologie

50–75% der prämaturen vorzeitigen Blasensprünge werden durch vaginal aszendierende bakterielle Infektionen verursacht. Im Bereich der Zervix, der Dezidua und der Eihäute aktivieren die Keime die Arachidonsäurekaskade und die Produktion von Prostaglandinen, Leukotrienen und proinflammatorischen Zytokinen. Dies kann Wehen fördern und die Einwanderung von Makrophagen, Monozyten und Granulozyten bewirken. Durch eine vermehrte Freisetzung von Proteinasen, Kollagenasen und Elastasen kommt es zur Ruptur der Fruchtblase. Bei Plazentationsstörungen kann über eine Gewebshypoxie eine ähnliche Aktivierung von Prostaglandinen, Zytokinen und Granulozyten vorkommen. Bei Mehrlingsschwangerschaften kommt es ebenfalls häufiger zum vorzeitigen Blasensprung. Selten tritt er auch bei kindlichen – z. T. genetischen – Pathologien (z. B. Polyhyramnion) und bei Uterusanomalien auf (Tab. 14.1). Die Ursache für den Blasensprung ist oft nicht eindeutig bzw. multifaktoriell, v. a. subklinische Infektionen der Fruchthöhle sind häufig schwer zu diagnostizieren.

Anamnestische Risikofaktoren sind
- Vaginale Blutungen im I./II. Trimenon
- Rauchen (Makrophagenfunktion, IgA zervikal reduziert)
- Niedriger sozioökonomischer Status, schlechte Hygiene und Ernährung

14.2 Diagnostik

Bei schwallartigem oder tröpfchenweisem Flüssigkeitsabgang aus der Vagina muss abgeklärt werden, ob es sich um einen Blasensprung oder nur um einen Urinabgang oder einen in der Schwangerschaft physiologisch vermehrten Fluor handelt. Deshalb zunächst Spekulumeinstellung: Wenn es sich eindeutig um Fruchtwasserabgang handelt, ist ein Vorgehen wie in den »Empfehlungen für die Praxis« (s. unten) genannt zu ergreifen, bei Zweifeln Lackmusstreifen unter Sicht vor den Muttermund einbringen (geringe Sensitivität und Spezifität), besser IGF1-Bin-

Tab. 14.1. Ursachen für den vorzeitige Blasensprung und vorzeitigen Wehen

Ursachen		Abklärung
Aszendierende urogenitale Infektion		CRP, Leukozyten, vaginaler pH-Wert, Nativabstrich, Bakteriologie vaginal (Gonokokken Spezialtransportmedium!), U-Stix, evtl. U-Bakteriologie
Gehäufter Blasensprung nachgewiesen	Bakterielle Vaginose, Chlamydien, Gonokokken	
Kontroverse Daten	Mykoplasmen, Ureaplasmen, Fusobacterium, gramnegative Keime, Enterobacter, B-Streptokokken	
Wegen des kindlichen Risikos zu behandeln	B-Streptokokken, Candida	
Plazentainsuffizienz		Fetometrie, FW-Menge, Dopplersonographie
Mehrlinge (10% vorzeitiger Blasensprung bei Gemini)		Fetometrie, FW-Menge, Dopplersonographie
Fetale Grunderkrankung		Fetometrie, Organultraschall, FW-Menge, Dopplersonographie, evtl. Genetik
Uterine Pathologien		Meist bekannt; Sonographie, evtl. MRT

dungsproteintest durchführen (z. B. Amnicheck, 85–95% Sensitivität/Spezifität). Wenn ein Blasensprung gesichert ist, fetale Basisdiagnostik durchführen und v. a. Infektionsparameter überprüfen.

Sonographisch kann die Fruchtwassermenge trotz Blasensprung normal sein. Ein Oligo-/Ahydramnion erhöht die Rate an Plazentalösungen, fetalen Lungenhypoplasien, Nabelschnurkompressionen (Hypoxie) und lagebedingten fetalen Deformitäten.

14.3 Therapie

Der Fetus ist beim prämaturen Blasensprung akut durch Frühgeburtlichkeit (mit Problemen der Organunreife) und durch ein Amnioninfektionssyndrom (AIS) bedroht. Letzteres kann beim Kind zu Pneumonie, Sepsis und Hirnschädigung (Blutung, periventrikuläre Leukomalazie) mit hoher Morbidität und ggf. Mortalität führen. Dies wird durch die Bakterien selbst oder erregerunabhängig über z. B. Zytokine in Kombination mit einer Hypoxie verursacht. Die Schwangere hat ein erhöhtes Risiko für eine Endometritis oder (sehr selten) eine Sepsis. Für die Therapie ist deshalb abzuwägen, ob die Infektionsrisiken bei einer Fortsetzung der Schwangerschaft durch einen fetalen Reifezugewinn aufgewogen werden.

> ❗ Vor allem in frühen SSW deshalb möglichst Therapieentscheidungen mit den Neonatologen absprechen, unbedingt Verlegung in ein Perinatalzentrum

Bis 34+0 SSW profitieren Kinder von einer antenatalen Steroidprophylaxe. Der Einsatz von Antibiotika soll der Entwicklung eines AIS mit Übergreifen auf den Fetus vorbeugen und kann nachweislich beim Blasensprung die kindliche Morbidität und Mortalität senken. Deshalb immer Antibiotika bei Blasensprung vor 37+0 SSW geben und bei Blasensprung ab 37+0 SSW, wenn die Entzündungsparameter erhöht oder B-Streptokokken nachgewiesen sind. Die Dauer einer Antibiotikatherapie ist umstritten, sie soll i. d. R. mindestens 7–10 Tage lang erfolgen. Durch Tokolysetherapie nach vorzeitigem Blasensprung konnte in Studien keine wesentlich über 48 hinausgehende Tragzeitverlängerung erreicht werden, sie wird zumeist bis zum Abschluss der antenatalen Steroidprophylaxe empfohlen. Bei einem klinisch manifesten Amnioninfektionssyndrom muss weitgehend unabhängig vom Gestationsalter aus kombiniert mütterlich/kindlicher Indikation die **Schwangerschaft beendet werden** (▶ Kap. 9.2, Übersicht)!

Hinweiszeichen für ein Amnioninfektionssyndrom (AIS), Bewertung der einzelnen Symptome in ▶ Kap. 9.2

- Manifestes AIS, fetales Sepsisrisiko mindestens 10% Klinische Symptome
    - Mütterliches Fieber >38,0°C, ohne extragenitale Ursache
    - Mütterliche Tachykardie >100/min, ohne extragenitale Ursache
    - Druckdolenz des Uterus
    - Fötider/putrider Fluor vaginalis
    - Vorzeitige Wehen, v. a. Wehenzunahme unter Tokolyse
    - Fetale Tachykardie >160/min im CTG
- Subklinisches oder manifestes AIS Laborwerte
    - CRP >2 mg/dl, CRP-Anstieg im Verlauf
    - Leukozyten >15.000
    - Erhöhung von IL-6-, IL-2-, IL-2-Rezeptor im mütterlichen Serum
    - Glukoseabfall, Erhöhung von IL-6-, IL-2-, IL-8-, IL-2-Rezeptor, Leukozytennachweis oder positives Gram-Präparat im Fruchtwasser (invasive Diagnostik)

Cave

Sensitivität und Spezifität der Diagnostik eines AIS durch CRP, Leukos, mütterliche Temperatur und CTG sind gering. Etwas besser sind CRP-Verlaufskontrollen, deutlich besser, IL-2/IL-6-Bestimmungen. Auch ein subklinisches AIS kann den Fetus bedrohen.

Bei stabilem Verlauf ohne AIS-Hinweise ist der Entbindungszeitpunkt bei stattgehabtem vorzeitigem Blasensprung umstritten. Die Empfehlungen in der Literatur reichen vom Abschluss der antenatalen Steroidprophylaxe bis 35+0 SSW (nach Leitlinien der DGGG von 2001 Entbindung bei 34+0 SSW empfohlen). Ab 32+0 SSW wird generell empfohlen, die **Indikation zur Entbindung** großzügig zu stellen, da die Langzeitmorbiditätsrisiken durch Frühgeburtlichkeit ab diesem Gestationsalter deutlich sinken.

Bei Schädellage ist eine vaginale Geburt bei zügigem Geburtsfortschritt möglich.

14.4 Prognose

Die mütterliche Prognose ist bei adäquater Behandlung gut. Die kindliche Prognose hängt vom Ausmaß der Unreife und vom Vorliegen einer Infektion ab. Ein sehr unreifes und klinisch infiziertes Kind hat ein hohes Risiko für eine Früh- und Spätmorbidität, auch das Mortalitätsrisiko ist deutlich erhöht. Beim Blasensprung vor der 20. SSW ist die Prognose für den Feten sehr schlecht (hohe Spätabortrate, hohe Rate an AIS und Lungenhypoplasie). Erfolgt die Geburt nach Abschluss der 32. SSW und zeigt das Kind keine Infektionszeichen, ist das Langzeitmorbiditätsrisiko gering. Antenatale Steroidprophylaxe und Antibiotikaeinsatz verringern beim prämaturen Blasensprung signifikant das Morbiditäts- und das Mortalitätsrisiko.

14.5 Prävention/Prophylaxe

Konsequente Behandlung von vaginalen Infektionen, v. a. bei Risikoanamnese, ggf. prophylaktischer Muttermundverschluss bei rezidivierenden Spätaborten/Frühgeburten mit Blasensprung/AIS (▶ Kap. 13.4). Verbesserte Therapieregimes in der Reproduktionsmedizin tragen zur Reduktion der Mehrlingsrate bei.

Empfehlungen für die Praxis

- **<20+0 SSW:**
  Wenn kein Amnioninfektionssyndrom vorliegt, ist nach Beratung/Absprache mit der Schwangeren ein Abwarten unter regelmäßiger Kontrolle des CRP möglich. Keine antenatale Steroidprophylaxe, keine Tokolyse, Antibiotikagabe umstritten. Neben dem Amnioninfektionssyndrom ist das Hauptrisiko in einer durch Oligo-/Ahydramnion verursachten Lungenhypoplasie zu sehen
- **20+0 bis 23+6 SSW**
  Konservative Betreuung möglich, wenn kein Amnioninfektionssyndrom vorliegt, nach Beratung/Absprache mit der Schwangeren. Regelmäßige Kontrolle des CRP/Leukozyten. Keine ausreichenden Daten zur Antibiotikagabe; sie wird aber nach Expertenmeinung befürwortet. Antenatale Steroidprophylaxe und Tokolyse ggf. ab 23+0 SSW, wenn nach Beratung durch den Neonatologen von der Schwangeren alle Maßnahmen pro Kind gewünscht werden. Sonst Beginn der antenatalen Steroidprophylaxe ab 23+5 SSW (dadurch bei 24+0 SSW komplettiert). Neben Amnioninfektionssyndrom und allgemeiner fetaler Unreife ist das Hauptrisiko eine Lungenhypoplasie, durch Oligo-/Ahydramnion
- **Ab 24+0 SSW**
  - CTG
  - Spekulumeinstellung: Fruchtwasserabgang? Klares Fruchtwasser? Zervix erhalten? Pathologischer Fluor?
  - Nativabstrich, bakteriologischer Abstrich bis 37+0 SSW, vor 30+0 SSW inklusive Chlamydien
  - **Cave:** Erhöhtes Risiko für Amnioninfektionssyndrom durch vaginale Untersuchungen, deshalb unbedingt Zervixpalpation vermeiden, wenn keine Wehen, ggf. Sonographie Zervix (Länge) von abdominal
  - i.v.-Zugang, Aufnahmelabor einschließlich CRP, Elektrolyten, Kreatinin, Gerinnung, Blutbild, Blutgruppe, Kreuzblut, HIV, Hepatitis B und C, vor 32+0 SSW auch CMV
  - Rücksprache mit Oberarzt und Neonatologe (bzw. Perinatalzentrum)
  - Antenatale Steroidprophylaxe vor 34+0 SSW
  - Antibiotikatherapie vor 37+0 SSW und bei erhöhten Entzündungswerten, z. B. Ampicillin 3 x 2g i.v./Tag, vor 30+0 SSW zusätzlich Klacid 2 x 250 mg p.o./Tag (Ureaplasmen, Mykoplasmen, Chlamydien) über zunächst 14 Tage, dann Neubewertung
  - Bei Wehen Tokolyse, ggf. Kurzzeittokolyse zur antenatalen Steroidprophylaxe
  - Sonographie: Kindslage, Fetometrie, Fruchtwassermenge, Plazenta, Dopplersonographie
  - Gestationsalter kontrollieren
  - Verlegung in ein Perinatalzentrum
  - Sectioaufklärung
- **Vorgehen im stationären Verlauf bei vorzeitigem Blasensprung**
  - Stationäre Überwachung, eingeschränkte Bettruhe, Heparinisierung, Magnesium 3 x 300 mg p.o., Kalzium, Vitamin D, regelmäßig CTG, täglich CRP, Leukozyten
  - Entbindung, wenn Hinweise für Amnioninfektionssyndrom oder andere Pathologien, spätestens 34+0 SSW
  - Der Entbindungsmodus ist abhängig von Kindslage, Muttermundsbefund, Wehentätigkeit und Gestationsalter
  - Kontrollieren, ob Bakteriologiebefunde zum Antibiotikaregime passen

Blutungen in der Schwangerschaft – Plazentationsstörungen

M. Delius

15.1 **Placenta praevia** – 152
15.1.1 Epidemiologie – 152
15.1.2 Ätiologie/Pathogenese – 152
15.1.3 Klinik – 152
15.1.4 Diagnostik – 152
15.1.5 Procedere – 153
15.1.6 Prognose – 154

15.2 **Vorzeitige Plazentalösung** – 154
15.2.1 Epidemiologie – 154
15.2.2 Ätiologie/Pathogenese – 154
15.2.3 Klinik – 154
15.2.4 Diagnostik – 155
15.2.5 Procedere – 155
15.2.6 Prognose – 156

15.1 Placenta praevia

Die Definition der Placenta praevia bezieht sich auf den Abstand des Plazentarandes zum inneren Muttermund. Klinisch von Bedeutung ist v. a. die Placenta praevia totalis (◘ Tab. 15.1), die den inneren Muttermund komplett überdeckt. Die Diagnose der Placenta praevia erfolgt sonographisch, eine digitale vaginale Untersuchung ist kontraindiziert. Eine vaginale Blutung kann schnell zu einer **lebensbedrohlichen Situation** für Mutter und Kind führen. Die primäre Sectio caesarea ist bei Placenta praevia totalis obligat, sie sollte am wehenfreien Uterus vorgenommen werden.

15.1.1 Epidemiologie

- Placenta praevia: 0,3–0,6% aller Schwangerschaften
- Inzidenz von Placenta-praevia-assoziierten Blutungsereignissen: 2–10%

15.1.2 Ätiologie/Pathogenese

Als prädisponierender Faktor der gestörten Plazentaimplantation gilt eine Schädigung des Endometriums. Die Anzahl vorausgegangener Sectiones sowie Kürettagen steht in direktem Zusammenhang zur Häufigkeit des Auftretens einer Placenta praevia. Ein erhöhtes Risiko besteht zudem nach Endometritiden. Multiparität und Mehrlingsschwangerschaften. Bei Vielgebärenden soll dies an Verbrauchserscheinungen des Endometriums liegen, im Fall von Mehrlingsschwangerschaften wird die Erklärung in der vergrößerten Haftungsfläche der Plazenta gefunden.

15.1.3 Klinik

Typische Komplikation der Placenta praevia ist die **hellrote, schmerzlose Blutung,** die plötzlich und aus dem Wohlbefinden der Schwangeren auftritt. Der Uterus ist weich, die Patientin verspürt meist keine Wehentätigkeit. Falls Auslöser zu eruieren sind, kommen vaginale Untersuchung oder Geschlechtsverkehr in Frage. Häufig kommt es ab dem II. Trimenon wiederholt zu leichteren **annoncierenden Blutungen,** jedoch kann auch die erste Blutung bereits lebensbedrohlich sein, v. a. bei Placenta praevia totalis. Die Menge des Blutverlustes korreliert gut mit der mütterlichen Kreislaufsituation.

> **Symptomatik auf einen Blick**
> - Geringe oder starke hellrote Blutung nach außen
> - Keine Schmerzen, weicher Uterus, meist keine oder geringe Wehentätigkeit
> - CTG zunächst normal, bei hohem Blutverlust tachykard
> - Mütterlicher Kreislauf: stabil bis Kreislaufschock, korreliert mit dem Blutverlust

15.1.4 Diagnostik

Bei dem Auftreten einer vaginalen Blutung am Ende der Schwangerschaft ist zunächst der klinische Status der Patientin (Kreislaufsituation) zu erheben. Die Palpation des Abdomens weist bei weichem Uterus auf eine **Placenta-praevia-Blutung** im Gegensatz zur vorzeitigen **Plazentalösung** hin. Die Lage der Plazenta zum inneren Muttermund kann mittels Ultraschall diagnostiziert werden (◘ Abb. 15.1 bis 15.3). Der Standardzugang zur Darstellung des inneren Muttermundes ist die transvaginale Sonographie, die eine bessere Darstellung als die transabdominale Untersuchung bei gefüllter Harnblase ermöglicht. Alternativ kann eine transrektale Darstellung erfolgen.

◘ **Tab. 15.1.** Formen der Placenta praevia

Tiefsitzende Plazenta	Placenta praevia marginalis	Placenta praevia partialis	Placenta praevia totalis
Der Plazentarand ist maximal 5 cm vom inneren Muttermund entfernt	Die Plazenta erreicht den inneren Muttermund	Der Plazentarand überdeckt den inneren Muttermund partiell	Die Plazenta liegt komplett über dem inneren Muttermund

15.1 · Placenta praevia

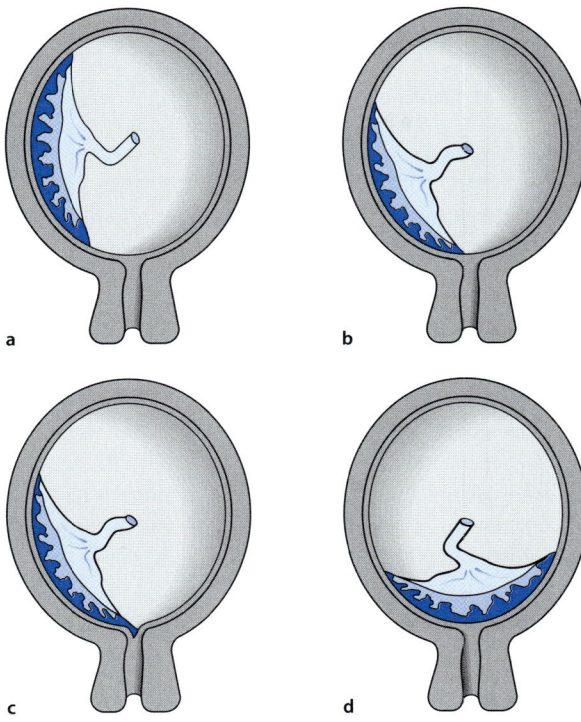

Abb. 15.1a–d. Placenta praevia: Befunde in Beziehung zum inneren Muttermund. **a** Tiefreichende Plazenta, **b** Placenta praevia marginalis, **c** Placenta praevia partialis, **d** Placenta praevia totalis. (Aus Schneider et al. 2004)

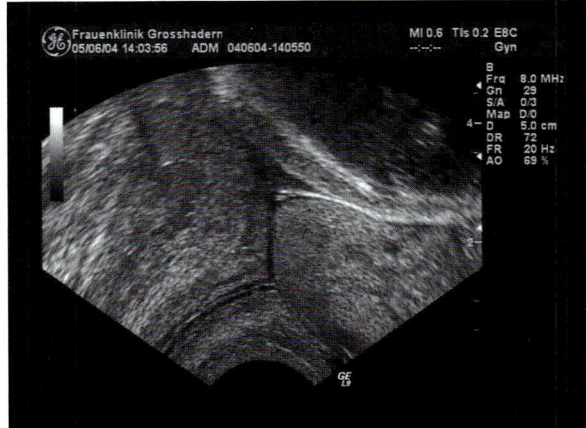

Abb. 15.2. Placenta praevia: Vaginalsonographische Darstellung der über den inneren Muttermund reichenden Placenta praevia totalis. Der Zervikalkanal (*links unten*) ist darunter geschlossen. Oberhalb des Mutterkuchens (*rechts oben*) der kindliche Kopf

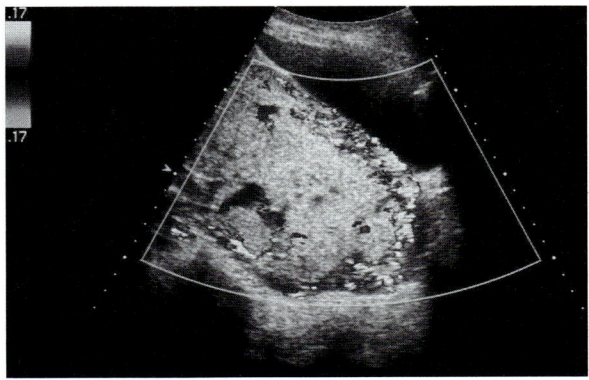

Abb. 15.3. Placenta praevia totalis percreta: Die echoreiche Plazenta füllt das gesamte untere Uterinsegment aus. Ein Myometrium ist nicht abgrenzbar. Farbdopplersonographisch lässt sich die vollständige Durchwanderung der Uteruswand durch die Plazentagefäße darstellen. An der Grenzfläche zur Harnblase (*rechts oben*) sind alle Schichten durch den Mutterkuchen durchwachsen. (Aus Strauss 2004)

Wichtig hierbei ist, dass sich aufgrund des Größenwachstums des Uterus die Lage der Plazenta bis zur vollendeten 26. Schwangerschaftswoche verändert (»Plazentamigration«), sodass die endgültige Diagnose »Placenta praevia marginalis«, »partialis« oder »totalis« erst nach Erreichen dieses Schwangerschaftsalters gestellt werden kann.

Durch eine Speculumuntersuchung werden Blutungsstärke und -farbe festgestellt, nach Entfernen von Koageln wird der Zervixbefund erhoben.

Differenzialdiagnostisch ist von der Placenta-praevia-Blutung eine ebenfalls hellrote, ggf. bedrohliche präpartale Blutung nach Blasensprung bei Insertio velamentosa (Einriss der über die Eihäute verlaufender Plazentagefäße) abzugrenzen.

> **Cave**
>
> Eine digitale vaginale Untersuchung ist bei der Placenta praevia kontraindiziert.

15.1.5 Procedere

Bei **starker Blutung** und instabilen mütterlichen Kreislaufverhältnissen muss, unabhängig vom Gestationsalter, sofort die Sectio durchgeführt und Intensivmaßnahmen, ggf. Gabe von Erythrozytenkonzentraten/FFP, eingeleitet werden.

Bei **geringer oder ausbleibender Blutung** ist die kontinuierliche Verfügbarkeit von Blutkonserven obligat. Die stationäre Aufnahme ist in jedem Fall zu empfehlen, bei Blutung dringend erforderlich. Eine Tokolyse ist bei Wehentätigkeit in der Frühgeburtlichkeit indiziert, eine antenatale Steroidprophylaxe muss je nach Schwangerschaftswoche erwogen werden.

Bei **Placenta praevia totalis** ist eine Sectio caesarea am wehenfreien Uterus, ab 35+0 SSW, durchzuführen. Für entsprechendes anästhesiologisches Monitoring und ausreichend Erythrozytenkonzentrate/FFP ist zu sorgen. Bei **Placenta praevia marginalis oder partialis** kann die Spontangeburt unter intensiver maternofetaler Überwachung angestrebt werden, da bei Geburtsbeginn der kindliche Kopf nach Amniotomie und Gabe von weheninduzierenden Medikamenten eine bestehende Blutung durch Kompression zum Stillstand bringen kann. Bei stärkerer Blutung muss die Sectio durchgeführt werden. Da die Kontraktilität im unteren Uterinsegment gering ist, kann bei massiver postpartaler Blutung eine **Hysterektomiesectio** (in bis zu 10% der Fälle) erforderlich werden.

15.1.6 Prognose

Die Prognose bei Placenta praevia hängt vom Gestationsalter und der Blutungsstärke ab. Durch frühzeitige stationäre Aufnahme kann die Mortalität und Morbidität gesenkt werden. Ein Wiederholungsrisiko besteht in 4–8%. Eine Placenta-praevia-Blutung ist in 10% mit einer vorzeitigen Plazentalösung vergesellschaftet. Eine Plazentalösungsstörung durch Ein- bzw. Durchwachsen der Plazenta durch die Uteruswand (Placenta in/percreta), welche bei Placenta praevia in ca. 9% der Fälle vorkommt, kann das Risiko für peripartale Blutungsereignisse deutlich erhöhen und im Einzelfall die Sectiohysterektomie notwendig machen.

> **Empfehlungen für die Praxis**
> - Placenta praevia totalis: innerer Muttermund komplett überdeckt, Sectio obligat
> - Diagnose vaginalsonographisch, digitale vaginale Untersuchung kontraindiziert
> - Klinik: hellrote, schmerzlose vaginale Blutung
> - Procedere:
>   - >26. SSW ohne Blutung: stationäre Überwachung, Entbindung elektiv
>   - >24. SSW mit Blutung: stationäre Überwachung, bei starker Blutung sofort Sectio, intensivmedizinisches Monitoring

15.2 Vorzeitige Plazentalösung

M. Delius

> Bei der vorzeitigen Plazentalösung (Abruptio placentae) löst sich die Plazenta vollständig oder teilweise von ihrer Uterushaftfläche ab. In Abhängigkeit von der Größe der Lösungsfläche ist die plazentare Versorgung des Kindes nicht mehr gewährleistet. Klinisch imponiert ein plötzlich einsetzender Dauerschmerz und ein bretthartes Uterus. Eine vaginale Blutung ist häufig, aber nicht obligat, da es auch »nur« zu einer Blutung nach innen kommen kann. Bei lebendem Kind und pathologischem CTG ist eine sofortige Sectio caesarea indiziert. Das mütterliche Risiko besteht im hypovolämischen Schock und konsekutiver Gerinnungsstörung.

15.2.1 Epidemiologie

Vorzeitige Plazentalösung: 0,2–2,6% aller Schwangerschaften

15.2.2 Ätiologie/Pathogenese

Der vorzeitigen Plazentalösung liegen pathologische Veränderungen kleiner arterieller Gefäße der Dezidua zugrunde. Durch Hämatombildung kann der Lösungsprozess bis zur vollständigen Ablösung der Plazenta fortschreiten (◘ Tab. 15.2, ◘ Abb. 15.4).

Prädisponierende Faktoren (50% unklare Ursache):
- Trauma (Verkehrsunfall, äußere Wendung, Amniozentese)
- Hypertonus/Präeklampsie
- Vorzeitiger Blasensprung/Amniotomie (z. B. 2. Zwilling)
- Nikotinabusus/Kokainabusus
- Multiparität
- Mangelernährung

15.2.3 Klinik

Typischerweise tritt in schweren Fällen ein akuter abdominaler Dauerschmerz und ein erhöhter Uterusto-

15.2 · Vorzeitige Plazentalösung

Tab. 15.2. Formen der vorzeitigen Plazentalösung

	Lösungsfläche	Plazentaperfusion
Vollständige vorzeitige Plazentalösung	Vollständige Ablösung von der uterinen Anhaftungsfläche	Keine Perfusion
		Keine fetale Versorgung
Partielle vorzeitige Plazentalösung	Lösung zentral oder randständig. Hämatombildung. Hämatom führt meist zur weiteren Ablösung	In Abhängigkeit von der Größe der Ablösung kann die Versorgung des Fetus weiter gewährleistet sein

nus (brettharter Bauch) ein. Eine **dunkelrote vaginale Blutung** ist häufig, aber nicht obligat. Sie kann durch Hämatombildung oder Blutung nach innen fehlen. Das Vollbild der Lösung ist durch den mütterlichen Schockzustand gekennzeichnet, schwere Formen gehen durch Einschwemmung gerinnungsaktiver Substanzen aus der Plazenta in 10% mit einer disseminierten intravasalen Gerinnung (DIC) und einer Verbrauchskoagulopathie einher.

Symptomatik auf einen Blick
- Dunkelrote Blutung nach außen, evtl. schwere Blutung nach innen
- Uteriner Druckschmerz bis heftiger Dauerschmerz
- Uterustonus erhöht bis bretthart
- CTG pathologisch, fetale Hypoxie
- Mütterlicher Kreislauf: Diskrepanz zwischen äußerlichem Blutverlust und Schockzustand
- Gerinnungsstörung (DIC und Verbrauchskoagulopathie)

15.2.4 Diagnostik

Durch Sonographie (**Abb. 15.4**) wird die Vitalität des Kindes überprüft. Bei frischer Blutung findet sich eine echoleere Raumforderung hinter der Plazenta, die Ausbildung von Koageln führt zu einem inhomogeneren sonographischen Bild, das der Plazentastruktur ähnlich sehen kann. Durch die Farbdopplersonographie kann eine fehlende Durchblutung in diesen Arealen nachgewiesen werden. Durch das CTG muss der fetale Zustand rasch beurteilt werden, mütterliches Blutbild und Gerinnung sind durch Labordiagnostik zu evaluieren.

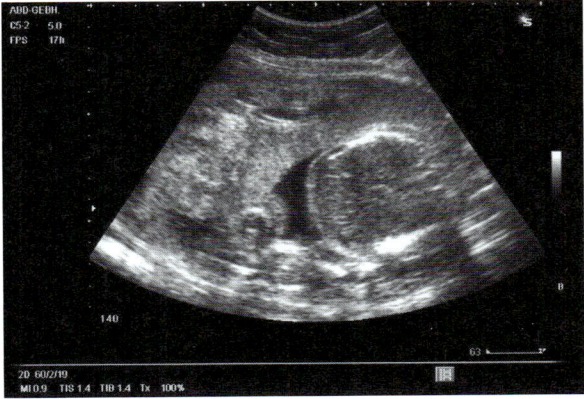

Abb. 15.4. Sonographisches Erscheinungsbild eines retroplazentaren/retroamnialen Hämatoms: Am Rand der Vorderwandplazenta findet sich in der Abbildung links, eine retroplazentare/retroamniale Raumforderung – glatt begrenzt, inhomogene Binnenechos, echoarm/echoreich – entsprechend einem sich extraamnial vorgewölbten, nicht mehr ganz frischen Hämatom. Rechts in der Fruchthöhle das transversal angeschnittene fetale Abdomen

15.2.5 Procedere

Das Vorgehen ist abhängig vom Schweregrad der Plazentalösung, vom klinischen Zustand der Mutter und vom Gestationsalter. Folgende **Sofortmaßnahmen** sind einzuleiten:
- Stabilisierung des mütterlichen Kreislaufs
- Labor: Blutbild, Thrombozyten, Gerinnung, Fibrinogen, Kreuzblut
- Konserven: 4–6 Erythrozytenkonzentrate und ggf. FFP

Partielle Plazentalösung

Bei einer partiellen Lösung (geringe Schmerzsymptomatik, stabile Kreislaufverhältnisse, unauffälliges CTG)

kann ein abwartendes Vorgehen gerechtfertigt sein; ggf. stationäre Überwachung. antenatale Steroidprophylaxe, Ultraschallkontrollen, ggf Tokolyse sind durchzuführen.

Vollständige Plazentalösung

Lebendes Kind
- Notsectio
- Kreislauf und Gerinnungssituation der Mutter eng überwachen

Abgestorbenes Kind
- Wenn möglich vaginale Entbindung
- Kreislauf und Gerinnungssituation der Mutter eng überwachen
- Bei Schock, schwerer Gerinnungsstörung: Sectio am toten Kind aus maternaler Indikation

15.2.6 Prognose

Die mütterliche Prognose hängt vom Blutverlust und ggf. der Gerinnungsstörung ab. Die mütterliche Mortalität beträgt bis zu 1%. Die perinatale Mortalität wird in Abhängigkeit von der Schwere der Lösung mit 10–67% angegeben. Das Wiederholungsrisiko beträgt 5–17%, steigt nach 2-maliger Lösung auf 25%.

> **Empfehlungen für die Praxis**
> - Klinik: plötzlicher Dauerschmerz und vaginale Blutung
> - Mütterliche Gefährdung: Schock und Gerinnungsstörung
> - Fetale Prognose: Abhängig vom Ausmaß der Lösung, hohe Mortalität in schweren Fällen

Beckenendlage

K. Middendorf

16.1 Epidemiologie – 158

16.2 Ätiologie/Pathogenese – 158

16.3 Klassifikation/Formen – 158

16.4 Diagnostik – 158

16.5 Therapie – 159

16.6 Prognose/Beratung – 159

Die Beckenendlage ist definiert als Längslage mit regelwidriger Poleinstellung (wichtigste geburtsmechanische Regelwidrigkeit). Nach Abschluss der Frühgeburtlichkeit – in besonderen Fällen auch eher – kann eine äußere Wendung in Schädellage versucht werden (ca. 50% Erfolgschancen), ansonsten wird nach heutiger Studienlage eine primäre Sectio caesarea empfohlen.
Alternativ kann in ausgewählten Fällen eine vaginale Beckenendlagengeburt angestrebt werden.

16.1 Epidemiologie

- Abnehmende Prävalenz mit fortgeschrittener Tragzeit (Inzidenz bei Geburtsbeginn 3–5%)
- Erhöhte Prävalenz für kindliche Asphyxie und angeborene Hüftgelenksluxationen

16.2 Ätiologie/Pathogenese

Die Birnenform des Uterus (breiter Fundus, schmales unteres Uterinsegment) begünstigt durch den größeren Raumbedarf von Steiß und Beinen die physiologische Schädellage. Die Zunahme von Uteruskontraktilität, kindlichen Eigenbewegungen und Fruchtwassermenge um die 32. SSW führen meist zur spontanen Wendung in Schädellage.

Prädisponierende Faktoren für einen Verbleib in Beckenendlage sind neben Mehrlingsgravidität, Frühgeburt und verminderten Kindsbewegungen (Plazentainsuffizienz, IUFT) auch atypische Plazentalokalisationen (Tubenecken, Placenta praevia) sowie Uterus- (Myome, Uterus bicornis/subseptus), Fruchtwasser- (Oligo-, Polyhydramnion) und Nabelschnuranomalien. Zudem begünstigen kindliche Dysmorphien mit neurologischen Defiziten (Hydrozephalus, Neuralrohrdefekte), aber auch mütterliche Beckenanomalien den Verbleib in Beckenendlage.

16.3 Klassifikation/Formen

Abhängig von der Haltung der Beine in Relation zu Steiß und Rumpf werden verschiedene Formen der Beckenendlage voneinander abgegrenzt (Abb. 16.1, Tab. 16.1).

16.4 Diagnostik

Nach der äußeren Palpation (Leopold-Handgriffe) und der vaginalen Untersuchung ist die Transabdominalso-

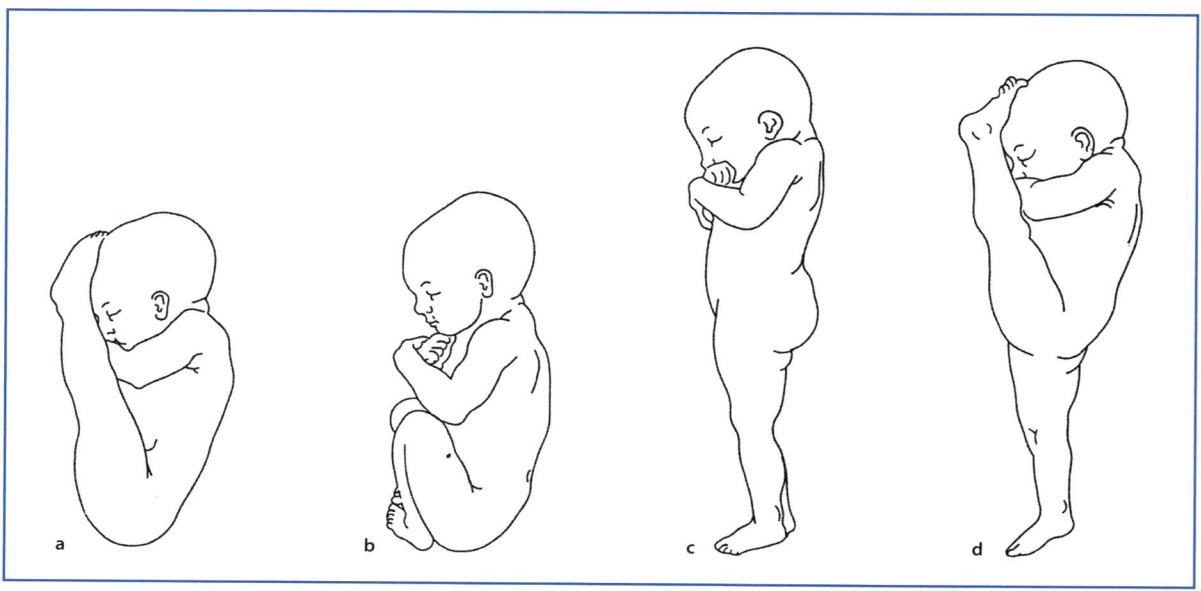

Abb. 16.1a–d. Reine Steißlage (**a**) und vollkommene Steiß-Fuß-Lage (**b**). Vollkommene Fußlage (**c**) und unvollkommene Fußlage (**d**). (Aus Uhl 2001)

16.5 Therapie

Tab. 16.1. Formen der Beckenendlage

Bezeichnung	Haltung der kindlichen Beine/ vorangehendes Kindsteil
Einfache Steißlage	Beide Beine vor Rumpf und Gesicht hochgeschlagen/Steiß
Steiß-Fuß-Lage	
— Vollkommen	Beide Beine angewinkelt/Steiß und beide Füße
— Unvollkommen	Ein Bein angewinkelt, das andere hochgeschlagen/Steiß und ein Fuß
Fußlage	
— Vollkommen	Beide Beine in Hüfte/Knie gestreckt/ beide Füße
— Unvollkommen	Ein Bein in Hüfte/Knie gestreckt, das andere hochgeschlagen/ ein Fuß
Knielage	
— Vollkommen	Beide Beine in Hüfte gestreckt und im Knie gebeugt/beide Knie
— Unvollkommen	Ein Bein in Hüfte gestreckt und im Knie gebeugt, das andere hochgeschlagen/ein Knie

nographie das apparative Verfahren der Wahl, sie gibt Auskunft über die jeweilige Form der Beckenendlage, der Lage der Plazenta und der Fruchtwassermenge. Einer vaginalen Beckenendlagengeburt sollte eine MRT-Pelvimetrie vorausgehen, um ein kephalopelvines Missverhältnis auszuschließen.

16.5 Therapie

Selbstwendungstechniken können zu einer eigenständigen Drehung des Fetus in Schädellage führen:
- »Tönnchen-Stellung«: geneigter Vierfüßlerstand mit Absenken des Kopfes und Hochstrecken des Beckens bei tiefer Atmung über 10 min
- »Indische Brücke«: geneigte Rückenlage mit Hohlkreuz und Anstellen der gespreizten Beine bei tiefer Atmung über 10 min
- Moxibustion: Abbrennen von Beifußblättern über Akupunkturpunkten der kleinen Zehe

Nach Sectio- und Anästhesieaufklärung kann bei 37+0 SSW bei der nüchternen Patientin eine **äußere Wendung** durchgeführt werden:
- CTG über 30 min, Ultraschallkontrolle (Lage, Plazentalokalisation)
- i.v.-Tokolyse über 30 min mit kontinuierlicher Steigerung alle 10 min auf 3 µg/min
- Anästhesie-stand-by
- Wendungsversuch (Abb. 16.2) mit Vorwärtsrolle bei Überragen der Mittellinie durch das kindliche Köpfchen, sonst Rückwärtsrolle
- Ultraschallkontrolle (Lage, Herzfrequenz), Beendigung der i.v.-Tokolyse, CTG über 2 h
- Ultraschallkontrolle, ggf. Anti D-Immunglobulin bei rhesusnegativer Schwangerer
- Ambulante Wiedervorstellung nach 6–8 h zur CTG- und Ultraschallkontrolle

Unter Studienbedingungen erfolgen Wendungen auch in niedrigerem Gestationsalter.

An Komplikationen werden in 36% der Fälle kurzfristige fetale Herzfrequenzalterationen und in 3% eine partielle Plazentalösung mit vaginaler Blutung oder eine fetomaternale Transfusion beobachtet. In <1% der Fälle kommt es zu Wehen, vorzeitigem Blasensprung, Uterusruptur oder kindlichen Verletzungen. Absolut kontraindiziert ist eine äußere Wendung bei Plazenta praevia totalis, Verdacht auf kephalopelvines Missverhältnis, Mehrlingen, akuten Schwangerschaftskomplikationen (vorzeitiger Blasensprung, Präeklampsie, HELLP-Syndrom), uterinen und schweren fetalen Fehlbildungen sowie (akuten) CTG-Pathologien. Bei Vorliegen relativer Kontraindikationen, wie Vorderwandplazenta, Oligohydramnion, IUGR, vorausgegangenen Uterusoperationen und Adipositas, muss im Einzelfall entschieden und entsprechend aufgeklärt werden.

16.6 Prognose/Beratung

Bei Beckenendlage stellt sich die Frage nach dem optimalen Entbindungsmodus. Nach einer in **50–70% der Fälle erfolgreichen äußeren Wendung** kann die Patientin spontan gebären. In den übrigen Fällen sollte nach Abschluss der Frühgeburtlichkeit eine primäre Sectio caesarea erfolgen. Alternativ kann in ausgewählten Fällen, v. a. bei Mehrgebärenden, eine vaginale Beckenendlagengeburt angestrebt werden. Letztere ist kontraindiziert bei folgenden Beckenmaßen (MRT-Pelvimetrie):

- Conjugata vera obstetrica <11,5 cm
- Differenz zwischen Conjugata vera obstetrica und kindlichem biparietalem Durchmesser von <1,5 cm bei Erst- und <1,0 cm bei Mehrgebärenden
- Einer Summe von Intertubar-, Interspinal- und a.p.-Abstand <32,5 cm.

> **Empfehlungen für die Praxis**
> - Inzidenz der Beckenendlage bei Geburtsbeginn 3–5%
> - Möglichkeit der äußeren Wendung bei 37+0 SSW (Erfolgschancen bei 50–70%)
> - Sonst nach Abschluss der Frühgeburtlichkeit primäre Sectio caesarea
> - Alternativ kann in ausgewählten Fällen eine vaginale Beckenendlagengeburt angestrebt werden

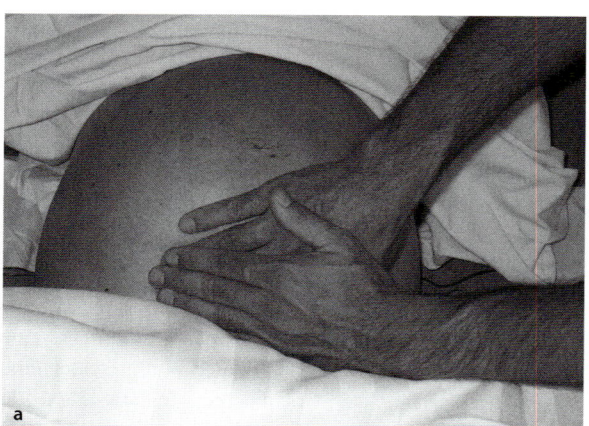
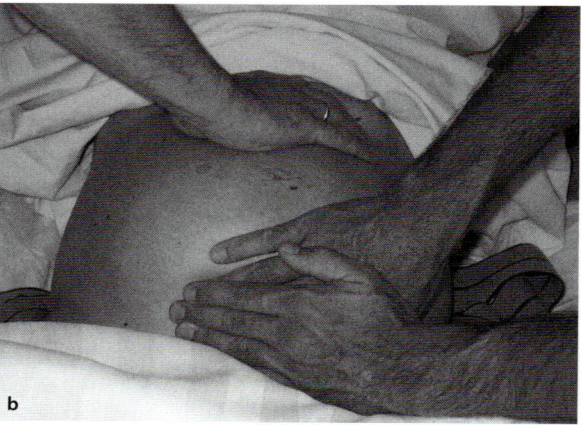
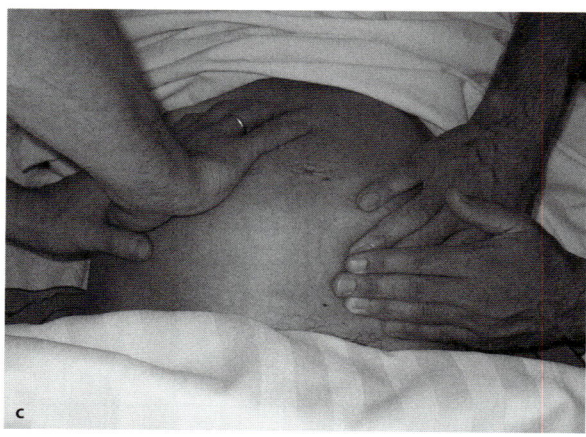
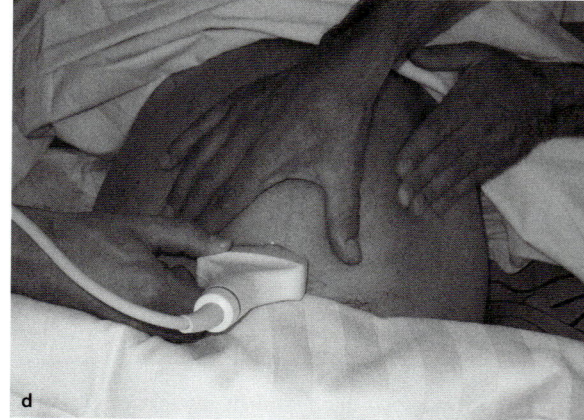

Abb. 16.2a–d. Äußere Wendung bei I. Beckenendlage. **a.** Der kindliche Steiß wird mit beiden Händen aus dem mütterlichen Becken gelöst. **b.** Während ein Operateur den kindlichen Steiß aus dem mütterlichen Becken leitet, führt der andere den kindlichen Kopf mit sanftem Druck in Richtung Becken. **c.** Über eine Vorwärtsrolle wird jeweils beidhändig der kindliche Steiß nach oben und der kindliche Kopf in Richtung des mütterlichen Beckens geleitet. **d.** Während ein Operateur das kindliche Köpfchen im mütterlichen Becken stützt, kontrolliert der andere ultrasonographisch Herzfrequenz und Lage des Kindes

Small for Gestational Age (SGA) Infants, intrauterine Wachstumsretardierung (IUWR/IUGR)

S. Müller-Egloff

17.1 Epidemiologie – 162

17.2 Ätiologie/Pathogenese – 162

17.3 Klassifikation und Klinik – 162

17.4 Diagnostik – 162

17.5 Therapie – 163

17.6 Prognose/Beratung – 163

17.7 Prävention/Prophylaxe – 164

Alle Feten bzw. Neugeborene, deren Gewicht unter der 10. Perzentile des für das Schwangerschaftsalter als normal anzunehmenden Gewichtes liegt, gelten als »small for gestational age« (SGA). Zu differenzieren ist hier zwischen einem physiologischen Kleinwuchs, wie er z. B. bei kleinen Eltern beobachtet wird, und einem pathologischen Minderwuchs (intrauterine Wachstumsretardierung, »intrauterine growth restriction«; IUGR) aufgrund plazentarer Mangelversorgung oder genetischer Disposition (Chromosomenaberrationen).

Als Teil der Mutterschaftsrichtlinien wurden das 2., vorwiegend aber das 3. Ultraschallscreening u. a. deshalb konzipiert, um genannte pathologische Schwangerschaftsverläufe rechtzeitig zu erkennen. Besteht ein Verdacht auf SGA, empfiehlt sich initial eine Abklärung möglicher genetischer/syndromaler oder infektiologischer Ursachen. Danach müssen im Schwangerschaftsverlauf durch engmaschige Kontrollen die suffiziente Versorgung des Feten überprüft und ggf. Maßnahmen zur vorzeitigen Entbindung ergriffen werden.

17.1 Epidemiologie

- SGA-Feten betreffen 10 % aller Schwangerschaften
- In ca. der Hälfte der Fälle liegt dem Minderwuchs eine pathologische intrauterine Wachstumsretardierung zugrunde

17.2 Ätiologie/Pathogenese

Ein physiologischer Kleinwuchs ist genetisch vorbestimmt, d. h. diese SGA-Feten erreichen ihr genetisches Entwicklungspotenzial, und dieses Wachtum ist auch auf konstanten Wachstumsperzentilen im Verlauf zu dokumentieren. Eine pathologische Wachstumsretardierung (IUGR) hingegen kann durch verschiedene Ursachen bedingt sein (Tab. 17.1).

17.3 Klassifikation und Klinik

Als klinische Anzeichen für eine fetale Entwicklungsstörung können indirekt eine mangelnde Gewichtszunahme oder eine mangelnde Zunahme des Symphysen-Fundus-

Tab. 17.1. Ätiologie verschiedener Formen von intrauteriner Wachstumsretardierung

Ursachen		Auswirkungen
Primär fetal	Endogen	Fehlbildungen
		Chromosomenanomalien (Trisomie 13, 18, 21)
		Stoffwechselerkrankungen
	Exogen	Intrauterine Infektionen (z. B. Röteln, CMV, Toxoplasmose, Herpes)
		Strahlenexposition
Gestörte Versorgung	Präplazentar	Sauerstoffmangel (Höhenexposition)
		Hyperthermie
		Mangelernährung
		Noxen (Nikotin, Alkohol, Drogen)
	Maternale Störungen	Anämie
		Hypertonie/Präeklampsie
		Chronische Nierenleiden
		Zyanotische Herzvitien
		Systemischer Lupus erythematodes
		Diabetes mellitus
	Plazentar	Placenta praevia
		Chromosomenmosaik
		Gestörte Plazentation

Abstands der Mutter gewertet werden (Abb. 17.1). Goldstandard der Diagnostik ist heute die Sonographie. Die Klassifikation von SGA-Feten zeigt Tab. 17.2.

17.4 Diagnostik

Jeder Wachstumsdiagnostik geht eine Verifizierung des Schwangerschaftsalters voraus. Diese erfolgt mittels des (bild-)dokumentierten Frühultraschalls (Scheitel-Steiß-Länge). Bei den sonographischen Biometrieuntersuchun-

17.6 · Prognose/Beratung

Tab. 17.2. Klassifikation von SGA-Feten

Klassifikation	Vorkommen	Ätiologie	Klinik
Symmetrische Wachstumsretardierung	20–30%	Normale Zellgröße, aber verminderte Zellzahl: genetische Disposition, Noxen, Infektionen, Chromosomenaberrationen, Syndrome	Alle sonographisch messbaren Parameter zu klein schon ab dem II. Trimenon. Fruchtwassermenge normal. Irreversibel
Asymmetrische Wachstumsretardierung	70–80%	Verminderte Zellgröße aber normale Zellzahl: Plazentainsuffizienz aufgrund z.B. Hypertonie, Noxen, Anämie	Normales Kopf- und Extremitätenwachstum, kleiner Abdomenumfang. Fruchtwassermenge vermindert. Partiell reversibel

gen ist auf die Wachstumssymmetrie und den perzentilengerechten Wachstumsverlauf sowie die Fruchtwassermenge zu achten. Bei Auffälligkeiten sollte eine Abklärung toxischer und infektiologischer Ursachen (TORCH-Serologie) erfolgen und ggf. eine Karyotypisierung erwogen werden. Differenzialdiagnostisch kommen bei verminderter Fruchtwassermenge auch eine fetale Nierenerkrankung oder ein vorzeitiger Blasensprung in Betracht.

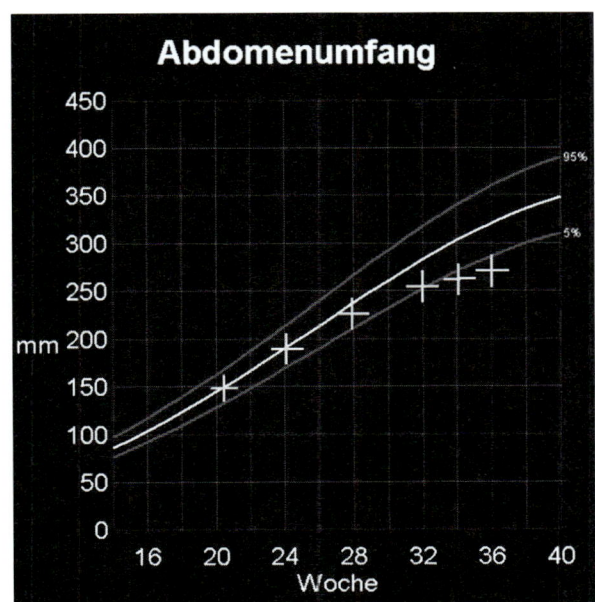

Abb. 17.1. Biometrieverlauf eines Feten mit deutlicher IUGR: Wachstumsabflachung des Abdomenumfangs (Aus Strauss 2004)

17.5 Therapie

Zur Therapie der fetalen Versorgungsstörung zählen je nach Ursache die Vermeidung von Noxen bzw. wenn möglich die Infektionsbehandlung. Bettruhe zur Optimierung der plazentaren Perfusion ist umstritten (keine verlässlichen Daten). Genetisch bedingte Wachstumsretardierungen können nicht therapiert, sondern bei Verdacht ggf. frühzeitig invasiv-pränataldiagnostisch verifiziert werden.

Die Routineüberwachung bei IUGR-Schwangerschaften umfasst bei stabilem Verlauf die ambulante, 2-wöchentliche CTG-, Doppler- und Wachstumskontrolle. Bei Auftreten von höhergradiger Pathologie (pathologisches Flussmuster in der A. umbilicalis, A. cerebri media oder im Ductus venosus; Wachstumsstillstand) müssen wöchentliche Kontrollen bzw. die stationäre Behandlung mit noch engmaschigerem Monitoring und ggf. vorzeitige Entbindung nach antenataler Steroidprophylaxe (großzügige Indikation ab der 32. SSW) eingeleitet werden.

17.6 Prognose/Beratung

Die peripartalen Mortalitäts- und Morbiditätsraten sind etwa 5-fach höher als im Normalkollektiv, wobei der Schweregrad der fetalen Störung stark von der Ursache bzw. Dauer der pathologischen Versorgung abhängt. Generell gilt:

> Je früher die Störung beginnt und je später sie diagnostiziert und die adäquate Therapie eingeleitet wird, desto gravierender ist die Entwicklungsstörung.

17.7 Prävention/Prophylaxe

- Expositionsprophylaxe (Noxen, Infektionserreger)
- Bei Verdacht bzw. belasteter Anamnese frühe (invasive) Pränataldiagnostik

> **Empfehlungen für die Praxis**
> - Physiologischer Kleinwuchs ≠ pathologischer Minderwuchs (IUGR)
> - Bei physiologischem Kleinwuchs ist keine weitere Therapie nötig
> - Bei Verdacht: toxische/infektiologische Ursachenabklärung (TORCH-Serologie), ggf. Karyotypisierung (Verdacht auf frühe Retardierung im II. Trimenon)
> - Bei IUGR ohne weitere Pathologie: CTG, Wachstums- und Dopplerkontrollen alle 2 Wochen
> - Bei Neuauftreten weiterer Pathologie: wöchentliche Kontrollen bzw. ab »brain sparing« und/oder pathologischem Fluss im venösen System stationäre Einweisung mit antenataler Steroidprophylaxe und 2-tägigen Kontrollen sowie ggf. Entbindung (großzügige Indikation ab 32. SSW)

Mehrlingsschwangerschaft

S. Müller-Egloff

18.1 Zwillingsschwangerschaft – 166
18.1.1 Epidemiologie, Ätiologie, Pathogenese und Klassifikation – 166
18.1.2 Klinik – 166
18.1.3 Diagnostik – 166
18.1.4 Therapie – 167

18.2 Höhergradige Mehrlingschwangerschaft – 169
18.2.1 Epidemiologie – 169
18.2.2 Konzeptionsmodus – 169
18.2.3 Schwangerschaftsrisiken – 169
18.2.4 Geburtshilfliche Betreuung – 169
18.2.5 Prognose – 169
18.2.6 Prävention/Prophylaxe – 169

18.1 Zwillingsschwangerschaft

2–5% aller Schwangerschaften vor der 10. SSW sind Mehrlingsschwangerschaften, von denen aber wiederum 30% im Sinne eines »Vanishing-twin-Syndroms« als Einlingsschwangerschaften enden. Zwillingsschwangerschaften gelten allgemein als **Risikoschwangerschaften**, die Intensität der Überwachung richtet sich nach der Chorionizität. Bei Verdacht auf monochoriale Gemini muss engmaschig auf Zeichen der Plazentainsuffizienz bzw. des Transfusionssyndroms geachtet werden. Denn die perinatale Mortalität liegt bei Dichorionizität um 8–10%, bei Monochorionizität bei 25% und bei Monoamnizität sogar bei 50%.

Bezüglich des **Geburtsmodus** entscheiden sich zunehmend mehr Mütter unabhängig von der ärztlichen Beratung zur elektiven Sectio; diese ist aber bei optimalen Voraussetzungen und unauffälligem Schwangerschaftsverlauf nicht zwingend indiziert.

18.1.1 Epidemiologie, Ätiologie, Pathogenese und Klassifikation

Die Entstehung von Mehrlingen und die Plazentationstypen zeigen Tab. 18.1 und Abb. 18.1.

Die Inzidenz von Mehrlingen nach Spontankonzeption ist in Tab. 18.2 dargestellt. Aktuell liegt die Mehrlingsrate durch Kinderwunschbehandlungen deutlich höher (Gesamtinzidenz Zwillingsanlagen ca. 3%).

18.1.2 Klinik

Schwangerschaftskomplikationen

- Erhöhte Fehlbildungsrate (6–10%), v.a. bei Monozygotie (Herzfehler, Hydrozephalus, Neuralrohrdefekte, singuläre Nabelschnurarterie; SUA)
- Erhöhte Rate an Chromosomenaberrationen (Trisomie 21, Turner- und Klinefelter-Syndrom)
- Hyperemesis gravidarum (20%)
- Erhöhtes Fehlgeburtsrisiko (2-fach erhöhtes Risiko gegenüber Einlingsschwangerschaften)
- Vorzeitige Wehentätigkeit, Zervixinsuffizienz, Frühgeburtlichkeit
- Vorzeitiger Blasensprung, Amnioninfektion
- Polyhydramnion (12%)
- Maternale Varikosis, ausgeprägte Ödemisierung
- Präeklampsie (5-fach erhöhtes Risiko gegenüber Einlingsschwangerschaften)
- Plazentainsuffizienz (60%)
- Intrauterine Wachstumsabflachung (v. a. ab 35. SSW)
- Erhöhte Rate an Hypoxiefällen bei vaginaler Geburt v. a. des 2. Geminus
- Maternale subjektive Dyspnoe wegen Zwerchfellhochstand

18.1.3 Diagnostik

Der optimale Zeitpunkt zur sonographischen Mehrlingsdiagnostik und Festlegung der Chorionizität ist im I. Trimenon (Tab. 18.3).

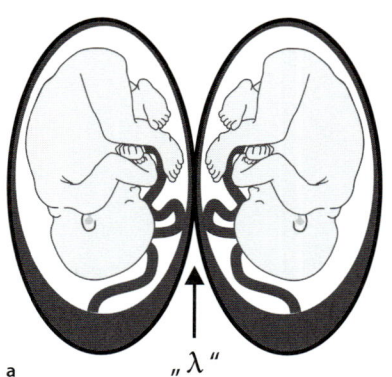
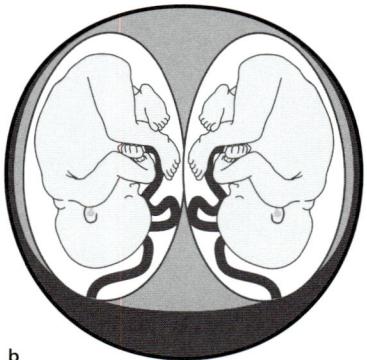
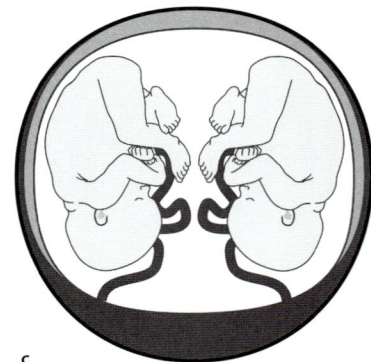

Abb. 18.1a–c. Plazentationstypen: **a** dichorial-diamnial (sonographisches »λ-sign« als Zeichen von Choriongewebe zwischen den Amnionhöhlen), **b** monochorial-diamnial, **c** monochorial-monoamnial. (Aus Schneider et al. 2004)

18.1 · Zwillingsschwangerschaft

An der Chorionizität orientiert sich die **weitere Diagnostik**:
- **B-Bild-Sonographie:** Kontrolle der Fruchtwassermenge, Wachstumsverlauf, Hydropszeichen
- **Dopplersonographie:** primär nur Dopplersonographie der A. umbilicalis, bei Pathologie auch der A. cerebri media bzw. des venösen Systems (Tab. 18.4)

18.1.4 Therapie

Eine Geminimutter wird ambulant nach dem in Tab. 18.4 beschriebenen Schema klinisch kontrolliert, solange keine Komplikationen auftreten. Zeigen sich in der Routinediagnostik u. a. Anzeichen der Plazentainsuffizienz oder Wachstumsdiskrepanz, sind entsprechend

Tab. 18.1. Entstehung von Mehrlingen (Eihautverhältnisse)

Zygotie	Plazentationstyp	Trennung
Monozygot (30%)	Dichorial/diamnial (29%)	Trennung in den ersten 5 Tagen nach der Befruchtung
	Monochorial/diamnial (70%)	Trennung 5–10 Tage nach der Befruchtung
	Monochorial/monoamnial (1%)	Trennung >10 Tage nach der Befruchtung
	Siamesische Zwillinge	Unvollständige Trennung >13 Tage nach der Befruchtung (1 : 50.000)
Dizygot (70%)	Dichorial/diamnial	2 Fruchtanlagen ab Befruchtung, da 2 Oozyten und 2 Spermien

Tab. 18.2. Häufigkeit von Mehrlingen nach der Hellin-Regel (Spontankonzeption)

Zwillinge	1,18%	1 : 85
Drillinge	0,01%	$1 : 85^2$ (1 : 7.225)
Vierlinge	0,0002%	$1 : 85^3$ (1 : 614.125)
Fünflinge	0,000002%	$1 : 85^4$ (1 : 52.200.625)

Tab. 18.3. Sonographische Mehrlingsdiagnostik

Chorionizität	Klinik
Dichorial – diamnial	Je zwei Chorion- und Amnionhöhlen um zwei Dottersäcke
Monochorial – diamnial	Eine Chorionhöhle, zwei Amnionhöhlen und zwei Dottersäcke
Monochorial – monoamnial	Eine Chorionhöhle, eine Amnionhöhle und zwei Dottersäcke

Tab. 18.4. Weitere Diagnostik bei Mehrlingsschwangerschaft

Chorionizität	B-Bildsonographie	Dopplersonographie	Beachte
Dichorial	Alle 4 Wochen bis maximal 32+0 SSW, dann alle 2 Wochen	Ab 30+0 SSW alle 2 Wochen	»Physiologische« Wachstumsabflachung im 3. Trimenon
Monochorial	Ab Diagnose alle 2 Wochen	Ab 24+0 SSW alle 2 Wochen, ab 30. SSW wöchentlich	Vorsicht bei Gewichts- und Fruchtwasserdiskrepanz, fetofetales Transfusionssyndrom!
Monoamnial	Ab Diagnose alle 2 Wochen	Ab 24+0 SSW wöchentlich, zusätzlich CTG 3-mal tgl.	Stationäre Einweisung ab 24+0 SSW, elektive Sectio ab 32+0 SSW

weiterführende Maßnahmen indiziert. Dies bedeutet bei pathologischem Flussmuster im arteriellen System zusätzlich die ausführlichere Dopplerdiagnostik auch des venösen Systems und ggf. stationäre Einweisung (Frühgeburtlichkeit) und bei Anzeichen des fetofetalen Transfusionssyndroms in jedem Fall die Überweisung an ein Zentrum. Dort werden therapeutische Interventionen wie Amniondrainage, Laserung oder ggf. Entbindung abgewogen (◘ Abb. 18.2, 18.3).

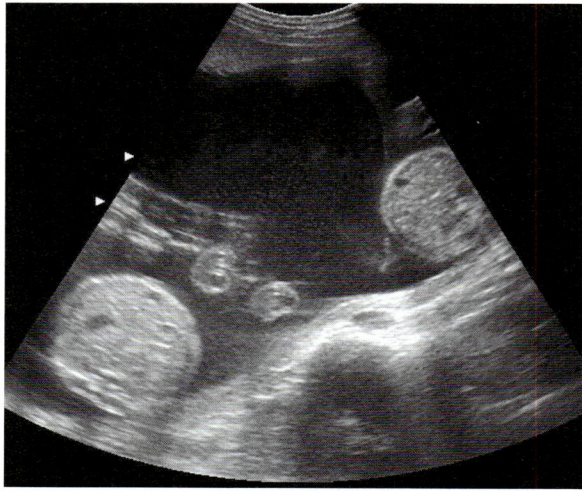

◘ **Abb. 18.2.** Sonographische Aufnahme: monochoriale Gemini mit fetofetalem Transfusionssyndrom. Polyhydramnion vs. Oligohydramnion, deutliche Abdomenumfangsdifferenz. (Aus Strauss 2004)

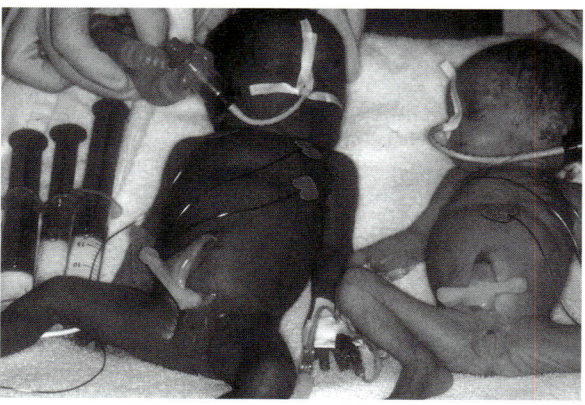

◘ **Abb. 18.3.** Postpartale Aufnahme: Gemini nach fetofetalem Transfusionssyndrom. Punktat links = Aszites. (Aus Strauss 2004)

Der Entbindungsmodus und Zeitpunkt ist auch bei unkompliziert verlaufener Schwangerschaft differenziert abzuwägen. Nach Abschluss der Frühgeburtlichkeit steigt nach der abgeschlossenen 38. SSW mit zunehmendem Gestationsalter und ansteigendem Geburtsgewicht die peripartale Komplikationsrate wieder an. Deshalb sollte die elektive Schnittentbindung zu diesem Zeitpunkt terminiert werden und bei angestrebtem Spontanpartus ab der 39. SSW engmaschige Kontrollen erfolgen bzw. die Indikation zur Geburtseinleitung großzügig gestellt werden. Auch die vaginale Entbindung sollte immer in Periduralanästhesie erfolgen: So werden eine maximale Entspannung des Beckenbodens unterstützt und gleichzeitig optimale Bedingungen für evtl. notwendige operative Eingriffe geschaffen. Schließlich muss jede Patientin in einem dokumentierten Gespräch ausführlich über den gewählten Geburtsmodus beraten und aufgeklärt werden.

> Insbesondere bei angestrebter vaginaler Entbindung ist auf die Eventualität der Sectio am zweiten Zwilling hinzuweisen.

Der anzustrebende Entbindungsmodus hängt von der Poleinstellung und dem erwarteten Gewicht der Feten ab (◘ Tab. 18.4)

Empfehlungen für die Praxis
- Chorionizität eindeutig sichtbar im Mutterpass festlegen (am besten mit SSL bilddokumentiert), risikoadaptierte Betreuung (v. a. Doppler- und B-Bildsonographie) orientiert sich an der Chorionizität (◘ Tab. 18.4)
- **Cave**: ausgeprägte Wachstumsabflachung und verminderte Fruchtwassermenge v. a. im III. Trimenon: Plazentainsuffizienz (Blasensprung ausschließen)
- **Cave**: Wachstums- und Fruchtwasserdiskrepanz bei Monochorionizität auch schon im II. Trimenon: evtl. fetofetales Transfusionssyndrom
- Rechtzeitige Entbindung! Erhöhte Mortalität und Morbidität bei allen Gemini ab der 39. SSW (entspricht Terminüberschreitung!)
- Entbindungsmodus beraten je nach Poleinstellung und geschätztem Fetalgewicht (◘ Tab. 18.5)

Tab. 18.5. Anzustrebendert Entbindungsmodus bei Zwillingsschwangerschaft. (Nach Schneider et al. 2004)

Poleinstellung	Differenzierung	Geburtsmodus
2-mal Schädellage		Vaginale Entbindung
Nur führender Geminus Schädellage	<32. SSW	Primäre Sectio
	Geschätztes Gewicht des 2. Geminus 1500–3500 g und nicht >500 g schwerer als Geminus 1	Vaginale Entbindung
	Geminus 2 >500 g schwerer als Geminus 1	Primäre Sectio
Führender Geminus nicht in Schädellage		Primäre Sectio

18.2 Höhergradige Mehrlingschwangerschaft

A. Strauss

Höhergradige Mehrlinge werden **obligat frühgeboren.** Die Schwangerschaften verlaufen für die Mutter und die Kinder in vielerlei Hinsicht kompliziert. Dabei wird das hohe Morbiditäts- und Mortalitätsrisiko der Kinder iatrogen (Sterilitätstherapie) zumindest zum Teil mitbegünstigt.

18.2.1 Epidemiologie

Nach dem Algorithmus von Hellin (1895) beträgt die natürliche Häufigkeit von
- Drillingen 1 : 85^2 (7.225)
- Vierlingen 1 : 85^3 (614.125)
- Fünflingen 1 : 85^4 (52.200.625)

Durch den Einsatz der Kinderwunschbehandlung in den vergangenen 20 Jahren sind diese Raten heute allerdings deutlich höher: Durch IVF ca. 300-fache und ICSI durch ca. 500-fache Inzidenzsteigerung.

18.2.2 Konzeptionsmodus

- Sterilitätstherapie (Hormonstimulation, Insemination ICSI, IVF, GIFT): 69–84%
- Natürliche Konzeption: 16–31%

18.2.3 Schwangerschaftsrisiken

Die Risiken bei Drillings- und Vierlingsschwangerschaften zeigt Tab. 18.6.

18.2.4 Geburtshilfliche Betreuung

- Regelmäßige Ultraschallüberwachung (Kinderanzahl, Chorionizität, Wachstum, Dopplersonographie)
- Cerclage (widersprüchliche Datenlage – prophylaktischer Nutzen nicht nachgewiesen)
- Stationäre Aufnahme bei Frühgeburtsbestrebungen
- Gegebenenfalls antenatale Steroidprophylaxe
- Ab 32. SSW großzügige, jedoch individuell adaptierte Entscheidung zur Entbindung (Wachstumsabflachung – drohende Plazentainsuffizienz)
- Primäre oder sekundäre Sectio caesarea (Vermeidung mechanischer Komplikationen bei einer vaginalen Frühgeburt)

18.2.5 Prognose

Die Morbidität und Mortalität höhergradiger Mehrlinge ist in Tab. 18.7 dargestellt

18.2.6 Prävention/Prophylaxe

- Monitoring im stimulierten Zyklus, Transfer von nicht mehr als 2 Embryonen (IVF, ICSI)

Tab. 18.6. Risiken bei höhergradigen Mehrlingsschwangerschaften

Risiko	Drillinge	Vierlinge
Hyperemesis gravidarum	46%	40%
SIH, Präeklampsie, Eklampsie, HELLP-Syndrom	17–44%	32–67%
Gestationsdiabetes	39%	10–33%
Vorzeitige Wehen (Zervixinsuffizienz)	46–97% (8–15%)	>90%
Vorzeitiger Blasensprung	13–42%	42%
Harnwegsinfektion	15–33%	14%
Intrauterine Wachstumsretardierung	8%	
Anämie (Hämoglobin <10 g/l)	10–58%	25%
Postpartale Blutung (Transfusion)	12–35% (21%)	21% (13%)

Tab. 18.7. Morbidität und Mortalität höhergradiger Mehrlinge (>25.SSW bis zur Entlassung aus der Klinik)

	Drillinge	Vierlinge	Fünflinge
Morbidität (schwerer Gesundheitsschaden)	30%	33%	53%
Mortalität (gesamt)	3,25%	5,45%	15%

- u. U. **Mehrlingsreduktion:** Fetozid durch intrakardiale Injektion von 2–3 ml 15% KCl mit dem Ziel, das Frühgeburtsrisiko für die verbleibenden Kinder zu vermindern (prozedurimmanentes Risiko der Fehlgeburt aller Kinder = 6–26%)

> **Empfehlungen für die Praxis**
> - Häufigkeit vorwiegend durch Kinderwunschbehandlung bestimmt
> - Höhergradige Mehrlingsschwangerschaften sind als Komplikation der Reproduktionsmedizin anzusehen
> - Risikoschwangerschaftsüberwachung engmaschig ambulant, bei Problem stationär
> - Entbindung durch Sectio caesarea nach 32 SSW großzügig zu indizieren
> - 30% Morbiditäts- und 1,8% perinatales Mortalitätsrisiko für Drillinge

Blutgruppenunverträglichkeit

S. Müller-Egloff

19.1 Epidemiologie – 172

19.2 Ätiologie/Pathogenese – 172

19.3 Klassifikation/Formen – 172

19.4 Klinik – 172

19.5 Diagnostik – 172

19.6 Therapie – 173

19.7 Prognose/Beratung – 173

19.8 Prävention/Prophylaxe – 173

Unter Alloimmunerkrankungen in der Schwangerschaft werden Blutgruppenunverträglichkeiten subsummiert, bei denen maternale Antikörper gegen fetale Blutgruppenepitope die Plazentaschranke passieren und eine fetale Hämolyse (Erythroblastose, M. hämolyticus neonatorum) bedingen.

19.1 Epidemiologie

- Inzidenz der fetalen Erythroblastose: 10,6 : 10.000 Geburten

19.2 Ätiologie/Pathogenese

Ein M. hämolyticus neonatorum ist in der Mehrzahl der Fälle auf eine maternofetale Übertragung von Rhesusantikörpern, z. T. durch eine inadäquate perinatale Prophylaxe verursacht, zurückzuführen. Daneben sind aber auch andere Blutgruppenepitope unterschiedlichster Anikörpersysteme und entsprechende seltener auftretender Antikörper bekannt, die zu einer fetalen Hämolyse führen können (s. unten).

19.3 Klassifikation/Formen

Die in ◘ Tab. 19.1 genannten Antikörper sind mit einer fetalen Erythroblastose assoziiert.

19.4 Klinik

Zum Risikokollektiv zählen v. a. Schwangere mit **vorbekanntem Antikörpertiter**. Meist fand anamnestisch bei diesen Patientinnen eine Übertragung blutgruppenunverträglichen Blutes oder eine fetomaternale Transfusion im Rahmen einer vorangegangenen Schwangerschaft/Geburt/Fehlgeburt oder invasiver pränataldiagnostischer Maßnahme (Amniozentese, Chorionzottenbiopsie, Chordozentese) statt. Spezifische maternale Symptome sind bei einer schwangerschaftsbezogenen Alloimmunerkrankung nicht zu erwarten.

Klinisch bleibt die Patientin unauffällig, bis der im Spätstadium der Erkrankung drohende Hydrops fetalis zu entsprechenden Sekundärsymptomen (vorzeitige Wehentätigkeit oder Blasensprung bei Polyhydramnie, IUFT) führt. Umso wichtiger ist daher die in den Mutterschaftsrichtlinien fixierte Screening-Diagnostik (Antikörpersuchtest = AKST, B-Bild- und ggf. Dopplersonographie) zur Aufdeckung des Risikokollektivs bzw. Früherkennung fetaler Symptome.

Als sensibilisiert gilt ein Titer >1 : 4, als bedenklich ein Titer ≥1 : 32 bzw. ein Titeranstieg um 2 Titerstufen. Engmaschige Kontrollen müssen eingeleitet werden. Beim Feten findet sich im Vollbild der Erkrankung ein generalisierter Hydrops fetalis, der sonograpisch beurteilt wird.

19.5 Diagnostik

Im Risikokollektiv bzw. bei laborchemisch nachgewiesenem pathologischem maternalem Titer wird eine engmaschige (alle 7–10 Tage) serologische und sonographische Überwachung eingeleitet.

Sonographisch ist beim Feten ab Hb 4 g/dl ein anämiebedingter Hydrops mit Aszites zu erwarten, Pleura-/Perikardergüssen, Hautödemen, Mitral- und Trikuspidalinsuffizienz und Kardiomegalie. Als Frühwarnzeichen gilt eine beschleunigte Blutflussgeschwindigkeit im arteriellen System (>95. Perzentile der maximalen systolischen Flussgeschwindigkeit), Standard ist die Messung in der A. cerebri media. Alternativ kann in der fetalen Aorta descendens gemessen werden. Die Signalqualität ist hier in aller Regel jedoch schlechter.

Eine maximale systolische Flussgeschwindigkeit von 3–4 Standardabweichungen über der Norm sagt einen fetalen Hb von 2 Standardabweichungen unter der

◘ **Tab. 19.1** Mit einer fetalen Erythroblastose assoziierte Antikörper

Antikörpersystem	Antikörper
Rhesus (Rh)	D, c, E, C, C^w,e
Kell	K, Kp^a, Js^a, Js^b,k
Duffy	Fy^a
MSN	M, S, s, N
Kidd	Jk^a, Jk^b

Norm mit einer Sensitivität und Spezifität um 80% vorher. Diese Werte können dann zur Indikationsstellung zur **Nabelschnurpunktion** herangezogen werden. Die Nabelschnurpunktion selbst wird als diagnostische und therapeutische Intervention genutzt, denn nach dem ermittelten fetalen Hkt/Hb richten sich dann sowohl die Indikation zur Transfusion als auch die Punktionsintervalle.

Diagnostisch weniger zuverlässig ist die photometrische Bestimmung des Bilirubingehalts im Fruchtwasser (nach Liley), die vor der heute gängigen dopplersonographischen Risikoabschätzung als Indikationshilfe zur Nabelschnurpunktion / Transfusion herangezogen wurde.

> **Empfehlungen für die Praxis**
> - Diagnose nur über AKST oder (Doppler-) Sonographie möglich, keine »typische« maternale Klinik
> - Rhesusprophylaxe nach Mutterschaftsrichtlinien, auch nach invasiver pränataler Diagnostik
> - Titerkontrollen und (Doppler-) Sonographie alle 7–10 Tage bei nachgewiesener Sensibilisierung
> - Hydropsgefahr ab Titeranstieg um 2 Titerstufen bzw. Beschleunigung der V_{max} (systolisch) >95. Perzentile; dann invasive Maßnahmen: Chordozentese und ggf. Transfusion

19.6 Therapie

Ab einem fetalen Hkt <30% (gemessen bei einer Nabelschnurpunktion) ist die intrauterine **Transfusion** indiziert. Transfundiert wird in derselben Sitzung 0 rh-negatives, CMV-negatives und bestrahltes Blut. Der zu erreichende Zielhämatokrit beträgt 40%. Die zu transfundierende Menge errechnet sich wie folgt:

$$\frac{\text{Zielhämatokrit} - \text{aktueller Hämatokrit} \times \text{Blutvolumen}}{\text{Konservenhämatokrit}}$$

19.7 Prognose/Beratung

Die fetale Überlebenswahrscheinlichkeit eines M. hämolyticus neonatorum ist bei adäquater Überwachung und Therapie gut. Exemplarisch liegt sie bei der Rhesusinkompatibilität nach entsprechender Schwangerschaftsüberwachung und ggf. notwendiger Therapie insgesamt bei 84% (mit Hydrops 74%, ohne Hydrops 94%).

19.8 Prävention/Prophylaxe

- AKST bei Schwangerschaftsdiagnose, Kontrolle in der 24.–27. SSW
- Konsequente Rhesusprophylaxe (330 μg anti-D AK) bei rhesusnegativer Mutter in der 28. SSW und postpartal sowie nach jeder Blutung in der Schwangerschaft und bei invasiven pränataldiagnostischen Maßnahmen

Fetale Herzrhythmusstörungen

A. Kritikos

20.1 Epidemiologie – 176

20.2 Ätiologie/Pathogenese – 176

20.3 Klinik – 177

20.4 Diagnostik – 177

20.5 Therapie – 177

20.6 Antiarrhythmika – 178

20.7 Prognose – 178

20.8 Prävention/Prophylaxe – 179

Fetale Herzrhythmusstörungen sind eine häufig im Ultraschall zu findende Besonderheit. Der Verlauf wird durch die Art der Störung, das Gestationsalter, das Vorhandensein von Herzfehlern, die intrauterine Therapiemöglichkeit und das Auftreten eines möglichen Pumpversagens mit fetalen Wassereinlagerungen (Aszites, Perikard-, Pleuraerguss, Hydrops fetalis) beeinflusst. Fetale Herzrhythmusstörungen haben jedoch insgesamt eine gute Prognose.

Die Diagnose »Rhythmusstörung« wird gewöhnlich im B-Bild gestellt und im M-Mode klassifiziert.

20.1 Epidemiologie

- Inzidenz: 2–10% aller Feten
- Einteilung (Tab. 20.1)
  - Extrasystolen
  - Bradyarrhythmien <100 bpm (»beats per minute«, Schläge pro Minute)
  - Tachyarrhythmien >180 bpm

20.2 Ätiologie/Pathogenese

Bereits früh im I. Trimenon beginnt die Entwicklung des Herzens. In dieser Phase beginnt auch die Entwicklung des autonomen Reizleitungssystems. Die Herzfrequenz verändert sich mit zunehmender Reife (Normofrequenz: 120–160 bpm; Abb. 20.1). Mit Abschluss der Organogenese ist auch die Entwicklung der Reizleitung abgeschlossen.

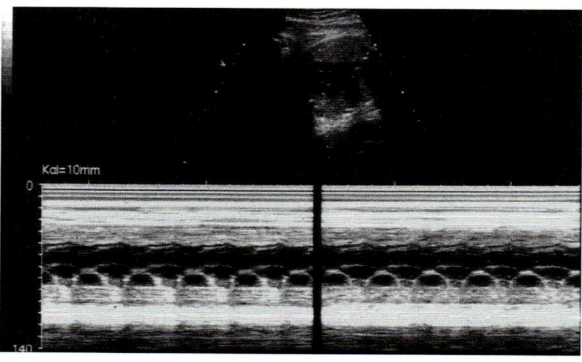

Abb. 20.1. Normofrequente Darstellung des fetalen Herzrhythmus vermittels M-Mode. (Aus Strauss 2004)

Tab. 20.1. Klassifizierung der fetalen Arrhythmien

Einteilung		Ursache
Extrasystolen		Meist Unreife des Reizbildungs- und -leitungssystem, maternale Medikamenteneinnahme (β-Sympathomimetika), in 1–2% assoziierte Herzfehler (prolabiertes Foramen ovale, Aneurysma im Bereich des Foramen ovale)
Bradyarrhythmien	Blockierte Extrasystolen (ES)	Atriale ES treffen auf refraktären AV-Knoten mit der Folge einer schweren ventrikulären Bradykardie (60–80 bpm)
	Sinusbradykardie (<100 bpm)	Häufig fetale Hypoxie, Herzfehler, ideopathisch, erhöhter intraabdominaler Druck (Ultraschalluntersuchung), selten maternale Hypoglykämie
	AV-Block I.–III. Grades	Meist Fehlen oder fibröse Veränderung des AV-Knotens maternal, Anti Rh0-Antikörper (Lupus erythematodes, Sjögren-Syndrom, rheumatoide Arthritis)
Tachyarrhythmien	Sinustachykardie (180–220 bpm)	Maternale Infektionen, Amnioninfektionssyndrom, Thyreotoxikose, Sympathomimetika, ideopathisch
	Ventrikuläre Tachykardie (>220 bpm)	
	Vorhofflattern (200–400 bpm)	Atriale kreisende Erregung, häufig assoziierte Herzfehler
	Supraventrikuläre Tachykardien (220–280 bpm)	Re-entry-Mechanismus (95%), ektoper Schrittmacher (5%), selten assoziiert mit Herzfehlern

Ab der 14. SSW kommt zusätzlich die parasympathische Hemmung, ab der 21. SSW die sympathische Aktivierung des Herzens zum Tragen. Fetale Rhythmusstörungen kommen in aller Regel durch das noch nicht eingespielte Zusammenwirken von Aktivierung und Hemmung zustande und haben daher eine günstige Prognose.

20.3 Klinik

Fetale Herzrhythmusstörungen können zu **lebensbedrohlichen Situationen** bis hin zum Absterben des Feten führen. So können z. B. Tachy- als auch Bradyarrhythmien eine kardiale Dekompensation verursachen, da die Pumpfunktion des Herzens aufgrund der Rhythmusstörungen stark beeinträchtigt ist. Leitsymptom der kardialen Dekompensation ist der generalisierte Hydrops fetalis (fetale Wassereinlagerung; ◘ Abb. 20.2, 20.3). Während

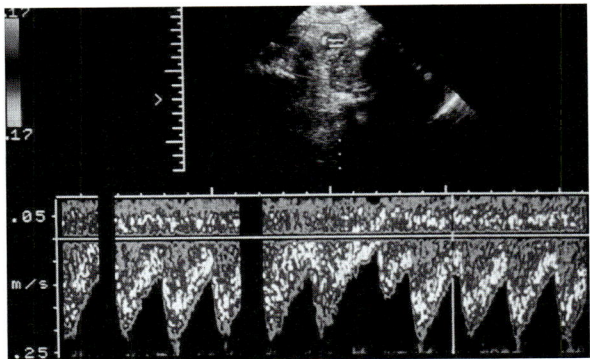

◘ **Abb. 20.2.** Farbdopplersonographie: Spektralkurve mit Darstellung einer Extrasystole. (Aus Strauss 2004)

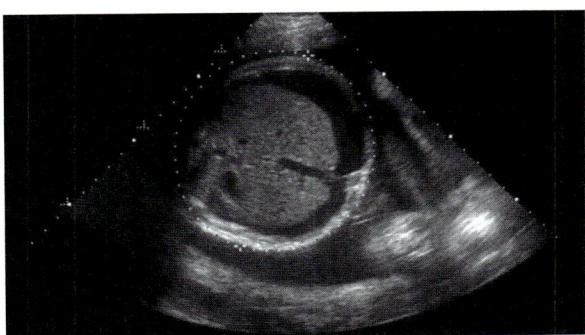

◘ **Abb. 20.3.** Ultraschallbild eines Aszites bei generalisiertem Hydrops fetalis. (Aus Strauss 2004)

fetale Extrasystolen, basierend auf einer Unreife des fetalen Reizleitungssystems, prognostisch günstig sind und im Regelfall keiner Therapie bedürfen, kann bei Tachy- als auch Bradyarrhythmien, je nach fetaler Symptomatik (kardiale Leistung, Hydrops fetalis) eine pränatale intrauterine medikamentöse Therapie erforderlich sein.

20.4 Diagnostik

Diagnostik und Differenzialdiagnostik der fetalen Arrhythmien erfolgen fast ausschließlich ultrasonographisch mittels M-Mode-Echokardiographie und gepulster Dopplerechokardiographie. Dabei sind folgende **Schritte** zu beachten:
- Gleichzeitige Darstellung der Vorhofkontraktion, Kammerkontraktion und Bewegung der atrioventrikulären Klappen im M-Mode (Vierherzkammerblick, Ausrichtung des M-Mode-Strahls über Vorhof, Atrioventrikularklappe und Kammer)
- Darstellung der zeitlichen Beziehung zueinander zur Differenzierung der fetalen Arrhythmie
- Vermessung der kardialen Strukturen in den jeweiligen Phasen des Herzzyklus (Ausschluss z. B. Kardiomegalie oder Perikarderguss)
- Aufzeichnung des Blutflusses und Beurteilung der Blutflussrichtung mit Hilfe der gepulsten Dopplerechokardiographie
- Messung maximaler Blutflussgeschwindigkeiten in den großen Gefäßen
- Zusätzlich Ausschluss ursächlicher bzw. assoziierter Herzfehler durch detaillierte 2D-Echokardiographie

Folgende **Messtechniken** können zu nicht suffizienten oder fehlinterpretierten Ergebnissen führen:
- Kardiotokographie (Beziehung zwischen atrialer und ventrikulärer Erregung wird nicht erfasst)
- Alleinige 2D-Echokardiographie (Differenzierung der Arrhythmie aufgrund der zu geringen Auflösung nicht möglich)

20.5 Therapie

Die Therapie der fetalen Herzrhythmusstörungen richtet sich v. a. nach der Ursache und der klinischen Symptomatik des Feten. Extrasystolen bedürfen im Regelfall keiner weiteren Therapie. Sowohl bei den Sinusbrady- als auch -tachykardien sollten Ursachen erforscht und beseitigt werden. Rhythmusstörungen ohne erkenntliche Ursache, die zu einer lebensbedrohlichen Situation des Feten führen können, im Sinne einer kardialen Dekompensation, sollten medikamentös behandelt werden. Die an die Schwangere verabreichten Medikamente sind plazentagängig und gelangen über die fetale Zirkulation zum Reizleitungssystem des fetalen Herzens.

> Für eine erfolgreiche fetale Therapie sind meist hohe Wirkspiegel notwendig. Aus diesem Grunde sollten Medikamente nur nach unauffälliger maternaler kardiologischer Untersuchung und unter stationärere Observanz verabreicht werden.

Aufgrund der verminderten Plazentagängigkeit und damit verminderter fetaler Wirkspiegel kann der Erfolg der medikamentösen Therapie, insbesondere der Digoxin-Monotherapie, durch einen Hydrops fetalis, durch einen Hydrops placentae, deutlich gemindert werden.

Aus diesem Grunde sollte bei hydropischen Feten eine **Zweifachtherapie** mit Digoxin und einem weiteren Antiarrhythmikum, in der Regel Flecainid aufgrund seiner deutlich besseren Plazentagängigkeit, begonnen werden. Tab. 20.2 gibt einen Überblick über die bei bestehenden fetalen Herzrhythmusstörungen empfohlenen Therapien.

20.6 Antiarrhythmika

Tab. 20.3 zeigt die empfohlenen Dosierungen bei medikamentöser Therapie und Hinweise zur Beachtung von Nebenwirkungen.

20.7 Prognose

Die Prognose fetaler Herzrhythmusstörungen ist insgesamt gut, jedoch abhängig von der Art der Arrhyth-

Tab. 20.2. Therapieschemata fetaler Arrhythmien

	Therapie	Cave
Extrasystolen	Ggf. Beendigung oder Veränderung der maternalen medikamentösen Therapie, ansonsten keine kausale Therapie nötig (90% p.p. nicht mehr nachweisbar)	Refraktärer AV-Knoten: Gefahr der ventrikulären Bradykardie, reaktive supraventrikuläre Tachykardie (0,5–1%) mit Hydropsbildung und kardialer Dekompensation
Bradyarrhythmien		
Blockierte Extrasystolen		Reaktive ventrikuläre Bradykardie
Sinusbradykardie	Beseitigung der auslösenden Ursache, ggf. Entbindung	
AV-Block	β-Sympathomimetika bei AV-Block ohne AV-Kanalmalformation und Schlagfrequenz >50 bpm, ggf. Entbindung	Hydropsbildung bei einer Herzfrequenz <50 bpm möglich
Tachyarrhythmien		
Sinustachykardie	Beseitigung der auslösenden Ursache	
Ventrikuläre Tachykardie	Kein etabliertes Therapieschema vorhanden, maternale Propanolol- oder Lidocaingabe bei beginnendem Hydrops fetalis	
Vorhofflattern	Digoxin bei fehlendem Hydrops fetalis, maternale Digoxin- und Flecainid- bzw. Amniodaron-Gabe bei Hydrops fetalis, ggf. vorzeitige Entbindung	Medikamentöse Nebenwirkungen für die Mutter
Supraventrikuläre Tachykardien	Keine einheitlichen Therapieempfehlungen, Digoxin bei fehlendem Hydrops fetalis, maternale Digoxin- und Flecainid- bzw. Amniodaron-Gabe bei Hydrops fetalis	Medikamentöse Nebenwirkungen für die Mutter

mie und assoziierten Herzfehlern. In Abhängigkeit vom Schwangerschaftsalter, von der Art der fetalen Rhythmusstörung und der Klinik (kardiale Dekompensation mit Hydropsbildung) ist eine intrauterine medikamentöse Therapie oder vorzeitige Entbindung in Erwägung zu ziehen. Eine Kontraindikation für eine vaginale Entbindung bei ausreichender Reife des Feten besteht nicht. Engmaschige sonographische Kontrollen werden empfohlen. Die peripartale CTG-Überwachung kann erschwert sein.

20.8 Prävention/Prophylaxe

- Vaginale Geburt ist möglich
- Primäre Sectio caesarea bei fetaler Unreife und fetaler Gefährdung
- Engmaschige sonographische Kontrollen über den gesamten Schwangerschaftsverlauf

Empfehlungen für die Praxis
- Inzidenz 2–10%
- Sonographische Diagnostik und Differenzialdiagnostik mit Hilfe der M-Mode- und gepulsten Dopplersonographie
- Einteilung der Arrhythmien gemäß oben aufgeführter Klassifikation
- Sonographischer Ausschluss assoziierter Herzfehler
- Ausschluss anderer ursächlicher Faktoren
- Gezielte Suche nach kardialen Dekompensationszeichen (Hydrops fetalis)
- Beseitigung ursächlicher Faktoren
- Gegebenenfalls intrauterine Therapie je nach Klinik, fetaler Gefährdung und Schwangerschaftsalter
- Gegebenenfalls vorzeitige Entbindung bei fetaler oder maternaler Gefährdung

Tab. 20.3. Antiarrhythmika, Dosierungen, Nebenwirkungen

Medikament/ Pharmakodynamik	Dosierung	Nebenwirkungen
Digoxin (positiv-inotrope Wirkung)	- Schnelldigitalisierung in 48 h unter engmaschiger Serumspiegelkontrolle (0,25–0,5 mg alle 8 h p.o.) - Zielspiegel 2–2,5 ng/ml - Erhaltungsdosis p.o. oder i.v. (0,25–0,5 mg in 2–3 Einzeldosen tgl.)	Sehstörungen, ZNS-Störungen. Übelkeit, Erbrechen, Herzrhythmusstörungen (VES, AV-Block), allergische Reaktionen, Thrombozytopenie) **Cave:** Höhere Erhaltungsdosis aufgrund erhöhter GFR in der Schwangerschaft notwendig
Propanolol (nicht selektiver β-Rezeptorenblocker, negativ-inotrop)	- 2- bis 3-mal 40–80 mg tgl. p.o.	Negativ-inotrop, kardiodepressiv, gastrointestinale Beschwerden, Schwindelgefühl, neonatale Hypoglykämien
Flecainid (Leitungsverzögerung durch selektive Blockade des raschen Natriumeinstroms)	- 200–300 mg in 2–3 Einzeldosen - gute Plazentagängigkeit bei Hydrops - schnelle Senkung der Herzfrequenz → schnelle Hydropsrückbildung	Langes Zeitintervall bis Kardioversion (1–14 Tage), proarrhythmisch bei Dauergabe, Doppelsehen, Schwindel, Kopfschmerz
Amniodaron (Verlängerung der Aktionspotentialdauer)	- 1.200 mg p.o. bis zur Sättigung	Lange HWZ (1–3 Monate)
	- 2,5 mg/kg mehrfach über Nabelvene	Lungenfibrose, Photosensibilisierung, interstitielle Pneumonie, Erythema nodosum, neonataler jodinduzierter Hypothyreoidismus

Besondere Schwangerschaften

S. Anthuber

21.1   Die minderjährige Schwangere – 182
21.1.1 Epidemiologie – 182
21.1.2 Medizinisches Risiko – 182
21.1.3 Geburtsmodus – 182
21.1.4 Weitere Informationen zum Thema – 182

21.2   Schwangerschaft im Alter über 35 Jahre – 182
21.2.1 Epidemiologie – 182
21.2.2 Medizinisches Risiko – 182
21.2.3 Betreuung und Geburtsmodus – 183

21.3   Schwangerschaft nach reproduktionsmedizinischen Therapien – 183
21.3.1 Epidemiologie – 183
21.3.2 Medizinisches Risiko – 183
21.3.3 Überwachung der Schwangerschaft – 183

21.1 Die minderjährige Schwangere

Eine Schwangerschaft im jugendlichen Alter bedeutet für die Betreffende einen erheblichen Einschnitt in ihr bisheriges Leben. Die Betreuung minderjähriger Schwangerer, d. h. zwischen dem 12. und 18. Lebensjahr, kann sich nicht nur auf die rein medizinische Versorgung beschränken, sie muss insbesondere auch die psychologischen Aspekte einer in der Regel nicht gewollten Schwangerschaft einbeziehen. Das soziale Umfeld ist zu hinterfragen. Es sind Hilfestellungen anzubieten, die das Austragen einer Schwangerschaft erleichtern und der betreffenden Mutter eine Aus- oder Weiterbildung ermöglichen sowie das Wohl des Kindes berücksichtigen.

21.1.1 Epidemiologie

Die Schwangerschafts- und die Schwangerschaftsabbruchrate Jugendlicher steigt in Deutschland nach wie vor an.
- Ca. 1% aller Geburten entfallen auf 12- bis 17-Jährige
- 6,0% aller Schwangerschaftsabbrüche im Jahre 2003

21.1.2 Medizinisches Risiko

In der Literatur wurde die Frage viel diskutiert, ob sehr junge Schwangere ein erhöhtes Risiko für Schwangerschaftskomplikationen, vorzeitige Wehentätigkeit, Frühgeburtlichkeit und Gestosen aufweisen und ob die Kinder normalgewichtig sind. In Entwicklungsländern ist das Risiko, an einer Geburt zu sterben, für 15- bis 19-jährige Frauen doppelt so hoch wie für Frauen zwischen 20 und 29 Jahren. Bei Mädchen unter 15 Jahren verfünffacht sich das Risiko. In Deutschland hingegen scheinen laut mehreren aktuellen Untersuchungen die genannten Schwangerschaftskomplikationen nicht häufiger aufzutreten als bei älteren Müttern. Vermehrte Probleme treten offensichtlich eher in psychosozialen Bereichen auf.

21.1.3 Geburtsmodus

Die Jugendliche soll den Geburtsmodus frei wählen können.

> Es ist darauf zu achten, dass frühzeitig analgetische Maßnahmen eingesetzt und traumatisierende vaginaloperative Entbindungen vermieden werden.

Eine konstante Begleitung der Geburt durch den Kindsvater, Eltern, Geschwister oder Freundin sollte großzügig gewährt werden.

> **Empfehlungen für die Praxis**
> Ist die medizinische Betreuung engmaschig und entsprechend den bei uns geläufigen Richtlinien der Schwangerschaftsvorsorge, so ergibt sich allein aus dem jungen Alter kein erhöhtes Risiko für Mutter und Kind

21.1.4 Weitere Informationen zum Thema

www.profamilia.de
www.BZgA.de
www.familienplanung.de
www.imma.de

21.2 Schwangerschaft im Alter über 35 Jahre

21.2.1 Epidemiologie

Das durchschnittliche Alter einer Mutter bei der Geburt ihres ersten Kindes lag im Jahr 2002 in Deutschland bei 29,8 Jahren. 35,6% der lebendgeborenen Kinder hatten eine Mutter, die zum Zeitpunkt der Geburt 35 Jahre und älter war.

21.2.2 Medizinisches Risiko

Mit dem Alter nehmen risikosteigernde Faktoren für eine Schwangerschaft zu wie z. B. Diabetes mellitus, Hypertonus, Adipositas, Thromboembolie, Autoimmun- und Karzinomerkrankungen. Allein diese Faktoren steigern das Risiko für Schwangerschaftskomplikationen.

Einer epidemiologischen Studie aus den USA zufolge (2004) ist das Risiko für ein Absterben des Kindes >24. SSW bei 35- bis 39-Jährigen auf das relative Risiko von 1,21–1,31 gesteigert, bei 45- bis 49-Jährigen bis 2,40, unabhängig von Allgemeinerkrankungen und Parität.

Es besteht eine **Risikoerhöhung** für:
- Chromosomenstörungen → Beratung Chorionzottenbiopsie, Amniozentese
- Allgemeinerkrankungen der Mutter, insbesondere: Hypertonus, Adipositas, Diabetes mellitus, Thromboembolien, Autoimmunerkrankungen → Hauptursache für erhöhtes Risiko von Schwangerschaftskomplikation
- Präeklampsie und intrauterine Wachtumsretardierung bedingt durch höhere Wahrscheinlichkeit für eine maternale Grunderkrankung
- Karzinomerkrankungen der Mamma und der Zervix → Palpation Brust und Pap-Abstrich zu Schwangerschaftsbeginn
- Relatives Risiko für kindliche Mortalität bei älteren Schwangeren erhöht, unabhängig von mütterlichen Allgemeinerkrankungen und Parität

21.2.3 Betreuung und Geburtsmodus

Die Schwangerschaftsvorsorge muss sich ggf. an einer bestehenden Grunderkrankung orientieren. Konsiliarische Mitbetreuungen durch Fachärzte anderer Disziplinen sind zu veranlassen. Aus dem Alter an sich ergibt sich keine Indikation für eine primäre Sectio. Der Wunsch nach dem Geburtsmodus ist individuell zu berücksichtigen.

21.3 Schwangerschaft nach reproduktionsmedizinischen Therapien

21.3.1 Epidemiologie

Im Jahr 2002 wurden 1,42% aller geborenen Kinder in Deutschland nach IVF, ICSI (incl. TESE, MESA) und Kryotransfer geboren. Davon waren 63,3% Einlinge, 33,3% Zwillinge, 2,8% Drillinge und 0,04% Vierlinge. Die Methoden der assistierten Reproduktion (ART) gehen mit dem Risiko einer erhöhten Rate an Mehrlingsgraviditäten einher, abhängig von der Anzahl der transferierten Embryonen (Deutsches IVF Register). Es wurde auch eine erhöhte Anzahl monochorialer Mehrlingsschwangerschaften festgestellt.

21.3.2 Medizinisches Risiko

- Häufig höheres Alter der Patientin mit Zunahme an Allgemeinerkrankungen
- Mehrlingsgraviditäten
- Risiko für schwerwiegende Fehlbildungen nach ICSI in der deutschen Follow-up-Studie 8,7% gegenüber 6,1% im Vergleichskollektiv. Die Risikoerhöhung ist nicht methodenspezifisch, sondern durch höhere Prävalenz elterlicher Risikofaktoren im ICSI-Kollektiv → Aufklärung, genetische Beratung und Untersuchung vor ICSI.
- Psychosoziale Ausnahmesituation nach langjährigem Kinderwunsch und jahrelangen medizinischen Behandlungen und Untersuchungen

21.3.3 Überwachung der Schwangerschaft

Schwangerschaftsbetreuung und Geburtsmodus ergeben sich aus den Risikoerhöhungen.

> ❗ Fehlen diese Risikoerhöhungen, ist allein die vorausgegangene reproduktionsmedizinische Maßnahme kein Grund für eine engmaschigere Schwangerschaftsbetreuung, eine vorzeitige Schwangerschaftsbeendigung oder eine Sectio caesarea.

Nicht selten befinden sich Paare nach langem unerfülltem Kinderwunsch in einer psychosozialen Ausnahmesituation. Dem sollte in der Beratung und im Umgang Rechnung getragen werden. Zudem kann der plötzliche Erfolg des Eintretens einer Schwangerschaft nach langem Misserfolg für die Paare auch Auslöser für partnerschaftliche Konflikte sein, da sie ihre Ziele neu definieren müssen.

Teil IV Normale Geburt

Kapitel 22	Ablauf der normalen Geburt	– 187
Kapitel 23	Eröffnungsperiode	– 199
Kapitel 24	Austreibungsperiode	– 213
Kapitel 25	Nachgeburtsperiode	– 223

Ablauf der normalen Geburt

J. Straub

22.1 Physiologische Grundlagen – 188

22.2 Anatomie des Geburtskanals – 188

22.3 Anatomie des kindlichen Schädels – 190

22.4 Geburtsmechanismus – 190

22.5 Geburtsstadien – 191

22.6 Dauer der Geburt – 192

22.7 Partogramm – 192

22.8 Geburtseinleitung – 194
22.8.1 Priming (Zervixreifung) – 194
22.8.2 Amniotomie – 195
22.8.3 Einleitung mit Oxytocin-Dauerinfusion (ODI) – 196
22.8.4 Alternative Verfahren zur Geburtseinleitung – 196

Bei der normalen Geburt werden 3 Phasen unterschieden: Die Eröffnungsperiode, die Austreibungsperiode und die Nachgeburtsperiode. Die Geburt ist ein komplexer physiologischer Prozess, an dem verschiedene Hormone und Signalstoffe beteiligt sind. Zur Geburt kommt es durch ein optimal aufeinander abgestimmtes Zusammenwirken von Gebärmuttermuskulatur, Geburtskanal und Kind. Die Geburtsdauer beträgt bei Erstgebärenden im Durchschnitt 10–12 h, bei Mehrgebärenden 6–8 h.

22.1 Physiologische Grundlagen

Im Verlauf der Schwangerschaft passt sich der Uterus ständig den zunehmenden Volumina des Feten, des Fruchtwassers und der Plazenta an. Das uterine Gewicht nimmt dabei um das 15-fache, das uterine Volumen auf das 500- bis 1.000-fache zu. Man unterscheidet 3 Aktivitätsphasen des Myometriums bis zur Geburt:

- **Ruhephase:** bis zur 36.–38. SSW, ruhiger Zustand des Myometriums, durch Zunahme von Inhibitoren
- **Vorbereitungsphase:** zunehmende Kontraktionbereitschaft des Myometriums durch Oxytocin-, Vasopressin- und Prostaglandinrezeptoren, durch CRH (»corticotropin releasing hormone«), Gap-Junctions und Ionenkanäle zwischen den Muskelzellen
- **Stimulationsphase:** Auftreten regelmäßiger Wehen

An der **Aktivierung des Uterus** sind verschiedene hormonale Faktoren beteiligt:
- Östrogene induzieren die Expression von Oxytocin und Prostaglandinen sowie deren Rezeptoren
- DHEAS wird in Terminnähe von der fetalen NNR sezerniert und dient der Plazenta als Substrat für die Östrogenbiosynthese
- CRH (»corticotropin releasing hormone«) wird am Ende der Schwangerschaft in großen Mengen von der Plazenta sezerniert. Bis kurz vor der Geburt wird das CRH durch Progesteron supprimiert. CRH wirkt stark vasodilatierend und spielt somit bei der Initiierung von Kontraktionen durch Förderung des Zustroms wichtiger Signalstoffe eine entscheidende Rolle

Während der Geburt kommt der Dezidua als fetomaternale Kontaktzone eine wichtige Rolle als Quelle wehenwirksamer Mediatoren zu. Auch die Eihaut (bestehend aus Chorion und Amnion) stellt einen wichtigen Biosyntheseort für Prostaglandine dar. Durch komplexe Mechanismen, die zur Koordination und Synchronisation der Kontraktilität der einzelnen Muskelzellen führen, kommt es zur Auslösung rhythmischer Wehen. Die Kontraktionen haben ihren Ursprung am Fundus und laufen von dort in Richtung Zervix.

22.2 Anatomie des Geburtskanals

Der Geburtskanal besteht aus dem knöchernen Becken und dem Weichteilrohr. Die Form des Geburtskanals verändert sich im Verlauf der Geburt. Das knöcherne Becken setzt sich aus dem Darmbein (Os ilium), dem Sitzbein (Os ischii), dem Schambein (Os pubis), dem Kreuzbein (Os sacrum) und dem Steißbein (Os coccygis) zusammen. Für den Geburtsmechanismus ist nur das kleine Becken, unterhalb der Verbindungslinie Symphysenoberkante und Promontorium, von Bedeutung.

Geburtsmechanisch unterscheidet man im kleinen Becken 3 Räume (Abb. 22.1, 22.2):
- **Beckeneingangsraum:** Begrenzung durch Promontorium und oberen Symphysenrand, quer-ovale Form, Längsdurchmesser 11–12 cm, Querdurchmesser 13 cm
  – Conjugata vera obstetrica: Promontorium bis zur Mitte des hinteren Symphysenrandes (= Längsdurchmesser)

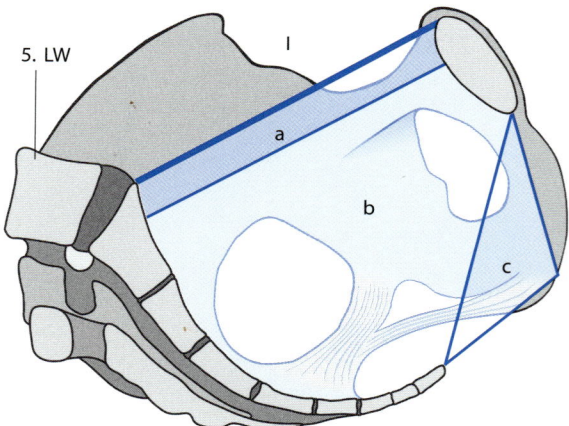

Abb. 22.1. Beckenräume des kleinen Beckens. *a* Beckeneingangsraum, *b* Beckenhöhle, *c* Beckenausgangsraum. (Aus Schneider et al. 2004)

- Conjugata vera anatomica: Promontorium bis oberer Symphysenrand
- **Beckenmitte:** kaudal des Beckeneingangsraums, seitlich durch die Innenflächen der Acetabula begrenzt, runde Form, alle Durchmesser 12–13 cm
- **Beckenausgangsraum:** Begrenzung durch unteren Symphysenrand, Steißbein und Tubera ischiadica, längs-ovale Form (durch Abkippen des Steißbeins nach dorsal), Längsdurchmesser 11,5 cm, Querdurchmesser 11 cm

Das Weichteilrohr bildet den kaudalen Anteil des Geburtskanals. Es liegt als Weichteilansatzrohr sowohl innerhalb des kleinen Beckens als auch außerhalb des knöchernen Geburtskanals (Abb. 22.3, 22.4). Das Weichteilrohr besteht aus:
- Zervix
- Vagina
- Beckenboden (3 Schichten)
  – äußere Schließmuskelschicht aus M. ischiocavernosus, M. bulbospongiosus, M. sphincter ani
  – Diaphragma urogenitale
  – M. levator ani
- Vulva

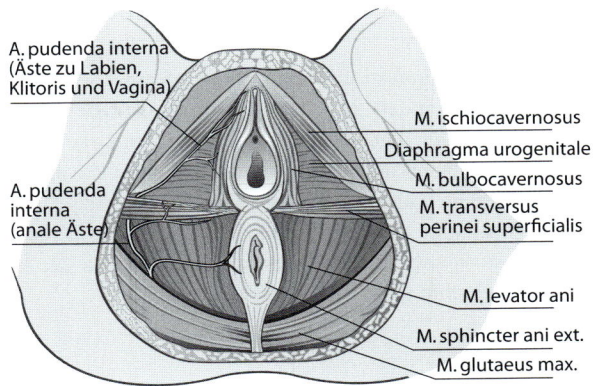

Abb. 22.3. Anatomie des Beckenbodens. (Aus Schneider et al. 2004)

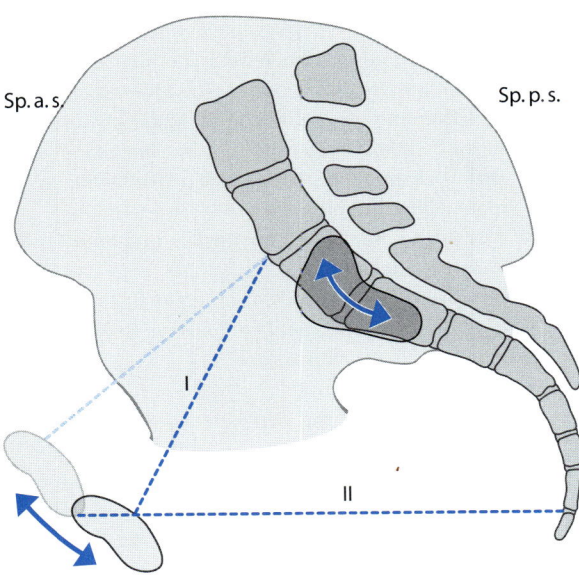

Abb. 22.2. Verlagerung der Symphyse unter der Geburt. Größenveränderung der Conjugata vera *(I)* und des Beckenausgangsdurchmessers *(II)*. (Aus Schneider et al. 2004)

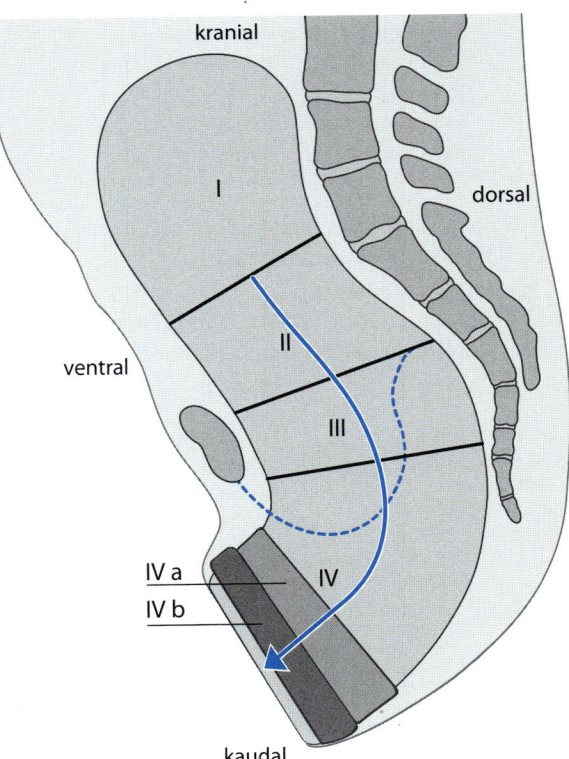

Abb. 22.4. Form des Geburtskanals (*I* kontraktiler Teil des Uterus, *II* unteres Uterinsegment, *III* Cervix uteri, *IV* Weichteilansatzrohr: *IVa* Diaphragma pelvis, *IVb* Diaphragma urogenitale). (Aus Schneider et al. 2004)

22.3 Anatomie des kindlichen Schädels

Durch die Konfiguration des kindlichen Kopfes während der Geburt verändert sich die Form und passt sich dem Geburtskanal an. Dies ist durch die Verformbarkeit der einzelnen Schädelknochen zueinander möglich, die durch bindegewebige Nähte verbunden sind. Als große Fontanelle (Fonticulus anterior) und kleine Fontanelle (Fonticulus posterior) bezeichnet man die Bereiche, an denen die Schädelnähte zusammentreffen (Abb. 22.5).

> **Schädelknochen und -nähte**
> - **Schädelknochen**
>   - 2 Ossa frontalia
>   - 2 Ossa parietalia
>   - 2 Ossa temporalia
>   - 1 Os occipitale
> - **Nähte**
>   - Sutura frontalis – zwischen Ossa frontalia
>   - Sutura sagittalis – zwischen Ossa parietalia
>   - Sutura coronaria – zwischen Ossa temporalia und parietalia
>   - Sutura lambdoidea – zwischen Ossa paritalia und Os occipitale

Durch die Geburt kann eine Verformung der Weichteile des kindlichen Kopfes vorkommen:
- **Caput succedaneum:**
  Es entsteht an der Leitstelle, dem tiefstgelegenen Teil des kindlichen Kopfes durch Behinderung des Blut- und Lymphabflusses durch Flüssigkeitsansammlung zwischen Periost und subkutanem Gewebe.
- **Kephalhämatom:**
  Es entsteht aus einer Blutung zwischen dem Schädelknochen und dem Periost. Es ist auf einen Knochen begrenzt und überschreitet nicht die Nahtlinien.

22.4 Geburtsmechanismus

Die regelrechte Geburt erfolgt aus der vorderen Hinterhauptslage. Das Kind stellt sich in Längslage mit dem Kopf als vorangehendem Teil über dem Becken bzw. im Beckeneingang ein. Der Kopf geht im Verlauf der Geburt in eine Beugehaltung über, der Rücken dreht sich nach vorn. Das Kind passt sich den gegebenen Raumverhältnissen so an, dass stets die beste Übereinstimmung in Form und Beugung gefunden wird (Abb. 22.6).

> **Die 4 Geburtsphasen**
> - **Eintritt des Kopfes in den Beckeneingang**
>   Der Kopf tritt im hohen Querstand in das Becken ein, die Pfeilnaht ist quer zu tasten, die kleine und große Fontanelle befinden sich auf gleicher Höhe
> - **Tiefertreten, Beugung und Drehung des Kopfes**
>   Während des Tiefertretens in die Beckenhöhle geht der kindliche Kopf in eine Beugehaltung über. Gleichzeitig erfolgt, durch die anatomischen Bedingungen des Beckenbodens (Levatorenspalt) eine Drehung, an deren Ende der kindliche Kopf im tiefen geraden Durchmesser (tiefer Geradstand) auf dem Beckenboden steht. Die kleine Fontanelle ist in der Führungslinie zu tasten
> - **Austritt des Kopfs aus dem Becken und dem Weichteilansatzrohr**
>   Beim Durchtritt des Kopfes kommt es zu einer Haltungsänderung. Der Kopf geht aus der Beugung in eine Deflexionshaltung über
> - **Geburt der Schultern**
>   Nach dem Austritt des Kopfes erfolgt ein äußere Drehung um 90°, die Pfeilnaht verläuft nun wieder im queren Durchmesser, das Gesicht des Kindes sieht zur Seite. Ursache der äußeren Drehung des Kopfes ist die innere Drehung der Schultern. Beim Austritt der Schultern erscheint zuerst die vordere Schulter unter der Symphyse, danach tritt die hintere Schulter über den Damm

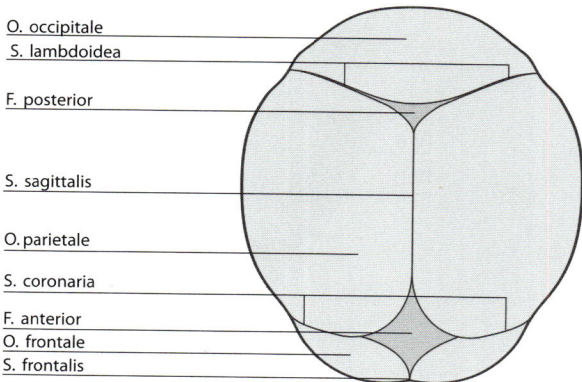

Abb. 22.5. Schematische Darstellung des knöchernen Schädels. (Aus Schneider et al. 2004)

22.5 · Geburtsstadien

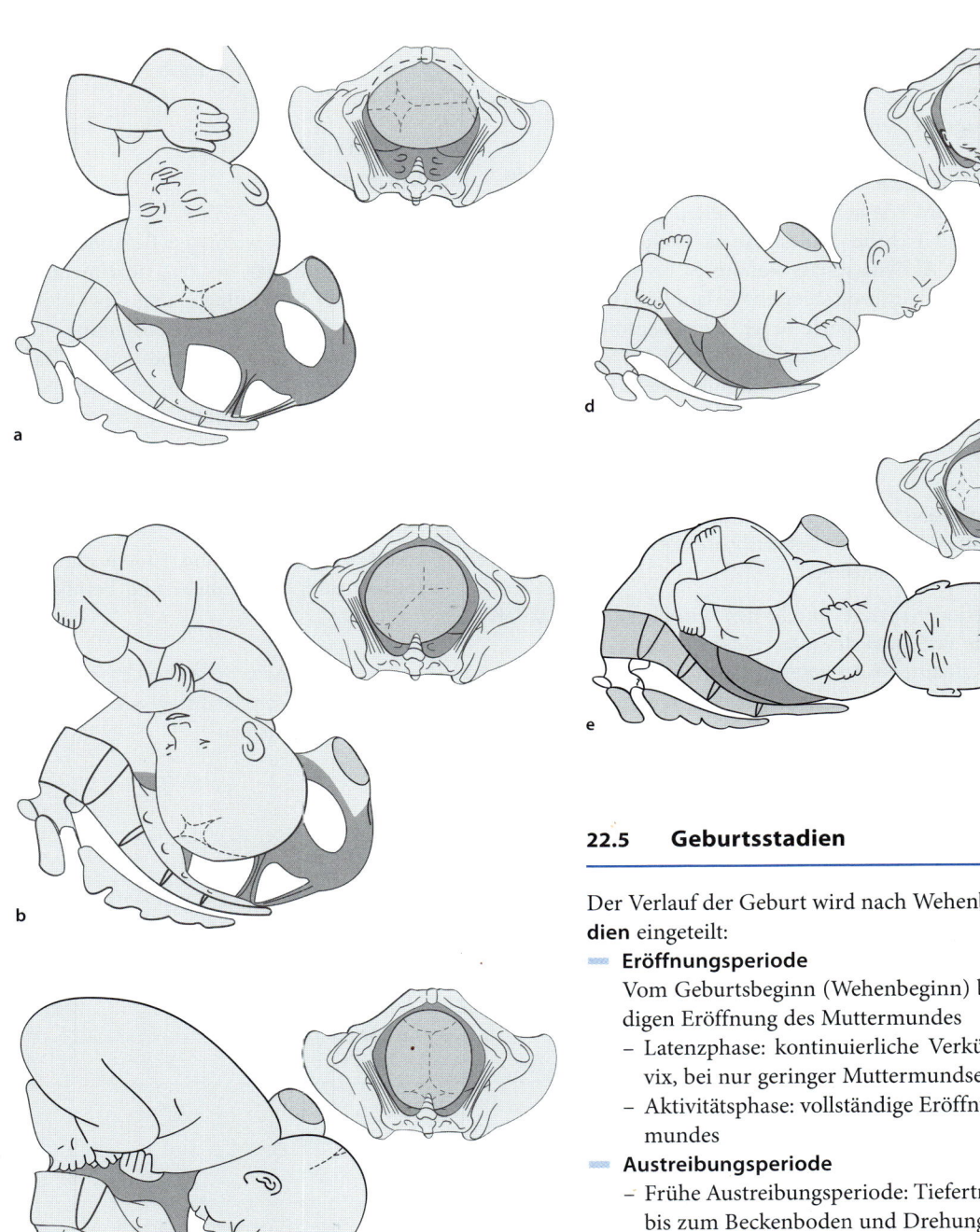

Abb. 22.6a–e. Graphische Darstellung des Geburtsmechanismus bei okzipitoanteriorer Flexionshaltung. **a, b** 1. Drehung, Flexion. **c** 2. Drehung. **d** 3. Drehung, Deflexion. **e** 4. Drehung. (Aus Schneider et al. 2004)

22.5 Geburtsstadien

Der Verlauf der Geburt wird nach Wehenbeginn in **3 Stadien** eingeteilt:

- **Eröffnungsperiode**
  Vom Geburtsbeginn (Wehenbeginn) bis zur vollständigen Eröffnung des Muttermundes
  - Latenzphase: kontinuierliche Verkürzung der Zervix, bei nur geringer Muttermundseröffnung.
  - Aktivitätsphase: vollständige Eröffnung des Muttermundes
- **Austreibungsperiode**
  - Frühe Austreibungsperiode: Tiefertreten des Kopfes bis zum Beckenboden und Drehung
  - Pressphase: durch Druck des Kopfes auf den Plexus lumbosacralis kommt es zu reflektorischem Pressdrang
- **Nachgeburtsperiode**
  Nachgeburtswehen verursachen die Lösung und Ausstoßung der Plazenta. Physiologische Lösungsblutung 200–400 ml

22.6 Dauer der Geburt

Die Dauer der regelrechten Geburt zeigt ◘ Tab. 22.1.

Protrahierte Geburt bzw. Geburtsstillstand
Die Latenzphase wird erst beim Überschreiten von 20 h bei Primiparae und 14 h bei Multiparae als prolongiert bezeichnet. In der Aktivitätsphase kommt es bei 2–4% aller Geburten zu einem protrahierten Verlauf bzw. Geburtsstillstand. Wenn sich auch unter Wehenstimulation kein adäquater Geburtsfortschritt einstellt, ist die unkomplizierte vaginale Geburt so unwahrscheinlich, dass eine Indikation zur Sectio frühzeitig gestellt werden sollte.

> **Definition**
> Der Geburtsstillstand ist durch das Ausbleiben eines Geburtsfortschrittes unter für die Geburtsphase optimaler Wehentätigkeit über 2 h definiert.

In der Pressperiode sistiert durch den intrauterinen Druckanstieg die Perfusion des intervillösen Raums, die plazentare O_2-Aufnahme wird unterbrochen. Sind in der Wehenpause keine Kompensationsmöglichkeiten vorhanden, so kommt es zu einer fetalen Hypoxämie. Der fetale ph-Wert hängt somit von der Dauer der Pressperiode und der Wehenfrequenz ab.

22.7 Partogramm

Der Geburtsverlauf mit allen wichtigen Befunden wird mit Hilfe eines Partogramms (◘ Tab. 22.2) dokumentiert. Dies entspricht in seiner Bedeutung einem Operationsbericht und soll auch für Dritte eine Beurteilung über die handelnden Personen, die Zeiten, besondere Maßnahmen und Therapieentscheidungen möglich machen. Es müssen hier nicht nur geburtshilfliche Operationen, sondern auch die Nichtdurchführung eines erwogenen Eingriffs inklusive der Gründe dokumentiert werden. Es existieren verschiedene vorgefertigte Formulare (Philpott, Friedmann), die die graphische Darstellung des Geburtsverlaufs ermöglichen und zudem alle Angaben zu Anamnese und Aufnahmebefund beinhalten (◘ Tab. 22.3).

> ❗ Auch aus forensischen Gründen muss eine lückenlose Dokumentation des gesamten Geburtsverlaufs inklusive der Nachgeburtsperiode erfolgen.

◘ Tab. 22.1. Dauer der Geburt

Geburtsstadium			Primipara	Multipara
Eröffnungsperiode		Mittlere Dauer	8,6 h	5,3 h
		Dynamik	Zervixdilatation >1,2 cm/h	Zervixdilatation >1,5 cm/h
Austreibungsperiode	Frühe Austreibungsperiode	Mittlere Dauer	57 min	20 min
		Zulässige Dauer	2 h	1 h
		Bei Leitungsanästhesie kann die Dauer um 1 h überschritten werden		
	Pressperiode	Zulässige Dauer	30 min	20 min
Nachgeburtsperiode	Ohne Uterotonika 60 min Mit Uterotonika: 30 min (ohne stärkere Blutung!)			
Geburtsdauer gesamt		Durchschnitt	10–12 h	6–8 h

22.7 · Partogramm

Tab. 22.2. Information über Verlauf und Stand der Geburt (Partogramm)

Dokumentation des Geburtsverlaufs		
Geburtsverlauf (in tabellarischer Form)	Spalten für:	Hier sind alle erhobenen Befunde und Maßnahmen zu dokumentieren (Unterschrift)
	Datum und Uhrzeit	Verständigung des Arztes/Oberarztes
	Befund, Anordnungen, Aufklärung	Eintreffen des Hinzugezogenen
	Jeweils Unterschrift von Hebamme und Arzt	Gabe von Medikamenten und Infusionen
		Lagerung/Haltung der Gebärenden
CTG	Namen der Gebärenden, Datum und Uhrzeit auf jedem CTG-Streifen	Die Zeitangaben des Kardiotokographen müssen mit der tatsächlichen Uhrzeit übereinstimmen
		Die Dokumentation von Befunden, Maßnahmen etc. auf dem CTG-Streifen gilt als Ersatz für Eintragungen im Partogramm
Gesonderte Berichte	Geburtshilfliche Operationen (auch deren Nichtdurchführung)	
Unterschriften	Das Partogramm muss von Hebamme und Arzt unterschrieben werden	

Tab. 22.3. Anamnese und Aufnahmebefunde

Stammdaten der Patientin	Name, Geburtsdatum, Wohnort, Ansprechpartner in Notfällen, Krankenkasse
Synopsis früherer Schwangerschaften	Anamnese vorausgegangener Schwangerschaften
	Tragzeit, Geburtsmodus, Geburtsverlauf, Kindsgewicht, Geburtsverletzungen
	Pathologie der Schwangerschaft, der Nachgeburtperiode oder des Wochenbetts
Besonderheiten der jetzige Schwangerschaft	z. B. Frühgeburt, Hypertonie, Diabetes, Rh-Inkompatibilität, fetale Retardierung, Drogenabusus, Nikotinabusus
Angaben zum Geburtstermin	ET, ggf. korrigierter Termin, genaue Tragzeit bei Kreißsaalaufnahme
Angaben zum Geburtsbeginn	Wehenbeginn, Blasensprung, Fruchtwasserbeschaffenheit
Wichtige serologische Befunde	BG, Rh-Faktor, Infektionen (z. B. B-Streptokokken positiv), Allergien
Kreißsaalaufnahme	Datum und Uhrzeit der Aufnahme, Datum und Uhrzeit der Erstuntersuchung Wehentätigkeit Schmerzen Muttermundbefund Höhenstand des vorangehenden Teils Lage und Haltung des Kindes, Pfeilnaht Sonographische Gewichtsschätzung Fruchtblase, Fruchtwasser Beurteilung des Aufnahme-CTG Blutdruck, Puls und Temperatur der Gebärenden

Empfehlungen für die Praxis
- Der Geburtskanal besteht aus dem knöchernen Becken und dem Weichteilrohr
- Der kindliche Kopf passt sich unter der Geburt in seiner Form dem Geburtskanal an
- Die regelrechte Geburt erfolgt aus vorderer Hinterhauptslage und verläuft in 4 Phasen:
  - Eintritt des Kopfes in den Beckeneingang im hohen Querstand
  - Tiefertreten, Beugung und Drehung des Kopfes in der Beckenhöhle in den tiefen Geradstand
  - Austritt des Kopfes aus dem Weichteilansatzrohr in Deflexionshaltung
  - Geburt der Schultern, einhergehend mit einer Drehung um 90°
- Die normale Geburt wird in 3 Stadien eingeteilt:
  - Eröffnungsperiode mit Latenzphase und Aktivitätsphase
  - Austreibungsperiode mit früher Austreibungsphase und Pressphase
  - Nachgeburtsperiode
- Die Dauer der Geburt unterliegt einer erheblichen Schwankungsbreite
- Der Verlauf der Geburt muss im Partogramm genau dokumentiert werden

22.8 Geburtseinleitung

Unter Geburtseinleitung versteht man das Ingangsetzen des Geburtsvorgangs durch Auslösen von Wehen. Jede Geburtseinleitung bedarf einer Indikation, die gerade bei unreifer Zervix streng zu stellen ist. Der Erfolg einer Geburtseinleitung hängt vom Schwangerschaftsalter und vom Reifezustand der Zervix ab. Die Geburtseinleitung kann sowohl medikamentös über Prostaglandine und Oxytocin als auch über mechanische Methoden durchgeführt werden.

22.8.1 Priming (Zervixreifung)

Unter Priming versteht man die Einleitung der Geburt durch eine lokale Applikation von Prostaglandinen im Bereich der Zervix. Voraussetzung für das Priming ist die Möglichkeit zur apparativen und personellen Überwachung der Mutter und des Feten. Priming darf nur am wehenlosen Uterus vorgenommen werden. Im Rahmen einer sorgfältigen vaginalen Untersuchung wird der Reifegrad der Zervix bestimmt und nach dem Bishop-Score eingeteilt. Hiervon ist die Wahl des geeigneten Prostaglandin-Präparats abhängig (◘ Tab. 22.4).

Indikationen
- Übertragung/Terminüberschreitung
- Vorzeitiger Blasensprung ab 35+0 SSW ohne Wehentätigkeit innerhalb 6-8 h
- Suspektes/pathologisches CTG
- Singuläre Nabelschnurarterie
- Beginnende Plazentainsuffizienz (Diabetes mellitus, Präeklampsie/SIH, Wachstumsretardierung)
- Rh-Konstellation
- **Wunsch nach Schwangerschaftsbeendigung**

Formen
Die Medikamente und deren Dosierung sind in ◘ Tab. 22.5 dargestellt.

Kontraindikationen
- Prostaglandinallergie
- Thyreotoxikose
- Status asthmaticus
- Colitis ulcerosa
- Glaukom
- Epilepsie

Eine Nutzen-Risiko-Abwägung muss im Einzelfall vorgenommen werden.

Nebenwirkungen
- Übelkeit/Erbrechen
- Kopfschmerzen
- Diarrhö
- Blutdruckabfall

Komplikationen
Da zum Zeitpunkt der Geburtseinleitung oft noch kein einheitliches Erregungszentrum im Fundus uteri vorliegt, entstehen die durch Prostaglandin eingeleiteten Wehen

an unterschiedlichen Lokalisationen. Dies kann zu unkoordinierten Kontraktionen mit der Folge einer Überstimulation führen. Sind fetale Herzfrequenzalterationen zu beobachten, sollte eine Notfalltokolyse mit Fenoterol durchgeführt werden.

22.8.2 Amniotomie

Eine Form der mechanischen Geburtseinleitung ist die **künstliche Blasensprengung** (Amniotomie). Empfehlenswert ist diese Form der Geburtseinleitung v. a. bei Mehrgebärenden mit reifer Zervix und geöffnetem Muttermund. In einzelnen Fällen kann eine Amniotomie auch bei Erstgebärenden mit vorgereifter Zervix (Bishop-Score >8) und z. B. relativer Kontraindikation gegen Prostaglandine durchgeführt werden. Meistens ist im weiteren Verlauf die zusätzliche Gabe von Oxytocin i.v. erforderlich. Ein weiterer Vorteil der Amniotomie ist die Möglichkeit, die **Fruchtwasserbeschaffenheit** zu beurteilen (grün/klar/vernixhaltig).

Indikationen

- Indikation zur Geburtseinleitung bei reifer Zervix (Bishop-Score >8)
- Geburtseinleitung bei Mehrgebärenden
- Siehe oben (Indikationen Priming)

Durchführung

Die Patientin wird in Rückenlage bzw. Linksseitenlage im Kreißbett gelagert. Über den Zeigefinger der rechten Hand (bei Linkshändern die linke) wird ein Fingerling mit einem kleinen Plastikhäkchen gezogen. Der Finger wird nun vorsichtig an die Fruchtblase geführt und so mit

Tab. 22.4. Pelvic-Score. (Nach Bishop 1964)

Kriterium	0	1	2	3
Portiolänge [cm]	2	1	0,5	0
Konsistenz	Derb	Mittel	Weich	
Position	Sakral	Mediosakral	Zentriert	
Muttermund [cm]	Geschlossen	1	2	3
Höhenstand der Leitstelle	–3	–2	–1	+1 oder +2

Tab. 22.5. Durchführung des Priming: Medikamente und Dosierungen

Präparatnamen	Inhaltsstoff	Zervixreifegrad	Applikationsart	Wiederholung
Prepidil PGE_2-Gel	Dinoproston 0,5 mg	Bishop-Score <5	Endozervikale Installation des Gels mittels Applikator, anschließend 2 h Bettruhe	Nach 6–8 h
Minprostin PGE_2-Gel	Dinoproston 1/2 mg	Bishop-Score ≥4	Vaginale Applikation des Gels, anschließend 2 h Bettruhe	Nach 6 h
Minprostin PGE_2-Tablette	Dinoproston 3 mg	Bishop-Score ≥5–8	Platzierung der Vaginaltablette im hinteren Scheidengewölbe, keine Bettruhe	Nach 6 h
Cytotec Synth PGE_1-Analogon	Misoprostol 200 µg Tbl. (Tabletten vierteln oder halbieren)	Noch keine einheitliche Empfehlung	Misoprostol kann oral und vaginal verabreicht werden. Sehr kosteneffektiv	Oral 100 µg alle 4 h oder vaginal 50 µg alle 6 h

einer Beugung des Zeigefingers die Fruchtblase eröffnet. Während einer Wehe ist die Fruchtblase meist prall tastbar. Gelingt dies nicht, so kann die Fruchtblase durch Anlegen einer fetalen Kopfschwartenelektrode geöffnet werden. Aufgrund der Gefahr eines Nabelschnurvorfalls wird mit liegendem Finger kontrolliert Fruchtwasser abgelassen.

Komplikationen
- Polysystolie (Überstimulation)
- Nabelschnurvorfall

> **Empfehlungen für die Praxis**
> - Die Amniotomie stellt bei Mehrgebärenden bzw. fortgeschgrittener Zervixreife eine effektive und kostengünstige Form der Geburtseinleitung dar
> - **Cave:** Nabelschnurvorfall

22.8.3 Einleitung mit Oxytocin-Dauerinfusion (ODI)

Da die Oxytocin-Rezeptoren des Myometriums erst um den Termin in ausreichender Form vorhanden sind, ist eine Oxytocin-Infusion zur Geburtseinleitung erst bei schon erfolgter Zervixreifung sinnvoll. Beginnt man zu früh mit der Infusion, werden oft zu hohe Gesamtdosen verabreicht. Diese können eine Überstimulation, eine Erhöhung des Basaltonus und die Erschöpfung des Kindes zur Folge haben. Vorteil dieser Therapie ist die **gute Steuerbarkeit**. Die Infusion kann bei vorzeitigem Blasensprung bzw. als Fortsetzung einer Geburtseinleitung durchgeführt werden.

Indikationen
- Indikation zur Geburtseinleitung gegeben (s. oben)
- Zervix-Score ≥8 nach Bishop
- Vorausgegangene Amniotomie ohne adäquate Wehentätigkeit
- Kindliches Köpfchen noch ohne Bezug zum kleinen Becken

Durchführung
Nach einer vaginalen Untersuchung zur Beurteilung und Dokumentation des Ausgangsbefundes wird der Patientin ein intravenöser Zugang gelegt. Die Oxytocin-Dauerinfusion (ODI) wird mit einer niedrigen Dosierung von 1,5 mIE/min begonnen. Treten unter der Dosierung keine adäquaten Kontraktionen auf, wird die ODI alle 20 min um 1,5 mIE/min gesteigert. Diese Steigerung kann problemlos bis zum Erreichen von 6 mIE/min durchgeführt werden. Treten weiterhin keine Wehen auf, kann die Infusion nach Rücksprachen bis maximal 12 mIE/min gesteigert werden.

Trotz einer höheren Rate an Überstimulationen wird empfohlen, die Infusion zügig zu steigern, da so Verkürzungen der Geburtszeiten erreicht werden können. Zudem kommt es zu weniger Fällen von Chorionamnionitis und Sectiones wegen Zervixdystokie.

Nebenwirkungen/Komplikationen
- Überstimulation mit pathologischen Wehenformen
- Erhöhung des Basaltonus mit fetalem Distress
  - bei geringen Alterationen der FHF im CTG: Reduzierung der Infusionsgeschwindigkeit
  - bei Zeichen für fetale Hypoxämie im CTG: Beginn mit Notfalltokolyse

22.8.4 Alternative Verfahren zur Geburtseinleitung

Systemisches Prostaglandin E_2
Dinoproston (PGE_2) kann auch über eine Infusion systemisch verabreicht werden, allerdings führt dies zu deutlich mehr Nebenwirkungen v. a. im gastrointestinalen Bereich.

Altenative mechanische Methoden
- **Digitale Dehnung des Muttermundes (Stripping)**
  Bei der vaginalen Untersuchung werden der Zervikalkanal bzw. der innere Muttermund gedehnt und das Amnion zirkulär mit dem Zeigefinger vom unteren Eipol gelöst. Mittelfristig effektive Methode, von den Gebärenden oft als unangenehm empfunden.
- **Ballonkatheter (Foley-Katheter)**
  Einführung des Katheters in den Zervikalkanal unter aseptischen Bedingungen, anschließend wird der Ballon mit 30–60 ml aufgefüllt. Der Katheter wird 12–24 h in situ belassen. Relativ invasive Methode, weniger schnell wirksam im Vergleich zum Priming.

Relaxin

Eine Beeinflussung des physiologischen Reifungsprozesses der Zervix durch rekombinantes Relaxin in Gelform intravaginal appliziert zeigt meist keinen suffizienten Erfolg.

> **Empfehlungen für die Praxis**
> - Bei fortgeschrittener Zervixreife ist die Oxytocin-Infusion eine effektive Form der Geburtseinleitung
> - Sie kann auch nach Sistieren der Wehentätigkeit durch andere Formen der Geburtseinleitung (Amniotomie, Prostaglandin-Applikation) durchgeführt werden
> - **Cave:** nach Prostaglandinapplikation Zeitintervall von 6 h beachten

Eröffnungsperiode

23.1 Kreißsaalaufnahme und Vorbereitung – 200
M. Wallnöfer
23.1.1 Vorbefund – 200
23.1.2 Äußere und innere geburtshilfliche Untersuchung – 200
23.1.3 Allgemeine Untersuchung – 200
23.1.4 CTG – 201
23.1.5 Ultraschall – 201

23.2 Kindliche Überwachung – 201
B. Löhrs
23.2.1 Externe und interne CTG-Ableitung – 201
23.2.2 Oxyhämoglobin-Kardiotokographie (OCTG), Kinetokardiotokographie (KCTG) – 206
23.2.3 Mikroblutuntersuchung (MBU) oder fetale Skalpblutanalyse (FSBA) – 208

23.3 Peripartale Antibiotikaprohphylaxe/-therapie – 211
B. Gießelmann
23.3.1 Indikationen – 211
23.3.2 Epidemiologie – 211
23.3.3 Ätiologie/Pathogenese – 211
23.3.4 Klinik /Diagnostik – 211
23.3.5 Therapie – 212

23.1 Kreißsaalaufnahme und Vorbereitung

M. Wallnöfer

Bei Aufnahme in den Kreißsaal wird eine Anamnese über Symptomatik und Zeitpunkt des Geburtsbeginns erhoben. Im Anschluss wird die Schwangere allgemein und geburtshilflich untersucht. Eine 30-minütige CTG-Aufzeichnung wird durchgeführt. Ein intravenöser Zugang wird gelegt und das Routinelabor abgenommen. Abschließend wird mit der Schwangeren der weitere Geburtsablauf besprochen.

23.1.1 Vorbefund

Eine Vorstellung in der gewählten Geburtsklinik wird bereits im Verlauf der Schwangerschaft empfohlen. In den meisten Fällen liegt also eine Akte mit den anamnestischen Daten, Verlauf der Schwangerschaft und Untersuchungsbefunden vor, und der Dienstarzt kann sich auf anamnestische Fragen über die Symptomatik und den Zeitpunkt des Geburtsbeginnes (Beginn regelmäßiger Wehen, Zeitpunkt des Blasensprungs etc.) beschränken (◘ Abb. 23.1).

23.1.2 Äußere und innere geburtshilfliche Untersuchung

Bei der äußeren **abdominalen** Untersuchung mit Hilfe der Leopold-Handgriffe (▶ Kap. 4.2) kann der Lage des Kindes beurteilt werden, die Überprüfung des Fundusstandes ermöglicht eine grobe Einschätzung der Kindsgröße. Im Zweifel erfolgt die sonographische Lage- und Größenbestimmung.

Die **innere vaginale Untersuchung** ist obligat. Beurteilt werden:
- Zervix- bzw. Muttermundbefund
- Zustand der Fruchtblase (bei Blasensprung/Amniotomie) und Farbe des Fruchtwassers
- Art und Höhenstand des vorangehenden Kindsteils
- Haltung des kindlichen Kopfes, erkennbar am Fontanellenstand
- Einstellung des kindlichen Kopfes, Grad der Rotation des kindlichen Kopfes durch Palpation der Pfeilnaht
- Beschaffenheit des kindlichen Kopfes, Bildung einer Geburtsgeschwulst
- Besonderheiten des Geburtskanals (Straffheit der Weichteile, steiler Schambogenwinkel)

23.1.3 Allgemeine Untersuchung

Zur allgemeinen Untersuchung und Überwachung der Kreißenden gehören die Kontrolle des Kreislaufes (Blutdruck, Puls), der Körpertemperatur und der Ausscheidung.

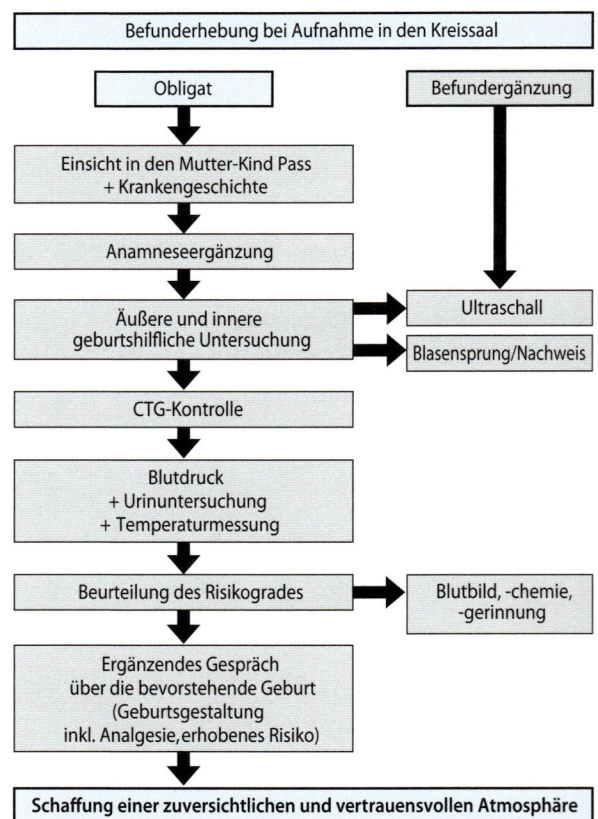

◘ Abb. 23.1. Befunderhebung bei Aufnahme in den Kreißsaal (Aus Schneider et al. 2004)

23.1.4 CTG

Bei Aufnahme in den Kreißsaal wird routinemäßig eine CTG-Untersuchung von 30 min durchgeführt. Bei unauffälligem Herztonmuster kann die weitere Überwachung in der Eröffnungsperiode intermittierend erfolgen.

23.1.5 Ultraschall

Eine Ultraschalluntersuchung gehört nicht zur Routineuntersuchung bei Aufnahme im Kreißsaal. Nur im Rahmen von Akutfällen wie Blutungen, Differenzierung fetaler Bradykardie vom Mutterpuls, Lage und Stellung des 2. Zwilling usw. kommt der Ultraschall zum Einsatz.

Im Anschluss an die Untersuchung sollte ein ergänzendes Gespräch über die bevorstehende Geburt und die Möglichkeiten der Analgesie mit der Kreißenden geführt werden, um eine zuversichtliche und vertrauensvolle Atmosphäre zu schaffen.

23.2 Kindliche Überwachung

B. Löhrs

23.2.1 Externe und interne CTG-Ableitung

> Standardverfahren zur kontinuierliche Überwachung der fetalen Herzfrequenz
> - Präpartal als Screening
>   - in Ruhe
>   - unter Belastung
> - Intrapartal in Beziehung zur Wehentätigkeit, externe oder interne Ableitung
> - Fetale Herzfrequenz als Ausdruck der aktuellen O_2-Versorgung des Feten

Historie

Die akustische Wahrnehmung fetaler Herztöne wurde 1818 von Mayor erstmals beschrieben. Schon 1822 wurde von Kergaradec versucht, den Zustand des Kindes mit den fetalen Herztönen zu korrelieren. Das Standardinstrument der fetalen Überwachung war bis vor ca. 50 Jahren das Pinard-Holzstethoskop. Arbeiten von Hammacher, Hon u. a. legten die Grundlage für die heute allgemein etablierte Methode der Ultrasonokardio(toko)graphie und deren Interpretation.

Methode

 Definition

Als CTG (Kardiotokographie) wird die simultane Registrierung der fetalen Herzfrequenz und der Wehentätigkeit bezeichnet.

Fetale Risikosituationen antepartal und intrapartal sollen mit dieser Methode erkannt und interpretiert werden. **Vorteil** des CTG als intrapartales Screening-Verfahren: Hohe Sensitivität der Hypoxie-/Azidosevorhersage mit 80–90%. **Nachteil**: Sehr geringe Spezifität (9–63%!) mit einer daraus resultierenden hohen Rate an operativen Entbindungen.

Als Verfahren stehen die externe und interne Kardiotokographie zur Verfügung.

> ! Das CTG sollte zur Vermeidung eines V.-cava-Syndroms immer halbsitzend oder in Linksseitenlage abgeleitet werden.

> **Empfehlungen für die Praxis**
> **Registrierungsmethoden**
> - Externe und interne CTG-Registrierung
>   - Ultrasonographie: Aufzeichnung mit Ultraschalldopplermethode
>   - Phonokardiographie: Mikrophonaufzeichnung der Herztöne
>   - Abdominales EKG: fetales EKG über maternale Bauchdecke
>   - Tokographie: Ableitung über maternale Bauchdecke
>   - Telemetrie: Funkübertragung des CTG
> - Interne CTG-Registrierung
>   - Skalpelektroden-EKG: fetales EKG über Skalpelektrode
>   - Tokographie: intrauterine Messung des Wehendrucks
>   - Telemetrie: Funkübertragung des internen CTG

Intern abgeleitetes CTG

Bei adipösen Bauchdecken der Mutter oder schlechter Aufzeichnung der fetalen Herztöne sollte die interne Ableitung zur Anwendung kommen.

Kontraindikationen: Maternale Infektionen (HBV, HCV, HIV, HSV), ggf. Frühgeburtlichkeit.

Vorteil: Hohe Zuverlässigkeit und geringe Störanfälligkeit

Nachteil: Invasive Maßnahme, obligatorisch offene Fruchtblase.

Interne Tokographie

Tokographie (intrauterine Drucksonde, IUD) über einen bei gesprungener Blase intrauterin gelegten wassergefüllten Schlauch nach Eichung des Systems.

Strenge Indikationsstellung, ggf. indiziert im Zustand nach Sectio bei liegender PDA zur Vermeidung einer Uterusruptur. Gefahr der Verletzung der Plazenta und der Einschleppung von Keimen.

Telemetrie

Übertragung der Signale von externem oder internem CTG über Funk an das Aufzeichnungsgerät. Indiziert bei Langzeitüberwachungen (Modellversuch der häuslichen Überwachung) oder Wunsch nach größerer Mobilität.

> ! Dokumentation: Auf dem jeweiligen CTG-Streifen müssen Name, Vorname, Geburtsdatum der Kreißenden, Schwangerschaftwoche, Datum und Uhrzeit der Ableitung, Lage bzw. Lageänderung der Mutter, Markierung geburtshilflicher Maßnahmen wie vaginale Untersuchung, Amniotomie, Medikamentengabe angegeben werden.

Grundbegriffe zur CTG-Beurteilung (nach FIGO-Richtlinien)

Langfristige Herzfrequenzalterationen
- Basalfrequenz/Baseline/Grundfrequenz: Mittelwert der fetalen Herzfrequenz über längere Zeit
- Floatingline: langfristige Oszillationsmittellinie
- Normokardie: Basalfrequenz 110–150 bpm
- Tachykardie: Anstieg der Basalfrequenz >150 bpm für >10 min
  Schwere Tachykardie: Basalfrequenz >200 bpm
- Bradykardie: Abnahme der Basalfrequenz <110 bpm für >3 min
  Schwere Bradykardie <80 bpm

Mittelfristige Herzfrequenzalterationen
- Akzeleration: Beschleunigung der HF >15 bpm für >15 s, aber <10 min
- Dezeleration (◘ Tab. 23.1): Abnahme der HF >15 bpm für >10 s, aber <3 min
  – Leichte Dezeleration: <30 bpm, <30 s
  – Mittelschwere Dezeleration: 30–60 bpm, <60 s
  – Schwere Dezeleration: >60 bpm, >60 s.
  – Prolongierte Dezeleration: Dauer 1–3 min
  – DIP 0–II

Kurzfristige Herzfrequenzalterationen
- Oszillation/Fluktuation (◘ Abb. 23.2): Schwingungen der HF-Kurve um die Baseline, Gipfelpunkte: Umkehrpunkte, Nulldurchgänge: Schnittpunkte mit der Floatingline
- Oszillationsamplitude/Bandbreite: Maximalausschlag pro Zeiteinheit
- Oszillationsfrequenz/Undulation: Anzahl der Nulldurchgänge
- Makrofluktuation/Langzeitfluktuation: Varation der Oszillationsfrequenz und -amplitude
- Mikrofluktuation/Kurzzeitfluktuation, Irregularität: Schlag-zu-Schlag-Variabilität

Wehenregistrierung

Kontraktionen des Uterus kommen währen der gesamten Schwangerschaft vor und beeinflussen ggf. die fetale

◘ **Tab. 23.1.** Einteilung der Dezeleration (D/P)

Typ der Dezeleration	Charakteristika
DIP 0, Spike; Bei starken Kindsbewegungen, kurze Nabelschnurkompression	Dauer <30 s, steiler Abfall und Anstieg der HF, keine Korrelation zur Wehe
DIP I, frühe Dezelerationen	Tiefster Punkt des HF-Abfalls fällt mit Wehenakme zusammen, periodisch wiederkehrend
DIP II, späte Dezelerationen	Beginn mit Wehenakme, tiefster Punkt 20–90 s nach Akme, periodisch wiederkehrend
Variable Dezelerationen	Wechselndes Bild sowohl hinsichtlich Beziehung zur Wehe als auch hinsichtlich ihrer Form

Sauerstoffversorgung. Nach der 20. SSW treten zunehmend kurze, unregelmäßige Kontraktionen, Alvarez-Wellen genannt, auf. Sie resultieren aus lokalen Muskelverkürzungen. Im Verlauf der Schwangerschaft zeigen sich vermehrt Braxton-Hicks-Kontraktionen, die durch ein »Konfluieren« der lokalen Kontraktionen entstehen. Nach der 30. SSW entspricht diese Form der Kontraktionen den »Senk- oder Vorwehen«. Wenn die Kontraktionen den gesamten Uterus erfassen, spricht man zunächst von Reifungswehen, die mit Erhöhung der Druckamplitude in Eröffnungswehen übergehen. Wirksame Geburtswehen weisen einen »triple descending gradient« auf, d. h. die Erregung breitet sich absteigend von Fundus auf Zervix aus, und die Dauer der Kontraktion sowie deren Intensität nehmen von Fundus über Isthmus zu Zervix ab.

Klinische Relevanz hat jedoch in höherem Maße die Überwachung der Frequenz der Geburtswehen. Bei einer anhaltenden Polysystolie (Frequenz >5 Wehen pro Minute) kann es durch fehlende oder zu kurze Erholungsphasen in den Wehenpausen zu fetalen Hypoxämien kommen.

Geringe klinische Relevanz hat die von Caldeyro-Barica 1957 entwickelte Montevideo-Einheit als Maß für die Uterusmotilität. Sie berechnet sich aus dem Produkt aus Wehenfrequenz (Anzahl pro 10 min) und Intensität (mittlere Kontraktionsamplitude in mmHg). Zur optimalen Wehenstimulation des Uterus unter der Geburt sollten in der Eröffnungsperiode bis 180 Montevideo-Einheiten und in der Austreibungsperiode bis 210 Montevideo-Einheiten angestrebt werden.

Einflussgrößen auf das CTG

Um das CTG kritisch beurteilen zu können, müssen zahlreiche Einflussgrößen, denen die fetale HF unterworfen ist, berücksichtigt werden (Tab. 23.2).

Generell gilt, dass bei Kombination ungünstiger CTG-Befunde die fetale Gefährdung zunimmt. Um die Befundung möglichst zu standardisieren und die verschiedenen Befunde gewichten zu können, wurden verschiedene CTG-Scores (Hammacher-, Kubli-, Meyer-Menk-, Krebs-Score) entwickelt. Diese zwingen den Beurteilenden zur Analyse aller eingehenden Kriterien. Nach der sich aus der Befundung ergebenden Punktzahl wird der Grad der fetalen Gefährdung abgeschätzt. Nur für die präpartale Situation validiert ist der gebräuchliche Fischer-Score (1976). Seit 1987 können die für den klinischen Gebrauch

Tab. 23.2. CTG-Beurteilung

Maternale Einflussgrößen	Fetale Einflussgrößen
Körperhaltung (V.-cava-Syndrom)	Gestationsalter
Blutdruck	Hämodynamik
Oxygenierung	Säure-Basen-Status
Pharmaka	ZNS-Regulation
Körpertemperatur	Infektion
Genussmittelabusus	Fehlbildungen
Humorale Faktoren	Humorale Faktoren

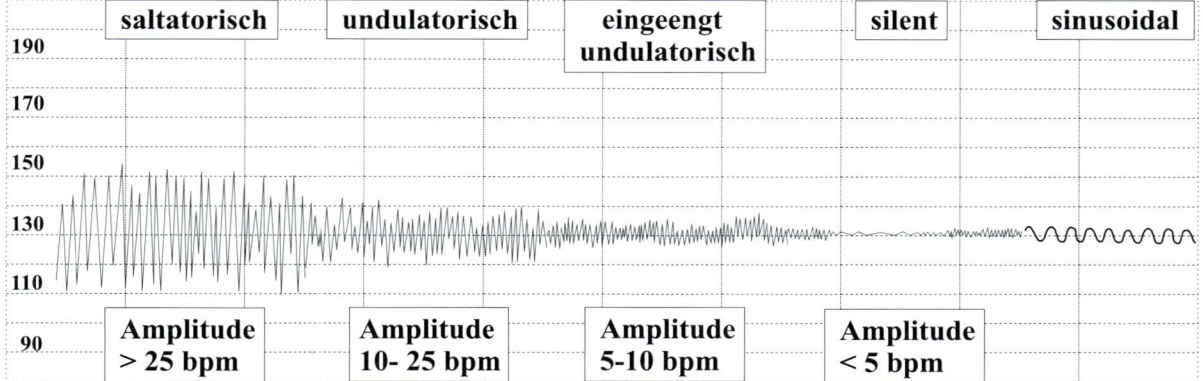

Abb. 23.2. Oszillationsmuster der fetalen Herzfrequenz (Aus Schneider et al. 2004)

Tab. 23.3. FIGO-Richtlinien für die CTG-Beurteilung. (Aus Schneider et al. 2004)

Parameter	Normal	Suspekt	Pathologisch
FHF-Baseline [bpm]	100–150	< 110	< 100
Oszillationsamplitude (Bandbreite) [bpm]	5–25	5–10 (> 30 min) > 25	<5 (> 30 min) Sinusoidales CTG
FHF-Akzelerationen	≥ 2 pro 10 min	keine (> 30 min)	
FHF-Dezelerationen	keine	sporadische [inklusive DIP 0]	prolongierte sporadische, periodische, schwere variable, späte

gut adaptierten FIGO-Richtlinien herangezogen werden (◘ Tab. 23.3).

Bei der Differenzierung in normale, suspekte und pathologische Befunde nach den FIGO-Richtlinien ergeben sich folgende klinische Konsequenzen:

— Normaler Befund
  – Keine unmittelbare Konsequenz
— Suspekter Befund
  – Kontrollbedürftig, d. h. intensivierte Beobachtung, ggf. Belastungstest
  – Besserung: kurzfristige Wiederholung
  – Keine Änderung: Daueüberwachung
— Pathologischer Befund
  – Unmittelbarer Handlungsbedarf: fetale Skalpblutanalyse (FSBA; s. unten), ggf. sofortige Entbindung

Klinische Bedeutung verschiedener CTG-Befunde

Bradykardien
Die Formen der Bradykardie zeigt ◘ Tab. 23.4.

> **Cave**
> Der fetale Blut-pH-Wert fällt wärend einer schweren Bradykardie um ca. 0,006 Einheiten/s.

Tachykardien
Die Ursachen sind maternale Faktoren wie Fieber (AIS!), Azidose, β-Sympathomimetika, Hypotonie. Fetale Faktoren wie fetale Aktivität oder fetale Arrhythmien, aber auch prognostisch ungünstig bei fetaler Anämie, intrauteriner Infektion oder Hypoxämie. ◘ Tab. 23.5 zeigt die Formen der Tachykardie.

> **Cave**
> Tachykardien sub partu über längere Zeit induzieren ein 4-fach erhöhtes Hirnblutungsrisiko.

Saltatorische Herzfrequenzmuster
Simultane Aktivierung von Sympatikus und Parasympatikus, kann physiologische Zustände abbilden, aber auch Zeichen für drohende Hypoxie sein (◘ Abb. 23.2). Bei länger andauernden saltatorischen Phasen intensivierte Überwachung, in der Austreibungsphase ggf. FSBA.

Silente Herzfrequenzmuster
Ein silentes HF-Muster (◘ Abb. 23.2) kann Ausdruck des physiologischen fetalen Tiefschlafes sein (Dauer ca. 20–40 min). Wirkung zentralsedierender Medikamente bedenken! Zum Ausschluss hypoxiebedingter silenter HF-Muster ggf. FSBA. Sinusoidale HF-Muster mit Verrundung der Umkehrpunkte bedürfen als möglicher Ausdruck präterminaler Zustände (Anämie, schwerste Hypoxie, Fehlbildungen) dringend der weiteren Abklärung (Ultraschall, Chordozentese, FSBA). Unter Umständen ist eine sofortige operative Entbindung indiziert.

Dezelerationen
Sporadische Dezelerationen. Unabhängig von Uteruskontraktionen. DIP 0, Spikes: prognostisch günstig.

Prolongierte Dezelerationen. Ausdruck akuter plazentarer Minderperfusion bei Dauerkontraktionen, V.-cava-

Tab. 23.4. Formen der Bradykardie

Verdachtsdiagnose	Klinische Konsequenz
Vorbestehende »fixierte« Bradykardie	Am ehesten essenzielle Bradykardie ohne Konsequenz; sub partu FSBA: bei Normalbefund gute Prognose
V.-cava-Syndrom	Linksseitenlagerung, ggf. Volumengabe
Polysystolie	Stoppen einer Oxytocin-Infusion, ggf. Notfalltokolyse
Verdacht auf zerebral bedingte Bradykardie	Ultraschall zum Ausschluss hirnorganischer Veränderungen
Verdacht auf kardiale Bradykardie	Ultraschall zum Ausschluss von Vitien, fetales EKG, Prognose dann gut
Hypoxiebradykardie (Oszillationsverlust, Verrundung der Umkehrpunkte, Baseline-Verlust)	Notfalltokolyse, O_2-Gabe an die Mutter, FSBA mit Kontrollen, ggf. operative Entbindung
Terminale Bradykardie	Sofortige operative Entbindung

Tab. 23.5. Formen der Tachykardie

Verdachtsdiagnose	Klinische Konsequenz
Fetale Arrhythmie (um 200 bpm)	Gegebenenfalls intrauterine Therapie präpartal
Fieber der Mutter	Kausale (Antibiose) oder symptomatische Therapie
AIS (nochmals erhöhtes Risiko der Hirnblutung!)	Antibiose, Entbindung
Fetale Anämie	Entbindung, falls möglich, ggf. Transfusion

Syndrom, maternaler Hypotonie (KPDA-Anlage). Einleitung geeigneter Gegenmaßnahmen, falls keine Erholung: ggf. Indikation zur Notfallsectio.

Periodische Dezeleration. Alle Dezelerationen mit Bezug zu Uteruskontraktionen.

DIP I, frühe Dezelerationen. Auslöser meist vagale Reize wie Kopfkompression während der Wehe, aber auch kurzzeitige Nabelschnurkompression. Meist günstige Prognose. In der Eröffnungsperiode bei anhaltenden DIP I ggf. Basistokolyse. Bei Persistenz über 30 min und Dezelerationen mit HF-Abfällen >60 bpm ggf. FSBA.

DIP II, späte Dezelerationen. Stimulation der Chemorezeptoren im zentralen Strombett, v. a. Aortenbogen, durch Stoffwechselalterationen, die durch eine uteroplazentare Minderperfusion hervorgerufen werden. Auch bei Plazentareifungsstörungen oder fetalem Blutverlust zu sehen.

Prognostisch bei Persistenz ausgesprochen ungünstig. Dringend Abklärung durch FSBA (Abb. 23.3).

> **Cave**
> Pro Dezeleration erfolgt eine mittlere Abnahme des fetalen Blut-pH-Wertes um 0,014 Einheiten und ein Anstieg des Basendefizites um 0,8 mmol/l.

Variable Dezelerationen. Typisch für umbilikale Perfusionsstörungen oder Kopfkompression. Leichte variable Dezeleration meist ohne Auswirkung auf den Feten, jedoch bei persistierenden mittelschweren bis schweren variablen Dezelerationen signifikante Beeinflussung des fetalen Säure-Basen-Status. Hier ist wiederum FSBA großzügig zu indizieren.

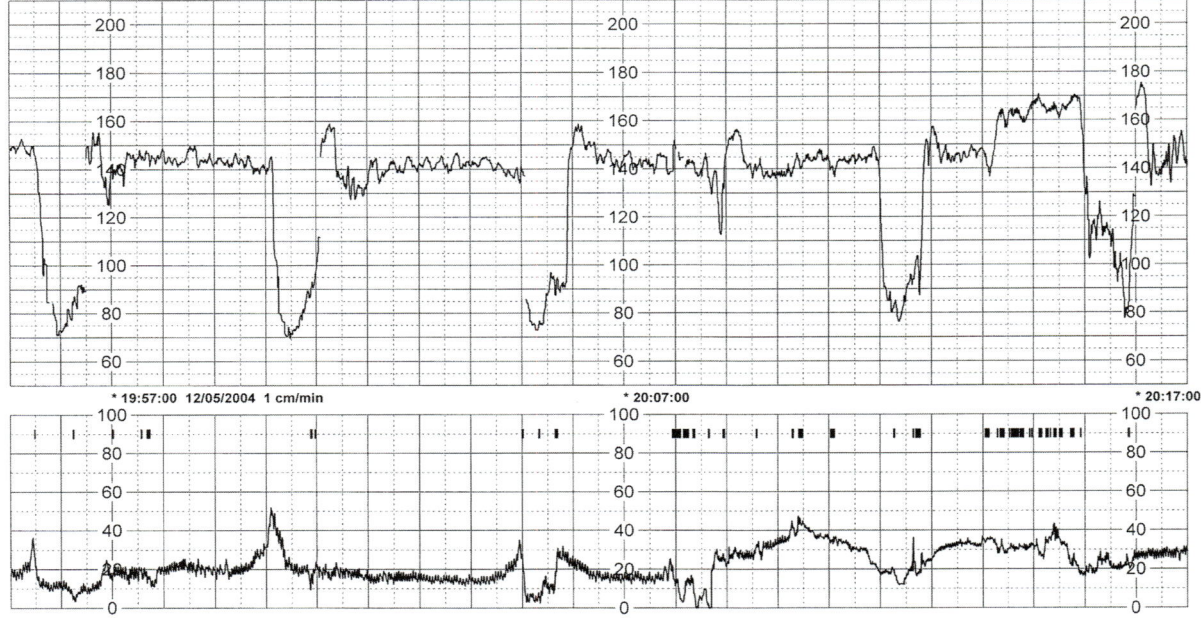

Abb. 23.3. CTG mit wehensynchronen schweren Dezelerationen – DIP II

Empfehlung der Deutschen Gesellschaft für Perinatale Medizin zur intrapartalen Überwachung

- CTG-Überwachung: generell bei allen Geburten
- Aufnahme-CTG: mindestens 30 min
- Diskontinuierliche CTG-Überwachung: fehlende Risiken, stehende Fruchtblase, Eröffnungsperiode
- Kontinuierliche CTG-Überwachung Eröffnungsperiode bei Risiken, frühzeitigem Blasensprung, vorangegangenen Phasen suspekter CTG-Muster, Abweichungen vom normalen Geburtsverlauf
- Späte Eröffnungs- und Austreibungsperiode bei allen Schwangeren
- Außerdem bei folgenden Risikofaktoren Belastete Anamnese (IUFT, perinataler Hirnschaden), Zustand nach Sectio, Präeklampsie, Gestationsdiabetes, Frühgeburtlichkeit, Mehrlinge, Beckenendlage, SGA, Blutungen im III. Trimenon, Übertragung, Geburtseinleitung, verstärkte Blutung sub partu, grünes Fruchtwasser, protrahierter Geburtsverlauf, pathologische CTG-Muster
- Interne Ableitung: bei unzureichender Aufzeichnungsqualität oder unklarem CTG-Befund
- Interne Wehenregistrierung: nur in Einzelfällen im Zustand nach Sectio oder Uterusruptur bei gleichzeitiger KPDA
- Abklärung durch FSBA: bei suspekten/pathologischen CTG-Mustern vor Indikation zur operativen Entbindung, ggf. auch Bestimmung des maternalen Säure-Basen-Status (pH-Wert zwischen 7,20 und 7,29)

23.2.2 Oxyhämoglobin-Kardiotokographie (OCTG), Kinetokardiotokographie (KCTG)

Sowohl das OCTG (Oxyhämoglobin-Kardiotokographie) oder besser Pulsoxymetrie als auch das KCTG (Kinetokardiotokographie) sind weitere Verfahren zur kontinuierlichen Überwachung des Feten sub partu. Beide Verfahren werden jedoch nicht als Routineverfahren eingesetzt.

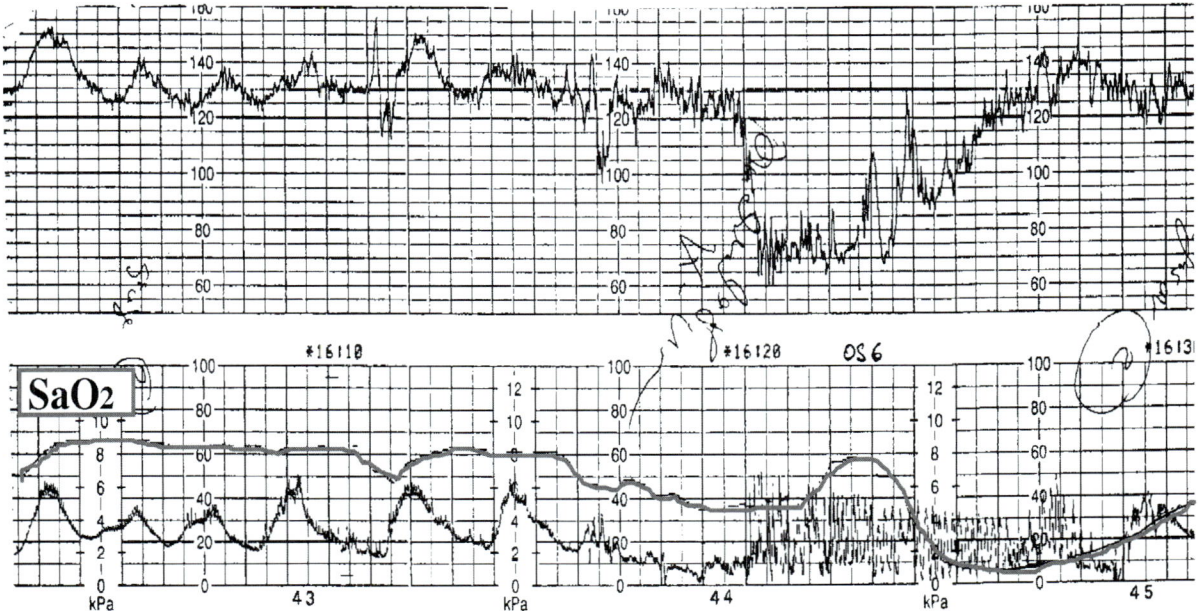

Abb. 23.4. CTG mit einer späten variablen Dezeleration (MBU: pH-Wert 7,31, ABE –1,4)

Pulsoxymetrie (OCTG)

Anhand der unterschiedlichen Absorbtionsspektren von Hämoglobin und Oxyhämoglobin kann die fetale Sauerstoffsättigung (SO_2) photometrisch erfasst werden.

$$S_{O2}\ (\%) = \frac{[O_2Hb]}{[O_2Hb] + [Hb]} \cdot 100$$

[O_2Hb]: Konzentration von Oxyhämoglobin
[Hb]: Konzentration von Desoxyhämoglobin

Zwei Verfahren werden momentan klinisch eingesetzt:

Reflexpulsoxymetrie
Atraumatische Sensoren mit nebeneinander liegender Lichtquelle und Detektor. Nach Streuung und Absorption erfolgt die Messung des reflektierten Lichtes.

Transmissionspulsoxymetrie
Es handelt sich um Spiralelektroden mit integrierten Sensoren, die in die fetale Kopfhaut eingebracht werden, zur Messung des durch ein Gewebeareal durchtretenden Lichtanteils sowie Ableitung der fetalen Herzfrequenz über eine Skalpelektrode (Abb. 23.4). Dieses System bedingt eine deutlich geringere Dislokationsgefahr. Der gemessene SO_2 Wert in der Eröffnungsperiode liegt im Mittel bei 50–68%, in der Austreibungsperiode im Mittel bei 49–65%.

Teilweise besteht eine Korrelation der Sättigungsabfälle mit pathologischen CTG-Veränderungen (Abb. 23.5). Fraglicher klinischer Nutzen der Methode, da:
- Nicht einheitliche Kalibrierung der auf dem Markt befindlichen Systeme
- Fehlermöglichkeiten durch Dislokation, Haare, Mekonium, Geburtsgeschwulst und während des Geburtsverlaufs unterschiedliche Anpressdrücke
- Geringer positiver Voraussagewert hinsichtlich einer fetalen Azidose

> **Cave**
> Keine klinischen Entscheidungen ausschließlch aufgrund von pulsoxymetrisch erhobenen SO_2-Werten!

KCTG
Das fetale Bewegungsprofil ermöglicht die fortlaufende Bewegungsregistrierung bei extern abgeleitetem CTG.

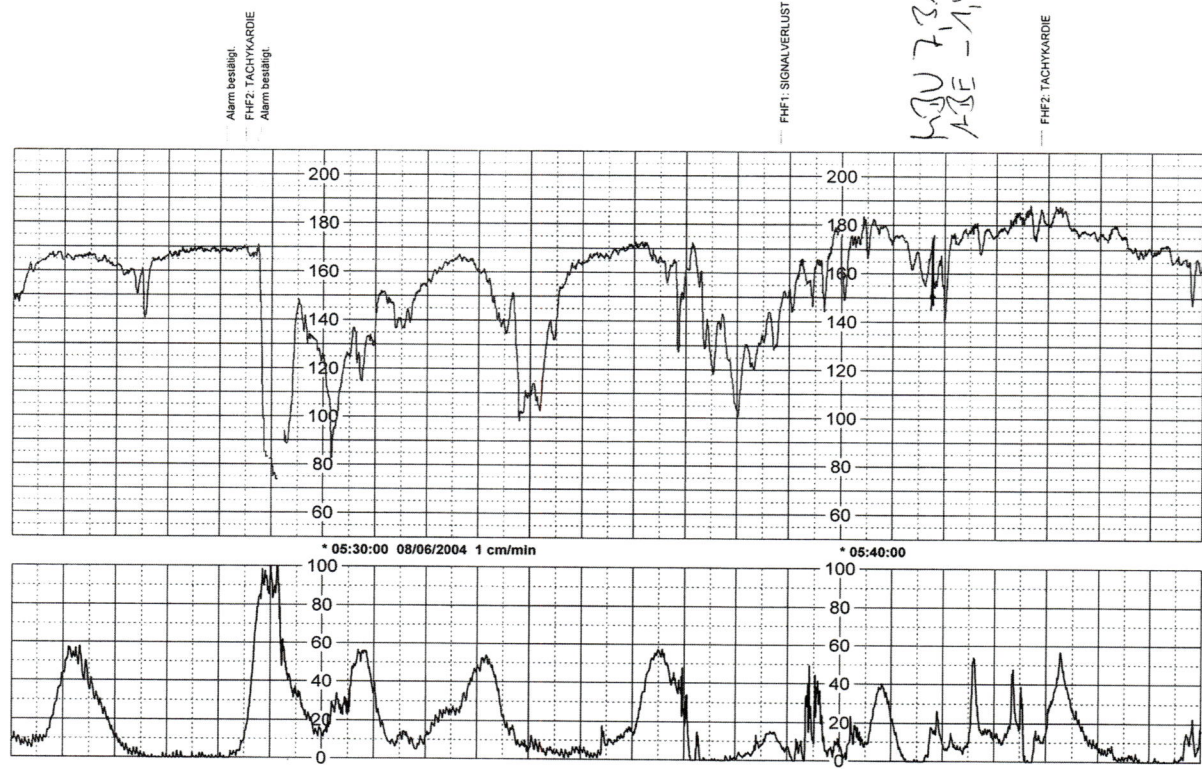

Abb. 23.5. Ausschnitt eines CTG mit mittelschweren bis schweren variablen Dezelerationen in der späten Eröffnungsperiode G3 P3, ET+6, spontaner Geburtsbeginn. Nach wiederholten FSBA Spontanpartus eines gesunden Mädchens, >4.000 g mit gutem APGAR- und pH-Wert

Unter der Geburt muss eine sorgfältige Dokumentation von mütterlichen Bewegungen und Nachjustierungen erfolgen.

Pathologisch ist in der 37.–40. SSW eine Anzahl unter 3–5 fetalen Bewegungen mit einer jeweiligen Dauer unter 16–25 s pro 10 min. Eine beginnende Hypoxämie kann sich durch Verkürzung der Bewegungsdauer ankündigen. Der Vorteil der Methode ist v. a. in der Verbesserung der Interpretation fraglich pathologischer CTG-Befunde in der Eröffnungsperiode zu sehen (Senkung falsch-positiver Befunde um 40%; ◘ Abb. 23.6).

> **Cave**
> Das KCTG ist wegen sehr häufiger Artefakte in der Austreibungsperiode nicht zur klinischen Entscheidungsfindung anzuwenden.

23.2.3 Mikroblutuntersuchung (MBU) oder fetale Skalpblutanalyse (FSBA)

Bereits vor der allgemeinen Einführung des CTG wurde von Saling die Methode der FSBA initiiert. Bei suspekten oder pathologischen CTG-Befunden in der Eröffnungs- und Austreibungsperiode ermöglicht die FSBA eine exakte Zustandsbestimmung des Feten. Hierzu wird der Säure-Basen-Status des Feten sowie die Beurteilung von »base excess« und Gesamtpufferbasen bei einer Blutgasanalyse des Feten herangezogen.

> Die FSBA stellt die derzeit zuverlässigste Zustandsbeurteilung des Feten sub partu dar.

Durch ihren Einsatz kann eine deutliche Verringerung der Rate an operativen Entbindungen ohne Zunahme der perinatalen Morbidität und Mortalität erreicht werden.

23.2 · Kindliche Überwachung

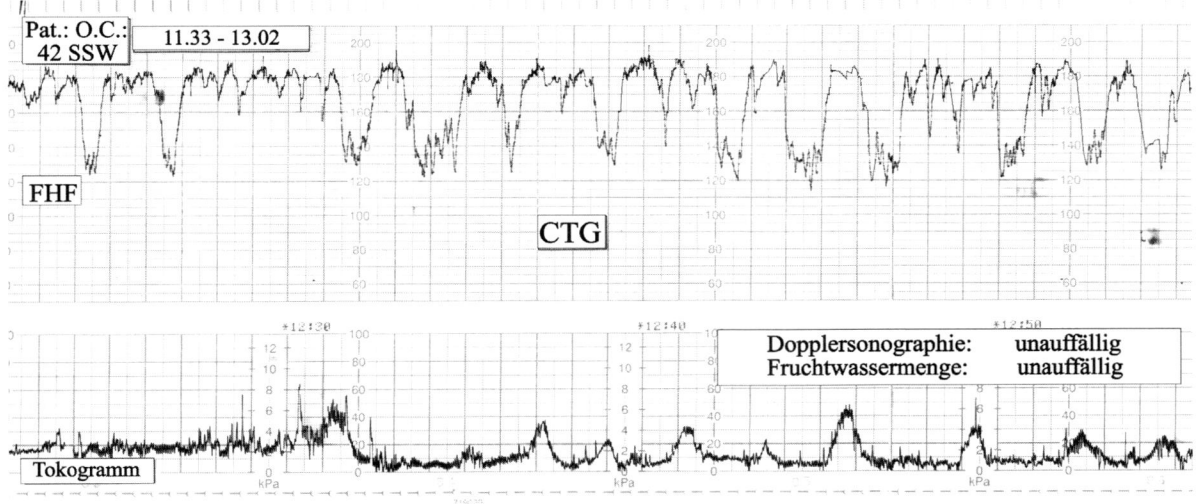

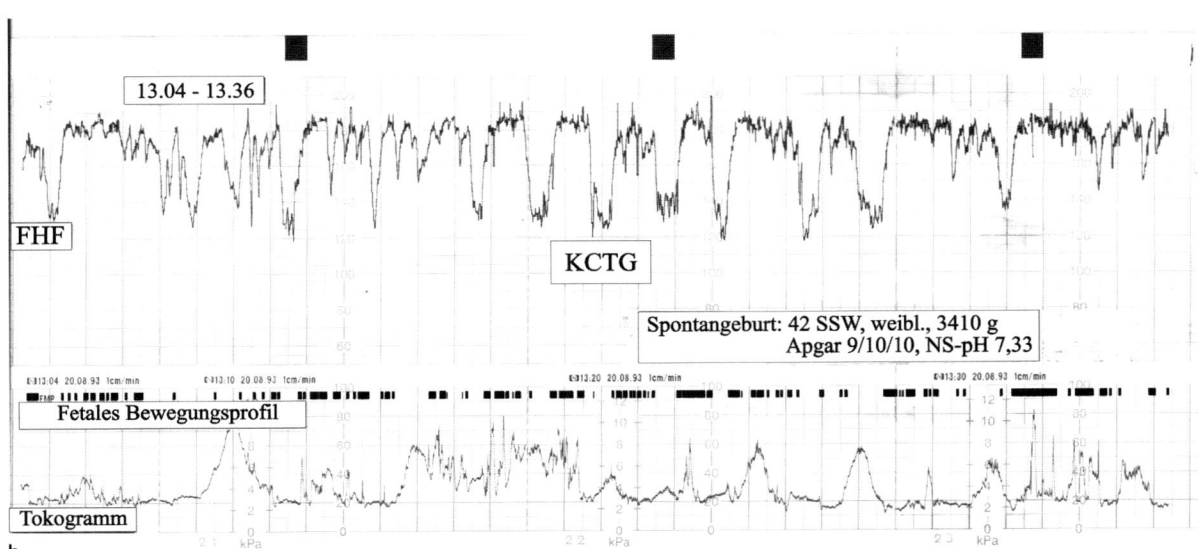

◘ **Abb. 23.6a, b.** Verbesserung der Interpretation fraglich pathologischer CTG-Muster durch das fetale Bewegungsprofil. Ohne Kenntnis der assoziierten Bewegungsaktivität (a) unklare Zuordnung der FHF-Baseline, mit fetalem Bewegungsprofil (b, fortlaufend geschrieben) eindeutige Zuordnung der Floatingline anhand der bei Kindsbewegungen im KCTG nachgewiesenen FHF-Akzeleration. Korrekte Baseline bei 130 bpm. Die bei fetalem Aktiv-Wach-Zustand lange anhaltenden Akzelerationen könnten zu einer Fehleinschätzung der Baseline bei einem Niveau um 180 bpm und zur Deutung eines dezelerativen FHF-Musters führen

Indikationen und Kontraindikationen

Indikationen und Kontraindikationen zur FSBA

- **Indikationen zu FSBA**
  - Persistierende suspekte/pathologische FHF-Muster (unklare Bradykardien, persistierende Tachykardien, variable mittelschwere bis schwere Dezelerationen, späte Dezelerationen jeder Ausprägung, Oszillationsverlust, persistierende saltatorische FHF-Muster bei ruhigem Fetus, sinusoidaler CTG-Verlauf bei ansonsten fehlender fetaler oder mütterlicher Pathologie
  - Protrahierter Geburtsverlauf mit unklarem CTG-Befund
  - Grünes Fruchtwasser mit suspektem/pathologischem CTG
  - Fetale Hb- oder Thrombozytenbestimmung
- **Kontraindikationen zur FSBA**
  - Absolute Kontraindikationen
    Kongenitale schwere Koagulopathie des Feten
    Genitale oder amniale Infektionen
    Maternale HIV- oder HCV-Infektion (maternale HBV-, HSV-Infektion)
  - Relative Kontraindikationen
    Verschlossener Muttermund, Möglichkeit ab ca. 3 cm Muttermund gegeben
    Verschlossene Fruchtblase, ggf. Amiotomie
    Frühgeburtlichkeit vor der 34. SSW
    Mehrlingsschwangerschaft mit pathologischen CTG-Mustern des 2. Kindes
- **Keine Indikation zur FSBA**
  - Terminale Bradykardie
  - Persistierende Tachykardie ohne Geburtsfortschritt
  - Vorangehender Teil auf Höhe des Beckenbodens

Technik der FSBA

- Lagerung der Gebärenden im Querbett, d. h. in Steinschnittlage
- Desinfektion des Introitus, Eingriff muss unter sterilen Bedingungen erfolgen
- Eingehen mit dem größtmöglichen Röhrenspekulum oder Amnioskop (Verhinderung des Vorschiebens des Muttermundsaumes)
- Licht einstellen und Säubern/Trocknen des vorangehenden fetalen Teils
- Evtl. Hyperämisieren mit z. B. Finalgon oder Chloräthyl
- Aufbringen von sterilem Parafinöl, um Tröpfchenbildung des Fetalblutes zu unterstützen
- Anbringen einer 2- bis 3 mm tiefen Stichinzision mit der Lanzette, eingespannt in Kornzange (**Cave:** Geburtsgeschwulst)
- Aufnehmen des austretenden Blutstropfens mit einer heparinisierten Saugpipette oder Glaskapillare möglichst blasenfrei
- Kompression der Stichinzision mit sterilem Tupfer
- Sofortige Blutgasanalyse an geeignetem Gerät

Komplikationen und Fehlermöglichkeiten

Verletzungen des Kindes, Blutungen, Hämatome und Infektionen sind extrem selten.

Falsch-positive Ergebnisse (kapillarer Kopfhaut-pH-Wert ist niedriger als der arterielle pH-Wert) durch:
- Ungenügende Hyperämisierung des Gewebes durch Abnahme aus Geburtsgeschwulst mit Stauungsödem
- Verunreinigung der Probe mit Fruchtwasser (Fruchtwasser-pH-Wert 38.–42. SSW 7,13±0,066)
- Zusatz zu großer Heparinmengen

Falsch-Negative Ergebnisse sind extrem selten (bei sehr langem Kontakt der Probe mit Luft). Metabolische Parameter: $pCO_2 \downarrow$, $pH \uparrow$.

> Das größte Problem der FSBA ist die eingeschränkte Durchführbarkeit bei noch zu geringer Muttermundweite.

Interpretation und Konsequenz

Die Interpretation der FSBA-Werte zeigt ◘ Tab. 23.6.

Empfehlungen für die Praxis
- Bei gegebener Indikation FSBA durchführen
- Überprüfung der Durchführbarkeit und Ausschluss von Kontraindikationen
- Einleitung der nötigen Konsequenzen bis zur Notfallschnittentbindung bei Präazidose oder niedrigeren pH-Werten
- Senkung der Rate operativer Geburtsbeendigungen

Tab. 23.6. Interpretation des FSBA

pH-Wert	Azidosegrad	Konsequenz in der Eröffnungsperiode	Konsequenz in der Austreibungsperiode
pH ≥7,30	Normaler Zustand	Keine, ggf. Kontrolle	Keine
pH 7,29–7,25	Reduzierter Zustand	Kontrolle nach 30 min	Kontrolle nach 30 min
pH 7,24–7,20	Präazidose	Verbesserung O_2-Angebot an Feten, ggf. Tokolyse, Kontrolle nach 30 min	Beschleunigung der AP, ggf. Verbesserung des O_2-Angebot an den Feten, ggf. Tokolyse, Kontrolle nach 30 min
pH 7,19–7,15	Leichte Azidose	Sofortige Geburtsbeendigung, ggf. intrauterine Reanimation (Tokolyse, maternale O_2-Gabe)	Sofortige Geburtsbeendigung, ggf. intrauterine Reanimation (Tokolyse, maternale O_2-Gabe)
pH 7,14–7,10	Mittelgradige Azidose		
pH 7,09–7,00	Fortgeschrittene Azidose		
pH ≤6,99	Schwere Azidose		

23.3 Peripartale Antibiotikaprohphylaxe/-therapie

B. Gießelmann

23.3.1 Indikationen

Die peri-/intrapartale intravenöse Antibiotikaprophylaxe/-therapie ist indiziert aufgrund eines erhöhten fetalen und maternalen Erkrankungsrisikos bei:
- Frühgeburt <37 Wochen oder Gewicht <2.500 g
- Blasensprung-Geburt-Intervall >12 h
- Temperatur sub partu >38°C
- GBS-positiver vaginaler Abstrich dokumentiert im Mutterpass
- GBS-positive Bakteriurie während der Schwangerschaft
- Geschwisterkind mit invasiver GBS-Infektion

23.3.2 Epidemiologie

5–25% der Schwangeren sind Gruppe-B-Streptokokken (GBS)-positiv. Durch die peri-/intrapartale Anwendung von Antibiotika (während der Wehen, vor bzw. nach Blasensprung) sind die Fälle früh einsetzender GBS-positiver Neugeborenensepsis um 70% auf 0,5 Fälle/1.000 Lebendgeburten (Zahl 1999) zurückgegangen. In ca. 5% der Geburten findet ein vorzeitiger Blasensprung >12 h, in ca. 12% <12 h vor Beginn der Eröffnungswehen statt.

23.3.3 Ätiologie/Pathogenese

- Vaginale dauerhafte GBS-Besiedlung: 30%, ansonsten periodisch
- Vorzeitiger Blasensprung: vorzeitige Wehen und Zervixreifung, Polyhydramnion, aufsteigende Infektion, Mehrlingsgravidität, iatrogen

23.3.4 Klinik/Diagnostik

Die GBS-Kolonisierung verläuft ohne Symptome, ggf. bakterielle Vaginose, der pH-Wert ist erhöht. Der Abstrichbefund ist bei der Aufnahme in den Kreißsaal aus dem Mutterpass zu entnehmen.

Bei vorzeitigem Blasensprung kommt es zum Fruchtwasserabgang. Die Anamnese, die Inspektion der Vorlage und der Tastbefund sind richtungsweisend. AIS: maternale Temperatur >38°C, fetale Tachykardie, grünes Fruchtwasser. Gegebenenfalls Leukozytenzählung, CRP bestimmen.

23.3.5 Therapie

Antibiotische Therapie ist obligat sub partu bei Vorliegen bei einer oder mehreren der oben genannten Indikationen: Penicillin G6 Mio. IE i.v., danach 3 Mio IE i.v. alle 4 h bis zur Geburt. Alternativ: Ampicillin 2 g i.v., danach 1 g alle 4 h bis zur Geburt, Claforan 2 g i.v. alle 8 h bis zur Geburt, Erythromycin 500 mg i.v. alle 6 h bis zur Geburt (**Cave**: Übelkeit).

❗ Information des Pädiaters muss erfolgen.

Empfehlungen für die Praxis
- Einsichtnahme in den Mutterpass
- Genaue Anamnese, Fruchtwasserabgang ausschließen, nochmalige Versicherung: keine Allergien?
- Zeitgemäße Gabe nach dem oben genannten Therapieschema

Austreibungsperiode

24.1 Gebärpositionen – 214
B. Löhrs
24.1.1 Historie – 214
24.1.2 Physiologische Aspekte – 214
24.1.3 Psychologische Aspekte – 214
24.1.4 Gebärpositionen im Vergleich – 215

24.2 Wassergeburt – 216
B. Löhr

24.3 Hinzurufen von Oberarzt, Anästhesie, Neonatologie – 217
B. Löhrs

24.4 Leitung der Austreibungsperiode – 218
F. Edler von Koch
24.4.1 Grundlagen – 218
24.4.2 Voraussetzungen für den Pressbeginn – 218
24.4.3 Entwicklung des Kindes – 218
24.4.4 Aktives Vorgehen in der Austreibungsperiode – 218

24.5 Episiotomie – 219
C. Dannecker
24.5.1 Inzidenz – 220
24.5.2 Klassifikation – Schnittführung – 220
24.5.3 Indikationen – 220
24.5.4 Naht der Episiotomiewunde und zusätzlicher geburtshilflicher Verletzungen – 220
24.5.5 Forensische Aspekte – 221
24.5.6 Nachsorge – 221

24.1 Gebärpositionen

B. Löhrs

Die Geburtshilfe und das Erleben der Geburt haben in den letzten Jahrzehnten einen rasanten Wandel durchgemacht. Von einer äußerst technisierten Geburtshilfe hat sich der Trend wieder zu einer vermehrt von den Wünschen der Gebärenden geprägten Praxis bewegt. Dies hat auch einen Wandel der bevorzugten Gebärpositionen nach sich gezogen.

24.1.1 Historie

Bis zum 18. Jahrhundert waren diverse vertikale Geburtspositionen regelhaft. Hebammengeburtshilfe wurde zu Anfang des 18. Jahrhunderts zunehmend von ärztlicher Geburtshilfe abgelöst. Durch den Ersatz des in Europa üblichen Gebärstuhles durch das Bett wurden ärztliche Manipulationen und Eingriffe bei pathologischen Geburtsverläufen erleichtert. Geburten in horizontaler Lage wurden jedoch auch bei regelhaftem Verlauf zunehmend häufiger.

Erst in den 1970er-Jahren kam es in der Einschätzung von Hebammen und Ärzten zu einer Renaissance der vertikalen Gebärpositionen. Bei fehlenden medizinischen Gründen für eine liegende Stellung der Gebärenden wurde es als vorteilhaft für den Geburtsverlauf sowie für das Wohlbefinden der Schwangeren gesehen, eine frei gewählte Position während der Geburt einzunehmen.

24.1.2 Physiologische Aspekte

 Durch nichthorizontale Gebärpositionen können vielfach Situationen, die potenziell riskant für Mutter und Kind sind, gebessert oder vermieden werden.

Respiratorisches System
Erhöhung der Vitalkapazität und der Atemreserven im Stehen und Sitzen um ca. 10%. Möglichkeit der Erleichterung der Atmung durch Einsatz der Atemhilfsmuskulatur. Durch verbessertes Sauerstoffangebot besteht auch eine günstigere Versorgungslage des Feten.

Hämodynamik
Reduktion des V.-cava-Kompressionssyndroms, damit Senkung des maternalen und fetalen Hypoxierisikos.

Kontraktilität des Uterus
Durch Positionswechsel kommt es zur Verkürzung der Geburtsdauer durch direkten Einfluss der Geburtsstellung auf die Uteruskontraktilität. Die Weheintensität in vertikaler Lage nimmt deutlich zu bei abnehmender Frequenz.

Mobilität des Beckens
Während der Schwangerschaft kommt es zur physiologischen Auflockerung der Ligamente des Beckenrings. Der Raumgewinn des Beckenausgangs durch Zugewinn an Beweglichkeit beträgt ca. 1,5 cm. Es kommt zur Dehnung der Symphysenfuge, Vergrößerung der Distanz zwischen den Spinae ischiadicae und damit Erweiterung des Beckeneinganges durch Spreizen und Beugen der Oberschenkel im Hüftgelenk.

Die Gebärende profitiert von einer anteposterioren Beckenausgangsvergrößerung in Hockstellung durch Streckung und gleichzeitige Abflachung des Os sacrum.

Pressvorgang
In vertikaler Haltung entfällt das anstrengende Heben des Kopfs zur Beugung des Rumpfs. Durch die Wirkung der Schwerkraft des vorangehenden kindlichen Teils auf den Muttermund ist der Pressdrang besser spürbar, wodurch der Pressvorgang besser koordiniert werden kann.

Weichteile
Bei aufrechten Gebärpositionen besteht eine günstigere Druckverteilung auf den Damm und damit eine Senkung der Dammrissrate.

24.1.3 Psychologische Aspekte

Durch die vermehrt aktive Rolle der Gebärenden in wechselnden oder vertikalen Gebärpositionen herrschen größere Möglichkeiten der Selbstbestimmung und Autonomie der Frau. Das in liegender Position verstärkte Gefühl des Ausgeliefertseins wird vermindert. Das Einbeziehen des Partners als Hilfsperson unterstützt Partnerbindungen.

24.1.4 Gebärpositionen im Vergleich

Rückenlage

Die Gebärende greift bei angewinkelten, abgespreizten Beinen mit den Armen in die Kniekehlen und zieht so die Beine zu sich.
- **Vorteile:** bei Komplikationen guter Zugang für medizinische Intervention, Becken weit geöffnet, Ausgleich der Lendenwirbelsäulenlordose bei auf die Brust gezogenem Kinn
- **Nachteile:** Risiko des V.-cava-Syndroms, passive Situation für die Mutter, Pressen gegen die Schwerkraft, reflektorisch angespannte Beckenbodenmuskulatur

Hockgeburt

Die Gebärende sitzt in tiefer Hocke, evtl. vom Partner unterstützt. Als Haltemöglichkeit kommen zusätzlich ein Seil, eine Stange oder eine Sprossenwand in Frage (Abb. 24.1).
- **Vorteile:** aktivste Position der Gebärenden, optimale Wirkung der Schwerkraft, entspannter Beckenboden, gute Möglichkeit der Atemhilfsmuskulatur, größtmögliche Bewegungsfreiheit für das Becken
- **Nachteile:** anstrengende Haltung für Gebärende und ggf. Partner

Gebärstuhl, Hocker, Gebärrad

Die Frau sitzt auf dem jeweiligen Hilfsmittel in aufrechter Haltung.
- **Vorteile:** im Vergleich zur Hockgeburt deutlich weniger anstrengende Haltung, ansonsten Vorteile ähnlich der Hockgeburt
- **Nachteile:** etwas erhöhte Einschränkung der Beckenbeweglichkeit, fraglich leicht erhöhte Vulvaödemrate

Seitenlage

Das obere Bein wird in Seitenlage angewinkelt und an den Körper herangezogen.
- **Vorteile:** Beckenbeweglichkeit erhöht, in Linksseitenlage kein V.-cava-Syndrom, gute Entspannungsmöglichkeit in der Wehenpause
- **Nachteile:** Koordination des Pressens etwas erschwert, Schwerkraft kommt nicht zum Tragen

Knielage

Die Gebärende befindet sich im Vierfüßlerstand, evtl. mit etwas erhöhter Möglichkeit, die Arme abzustützen (Abb. 24.2).
- **Vorteile:** dosierter Druck auf den Muttermund, Wirkung der Schwerkraft und Entspannung der Beckenbodenmuskulatur
- **Nachteil:** bei längerer Pressperiode Kraftverlust in den Armen

> **Empfehlungen für die Praxis**
>
> Im Rahmen einer individuellen risikoadaptierten Geburtshilfe sollte bei fehlender medizinischer Indikation zur Rückenlage die Gebärende ihre Geburtsposition selbst finden und variieren können

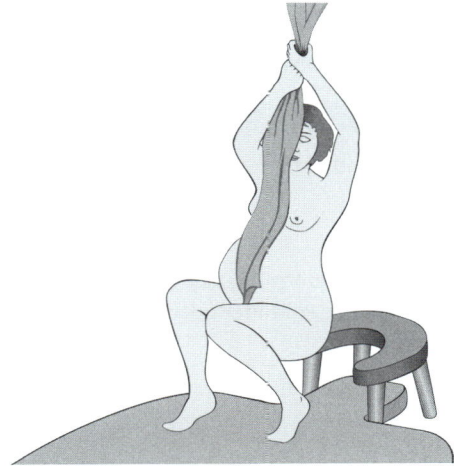

Abb. 24.1. Hockstellung mit Halt an Tuch oder Seil. (Nach Kuntner 1991)

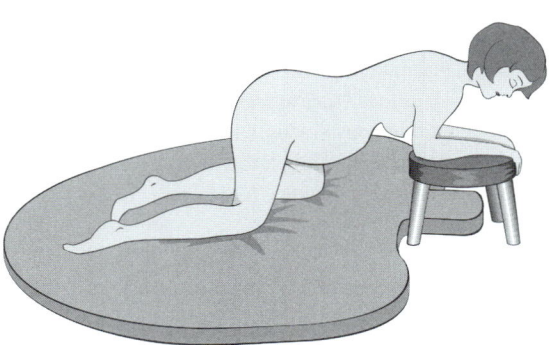

Abb. 24.2. Knie-Ellbogen-Lage. Erleichterung der Eröffnungsphase. (Nach Kuntner 1994)

24.2 Wassergeburt

B. Löhrs

Seit den ersten Berichten über Wassergeburten aus den frühen 1980er-Jahren hat sich diese Alternative zur »Bettgeburt« zu einem nach wie vor lebhaft diskutierten, jedoch von werdenden Müttern häufig nachgefragten Geburtsmodus entwickelt. Einige Geburtskliniken haben durch die Schaffung der nötigen Voraussetzung dieser Entwicklung Rechnung getragen.
Für Wassergeburten unter den für die »Landgeburt« gültigen Sicherheitsmaßgaben für Mutter und Kind gelten einige im Folgenden ausgeführte Voraussetzungen.

Aufklärung
Alle Frauen, die sich für die Wassergeburt entschieden haben, müssen im Vorfeld ein Formblatt mit der Bestätigung der Kenntnisnahme der Informationen zum Ablauf und zu den Risiken der Wassergeburt unterschreiben.

> **Ausschlusskriterien für die Wassergeburt**
> - **Maternale Aspekte:** HIV, Hepatits B/C, manifeste Präeklampsie, Eklampsie, SIH, HELLP-Syndrom, Epilepsie, Fieber >38°C, AIS, unbehandelte B-Streptokokken, Adipositas per magna, massive Orthostaseprobleme mit Schwindel und Vomitus, Zustand nach atonischer Nachblutung, Wunsch der Mutter nach PDA oder starken Analgetika
> - **Fetale Aspekte:** Mehrlinge, Lageanomalien, Einstellungsanomalien, Frühgeburtlichkeit (<37. SSW), IUGR, Placenta praevia marginalis oder verstärkte Blutung, grünes Fruchtwasser, Fehlbildungen und Erkrankungen des Kindes, A-/Oligo-/Polyhydramnie, pathologische Dopplerbefunde, Verdacht auf Missverhältnis, suspekte CTG-Muster

Kein Ausschlusskriterium ist: Zustand nach Sectio, milde Hypertonie (Blutdruck ≤140/90), PROM ohne Infektion, B-Streptokokken nach 2 Behandlungszyklen.

Überwachung
- Im Entspannungsbad bei im Vorfeld unauffälligen Herztönen keine Überwachung angezeigt. Nach 45 min jedoch erneut Kontrolle für 30 min!
- Sub partu ab Ende der Eröffnungsperiode kontinuierliche Ableitung der fetalen Herztöne mittels wasserfester Abnehmer über Telemetrie oder CTG

Abbruch der Wassergegeburt
Bei protrahiertem Verlauf, regelwidriger Kopfeinstellung, Vorliegen kleiner Teile, grünem Fruchtwasser, suspekten fetalen Herztönen (**Cave:** fehlender »diving reflex« bei Asphyxie!), Fieber sub partu, immer auf Wunsch der Mutter und bei Anordnung durch den Geburtshelfer.

> **Cave**
> Im Notfall ist die Patientin sofort in die vorbereitete Kabine zu bringen (fahrbare Liege, Wannentür!). Bei Schulterdystokie Episiotomie durchführen und Vierfüßlerstand einnehmen lassen, durch die Stellungsänderung der Symphyse meist problemloses Folgen der Schulter

Medikamente bei Wassergeburten
- Die Gebärende sollte obligatorisch einen venösen Zugang haben, der abgeklebt wird. Bei Bedarf Entspannungsbad: Buscopan Supp. oder i.v., ätherische Öle als Badezusatz, Homöopathie und Akupunktur
- Sub partu: Buscopan Supp. oder i.v., Homöopathie, Akupunktur, bei sekundärer Wehenschwäche neben konservativen Maßnahmen (Harnblase entleeren, Aufstehen usw.) Oxytocin-Ininfusion

> **Cave**
> Infusomat im Bad nicht über Netzstrom (Akku!)

Dammschutz
Ein Dammschutz ist unter Wasser meist nicht nötig, das Köpfchen kann von der Mutter oder der Hebamme etwas gebremst werden.

Episiotomie
Falls nötig (selten!), unter den gleichen Kautelen wie »an Land«.

Abnabeln und Nabelschnur-pH-Wert

Das Abnabeln des Kindes wird an der Wasseroberfläche durchgeführt, das endgültige Abnabeln dann unter der Wärmelampe oder in einem warmen Tuch auf der Wickelablage. Nach dem Setzen von 2 Klemmen an der Nabelschnur erfolgt die Blutabnahme zur pH-Wertbestimmung erst nach Geburt der Plazenta.

Plazentarperiode

Leitung wie an Land. Der Blutverlust ist durch Absetzen der Koagel am Wannengrund gut abzuschätzen. Bei verstärkter Blutung oder sonstiger Pathologie erfolgt die weitere Betreuung an Land!

Hygienische Voraussetzungen und Ausstattung des Bades

- **Hygiene:** regelmäßige Abstrichkontrollen an Ein- und Ablauf, Einbau von Wasserfiltersystemen, gründliche desinfizierende Reinigung **aller** benutzten Inventarteile des Bades nach jeder Wannenbenutzung
- **Ausstattung:** Liege (fahrbar), Hocker zur Erleichterung des Ein-/Ausstieges, Wickelvorrichtung, Handabsaugung für das Neugeborene, Festhaltevorrichtung über der Wanne, Sieb und Mülleimer mit Deckel für Fäkalien, Instrumentenwagen mit Plazentaschale (Abnabelung)

> **Empfehlungen für die Praxis**
>
> Unter Einhaltung von Richtlinien, d. h. unter Beachtung der Ausschlusskriterien und unter Einhaltung der hygienischen Voraussetzungen kann die Wassergeburt als ausreichend sichere Alternative zur Geburt »an Land« gesehen werden

24.3 Hinzurufen von Oberarzt, Anästhesie, Neonatologie

B. Löhrs

Zuruf des Oberarztes bzw. eines geburtshilflich erfahrenen Kollegen

Dem in Weiterbildung befindlichen geburtshilflich tätig werdenden Arzt sollte **jederzeit** die Möglichkeit gegeben sein, einen erfahrenen Kollegen zuzurufen! Je nach Gegebenheiten des Hauses ist der Zuruf in folgenden Situationen zu empfehlen:

- Lageanomalien des Feten (BEL, Querlage)
- Mehrlingsgeburten, bekannte Fehlbildung des Kindes
- Frühgeburtlichkeit <37. SSW, SGA, Makrosomie
- Präeklampsie, HELLP-Syndrom, schwere Erkrankung der Mutter
- Plazentapathologie, starke Blutung sub partu
- Vorfall kleiner Teile sub partu
- Hochgradige CTG-Pathologie
- Schulterdystokie
- Vaginal-operative Geburten und Sectio

Hinzu kommen potenziell alle Situationen, in denen der Arzt in Weiterbildung dies für angebracht hält.

Zuruf des Anästhesisten

Soweit die Gegebenheiten es ermöglichen, sollte in folgenden Situationen der Anästhesist informiert bzw. anwesend sein:

- Lageanomalien des Feten (BEL, Querlage)
- Mehrlingsgeburten
- HELLP-Syndrom, schwere Erkrankung der Mutter, Präeklampsie
- Starke Blutung sub partu und postpartal
- Schulterdystokie
- Wunsch der Mutter oder des geburtshilflichen Teams nach PDA
- Sectio

Zuruf der Neonatologen

Soweit möglich sollten die betreuenden Pädiater in folgenden Situationen informiert bzw. anwesend sein:

- Lageanomalien des Feten (BEL, Querlage)
- Mehrlingsgeburten, bekannte Fehlbildung des Kindes
- Frühgeburtlichkeit <37. SSW, SGA, Makrosomie
- Gestose, HELLP-Syndrom, Gestationsdiabetes, schwere Erkrankung der Mutter
- Plazentapathologie, starke Blutung sub partu, Verdacht auf vorzeitige Plazentalösung
- Hochgradige CTG-Pathologie, grünes Fruchtwasser
- Schulterdystokie
- Vaginal-operative Geburt und Sectio
- Adaptationsstörung, Verletzungen und Auffälligkeiten des Kindes postnatal
- Auf Wunsch des geburtshilflichen Teams oder der ggf. Eltern

24.4 Leitung der Austreibungsperiode

F. Edler von Koch

Die Austreibungsperiode beginnt mit der vollständigen Eröffnung des Muttermundes und ist mit der Geburt des Kindes beendet. Es wird eine frühe Austreibungsperiode und eine Pressperiode unterschieden. Die Pressperiode beginnt, wenn der Schädel die Beckenmitte passiert hat und es durch Druck auf den Plexus lumbosacralis zum reflektorischen Pressdrang kommt. Durch Anwendung der Bauchpresse wird die Wehenarbeit unterstützt. Eine Verlängerung der Austreibungsphase führt zu erhöhter kindlicher Morbidität.

24.4.1 Grundlagen

- Dauer bei Erstgebärenden durchschnittlich 54 min
- Dauer bei Mehrgebärenden durchschnittlich 18 min
- Zulässige Dauer nach ACOG: 2 h Nulliparae, 1 h Multiparae
- Bei Leitungsanästhesie Überschreitung um 1 h möglich
- Dauer der Pressperiode 20–30 min, bei unauffälligen kindlichen Parametern auch länger
- Anzahl der Presswehen maximal 3–4/10 min
- Seitenlage oder halbsitzende Stellung ist gegenüber Rückenlage zu bevorzugen (V.-cava-Kompressionssyndrom)

24.4.2 Voraussetzungen für den Pressbeginn

 Das Mitpressen darf nicht zu früh erfolgen. Ein zu frühes Pressen führt zur vorzeitigen Erschöpfung und belastet das Kind.

Pressbeginn sollte erfolgen, wenn
- der Muttermund vollständig eröffnet ist
- die Fruchtblase gesprungen ist
- der Kopf auf dem Beckenboden steht
- die Pfeilnaht in geradem Durchmesser steht

24.4.3 Entwicklung des Kindes

Beim Austreiben des Kindes kann durch die Anwendung des **Dammschutzes** Verletzungen entgegengewirkt werden. Von der rechten Seite aus wird die linke Hand auf das hervortretende Hinterhaupt des Kindes aufgelegt. Die Finger halten die Stirn zurück, bis das Hinterhaupt unter der Symphyse entwickelt ist. Gleichzeitig schützt die auf den Damm aufgelegte rechte Hand diesen durch Gegendruck. Anus und Damm dabei mit einem sterilen Tuch abdecken, der Dammrand bleibt sichtbar.

Bei der Kopfentwicklung aus der vorderen Hinterhauptslage zeigt sich zuerst der Scheitel, dann unter Deflektion Stirn, Gesicht und Kinn. Nach Austritt des Kopfes erfolgt die Entwicklung der Schultern. Dazu macht das Kind eine äußere Rotation durch. Entwicklung der gerade stehenden Schultern, beginnend mit der vorderen Schulter, durch Eingehen eines Fingers in die Achselhöhle vom kindlichen Rücken. Im Gegensatz zu der früher üblichen Entwicklung der Schultern durch Zug am kindlichen Kopf werden hierdurch Verletzungen des Plexus und der Claviculae vermieden.

24.4.4 Aktives Vorgehen in der Austreibungsperiode

Wehenstimulation

Bei einer prolongierten Austreibungsperiode oder einem verzögertem Tiefertreten des kindlichen Kopfes können durch Gabe von synthetischem Oxytocin die Frequenz und die Intensität der Wehen verstärkt werden. Zur Oxytocin-Gabe sind folgende Voraussetzungen zu erfüllen:
- Kontinuierliches CTG-Monitoring
- Kontinuierliche Betreuung der Gebärenden
- Ausschluss eines Missverhältnisses (Zangemeister-Handgriff; Abb. 24.3)
- Bei Zustand nach Sectio oder hoher Parität (>6) Gefahr der Uterusruptur (ggf. intrauterine Druckmessung)
- Relative Kontraindikation bei stark gedehntem Uterus, z. B. Makrosomie, Mehrlinge, Hydramnion

Die Dosierung der Oxytocin-Infusion erfolgt über einen Infusomaten als Dauerinfusion (10 IE in 1.000 ml Ringer-Lösung). Die Anfangsdosis sollte 6 mIE/min betragen mit Steigerung um jeweils 6 mIE/min alle 40 min auf maximal 42 mIE/min. Eine Überstimulation zieht die sofortige Unterbrechung bzw. bei unauffälligem Kardiogramm eine Halbierung der Dosis nach sich.

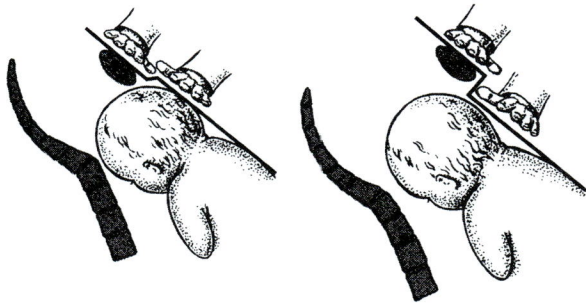

◘ Abb. 24.3. Zangemeister-Handgriff

Amnioninfusion

Die intrapartale Verabreichung von Amnioninfusionen konnte in klinischen und tierexperimentellen Untersuchungen eine Verbesserung der Symptome oder des kindlichen Outcomes bei folgenden Pathologien zeigen:
- Auftreten variabler Dezelerationen im CTG
- (Dick) grünes Fruchtwasser (Mekonium)
- Oligohydramnion

Zur Prophylaxe erfolgt eine Amnioninfusion (vor Geburtsbeginn) mittels sonographisch geführter Amniozentese. Die intrapartale Therapie nach Blasensprung wird transzervikal appliziert (z. B. Katheter für intrauterine Druckmessung). Der Katheter wird am Kopf vorbei in das Cavum uteri eingeführt. Das Cavum uteri wird nun mit isotoner Kochsalz- oder Ringer-Laktat-Lösung gefüllt.

Durchführung
- Bei Dezelerationen: Bolusinfusion 10–15 ml/min bis zum Verschwinden der pathologischen Befunde, danach zusätzlich 250 ml, Obergrenze 800 ml
- Bei mekoniumhaltigem Fruchtwasser auch kontinuierliche Infusion 10 ml/h über 1 h, dann Erhaltungsdosis 3 ml/h
- Gleichzeitige oder intermittierende Messung des intrauterinen Basaltonus
- Durchführung nur nach Herstellung von Sectiobereitschaft

> **Cave**
> Nabelschnurvorfall, Uterusüberdehnung, uterine Hyperaktivität, Dehiszenz von Uterusnarben, maternales Lungenödem, Amnioninfektion, Fruchtwasserembolie, fetale Bradykardie

Kristeller-Handgriff

Bei pathologischem CTG und verzögerter Kopfentwicklung wird häufig noch der Kristeller-Handgriff eingesetzt. Hierzu wird mit ein oder zwei Händen der kindliche Steiß am Fundus uteri umfasst oder mit dem Unterarm des Geburtshelfers wehensynchron Druck in Richtung Führungslinie ausgeübt. Dieses Manöver wird von vielen Geburtshelfern zunehmend **kritisch gesehen**, da hierdurch das Risiko einer Schulterdystokie steigt und auch maternale Verletzungen, insbesondere Damm- und Scheidenrisse, auftreten können.

> **Empfehlungen für die Praxis**
> - Verlängerte Austreibungsphase führt zu erhöhter kindlicher Pathologie
> - Frequenz und Intensität der Wehen kann durch Oxytozininfusion verbessert werden
> - Kontinuierliche Überwachung des Kindes in der Pressperiode

24.5 Episiotomie

C. Dannecker

> Die Episiotomie ist ein Scheidendammschnitt und hat eine Erhöhung des Raumangebots im Scheidenausgangsbereich zur Folge. Es gibt für keine Indikation gesicherte Daten. Die meisten dem Dammschnitt zugeschriebenen Vorteile können als widerlegt gelten.

Er hat keinen protektiven Effekt hinsichtlich des Risikos der Entstehung eines geburtshilflich bedingten Beckenbodentraumas mit den Folgen Harninkontinenz, anorektale Inkontinenz und Descensus genitalis. Im Vergleich zum spontanen Riss weist der Dammschnitt keine bessere Wundheilung auf. Der Routinedammschnitt hat keine Bedeutung mehr.

> ❗ Es gilt eine restriktive Indikationsstellung. Auch die drohende Dammruptur stellt keine Indikation für einen Dammschnitt dar.

Im Vergleich zum spontanen Riss verursacht der Dammschnitt mehr perineale Schmerzen im Wochenbett ohne nachweisbaren Nutzen für Mutter oder Kind.

In einzelnen geburtshilflichen Situationen kann ein Dammschnitt von Nutzen sein: Forzepsentbindung, Schulterdystokie, kindliche Indikationen (drohende Hypoxie), Beckenendlage. Da die mediane Episiotomie das Risiko für eine Sphinkterläsion (Dammriss III) erheblich steigert, sollte bei indizierter Episiotomie die mediolaterale Schnittführung gewählt werden. Sie schafft zudem am meisten Platz und kann bei Bedarf erweitert werden. Die Naht erfolgt möglichst fortlaufend mit resorbierbarem Material (Vicryl rapid) der Fadenstärke 3-0 oder 2-0.

24.5.1 Inzidenz

Die Inzidenz eines Dammschnitts variiert und liegt in Abhängigkeit der Gepflogenheiten der einzelnen Länder oder Kliniken zwischen 8 und 90%. Auf der Basis aktuellerer prospektiver Studien sollte die Dammschnittrate nicht über 30% liegen. Erstrebenswert ist jedoch eine deutlich niedrigere Rate, was bei restriktiver Indikationsstellung erreicht werden kann.

24.5.2 Klassifikation – Schnittführung

Mediane Schnittführung
Sie reicht von der hinteren Kommissur entlang der Mittellinie bis nahe an die Afteröffnung. Dabei werden überwiegend bindegewebige Strukturen im Dammbereich durchtrennt (Centrum tendineum), keine größeren Gefäße oder Nerven und nur wenig Muskelfasern. (M. bulbospongiosus).
- **Vorteile:** geringe Blutung, weniger postpartale Beschwerden
- **Nachteile:** eingeschränkte Erweiterungsmöglichkeit, hohes Risiko für Weiterreißen (bis zu 20% Risiko für Dammriss III)

Mediolaterale Schnittführung
Sie reicht von der hinteren Kommissur nach lateral (typischerweise nach rechts). Es kommt zur Durchtrennung des M. bulbospongiosus (quer) und des M. transversus perinei superficialis. Der Schnitt sollte nicht zu kurz sein (ca. 4 cm) und nicht zu steil angelegt werden (zu nahe an den Sphinkter). Die Schnittrichtung zielt auf das Tuber ossis ischii. Damit das Gewebe nicht schräg durchschnitten wird, soll die Scherenhaltung rechtwinklig zum Gewebe sein.
- **Vorteile:** schafft am meisten Platz, bei Bedarf erweiterbar, keine Risikoerhöhung für Sphinktereinriss (Dammriss III)
- **Nachteile:** stärkere postpartale Beschwerden (im Vergleich zur medianen Episiotomie oder zum spontanen Riss), höherer Blutverlust

24.5.3 Indikationen

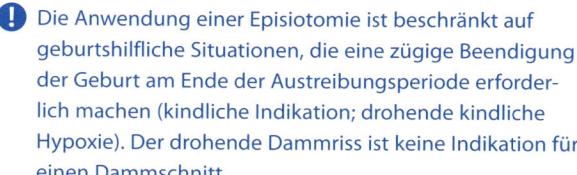 Die Anwendung einer Episiotomie ist beschränkt auf geburtshilfliche Situationen, die eine zügige Beendigung der Geburt am Ende der Austreibungsperiode erforderlich machen (kindliche Indikation; drohende kindliche Hypoxie). Der drohende Dammriss ist keine Indikation für einen Dammschnitt.

Auch bei erforderlicher Vakuumextraktion ist ein Dammschnitt nicht unbedingt notwendig. Bei der Forzepsextraktion und bei Vorliegen einer Schulterdystokie erleichtert eine mediolaterale Episiotomie die notwendigen geburtshilflichen Manöver und wird deshalb empfohlen.

24.5.4 Naht der Episiotomiewunde und zusätzlicher geburtshilflicher Verletzungen

Die Wundversorgung erfolgt nach vollständiger **Entleerung des Uterus**. Stärkere Blutungen aus den Wundrändern müssen gelegentlich vor Abschluss der Plazentarperiode durch Gefäß- oder Gewebeklemmen gestoppt werden. Die korrekte Beurteilung des Ausmaßes der Läsion und die nachfolgende Versorgung erfordert eine vollständige Exposition des gesamten Wundgebiets, die Lagerung der Entbundenen im Querbett, eine gute Beleuchtung und in der Regel auch eine Assistenz.

Die Naht erfolgt in lokaler **Anästhesie** (Infiltration der Wundränder mit z. B. Prilocain 1% [Xylonest]; Wirkungseintritt nach 1–2 min). Bei gut sitzender Periduralanästhesie kann in der Regel auf eine zusätzliche Infiltrationsanästhesie verzichtet werden. Selten ist eine Narkose erforderlich.

Bei Vorliegen eines **Rektumeinrisses** (Dammriss IV) muss dieser zuerst versorgt werden. Die Naht kann fortlaufend oder mittels Einzelknopfnähten erfolgen (Nahtmaterial: Vicryl 4-0 mit kleiner Nadel). Dabei soll die Mukosa nicht mitgefasst werden. Zur Entlastung der ersten Nahtreihe kann das Anlegen einer zweiten fortlaufenden Naht über der ersten sinnvoll sein. Bei einem Riss des M. sphincter ani externus folgt dann die Naht dieses Muskels. Hierzu müssen die durchgerissenen und häufig retrahierten Sphinkterenden identifiziert werden. Zur besseren Manipulation werden die Enden mittels zweier Péan- oder Allis-Klemmen gefasst. Zur Adaption der Sphinkterenden muss die relativ kräftige Bindegewebshülle (Perimysium) und das umliegende Bindegewebe gefasst werden (Nahtmaterial: Vicryl 3-0). Es werden 4 Einzelknopfnähte (posterior, inferior, anterior und superior) in Form einer 8er-Schlinge gelegt. Zusätzliche Scheidenrisse werden mit Vicryl rapid (Stärke: 3-0) entweder fortlaufend oder mit Einzelknopfnähten versorgt.

Der **Scheidendammschnitt** wird am besten fortlaufend mit Vicryl rapid (Stärke 3-0 oder 2-0) genäht. Die Naht beginnt in der Scheide kranial des obersten Wundwinkels, um retrahierte Gefäße mitzufassen. Die Vaginalhaut wird mit dem darunter liegenden Bindegewebe fortlaufend einreihig in Richtung Introitus vaginae genäht. Knapp vor dem Hymenalsaum wird der Faden für die Naht des Damms in der Tiefe versenkt. Mit dem gleichen Faden werden die tiefen Dammschichten fortlaufend bis zum dorsalen Wundwinkel adaptiert. Mit demselben Faden lässt sich dann die Haut intrakutan rückläufig verschließen. Häufig ist jedoch vor der Hautnaht die darüber liegende Dammhaut bereits gut adaptiert, sodass auf eine Hautnaht verzichtet werden kann. Hautnähte im Dammbereich sind mit vermehrten perinealen Schmerzen 3 Monate post partum assoziiert. Wird die Dammhaut jedoch genäht, soll dies fortlaufend intrakutan geschehen, da dies gegenüber der Einzelknopftechnik hinsichtlich perinealer Schmerzen vorteilhaft ist.

Bei Abschluss der Operation soll zur Beurteilung der Integrität der Wundversorgung eine rektale Untersuchung durchgeführt werden. Sollten dabei ein oder zwei Fäden zu palpieren sein, müssen sie nicht entfernt werden.

24.5.5 Forensische Aspekte

Eine Einverständniserklärung der Schwangeren vor Anlage einer Episiotomie ist nach gegenwärtiger Rechtslage nicht erforderlich, da es sich um einen Standardeingriff bei der Geburt handelt, mit dem die Gebärende rechnen muss. Dennoch ist es empfehlenswert, im Vorfeld der Geburt (z. B. bei der Vorstellung in der Schwangerenambulanz) mit der Schwangeren über die Möglichkeit eines notwendigen Dammschnitts zu sprechen. Dabei werden auch die Ideen der werdenden Mutter berücksichtigt. Unsere restriktive Haltung zur Episiotomie soll erläutert werden. Das Gespräch wird in der Krankenakte vermerkt.

24.5.6 Nachsorge

Nach der Versorgung von geburtshilflichen Verletzungen sind in der Regel keine besonderen Vorkehrungen zu treffen. Sitzbäder und die Verabreichung von Schmerzmitteln (Ibuprofen Supp.) können schmerzlindernd wirken. Nach Versorgung eines Dammrisses III/IV sollte auf **weichen Stuhlgang** geachtet werden.

> **Empfehlungen für die Praxis**
> - Restriktive Indikationsstellung (die drohende Dammruptur ist keine Indikation für einen Dammschnitt)
> - Mediolaterale Schnittführung bevorzugen
> - Fortlaufende Naht beginnend am obersten Scheidenwundwinkel
> - Nahtmaterial: Vicryl rapid 3-0 oder 2-0

Nachgeburtsperiode

25.1	**Plazentarperiode** – 224	
	A. Burges	
25.1.1	Vorgehen nach der Geburt des Kindes – 224	
25.1.2	Physiologie – 224	
25.2	**Postpartale Überwachung** – 225	
	M. Wallnöfer	
25.2.1	Überwachung nach Spontanpartus – 225	
25.2.2	Überwachung nach ambulanter Geburt – 225	
25.2.3	Überwachung nach Sectio caesarea – 226	
25.2.4	Verlegung nach der Entbindung – 226	
25.2.5	Mutter- und-Kinderpapiere, Dokumentation des Geburtsverlaufs – 226	
25.3	**Nabelschnurblutstammzellen** – 227	
	C. Hübener	
25.3.1	Hintergrund – 227	
25.3.2	Rechtliche Aspekte – 228	
25.3.3	Praxis – 228	

25.1 Plazentarperiode

A. Burges

> Die Plazentarperiode ist die für die Mutter gefährlichste Phase der Schwangerschaft und Geburt, mit der höchsten maternalen Morbiditäts- und Mortalitätsrate, welche v. a. durch Blutungen bedingt ist. Sie wird in die Plazentar- und Postplazentarperiode eingeteilt. Hierbei umfasst die Plazentarperiode die Zeit von der Geburt des Kindes bis zur Geburt der Plazenta und die Postplazentarperiode die 2 h nach der Plazentarperiode.

25.1.1 Vorgehen nach der Geburt des Kindes

Unmittelbar nach der Geburt des Kindes werden der Mutter 3 mIE Oxytocin (1 Amp. Sytocinon) i.v. appliziert, um die Uteruskontraktion zu unterstützen. An die Erstversorgung des Kindes schließt sich die Bestimmung von pH-Wert, Säure-Basen-Parameter, Blutgasen und Hämatokrit aus der Nabelarterie an.

25.1.2 Physiologie

 20–30 min nach der Geburt des Kindes sollte bei einer unauffälligen Spontangeburt die Lösung der Plazenta erfolgt sein.

Lösungszeichen
- **Küstner-Zeichen:** Die zwischen Symphyse und Uterus eindringende Hand bewegt den Uterus nach oben. Zieht sich dabei die Nabelschnur zurück, ist die Plazenta noch nicht gelöst.
- **Ahlfeld-Zeichen:** Ein an der Nabelschnur im Vulvabereich angebrachtes Bändchen rückt mit fortschreitender Lösung vor.
- **Schröder-Zeichen:** Uterus schmal, hart, kantig, nach oben rechts verzogen.

Ablösungsmodus
- Nach **Schultze:** in 80% der Fälle zentrale Lösung, die Mitte der Plazenta erscheint zuerst in der Vulva.
- Nach **Duncan:** laterale Lösung am unteren Pol, die sich nach oben fortsetzt, der untere Rand erscheint zuerst (Blutung während der gesamten Phase, daher etwas größerer Blutverlust).

Blutverlust
Der physiologische Blutverlust bei einer Geburt beträgt durchschnittlich ca. 300–500ml. Die Blutstillung erfolgt über die Kontraktion der Uterusmuskulatur, die zu einer Kompression der Gefäße führt. Die Thrombosierung der uteroplazentaren Gefäße wird durch die Aktivierung des Gerinnungssystems über eine Thromboplastinaktivierung erreicht.

Prüfung der Plazenta

 Unmittelbar nach der Plazentalösung muss die Plazenta auf Vollständigkeit überprüft werden. Fehlt mehr als ein bohnengroßes Stück im Plazentagewebe, muss unbedingt nachgetastet werden.

Die Nachtastung sollte manuell erfolgen. Ist dies nicht möglich, wird eine stumpfe Kürette verwendet. Eine Anästhesie ist für die Nachtastung erforderlich. Falls die Geburt ohne PDA erfolgte, ist eine Vollnarkose erforderlich. In Ausnahmefällen, ohne Blutung, kann die Nachtastung in Spinalanästhesie erfolgen.

Gefäßabrisse
Durch Inspektion der Eihäute lassen sich Abrisse versorgender Gefäße erkennen. Klaffende Gefäße am Rand der Plazenta oder der Eihaut weisen auf eine **Nebenplazenta** hin. Es muss umgehend nachgetastet werden.

Nabelschnuranomalien
Die Nabelschnur hat 3 Gefäße: 2 Arterien und 1 Vene. Fehlt ein Gefäß, ist auf eine erhöhte Fehlbildungsrate, insbesondere Fehlbildungen des Urogenitaltraktes, beim Kind zu achten. Daher müssen die das Kind betreuenden Pädiater informiert werden.

25.2 Postpartale Überwachung

M. Wallnöfer

25.2.1 Überwachung nach Spontanpartus

❗ Die Postplazentarperiode umfasst den Zeitraum bis etwa 2 h nach Geburt der Plazenta, in dem eine genaue Überwachung der Wöchnerin notwendig ist.

Somit können postpartale Blutungen rasch erkannt und entsprechend therapiert werden. In diesem Zeitraum werden verschiedene Kontrollen und Maßnahmen durchgeführt:
- Höhenstand des Fundus uteri
- Tonus des Uterus
- Lochialfluss
- Naht der Geburtsverletzung
- Ggf. Auflage von Ice-pack auf die Episiotomienaht, ggf. Diclofenac Supp. zur analgetischen und antiphlogistischen Therapie
- Kreislaufparameter (Puls, Blutdruck, O_2-Sättigung)
- Temperatur
- Laborkontrolle bei starkem Blutverlust, bei auffälligen präpartalen Laborparametern, bei instabilen Kreislaufverhältnissen; ansonsten erfolgt bei unauffälligem Spontanpartus eine Hb-Kontrolle nach 12–24 h
- Ggf. Oxytocin-Dauerinfusion (10 IE Oxytocin in 500 ml 5% Glukoselösung im Infusomat auf 90 ml/h) bei verstärkter Nachblutung, nach einer Mehrlingsgeburt, bei atoner Nachblutung in der Vorgeschichte
- Die Infusionsnadel bleibt bis zum Verlassen des Kreißsaales liegen
- Ggf. Einmalkatheterisierung zur Entleerung der Blase bei liegender KPDA
- Eine Analgesie über die KPDA ist nach Versorgung der Geburtsverletzung nicht mehr notwendig, die KPDA wird nach Kontrolle der Gerinnungsparameter auf der Wöchnerinnenstation von dem Anästhesisten gezogen
- Ggf. Gabe von Diclofenac 50 mg p.o. (z. B. 1 Tbl. Voltaren disp.), ggf. Piritramid 7,5 mg i.v. (z. B. 1 Amp. Dipidolor)
- Anlegen des Neugeborenen an die Brust der Wöchnerin mit Hilfe der Hebammen
- Bei Wunsch nach primärem Abstillen Gabe von z. B. 1-mal 1 mg Cabergolin (1-malige Gabe von 2 Tbl. Dostinex innerhalb 24 h nach Partus) nach ausführlichem Gespräch mit der Mutter und Information der Neonatologen
- Eine Thromboseprophylaxe, z. B. Dalteparin, 1-mal 5.000 bzw. 7.500 IE s.c (Fragmin P/Fragmin P forte) wird nach Spontanpartus nur bei Risikopatienten durchgeführt (Zustand nach tiefer Beinvenenthrombose, stark ausgeprägte Varikosis, Antiphospholipid-Antikörpersyndrom usw.)
- Rhesusprophylaxe mit 300 µg Anti-D Immunglobulin bei Rhesusnegativität der Mutter und Rh-positivem Kind (z. B. 1 Amp. Rhesogam i.m.)

Bei unauffälligem Verlauf kann die Wöchnerin mit ihrem Partner und dem Neugeborenen ungestört gelassen werden.

25.2.2 Überwachung nach ambulanter Geburt

❗ Die Entlassung der Wöchnerin nach der Geburt in die häusliche Betreuung ist nur bei komplikationslosem Spontanpartus ohne KPDA und unauffälligem postpartalem Verlauf zu empfehlen.

Die Patientin wird nach einer ambulanten Geburt für 4-6 h im Kreißsaal überwacht (▶ Kap. 25.2.1). Vor der Entlassung wird die Patientin vom diensthabenden Arzt im Kreißsaal untersucht:
- Fundusstand
- Lochialfluss
- Naht der Geburtsverletzung (Naht der Episiotomie, des Dammrisses usw.)
- Kreislaufparameter (Puls, Blutdruck, O_2-Sättigung)
- Hb-Wert

Des Weiteren wird die Patientin in einem ausführlichen Gespräch über die Physiologie des Wochenbettes und entsprechende Verhaltensregeln aufgeklärt:
- Stillberatung
- Ggf. Eisensubstitution mit 100 mg Eisen/Tag (z. B. 1 Tbl. FerroSanol duodenal),
- Jodsubstitution mit 200 µg Jod/Tag
- Beratung über Kontrazeption
- Abschlussuntersuchung am Ende des Wochenbettes (4–6 Wochen nach Partus) beim niedergelassenen Gynäkologen

- Bei Komplikationen, wie Fieber, Rötung der Brüste, überperiodenstarker Blutung, Unterbauchbeschwerden, ist eine sofortige Kontrolluntersuchung zu empfehlen
- Empfehlung der Rückbildungsgymnastik zur Stärkung der Beckenboden- und Bauchmuskulatur

Das Neugeborene wird vor der Entlassung vom Pädiater untersucht. Die Eltern werden auf die in den pädiatrischen Richtlinien vorgeschriebenen Screening-Untersuchungen und die Intervalluntersuchungen (U2, U3 usw.) hingewiesen, die beim niedergelassenen Pädiater durchgeführt werden können. Vor der Entlassung sollte sich der diensthabende Kreißsaalassistent vergewissern, dass die Wöchnerin bereits ihre Nachsorgehebamme informiert hat. Auch die gynäkologische und pädiatrische Versorgung durch niedergelassene Fachärzte sollte gewährleistet sein.

25.2.3 Überwachung nach Sectio caesarea

> Bei unkomplizierter Entbindung durch Sectio caesarea verbleibt die Patientin mindestens 2 h zur postoperativen Überwachung im Kreißsaal.

Neben den allgemeinen postoperativen Maßnahmen muss nach der Sectio caesarea Folgendes beachtet werden:
- Kontrolle der Kreislaufparameter (Blutdruck, Puls, O_2-Sättigung)
- Funduskontrolle, Tonisierung des Uterus
- Kontrolle des Lochialflusses
- Gabe des Kontraktionsmittels Oxytocin (Beginn nach der Entwicklung des Kindes mit der Standardinfusion 10 IE Oxytocin in 500 ml Glukose 5% im Infusomat auf 90 ml/h, gefolgt von einem zweiten Oxytocin-Dauertropf mit derselben Dosierung im Infusomat auf 60 ml/h)
- Die präoperative Antibiose (Ampicillin 2 g i.v., bei Penicillin-Allergie Gabe von Cefotaxim 2 g i.v.) wird nur in Ausnahmefällen postoperativ fortgeführt
- Kontrolle des Wundverbandes, evtl. Sandsack zur Kompression der Wunde
- Kontrolle der Ausscheidung, Farbe des Urins, der Dauerkatheter wird erst nach Nachlassen der Wirkung der KPDA/ITN gezogen
- Laborkontrolle bei starkem Blutverlust, bei auffälligen präoperativen Laborparametern, bei instabilen Kreislaufverhältnissen
- Ausreichende Analgesie über KPDA-Katheter mit Lokalanästetika, ggf. kombiniert mit Opioiden durch den Anästhesisten, nach ITN intravenöse analgetische Therapie
- Ggf. bei liegenden Redonflaschen Kontrolle der Fördermenge
- Low-dose-Heparinisierung während der gesamten Dauer des stationären Aufenthaltes (z. B. Dalteparin 1-mal 5.000 bzw. 7.500 IE s.c. – Fragmin P/Fragmin P forte)

25.2.4 Verlegung nach der Entbindung

> Bei unauffälligem postpartalem Verlauf wird die Entbundene nach Ablauf von 2 h auf die Wöchnerinnenstation verlegt.

Die Anmeldung auf Station sowie die Übergabe an die Stationsschwester mit Information über die Besonderheiten der Geburt, Geburtsmodus, Episiotomie, Wundversorgung erfolgen durch die Hebamme. Spezielle Maßnahmen wie Medikamenteneinnahme usw. müssen vom diensthabenden Arzt schriftlich angeordnet werden. Der Transportdienst zur Verlegung der Wöchnerin auf die Station wird benachrichtigt. Vor Verlassen des Kreißsaales wird bei unauffälligem Verlauf die Kontrolle von Seiten der betreuenden Hebamme durchgeführt:
- Höhenstand des Fundus uteri
- Kontraktionszustand des Uterus
- Lochialfluss
- Geburtsverletzung
- Kreislaufparameter (Puls, Blutdruck)
- Temperatur

Bei unauffälligem Spontanpartus am Termin mit reifem Neugeborenem wird der Säugling zusammen mit der Mutter auf die Wöchnerinnenstation verlegt.

25.2.5 Mutter- und-Kinderpapiere, Dokumentation des Geburtsverlaufs

> Eine ordnungsgemäße Dokumentation des Geburtsverlaufes ist von größter Bedeutung und wird im Rahmen eines Schadensersatzanspruches vor Gericht vorgelegt.

Alle erhobenen Befunde, Anordnungen und Maßnahmen sind zeitgerecht zu dokumentieren und durch Unterschrift zu bestätigen. Jeder CTG-Streifen ist mit dem Namen der Gebärenden, Datum und Uhrzeit zu versehen und muss vom diensthabenden Kreißsaalarzt abgezeichnet werden. Zeitpunkt der Verständigung des Arztes und Eintreffen des Hinzugezogenen werden ebenfalls vermerkt. Bei geburtshilflichen Operationen werden Zeitpunkt und Grund der Indikationsstellung notiert. Ein gesonderter Bericht wird vom Operateur diktiert. Das Geburtsprotokoll wird sowohl vom ärztlichen Geburtshelfer als auch von der betreuenden Hebamme unterschrieben.

Mutterpapiere – Geburtsverlauf

 Tab. 25.1 zeigt ein Beispiel für die Dokumentation eines Geburtsverlaufs.

— Die Versorgung der Geburtsverletzungen wird dokumentiert, z. B. Naht des Scheidenrisses mit 3 Einzelknopfnähten mit Vicryl 2-0. Die abschließende rektovaginale Untersuchung und die Kontrolle des Fundusstandes werden vermerkt
— Bei vaginal-operativen Eingriffen und bei Sectio wird ein gesonderter Operationsbericht diktiert
— Bei Analgesie über KPDA liegt der anästhesiologische Überwachungsbogen vor

Kinderpapiere

Die postnatale Zustandsbeurteilung wird bei unauffälligem Spontanpartus am Termin mit reifem Neugeborenem vom diensthabenden Kreißsaalarzt durchgeführt. Demzufolge ist der Geburtshelfer verpflichtet, die Kinderpapiere (Babyjournal, Akten, Neugeborenenuntersuchungsheft, Geburtsmeldung) korrekt und vollständig auszufüllen. Bei Anwesenheit eines Neonatologen werden die Kinderpapiere von diesem bearbeitet:
— Beurteilung des postnatalen Zustandes des Neugeborenen nach dem APGAR-Score (▶ Kap. 61.1)
— Bestimmung des Reifegrades nach Petrussa (▶ Kap. 61.1)
— Nabelschnur-pH-Wert, BE
— U1
— Geburtsgewicht, Körpergröße, Kopfumfang

Geburtenprotokoll, Mutter- und Kinderpapiere müssen vom behandelnden Arzt (Geburtshelfer, Neonatologe) unterschrieben werden.

25.3 Nabelschnurblutstammzellen

C. Hübener

Das Interesse an Nabelschnurblut (»umbilical cord blood«, UCB) ist in den letzten Jahren rapide gewachsen. Insbesondere in der Hämatoonkologie stellt das aus Nabelschnur und Plazenta gewonnene Blut neben Knochenmark und peripherem Blut eine alternative Quelle von hämatopoetischen Stammzellen dar. Es wird im Rahmen von allogenen Stammzelltransplantationen bei malignen und nicht malignen Erkrankungen eingesetzt.

25.3.1 Hintergrund

UCB steht bei Geburt als einstiges »Abfallprodukt« unmittelbar zur Verfügung und kann gefahrlos für Mutter und Kind gewonnen werden. Die therapeutischen Möglichkeiten von UCB haben zur Gründung von **therapeutischen Nabelschnurblutbanken** geführt, von denen viele in der internationalen Organisation NETCORD (www.netcord.org) zusammengeschlossen sind. Über 100.000

Tab. 25.1. Dokumentation der Geburt (Beispiel)

Diagnose	Therapie/Maßnahme
28-Jährige (III G, II P)	CTG extern
39+6 SSW	
Zustand nach primärer Sectio bei Beckenendlage (BEL)	
Insulinpflichtiger Gestationsdiabetes	
Vorzeitiger Blasensprung	
	KPDA
Sekundäre Wehenschwäche	ODI, IUD
Protrahierte Austreibungsperiode	
Pathologisches CTG	Mikroblutuntersuchung (MBU)
Spontanpartus aus der I vHHL in KPDA	
	Uterotonika
Dammriss II, Scheidenriss	Naht in KPDA

UCB-Präparate werden weltweit gelagert, und über 3.700 UCB-Transplantationen wurden bis August 2005 durchgeführt, davon ein Drittel bei Erwachsenen. Dabei handelt es sich fast ausschließlich um allogene Transplantationen, d. h. die Nabelschnurblutstammzellen stammen von einem genetisch verschiedenen Individuum. Diese können entweder im Rahmen einer **gerichteten Spende** (z. B. das Nabelschnurblut eines geeigneten Neugeborenen für ein transplantationsbedürftiges Geschwisterkind) oder als **ungerichtete Spende** durchgeführt werden.

Der Spenderpool von Neugeborenen hat eine niedrige Prävalenz von übertragbaren Erkrankungen und bietet auch die Möglichkeit, Transplantate für ethnische Minderheiten mit seltenen HLA- (human leucocyte antigen) Merkmalen zu gewinnen.

Hämatopoetische Stammzellen aus UCB haben besondere biologische Charakteristika im Vergleich zu den aus Knochenmark oder peripherem Blut gewonnenen Stammzellen. UCB ist reicher an »primitiven« Stammzellen mit einer hohen Proliferationspotenz, sodass für die hämatopoetische und immunologische Rekonstitution nach myeloablativer Therapie nur 10% der Zellzahl benötigt wird. Die Zeit bis zur Rekonstitution ist jedoch verlängert. Zusätzlich zeigt sich eine größere immunologische Toleranz nach Transplantation (vermutlich durch eine relative Unreife der T-Zellen im UCB). Dies ermöglicht eine erfolgreiche Transplantation auch bei einem oder mehreren Unterschieden (»mismatch«) im HLA-System, ein großer Vorteil in der Spendersuche. Klinischen Daten zeigen bei niedrigeren Raten von Transplantat-gegen-Wirt-Erkrankungen (»graft vs. host disease«; GvHD) vergleichbare Langzeitergebnisse.

Ein limitierender Faktor bei der Therapie von Erwachsenen ist das niedrige Volumen/verfügbare Zahl von hämatopoetischen Stammzellen in UCB. Mögliche Lösungen liegen in der Optimierung der Gewinnung von UCB, der In-vitro-Expansion der gewonnenen Stammzellen oder in der Kotransplantation von Nabelschnurblutstammzellen.

25.3.2 Rechtliche Aspekte

Transplantate aus UCB sind **Arzneimittel** und unterliegen den Vorschriften des Arzneimittelgesetzes (AMG). Eine Vielzahl von Richtlinien regeln Entwicklung, Herstellung, klinische Prüfung und Abgabe der Präparate. Es existieren rechtliche Unterschiede zwischen Nabelschnurblutpräparaten für die autologe und denen für die allogene Transplantation. Für Letztere bedarf es einer Zulassung durch das Paul-Ehrlich-Institut als Bundesbehörde. Kommerziellen Anbietern wurde diese Zulassung bisher nicht erteilt.

25.3.3 Praxis

Die Nabelschnurvene wird nach der Geburt des Kindes steril punktiert und das Blut (ca. 70–120 ml) in einem Beutelsystem gesammelt (luftfrei zur Prophylaxe mikrobieller Kontamination; Zusätze verhindern Gerinnselbildung). Mütterliches Serum wird zur Bestimmung von Infektionsparametern entnommen (Zeitraum 48 h vor bis 48 h nach Geburt). Aus dem UCB werden die gesetzlich vorgeschriebenen Infektionsmarker, die Blutgruppe, mikrobielle Sterilität und die relevanten HLA-Merkmale bestimmt. Zusätzlich werden verschiedene Zellpopulationen untersucht [NC (»nucleated cells«, CD34$^+$-Zellen]. Die Zellpräparate werden aufbereitet und gelagert, meist in flüssigem Stickstoff. In öffentlichen Nabelschnurblutbanken werden die Präparate an ein weltweites Register gemeldet und stehen somit global zur Verfügung.

Neben der Spende des UCB an eine öffentliche, allgemeinnützige Nabelschnurstammzellbank (bisher begrenztes, nicht flächendeckendes Netz) gibt es eine zunehmende Zahl an kommerziellen Anbietern, die eine Einlagerung von Nabelschnurblutpräparaten zum Eigengebrauch anbieten (kostenpflichtig, ca. € 1600–2000 – Stichwort: »biologische Lebensversicherung oder Geschäft mit der Angst«).

Das Potenzial von in prophylaktischem Ansatz für den Eigengebrauch gewonnenen Stammzellen aus UCB, auch als Quelle z. B. für »tissue engineering« von nicht hämatopoetischem Gewebe, ist schwer zu beurteilen. Aktuell besteht aus medizinischer Sicht keine Indikation. Erfahrung mit der Lagerung von UCB liegen bisher nur über einen Zeitraum von 10–15 Jahren vor, viele der potenziellen (und stark beworbenen) Anwendungen könnten aber erst im fortgeschrittenen Lebensalter relevant werden.

Teil V Analgesie und Anästhesie

Kapitel 26　Medikamentöse Analgesie und Sedierung – 231

Kapitel 27　Regionalanästhesieverfahren in der Geburtshilfe – 235

Kapitel 28　Intubationsnarkose zur Sectio caesarea – 241

Kapitel 29　Akupunktur – 243

Medikamentöse Analgesie und Sedierung

F. Weiss, E. Weninger

26.1 Physiologie und Pathophysiologie des Geburtsschmerzes – 232

26.2 Applikationswege – 232

26.3 Einzelsubstanzen – 232
26.3.1 Spasmolytika: z. B. Butylscopolamin (Buscopan) – 232
26.3.2 Nichtsteroidale Antiphlogistika – 233
26.3.3 Opioide – 233

Aufgrund der Tatsache, dass nahezu alle Substanzen, die zur Analgesie und Sedierung der Schwangeren verwendet werden können, zu einem gewissen Grad auf den Feten übergehen, muss eine strenge Indikationsstellung erfolgen. Pethidin (Dolantin) führt bei geringer analgetischer Potenz zu einer ausgeprägten Sedierung und neigt zur Kumulation im Feten. Pethidin kann Verhaltensauffälligkeiten beim Neonaten induzieren. Nalbuphin (Nubain) weist bei einer Dosislimitierung auf 40 mg in 6 h eine bessere Nutzen-Risiko-Relation auf.
Kombinationspräparate aus Paracetamol und Kodein können sicher angewendet werden.
Hoch potente Opioide sollten wegen der Gefahr der Atemdepression nur in Anwesenheit eines Anästhesisten eingesetzt werden. Hierbei eignet sich Sufentanil aufgrund seiner fetalen Pharmakokinetik sehr gut zur Durchtrittsanalgesie, während Fentanyl und Remifentanil zur kontinuierlichen Applikation als patientenkontrollierte Analgesie verwendet werden können. Der analgetische Effekt von Spasmolytika wird v. a. über die tokolytische Potenz vermittelt, weswegen der Einsatz dieser Substanzen unter der Geburt nicht empfohlen wird.

26.1 Physiologie und Pathophysiologie des Geburtsschmerzes

Geburtsschmerzen beeinträchtigen nicht nur das Geburtserlebnis, sondern auch das peripartale Outcome von Mutter und Kind. Das Verständnis der Physiologie und Pathophysiologie des Geburtsschmerzes ist für das Ergreifen sinnvoller therapeutischer Maßnahmen unabdingbar.

Der Schmerz der Eröffnungsperiode ist von der Wehentätigkeit geprägt und wird durch den sympathischen Anteil der Rückenmarksegmente Th11–L1 im Sinne eines viszeralen Schmerzereignisses weitergeleitet. Das Tiefertreten des kindlichen Kopfes führt in der Austreibungsperiode zu einer gut lokalisierbaren, somatischen Schmerzwahrnehmung, die v. a. über die pudendalen Fasern der Segmente S2–S4 verschaltet wird. Sowohl Schmerzintensität als auch Schmerzcharakter verändern sich also im Verlauf der Geburt. Anhaltende, intensive Geburtsschmerzen führen bei der Kreißenden über Katecholaminausschüttung und Hyperventilation zu einer uterinen Vasokonstriktion mit fetaler Azidose. Dieser

Circulus vitiosus mündet häufig über eine Dystokie und eine Verlängerung der Geburt in eine erhöhte Rate an vaginal-operativen und operativen Entbindungen.

 Eine suffiziente Analgesie unter der Geburt kann folglich das Outcome von Mutter und Kind positiv beeinflussen.

Von entscheidender Bedeutung bei der Auswahl eines Analgesieverfahrens sind die Eigenschaften eines »optimalen Analgetikums in der peripartalen Phase«:
- Maternale Sicherheit
- Fetale Sicherheit
- Schnelle, vorhersagbare Anschlagzeit
- Analgetische Potenz in allen Phasen der Geburt
- Erhaltene Kooperativität

26.2 Applikationswege

Prinzipiell finden in der peripartalen Schmerztherapie alle bekannten Applikationswege Anwendung. Zu empfehlen sind jedoch v. a. die **intravenöse** und die **rektale Applikation**. Durch die stark verzögerte Magenentleerung ist bei oraler Gabe eine vorhersagbare Resorption nicht gewährleistet. Dasselbe gilt für die intramuskuläre und die subkutane Gabe von Medikamenten. Hier beeinflusst v. a. der erhöhte Wasseranteil des Gewebes die Resorption. Wenn eine i.m. Gabe erwogen wird, sollte der M. deltoideus wegen der dort verbesserten Resorption und den dadurch erreichten höheren Plasmaspiegeln der Gluteusmuskulatur vorgezogen werden.

26.3 Einzelsubstanzen

In diesem Abschnitt soll auf die Vor- und Nachteile einer Auswahl von in der Geburtshilfe eingesetzten analgetisch wirksamen Medikamenten eingegangen werden

 Zu beachten ist, dass nur ein geringer Teil der in der Geburtshilfe verwendeten Analgetika auch eine Arzneimittelzulassung für diese Indikation besitzen.

26.3.1 Spasmolytika: z. B. Butylscopolamin (Buscopan)

Dieser Substanzgruppe werden oft fälschlicherweise analgetische Eigenschaften zugesprochen, die jedoch durch die tokolytische Potenz (Beeinflussung der acetylcholinvermittelten Wehentätigkeit) zustande kommen. Diese Substanzen sind also **bei Schmerzen verursacht durch vorzeitige Wehentätigkeit** indiziert.

26.3.2 Nichtsteroidale Antiphlogistika

Aufgrund der Gefahr des Verschlusses des Ductus arteriosus Botalli ist die Anwendung dieser Substanzklasse in der Spätschwangerschaft (>32. SSW) streng zu indizieren und entsprechend zu überwachen.

26.3.3 Opioide

Opioide sind die analgetisch potentesten Substanzen, die sowohl in enteraler als auch in parenteraler Form zur Verfügung stehen. Die wichtigsten Opioide werden im Folgenden kurz vorgestellt. Soweit anhand der Datenlage möglich, wird versucht, die wichtigsten maternalen und fetalen Effekte zu beleuchten:

Pethidin (Dolantin)
- Weltweit am häufigsten eingesetztes Opioid
- Analgetische Potenz: 0,1 (bezogen auf Morphin)
- Metabolisierung:
  - Hoher pulmonaler First-pass-Effekt (65%)
  - Hepatische Metabolisierung zu Norpethidin (wirksamer Metabolit)
- Anschlagzeit: 4–5 min
- Wirkdauer: 3–6 h für Pethidin, 10 h für Norpethidin
- Ausgeprägte Sedierung suggeriert Analgesie
- Fetale Pharmakologie:
  - Rascher diaplazentarer Übertritt (Minuten)
  - Fetomaternaler Quotient: 0,8–1,3 (Kumulation, v. a. bei fetaler Azidose)
  - Halbwertszeit: Pethidin: 8–12 h; Norpethidin: 23 h
- Neonatale Auswirkungen:
  - Reduktion von Saugreflex, Aufmerksamkeit und Atmung
  - Krampfanfälle

Nalbuphin (Nubain)
- Neben Pethidin einziges in der Geburtshilfe zugelassenes Opioid
- Analgetische Potenz: 0,7 (bezogen auf Morphin)
- Wirkdauer: 6 h
- Im Vergleich zu Pethidin: weniger Nausea und Emesis
- Ceiling-Effekt der Atemdepression
- Fetale Pharmakologie:
  - Fetomaternaler Quotient: 0,74
  - Wirkdauer: 4 h
  - Eingeschränkte Oszillation der fetalen Herzfrequenz (CTG) bei bis zu 54% der Feten (keine erhöhte Inzidenz von dringlichen Sectiones; Phänomen durch langsame Infusion vermeidbar)
- Neonatale Auswirkungen:
  - Atemdepression bei hoher Dosierung
  - Durch Naloxon antagonisierbar

Fentanyl
- Analgetische Potenz: 100 (bezogen auf Morphin)
- Anschlagzeit: ca. 3 min
- Wirkdauer: 25 min (nach Bolusgabe)
- Applikation über patientenkontrollierte Analgesie (PCA): Pumpe notwendig
- Dosierungsvorschlag: Bolus: 50 µg; Sperrzeit: 10 min; keine Basalrate. Bei nachlassender Analgesie: Sperrzeit: 5 min, ggf. Bolus: 75 µg
- Im Vergleich zu Pethidin weniger Sedierung, Nausea und Emesis
- Bei 9–15% der Gebärenden insuffiziente Analgesie
- Fetale Pharmakologie:
  - Fetomaternaler Quotient: ca. 1
  - Keine wirksamen Metabolite
  - Eliminationshalbwertszeit: 75–440 min (postpartale Überwachung!)
  - **Cave:** Naloxon hat eine deutlich kürzere Eliminationshalbwertszeit
- Neonatale Auswirkungen:
  - Sehr niedrige Konzentrationen im Kolostrum
  - Naloxon-Gabe nur in <10% der Neonaten erforderlich

Sufentanil
- Analgetische Potenz: ca. 1.000 (bezogen auf Morphin)
- Langsamer diaplazentarer Übertritt (12% nach 45 min), da die Plazenta als Depot für Sufentanil wirkt
- Aufgrund dieser pharmakokinetische Eigenschaft ideal als Durchtrittsanalgetikum geeignet

Remifentanil (Ultiva)

- Analgetische Potenz: ca. 100 (bezogen auf Morphin)
- Anschlagszeit: 1 min
- Wirkdauer: unabhängig von der Infusionsdauer 3 min!
- Nur als PCA einsetzbar
- Fetale Pharmakologie:
    - Fetomaternaler Quotient: 1
    - Rascher diaplazentarer Übertritt
- Neonatale Auswirkungen:
    - Kein Einfluss auf den APGAR-Score
    - Keine Antagonisierung erforderlich

Regionalanästhesieverfahren in der Geburtshilfe

F. Weiss, E. Weninger

27.1 Lokoregionale Verfahren – 236
27.1.1 Parazervikalblock – 236
27.1.2 Pudendusblockade – 236

27.2 Rückenmarknahe Anästhesieverfahren (RMA) – 237
27.2.1 Periduralanästhesie (PDA) – 237
27.2.2 Spinalanästhesie (SPA) – 237

27.3 Postpunktionelles Liquorunterdrucksyndrom (PPLS) – 238

Regionale Anästhesieverfahren in der Geburtshilfe werden in rückenmarknahe [Peri- (Epi)duralanästhesie (PDA) und Spinalanästhesie (SPA)] und lokoregionale Verfahren (Pudendusblock und Parazervikalblock) unterteilt. Die rückenmarknahen Verfahren sind den lokoregionalen Verfahren sowohl bezüglich der Analgesiequalität als auch der Komplikationsrate überlegen. Die gesteigerte Uterusperfusion bei gleichzeitig reduzierten endogenen Katecholaminspiegeln der Schwangeren durch PDA/SPA resultieren in einem besseren Verlauf für Mutter und Kind.

Die potenziellen Komplikationen von PDA/SPA sollten von allen im Kreißsaal tätigen Personen erkannt werden können, um die initialen Behandlungsschritte einleiten zu können. Lokoregionale Verfahren sollten nur zum Einsatz kommen, wenn andere Optionen ausgeschöpft sind.

27.1 Lokoregionale Verfahren

27.1.1 Parazervikalblock

Der Parazervikalblock ist eine früher von Geburtshelfern häufig durchgeführte Methode zur Analgesie unter der Geburt, die wegen einer Reihe von fetalen Todesfällen in den 1980er-Jahren in den meisten Ländern wieder verlassen wurde. Trotzdem erfreut sich diese Technik in skandinavischen Ländern nach wie vor großer Beliebtheit, besonders an Kliniken, die nicht über einen Anwesenheitsdienst der Anästhesieabteilung verfügen.

Technik
Die Kreißende wird in Steinschnittlage gebracht und der Muttermund getastet. Anschließend wird mit einer mit Führungshülse versehenen Nadel bei 3 und 9 Uhr parazervikal in den lateralen vaginalen Fornix eingegangen und die Nadel nicht weiter als 3 mm in die Submukosa vorgeschoben. Nach sorgfältiger Aspiration werden 5–10 ml Lokalanästhetikum injiziert.

Die so erreichte Blockade der Plexus cervikalis posterior (Frankenhäuser-Ganglion) und Plexus hypogastricus superior führt zu einer Inhibition der viszeralen sensorischen Afferenzen des Uterus, der Zervix und der oberen Vagina. Da die somatosensorischen Fasern des Perineums nicht anästhesiert werden, wirkt die Parazervikalblockade nur in der Eröffnungsperiode und führt hier zu einer Schmerzlinderung von maximal 90 min.

Nachteile und Komplikationen
Die Injektion des Lokalanästhetikums erfolgt in unmittelbarer Nähe der uterinen Gefäße und des Feten. Daraus ergibt sich eine Reihe von Gefahren:
- Zerebrale Krampfanfälle durch intravasale Injektion: Nur nach sorgfältiger Aspiration in 2 Ebenen injizieren (Drehen der Nadel um 180°).
- Hohe Plasmaspiegel, die zu Toxizitätserscheinungen führen können: Die Verwendung von niedrig konzentrierten Lokalanästhetika (z. B. Bupivacain 0,125%, Ropivacain 0,2%) und ein zeitlicher Abstand von mindestens 5 min zwischen den beiden Injektionen bieten einen gewissen Schutz bei erhaltener Wirksamkeit. 5 ml Injektat pro Seite sind üblicherweise ausreichend.
- Fetale Bradykardie: Hohe Konzentrationen von Lokalanästhetika in der Nähe der uterinen Gefäße können zur Vasokonstriktion mit konsekutiver fetaler Bradykardie und Azidose (ca. 10%) und späten Dezelerationen (ca. 2%) führen. Uterine Dauerkontraktionen können diese Phänomene verstärken. Die Bradykardie setzt innerhalb von 2–10 min ein und kann bis zu 30 min anhalten.
- Direkte fetale Schädigung: Durch die unmittelbare Nähe fetaler Strukturen zur Einstichstelle bedingt. Das Risiko kann deutlich reduziert werden durch das strenge Einhalten der maximal empfohlenen Injektionstiefe.

❗ Die Summe dieser potenziellen Risiken des Parazervikalblocks machen ihn zu einer analgetischen Methode, die nur nach strenger Indikationsstellung und bei ausreichender klinischer Erfahrung des Anwenders zum Einsatz kommen soll. Wenn andere, risikoärmere Methoden zur Verfügung stehen, müssen diese bevorzugt werden.

27.1.2 Pudendusblockade

Die Blockade des N. pudendus wird v. a. als **Austreibungsanalgesie** verwendet.

Technik
Die Kreißende wird in Steinschnittlage gebracht und die Spina ischiadica transvaginal getastet. Dann wird eine mit Führungshülse versehene Nadel (22 G) unterhalb der Spina angesetzt und in Richtung Lig. sacrospinale vorgeschoben, bis dieses in einer Tiefe von ca. 1 cm aufgefunden wird. Nach sorgfältiger Aspiration werden 10 ml

Lokalanästhetikum (z. B. Lidocain 2%, Mepivacain 1%) eingespritzt. Danach entsprechende Wiederholung auf der anderen Seite.

Auch bei dieser Methode treten regelhaft hohe Plasmaspiegel der Lokalanästhestika auf. Es besteht die Gefahr der Punktion von N. pudendus und pudendalen Gefäßen. Auch retroperitoneale Hämatome sind beschrieben.

> ! Die Technik sollte in der Austreibungsperiode Anwendung finden, wenn andere, z. B. rückenmarknahe, Verfahren nicht möglich sind und ein mit der Methode vertrauter Geburtshelfer/Anästhesist verfügbar ist.

Regionale Anästhesieverfahren dürfen nur nach Aufklärung und schriftlicher Einwilligung der Gebärenden durchgeführt werden. Die juristischen Besonderheiten der peripartalen Aufklärung werden in ▶ Kap. 27.2 genauer behandelt.

27.2 Rückenmarknahe Anästhesieverfahren (RMA)

27.2.1 Periduralanästhesie (PDA)

Wirkungsweise
Während bei der PDA die Blockade der entsprechenden Rückenmarksegmente v. a. durch das Umspülen der Spinalwurzeln mit Lokalanästhetikum bewirkt wird, ist bei der SPA die direkte Blockade des Myelons bzw. der Cauda equina von führender Bedeutung. Daraus ergeben sich ein hoher Bedarf an Lokalanästhetikum (15–20 ml) für die PDA und ein niedriger Bedarf (2–5 ml) für die SPA.

> ! Von großer Bedeutung in der peripartalen Phase sind die durch PDA/SPA gesteigerte Durchblutung des Uterus und die damit optimierte Blutzufuhr zum Feten. Daraus resultiert das bessere Outcome von Feten mit drohender intrauteriner Asphyxie, die in PDA/SPA und nicht in Allgemeinanästhesie entbunden werden.

Voraussetzungen
RMA sind mit einer verfahrensimmanenten Komplikationsrate und einer potenziellen Morbiditätserhöhung bei der Mutter bzw. dem Feten verbunden. Die **Indikation** ist deshalb streng und erst nach Untersuchung der Schwangeren durch den Geburtshelfer oder eine Hebamme zu stellen. Auch prozedurale Aspekte (z. B. Tokolyse zur Anlage der PDA möglich?) sollten zwischen dem Anästhesisten und dem Geburtshelfer vor Anlage der PDA/SPA besprochen werden.

Da die **Aufklärung** über die Risiken der PDA unter der Geburt häufig nicht rechtskräftig ist, empfehlen wir, die Schwangeren im Rahmen der Voruntersuchungen entweder dem Anästhesisten vorzustellen oder die Aufklärung durch einen instruierten Geburtshelfer vornehmen zu lassen. Die meisten Mütter empfinden diese »verfrühte« Aufklärung als angenehme Möglichkeit, dem Anästhesisten ihre anästhesiebezogenen Ängste zu schildern, sodass dieses Gespräch zusätzlich zur vertrauensbildenden Maßnahme zwischen Arzt und Patientin werden kann.

Durchführung
In sitzender Position oder Seitenlage der Kreißenden wird unter sterilen Kautelen in Lokalanästhesie über eine Touhy-Nadel (18 G) ein Katheter (20 G) in den Periduralraum eingeführt. Der Periduralraum wird im Bereich der Lendenwirbelsäule mit Hilfe der Widerstandsverlustmethode identifiziert. Die Katheterspitze sollte mindestens 2, aber nicht mehr als 6 cm tief im Periduralraum liegen. Mittels einer Testdosis – 2–3 ml eines höher konzentrierten (1–2%ig) oder 10 ml eines niedrig konzentrierten (0,1–0,2%ig) – Lokalanästhetikums wird eine intraspinale bzw. intravasale Lage des Katheters ausgeschlossen. Anschließend wird der Katheter bestückt und nach klinischer Austestung des Analgesieniveaus [nicht höher als Th10 (Nabel), um den Ferguson-Reflex zu erhalten] an eine patientenkontrollierte Analgesiepumpe (PCA) angeschlossen.

Zur elektiven Sectio caesarea wird der Periduralkatheter (PDK) tief thorakal angelegt, um die frühe Mobilisation der Mutter zu fördern. Da Schmerzen in den ersten 48 h nach der Sectio die Laktation hemmen und das Mutter-Kind-Verhältnis nachhaltig negativ beeinflussen können, sollte der PDK bis zum 2. postoperativen Tag bestückt werden.

27.2.2 Spinalanästhesie (SPA)

Die SPA ist wegen der kurzen Wirkdauer besonders in der Austreibungsphase als **Durchrittsanästhesie** geeignet.

In oben beschriebener Vorgehensweise wird mit einer atraumatischen Nadel (22–27 G) der Spinalraum punktiert und die korrekte Lage der Nadelspitze durch Aspiration von Liquor verifiziert. Zur Geburt wird ein hoch potentes Opioid (z. B. 5 µg Sufentanil), evtl. mit einer niedrigen Dosis an LA (z. B. 2–4 mg Ropivacain), injiziert. Zur Sectio caesarea werden z. B. 8–12 mg Bupivacain mit 2–5 µg Sufentanil kombiniert, was zu einer Wirkdauer von 90 min führt und damit für eine Sectio ohne operative Besonderheiten ausreichen sollte.

Kombinierte Spinal-Epidural-Anästhesie (CSE)
Dieses Verfahren kombiniert die schnelle Anschlagzeit und die gute Steuerbarkeit der motorischen Blockade der SPA mit der Möglichkeit zur kontinuierlichen Applikation und der PCA-Funktion der PDA. Die Komplikationsrate ist mit der einer PDA identisch.

> ! Die »walking epidural«, bei der die Patientin bei voll erhaltener motorischer Kompetenz schmerzfrei gebären kann, ist mit der CSE am sichersten zu erreichen. Die Methode ist noch relativ jung und hat sich als Standardverfahren in der Geburtshilfe noch nicht etabliert.

Monitoring
Für die Dauer der Anlage der PDA bis zur definitiven Fixierung des Niveaus der PDA nach der initialen Bestückung (»Hochspritzen«) muss die Kreißende überwacht werden (d. h. EKG, Blutdruck, Sauerstoffsättigung). In diesem Zeitraum muss auch der Anästhesist zugegen oder zumindest verfügbar sein. Nach definitiver Fixierung der PDA sollte zumindest der Blutdruck für mindestens 30 min überwacht werden (z. B. durch die Hebamme).

Komplikationen
Um der Kreißenden eine »Geburt an Kabeln« zu ersparen, müssen Geburtshelfer und Hebammen mit den Komplikationen der PDA vertraut sein und klinische Hinweise selbst früh erkennen können.
- **Intravasale Lage des PDK:**
  - Frühsymptome: periorale Taubheit, Ohrenklingen, metallischer Geschmack auf der Zunge, Doppelbilder; Spätsymptom: zerebraler Krampfanfall
- **Maßnahmen:**
  - Abstellen der periduralen Infusion
  - Sauerstoffgabe
  - Anästhesist informieren
  - Midazolam und Thiopental vorbereiten
  - Hämodynamisches Monitoring anlegen (EKG, Sauerstoffsättigung, Blutdruck)
- **Intraspinale Lage des PDK:** Frühsymptome: plötzliches aufsteigendes Wärmegefühl, zunehmende motorische Schwäche der Beine, Blutdruckabfall; Spätsymptome: zunehmende Atemnot, Bradykardie, Schock
- **Maßnahmen:**
  - Abstellen der periduralen Infusion
  - Sauerstoffgabe
  - Anästhesist informieren
  - Rasche Infusion eines Kolloids (z. B. Hydroxyethylstärke)
  - Hämodynamisches Monitoring anlegen (s. oben)
  - Ephedrin und Phenylephrin bzw. Noradrenalin (1 : 10 und 1 : 100 verdünnt) vorbereiten

Kontraindikationen
- **Eingeschränkte Gerinnung:** Aufgrund des ausgeprägten positiven Einflusses der PDA auf den Geburtsverlauf sowohl von Mutter als auch Kind bei Patientinnen mit Präklampsie ist die Entscheidung, ob – trotz nicht normaler Gerinnungsparameter – eine PDA-Anlage indiziert ist, dem Anästhesisten vorbehalten.
- **Erhöhter intrakranieller Druck:** Schwangere mit neurologischen Vorerkrankungen oder nach neurochirurgischen Operationen sind dem Anästhesisten im Rahmen der Vorsorgeuntersuchungen vorzustellen.
- **Kardiale Vitien, Kardiomyopathie:** Nur relative Kontraindikation, Schwangere möglichst frühzeitig dem Anästhesisten vorstellen, um notwendige Untersuchung noch, wenn möglich, ambulant durchführen zu können.
- **Ablehnung durch die Patientin**

Auswirkung der PDA auf den Geburtsverlauf
- **Geburtsdauer:** Die Dauer der Eröffnungsperiode wird nicht verlängert, die der Austreibungsperiode wird um eine klinisch nicht relevante Zeit (ca. 30 min) prolongiert.
- **Peripartales Outcome:** Es kommt nicht zu einer erhöhten Rate an Sectiones oder vaginal-operativen Entbindungen bei Schwangeren, die mit PDA entbunden werden. Bei Patientinnen mit anhaltend hohen Schmerzwerten (Visuell-Analog-Skala-Werte >6 von 10) unter der Geburt ist die Rate an Sectiones dagegen signifikant erhöht.

27.3 Postpunktionelles Liquorunterdrucksyndrom (PPLS)

Sowohl nach SPA (22–27 G Nadeldicke; Inzidenz: <10%) als auch nach PDA, wenn die Dura entweder mit der Touhy-Nadel (18 G Nadeldicke; Inzidenz: >70%) oder dem PDK perforiert worden ist, kann es durch Austritt von Liquor zum PPLS kommen.

Pathophysiologie
Durch den Austritt von Liquor (30 ml/h) kommt es zu einem zerebralen Liquorunterdruck. Die Pufferfunktion des Liquors für das Zerebrum ist eingeschränkt. Sogar subdurale Hämatome und Hygrombildung sind möglich.

Symptome
- Kopf- und Nackenschmerzen (87%)
- Übelkeit, Erbrechen (69%)
- Hör- und Sehstörungen (36%)
- Beschwerden werden beim Aufrichten innerhalb von 15 min stärker
- Bessern sich innerhalb von 30 min nach Flachlagerung

Diagnose
- Klinisch: Lageabhängigkeit, Besserung in horizontaler Lage
- MRT: pachymeningeale Gadoliniumanreicherung
- Dopplersonographie: Vena ophthalmica
- Differenzialdiagnose: Migräne, Meningitis, SAB, Kopfschmerzen anderer Genese

Verlauf
- Symptome treten innerhalb von 24 h auf; selten erst nach 4 Tagen
- Spontanremmission bei 54% der Patientinnen nach 4 Tagen, bei 72% nach 7 Tagen
- Selten wochen- bis monatelanger Verlauf

Therapie
- Nach Rücksprache mit dem Anästhesisten:
    - Bettruhe
    - Thromboseprophylaxe
    - Antiemetische Therapie
- Medikamentöse Therapie für 4 Tage:
    - Ibuprofen: 4-mal 400 mg p.o. ggf. 6-mal 300 mg
    - Koffein: 3-mal 300 mg p.o.
    - Theophyllin: 3-mal 350 mg p.o., ggf. 3-mal 200 mg i.v.
- Nach 4 Tagen Eigenblutpatch mit der Patientin diskutieren. Beim Blutpatch wird ca. auf der Höhe der primären Punktion mit einer Touhy-Nadel der Periduralraum aufgesucht und dort 20 ml Eigenblut, das zuvor steril abgenommen wurde, injiziert. Systemische Infektionen und Antikoagulation sind **Kontraindikationen**.

Intubationsnarkose zur Sectio caesarea

F. Weiss, E. Weninger

28.1 Besonderheiten der Allgemeinanästhesie in der Schwangerschaft – 242

> Die häufigste Indikation zur Sectio caesarea in Intubationsnarkose (ITN) sind das Ablehnen der Regionalanästhesie durch die Mutter oder die extreme Dringlichkeit der Entbindung (Notsectio). Die Mortalität und Morbidität von Schwangeren, die in ITN entbunden werden, ist deutlich erhöht, im Vergleich zu einer Entbindung per Sectio in Regionalanästhesie. Diesem Umstand muss bei der Planung der Sectio Rechnung getragen werden.
> Der beste Weg, die peripartale Komplikationsrate so gering wie möglich zu halten, ist die suffiziente und frühzeitige Kommunikation zwischen Geburtshelfer, Anästhesist und Neonatologen. Bei optimaler Kommunikation können nahezu alle Situationen, die zu einer Sectio in ITN führen, zum Wohle von Mutter und Kind vermieden werden.

28.1 Besonderheiten der Allgemeinanästhesie in der Schwangerschaft

Die physiologischen Veränderungen in der Schwangerschaft sind ► Kap. 2 zu entnehmen.

Auf die anästhesiologischen Konsequenzen muss hier gesondert eingegangen werden, da sie für die Entscheidungsfindung des Geburtshelfers, im Speziellen bei der Indikationsstellung zur dringlichen oder Notsectio, eine große Rolle spielen. Durch die erhöhten Östrogenspiegel kommt es zu einer Auflockerung und vermehrten Vulnerabilität der Schleimhäute der oberen Luftwege und damit zu einer erhöhten Blutungs- und Schwellungsneigung im Rahmen der Intubation. Aus diesen Gründen ist die Inzidenz schwieriger Intubationsverhältnisse bei Schwangeren mit 1 : 250 zu beziffern und damit um den Faktor 4–6 höher als im unselektionierten Patientenkollektiv.

Zusätzlich ist bei Schwangeren, besonders im letzten Trimenon, die funktionelle Residualkapazität der Lunge deutlich erniedrigt. Das bedeutet, dass nach ausreichender Präoxygenierung (Applikation von Sauerstoff über eine Maske bei spontaner Atmung der wachen Patientin) die Zeit bis zur Entsättigung (Sauerstoffsättigung unter 65%) um den Faktor 2–3 kürzer ist als beim allgemeinen Patientenkollektiv (ca. 90 s). Die Morbidität und Mortalität für Schwangere, die in ITN entbunden werden, ist erhöht: Im Vergleich zu in Periduralanästhesie/Spinalanästhesie (PDA/SPA) durchgeführten Sectiones ist die Sterblichkeit um den Faktor 17 gesteigert für Frauen, die per Sectio in ITN entbunden werden.

Von entscheidender Bedeutung ist, dass alle Beteiligten einer Sectio in ITN mit den Abläufen vertraut sind:
- Beschaffen der Utensilien, die bei Patientinnen mit schwierigen Atemwegsverhältnissen benötigt werden (diese sollten in einem speziell gekennzeichneten Koffer in beschrifteten Fächern gelagert werden)
- Herbeirufen eines zweiten, wenn möglich erfahreneren Anästhesisten und des Neonatologen
- Bereitstellen von vom Anästhesisten angeforderten Medikamenten und Infusionen

In Deutschland wird ein Zeitfenster von **20 min** von der Entscheidung bis zur Entbindung (**E-E-Zeit**) des Kindes unter Notfallbedingungen als organisatorisches Muss angesehen. Somit geht das Team, bestehend aus Geburtshelfer und Anästhesist, mit der Indikation zur dringlichen Sectio die Verpflichtung ein, die Entbindung innerhalb von 20 min zu ermöglichen, soweit nicht anders vereinbart.

Das meint die Festlegung einer für jede Schwangere bei der Indikationsstellung individuellen E-E-Zeit: Damit kann die Möglichkeit der Regionalanästhesie in Erwägung gezogen werden. Die Verwendung isobarer kurzwirksamer Lokalanästhetika ermöglicht selbst bei E-E-Zeiten von unter 10 min üblicherweise noch die Option der SPA.

 Weder die Sectio bei Mehrlingsschwangerschaft noch bei Placenta praevia sind heute noch obligate Indikationen zur ITN. Bei guter Kooperation sind auch in diesen Fällen Regionalanästhesieverfahren zu bevorzugen.

Akupunktur

A. Kritikos

29.1 Einleitung – 244

29.2 Diagnostik – 244

29.3 Voraussetzung – 244

29.4 Technik – 245

29.5 Mögliche Indikationen in der Geburtshilfe – 245

29.6 Therapie – 245

Bei der Akupunktur handelt es sich um eine aus der traditionellen chinesischen Medizin stammende Therapiemethode, bei der durch Setzen von Nadeln an bestimmten Körperstellen/-punkten einerseits funktionelle Störungen und Schmerzzustände behandelt werden, andererseits körperliche Relaxation und eine harmonisierende Wirkung erreicht werden soll.

29.1 Einleitung

Im Mittelpunkt der Akupunktur steht die Vorstellung von einer im Körper fließenden Lebensenergie, chinesisch »Qui«, auf deren Wirkung alle Lebensäußerungen und -zustände beruhen. Das Qui sollte in einem ständigen Fluss sein. Ein ungestörter harmonischer Fluss führt zu Gesundheit und gesunden Organfunktionen. Störungen oder Blockaden des »Qui« äußeren sich als unterschiedliche Krankheitszustände, sowohl des Bewegungsapparates als auch der inneren Organe.

Der gesamte Körper ist durchzogen von Energiebahnen, genannt **Meridiane**, durch die die Lebensenergie »Qui« fließt und die ihn mit Energie versorgt. Diese Meridiane verlaufen als Längslinien auf der Körperoberfläche, sind auf den jeweiligen Körperhälften spiegelbildlich angelegt und jeweils einzelnen Organen zugeordnet. Insgesamt existieren 12 paarig angelegte Hauptmeridiane (◘ Tab. 29.1); diesen 12 Meridianen werden noch 2 weitere, der Du Mai-Meridian (Gouverneurs-/Lenkergefäß; LG) und der Ren Mai-Meridian (Konzeptionsgefäß; KG), zugeordnet, die den Körper in zwei Hälften teilen.

Nach traditioneller chinesischer Vorstellung vollzieht die Lebensenergie »Qui« innerhalb eines Tages insgesamt 3 Umläufe entlang dieses Meridiansystems:
- 1. Umlauf: Lungen-, Dickdarm-, Magen- und Milz-/Pankreasmeridian
- 2. Umlauf: Herz-, Dünndarm-, Blasen- und Nierenmeridian
- 3. Umlauf: Perikard-, Dreifach-Erwärmer-, Gallenblasen- und Lebermeridian

Auf diesen Meridianen liegen nach der heutigen Nomenklatur 354 Akupunkturpunkte. Jeder dieser Punkte stellt nach traditioneller Sicht einen Zugang von der Körperoberfläche zu tieferen Körperregionen (Organe etc.) dar.

◘ **Tab. 29.1.** Die 12 Hauptmeridiane in der Akupunktur

Meridian	Abkürzung
Herzmeridian	He
Milz-/Pankreasmeridian	MP
Dickdarmmeridian	Di
Nierenmeridian	Ni
Dünndarmmeridian	Dü
Magenmeridian	Ma
Lebermeridian	Le
Blasenmeridian	Bl
Perikardmeridian	Pe
Lungenmeridian	Lu
Gallenblasenmeridian	Gb
Dreifach-Erwärmer-Meridian	3E

29.2 Diagnostik

Die traditionelle chinesische Diagnostik ist umfassend und bezieht u. a. die beiden wichtigsten chinesischen Lehren, die **Yin-Yang-Lehre** und die **Fünf-Elemente-Lehre** (Holz, Feuer, Erde, Wasser, Metall), mit ein.

29.3 Voraussetzung

Vor Beginn der Behandlung sollte eine Aufklärung über Indikation und seltene mögliche Komplikationen erfolgen. Dazu zählen:
- Blutungen und Hämatombildung im Bereich der Einstichstelle
- Infektionen
- Orthostatische Dysregulationen
- Schmerzen bei unkorrektem Nadelsitz
- Mögliche Sedierung und Beeinträchtigung der Fahrtüchtigkeit
- Potenziell epileptogene Wirkung bei entsprechender Disposition
- »Vergessene Nadel«

Die Schwangere sollte zusätzlich vor der ersten Sitzung über die Möglichkeit einer **Erstverschlimmerung** der Symptomatik aufgeklärt werden. Die Behandlung sollte in diesem Fall unbedingt weitergeführt werden. Die Schwangere sollte sich in einer bequemen Position, in angenehmer Umgebungstemperatur und angenehmer Atmosphäre befinden. Je nach Lokalisation der in Frage kommenden Akupunkturpunkte kann die Behandlung in sitzender, halbliegende und liegender Position erfolgen.

29.4 Technik

Verwendet werden Einmalnadeln aus Stahl. Wieder verwendbare Nadeln sollten aus Hygiene- und Sicherheitsaspekten nicht angewandt werden. In der Regel werden Nadeln mit einer Stärke von 0,3 mm und einer Länge von 30 mm eingesetzt.

Das Setzen der Nadel am ausgewählten Punkt erfolgt in mehreren kleinen Schritten:
- Spannen der Haut am ausgewählten Punkt mit Zeigefinger und Daumen der einen Hand
- Fixierung der Nadel zwischen Daumen und Zeige- oder Mittelfinger der anderen Hand
- Schneller, kurzer Einstich der Nadel, senkrecht (90° zur Hautoberfläche) durch die Haut bis ungefähr 0,5 cm Tiefe
- Vorschieben der Nadel unter Rotationsbewegung in die notwendige Tiefe

Den korrekten Sitz der Nadel erkennt man durch das Auslösen des »De-Qui-Gefühls«, ein von der Schwangeren empfundenes, typisches Druckgefühl. Die Behandlungsdauer sollte zwischen 15 und 30 min betragen. Meist kommt es in dieser Zeit zu einer lokalen Rötung im Bereich der Einstichstelle (Hyperämie). Um ein anhaltendes De-Qui-Gefühl zu erhalten, kann die Nadel durch Berühren stimuliert werden.

Je nach Akutheit sollte eine tägliche Behandlung erfolgen. Bei chronischen Zuständen sind größere Intervalle vorzuziehen (1- bis 2-mal/Woche). Nach Eintreten eines Therapieerfolges bei akuten Erkrankungen kann das Intervall der Behandlung chronischer Zustände angeglichen werden. Die Behandlungsdauer ist abhängig von der Indikation und erfolgt meist in Serien von 10–12 Sitzungen. Sollte kein Therapieerfolg eintreten, ist das Behandlungsprogramm ggf. zu modifizieren.

29.5 Mögliche Indikationen in der Geburtshilfe

Aufgrund der Fülle an möglichen Indikationen in der Geburtshilfe kann in diesem Kapitel nur auf die häufigsten eingegangen werden.
- Präpartal
  - Hyperemesis gravidarum
  - Vorzeitige Wehen
  - Lumboischialgie
  - Leichte EPH/Präeklampsie
  - Geburtsvorbereitung
- Geburt
  - Entspannung
  - Analgesie
  - Plazentalösungsstörung
- Postpartal
  - Schmerzhafter Milcheinschuss
  - Verzögerte Uterusrückbildung
  - Psychische Probleme im Wochenbett

29.6 Therapie

In der ◘ Tab. 29.2 werden Indikationen, Akupunkturpunkte und Behandlungszeitraum zusammengefasst. Die empfohlenen Akupunkturpunkte erheben hierbei keinen Anspruch auf Vollständigkeit.

In diesem Rahmen soll auch auf die geburtsvorbereitende Akupunktur eingegangen werden. Ziel ist die psychisch ausgleichende und schmerzlindernde Wirkung der Akupunktur. Klinische Untersuchungen ergaben zusätzlich eine Verkürzung der Geburtsdauer um mehr als 2 h in der Eröffnungsphase durch geburtsvorbereitende Akupunktur.

◘ Tab. 29.2. Therapieschema Akupunktur in der Geburtshilfe (Hauptpunkte fett)

Indikation	Empfohlene Akupunkturpunkte	Behandlung
Hyperemesis gravidarum	**Pe 6**, Du Mai 20, He 7, Ren Mai 12,15,17, Ma 36, Le 3, MP 9	Primär täglich, ausschleichendes Intervall bei Therapieerfolg. Tonisierung Pe6
Vorzeitige Wehen	**Du Mai 20**, He 3, 7, Pe 6, Ma 36, Gb 34, Le 3, MP 6	Primär täglich, ausschleichendes Intervall bei Therapieerfolg
		Cave: Initial schulmedizinische Ursachenabklärung
Lumboischialgie	**Bl 23-32**, Bl 36,40, Bl 60,62	Primär täglich, ausschleichendes Intervall bei Therapieerfolg
		Cave: keine kräftige Nadelstimulation
Leichte EPH/Präeklampsie		
— Ödeme	**Ma 36, MP 4, 6**, 9, Lu 7, Di 4, 11, Ren Mai 12, Bl 23, Ni 3, 6	Primär täglich, ausschleichendes Intervall bei Therapieerfolg
— Hypertonie	**Le 3**, Pe 6, He 7, Lu 9, Ma 36, MP 6, Du Mai 20	**Cave:** engmaschige Kontrollen der Schwangeren
Geburtsvorbereitung (nach Römer-Mannheimer-Schema)	Gb 34, Ma 36, MP 6, Ab 38. SSW zusätzlich Bl 67	1-mal/Woche für 20 min ab der 36. SSW bis zur Geburt
		Cave: Kontraindikationen: primäre Sectio, Placenta praevia, Missverhältnis, BEL
Relaxation peripartal	**Du Mai 20**, Di 4, Di 10, Gb 34, MP 6, Ma 36	Akupunkturbeginn mit Du Mai 20
		Cave: u. U. stark relaxierende Wirkung bei Du Mai 20
		Kontraindiziert im Entspannungsbad (außer unter Aufsicht)
Analgesie peripartal	Du Mai 20, **Di 4, 10**, Ma 36, MP 6	Für ausreichende Wirksamkeit regelmäßige kräftige Nadelstimulation notwendig
Plazentalösungsstörung	**Ni 16**, MP 6, Ren Mai 4, 6, Le 3, Ma 29, Gb 21	Nach Setzen der Nadeln abwartendes Verhalten für 10-15 min (ca. 80% Spontanlösungsrate), danach Entfernen der Nadeln. Bei ausbleibender Wirkung ist die manuelle Lösung indiziert!
Schmerzhafter Milcheinschuss/Milchstau	**Ren Mai 17, Ma 16, 18, Di 4, Pe 6, Ma 44, Le 3, Du Mai 20**	Akut: 1-mal tgl. für 20 min. Zusätzliche Maßnahmen: Wärme, Kühlung, Ausstreichen der Brust, Abpumpen etc.
Verzögerte Uterusrückbildung	**Ni 16**, Ma 29, 36, Le 3, Gb 21,34, MP6, Ren Mai 3,4,6	Tägliche Behandlung über 20 min
		Cave: Primär Ausschluss von Lochialstau, Plazentarest, Endometritis
Depressive Verstimmung im Wochenbett	**Du Mai 20, PE 6, HE 3**	Primär täglich, ausschleichendes Intervall bei Therapieerfolg

Teil VI Schnittentbindung

Kapitel 30 Primäre und sekundäre Sectio caesarea und Operationstechnik – 249

Kapitel 31 Notsectio – 253

Kapitel 32 Wunschkaiserschnitt – 255

Kapitel 33 Sterilisation im Zusammenhang mit der Sectio caesarea – 259

Primäre und sekundäre Sectio caesarea und Operationstechnik

A. Haerty

30.1 Indikation – 250

30.2 Klassifikation nach Dringlichkeit – 250

30.3 Operative Techniken – 250

30.4 Risiken – 251

30.5 Sectiovorbereitung – Vorgehen – 251

> **Definition**
> - **Elektive Sectio caesarea**
>   - Primär indizierte Sectio caesarea
>   - Abdominale Schnittentbindung vor einer zervixwirksamen Wehentätigkeit oder vor Blasensprung (vor Geburtsbeginn)
> - **Primär indizierte sekundäre Sectio caesarea**
>   - Durchführung der Sectio nach Geburtsbeginn bei gegebener Indikation zur Sectio
> - **Sekundäre Sectio caesarea**
>   - Abdominale Schnittentbindung bei mütterlicher und/oder kindlicher Gefährdung während der Geburt

30.1 Indikation

- Absolute Indikation (Häufigkeit 10%)
  - Zwingende geburtshilfliche Gründe zur Rettung von Leben und Gesundheit von Kind und/oder Mutter, z. B. Querlage, absolutes Missverhältnis, Beckendeformitäten, (drohende) Uterusruptur, vorzeitige Plazentalösung, fetale Azidose, Amnioninfektionssyndrom, Eklampsie, Nabelschnurvorfall, HELLP-Syndrom)
  - Zustand nach Uterusoperation mit Kavumeröffnung (z. B. Myomenukleation)
  - Zustand nach uterinem Längsschnitt
- Relative Indikation (Häufigkeit 90%)
  - Abwägung der geburtsmedizinischen Risiken für Mutter und Kind (z. B. Beckenendlage, fetale Makrosomie (>4000 g), Verdacht auf relatives Missverhältnis zwischen Kindsgröße und mütterlichem Becken
  - Mehrlingsschwangerschaft
  - Zustand nach Sectio oder vaginal-plastischer Operation
  - Pathologisches CTG
  - Protrahierte Geburt, Geburtsstillstand und mütterliche Erschöpfung
- Wunschsectio
  - Keine medizinische Indikation (► Kap. 32)

30.2 Klassifikation nach Dringlichkeit

- Elektive Sectio
  - Primär indizierte und primär durchgeführte Sectio (d. h. festgelegter Termin, auf dem Operationsplan angemeldet, Sectiovorbereitung bereits vorher durchgeführt)
- Standardsectio
  - Sekundär indizierte Sectio ohne akute Gefährdung von Mutter und/oder Kind
  - **Ziel**: Entschluss zur Sectio bis Entwicklung des Kindes <1 h
- Eilige Sectio
  - Abdominale Schnittentbindung, wobei die Gefährdungsmomente von Mutter und Kind nicht dauerhaft behoben werden können und eine sofortige Fahrt in den OP erfolgt
  - **Ziel**: Entschluss zur Sectio bis Entwicklung des Kindes <20 min
- Notsectio
  - Abdominale Schnittbindung in der Kabine bei akuter, nicht behebbarer Gefährdung, wobei der mütterliche oder kindliche Zustand eine sofortige Entbindung erforderlich macht
  - **Ziel**: Entschluss zur Sectio bis Entwicklung des Kindes <10 min

30.3 Operative Techniken

- Konventionelle Pfannenstielsectiotechnik
  - Pfannenstielhautschnitt (Standardzugang)
  - Scharfe Durchtrennung der Subkutis mit dem Skalpell
  - Fasziendurchtrennung mit einem Skalpell (und Schere) beidseits nach lateral
  - Faszienablösung vom M. rectus teils scharf, teils stumpf
  - Scharfe Durchtrennung der Rektusmuskeln in der Medianebene
  - Inzision des Peritoneums (**Cave:** Harnblasenumschlagsfalte kann hoch gezogen sein, v. a. bei Resectio), Erweiterung mittels Schere nach kranial und kaudal
  - Inzision des Blasenperitoneums (Plica vesicouterina)
  - Uterotomie durch den Bogenschnitt nach Fuchs mit stumpfer kraniolateraler, digitaler Erweiterung
  - Kindsentwicklung
  - Lösung der Plazenta durch »cord traction«
  - 2 Ecknähte des Uterusmuskels. Fortlaufende Vicryl-0-Naht. Naht des viszeralen Peritoneums (Vereinigung des Blasenperitoneums mit dem Uterusperitoneum

- Fortlaufende Naht des parietalen Peritoneums, 2–3 Adaptationsnähte der Muskulatur
- Fasziennaht
- Naht der Subkutis mit Einzelknopfnähten
- Hautnaht intrakutan fortlaufend
- Medianer Unterbauchlängsschnitt
  - Bereits vorhandener Längsschnitt
  - Notfallsectio
  - Bei gestörter Blutgerinnung (HELLP-Syndrom) auf möglichst kleine Wundfläche achten!
- Isthmokorporaler Längsschnitt
  - Immer dann zu wählen, wenn Schwierigkeiten bei der Kindsentwicklung über einen uterinen Längsschnitt voraussehbar sind
  - Frühgeburten unter der 30. SSW, insbesondere bei Beckenendlage, evtl. auch in Kombination mit vorzeitigem Blasensprung
- Misgav-Ladach-Sectio (modifizierte Version)
  - Hautschnitt identisch mit der konventionellen Pfannenstielsectiotechnik 2 Querfinger kranial der Symphyse und ca. 10–12 cm breit
  - Subkutis nach medianer Inzision lateral quer erweitern
  - Die Faszie median inzidieren und stumpf quer erweitern
  - M. rectus stumpf nach lateral auseinandertrennen
  - Peritoneum inzidieren und längs stumpf erweitern
  - Uterusmuskulatur median inzidieren und kraniolateral stumpf erweitern
  - Kindsentwicklung
  - Lösung der Plazenta durch »cord traction«
  - Je eine Vicryl-0-Ecknaht des Uterusmuskels, einschichtige fortlaufende Naht des Uterus, Verzicht auf viszerale und parietale Peritonealisierung, Verzicht auf Rektusadaptation, fortlaufende Naht der Faszie
  - Verzicht auf Naht der Subkutis
  - Hautnaht intrakutan fortlaufend

30.4 Risiken

Die mütterliche Letalität beträgt bei Sectio 0,04‰ und nach vaginaler Geburt 0,02‰. Die aufklärungspflichtigen Risiken sind:
- Blutung mit eventueller Transfusionspflicht, Infektionen (Hepatitis, HIV), Wundheilungsstörungen, Thrombose
- Verletzung von Harnblase, Harnleiter und Darm
- Notfallmäßige Hysterektomie bei nicht stillbaren Blutungen (erhöhtes Risiko bei Placenta praevia und Uterus myomatosus)
- Verletzung des Kindes
- Bei weiteren Schwangerschaften höhere Wahrscheinlichkeit für Placenta accreta und Plaenta praevia, Gefahr der Uterusruptur

30.5 Sectiovorbereitung – Vorgehen

- Verständigung des Operationsteams (Oberarzt, Anästhesie, Operationsschwestern) und des Pädiaters
- Mündlich Aufklärung der Patientin über die Risiken und mögliche Folgen der Schnittentbindung
- Schriftliche Einwilligung der Patientin auf dem Aufklärungsbogen
- Aufklärung durch Anästhesisten und schriftliche Einwilligung
- Labor: Hb, Hkt, Leukozyten, Thrombozyten, PTT, Quick-Wert, Natrium, Kalium, Kreatinin, CRP, Blutgruppe, Kreuzblut
- 2 ungekreuzte Erythrozytenkonzentrate in Reserve
- Venösen Zugang und Dauerkatheter legen
- CTG-Überwachung bis zur Fahrt in den OP
- Fahrt in den OP, sobald das Team im OP präsent ist

Notsectio

P. Hillemanns

31.1 Leit- und Richtlinien – 254

31.2 Epidemiologie – 254

31.3 Schematisierter Ablauf einer Notsectio – 254

> Bei geburtshilflichen Notsituationen sollte jede geburtshilfliche Einheit in der Lage sein, eine Notsectio innerhalb von 20–30 min durchzuführen. Eine interdisziplinäre Organisationsstruktur mit Anästhesisten und Neonatologen ist erforderlich. Häufige Indikationen sind Nabelschnurvorfall, vorzeitige Plazentalösung, Präklampsie und Placenta-praevia-Blutung mit pathologischem CTG. Unter perioperativer Antibiotikaprophylaxe ist die infektionsbedingte Morbidität nicht erhöht.

31.1 Leit- und Richtlinien

Die Deutsche Gesellschaft für Gynäkologie und Geburtshilfe hat 1992 in einer Stellungnahme organisatorische Mindestanforderungen veröffentlicht. Die Notsectio – definiert als das Intervall zwischen Entschluss zur Sectio bis zur Entwicklung des Kindes (E-E-Zeit) – soll jederzeit innerhalb von 20 min durchführbar sein. Amerikanische, englische und kanadische Gesellschaften empfehlen eine E-E-Zeit von 30 min.

31.2 Epidemiologie

Frauenkliniken mit einem erhöhten Anteil an Risikoschwangerschaften und Frühgeburten weisen eine erhöhte Notsectiorate auf. Die Häufigkeit liegt bei ca. 0,5% der Geburten. Mehr als 50% der notfallmäßigen Kaiserschnitte betreffen Frühgeburten unterhalb der vollendeten 37. SSW und 35% unterhalb der 32. SSW. Studien belegen, dass die E-E-Zeit in Krankenhäusern der Zentralversorgung kürzer ist als in kleineren geburtshilflichen Abteilungen. Der im Englischen gebräuchliche Terminus »emergency Caesarean section« ist nicht gleichzusetzen mit dem Begriff Notsectio, sondern entspricht mehr der sekundären Sectio, d. h. nach primär angestrebtem Spontanpartus.

31.3 Schematisierter Ablauf einer Notsectio

Entschluss zur Sectio und Alarmierung

Für einen reibungslosen und schnellen Ablauf ist ein spezielles **Notsectioalarmsystem** zur Information von Geburtshelfer, Anästhesist und Neonatologe empfehlenswert. Die Indikation zur Notsectio sollte vom Oberarzt bzw. Facharzt bestätigt werden. Das verbale Einverständnis der Patientin zur Notsectio wird eingeholt, eine schriftliche Operations- bzw. Narkoseaufklärung kann angesichts der Notfallsituation entfallen.

Vorbereitung der Patientin

Legen eines venösen Zugangs sowie eines Blasendauerkatheters. Auf die üblichen Operationsvorbereitungen wie Rasur, Thrombosestrümpfe etc. kann verzichtet werden.

Transport in den Operationssaal

Transport in den OP ist i. Allg. zeitaufwändig. Wenn die anästhesiologische Einrichtung im Kreißsaal vorhanden ist, kann die Notsectio auch auf dem Kreißbett erfolgen unter Verwendung eines vorgehaltenen Notsectiosiebs. Die chirurgische Händewaschung erfolgt mittels Alkohol-Schnelldesinfektion der Hände.

Anästhesie

Die Anamnese und die Aufklärung der Patientin beschränkt sich auf ein Minimum angesichts der Notfallsituation. Meist erfolgt die Notsectio in Intubationsnarkose, seltener in Spinal- oder Peridualanästhesie.

Operation

Die Notsectio sollte in der auch sonst üblichen Sectiotechnik erfolgen. Ein Hautlängsschnitt bietet keinen Vorteil. Die **Misgav-Ladach-Methode** hat sich als ein schnelles und blutungsarmes Verfahren erwiesen. Perioperativ erhält die Patientin eine Antibiotikaprophylaxe.

Versorgung des Kindes

Die Neonatologen werden bereits durch den Notsectioruf alarmiert. Die Reanimationseinheit ist stets einsatzbereit zur optimalen neonatologischen Primärversorgung.

> **Instrumente des Notsectiosiebs**
> - 1 Präparierschere
> - 1 Uterusschere nach Sims
> - 4 Péan-Klemmen (mittelgroß)
> - 2 Korn-Zangen (gerade) mit Tupfer
> - 2 Péan-Klemmen (lang)
> - 2 Pinzetten chirurgisch (mittelgroß)
> - 2 Skalpelle
> - 2 Fritsche-Haken
> - 1 große Schale mit 8 Tupfern
> - 1 gynäkologisches Schlitztuch
> - 1 Kittel Gr. 3
> - 2 Kittel Gr. 2
> - 5 Bauchtücher (groß)

Wunschkaiserschnitt

M. Delius

32.1 Definition – 256

32.2 Gründe zur Rechtfertigung/Ettikettierung – 256

32.3 Langzeitfolgen und Risiken eines Kaiserschnittes auf Wunsch – 256

32.4 Medizinrecht – 256

32.5 Aufklärung – 257

Seit der Veröffentlichung einer Studie unter englischen Gynäkologen 1996 wird das Thema Kaiserschnitt auf Wunsch in der Öffentlichkeit und in Fachkreisen thematisiert. Diese Diskussion muss vor dem Hintergrund der abnehmenden Morbidität und Mortalität eines Kaiserschnittes und steigenden Sectioraten verstanden werden.

32.1 Definition

> **Definition**
> In der Regel werden unter dem Begriff Wunschkaiserschnitt psychisch motivierte Kaiserschnitte zusammengefasst. Nach der Definition der DGGG werden psychische Gründe allerdings den relativen Indikationen zugeordnet.

Es wird zwischen 3 Formen der Indikation unterschieden:
- Absolute Indikation
  Kaiserschnitt aus zwingenden geburtsmedizinischen Gründen (z. B. Placenta praevia, vorzeitige Plazentalösung, Eklampsie, HELLP-Syndrom etc.)
- Relative Indikation
  Die Indikationen macht nicht zwingend einen Kaiserschnitt erforderlich, es bestehen Risikofaktoren (z. B. Beckenendlage, fetale Makrosomie, Gemini, Zustand nach Sectio etc.). Die meisten so genannten Wunschkaiserschnitte, die z. B. aus Angst vor der Geburt motiviert sind, werden von der DGGG diesen »weichen«, relativen Indikationen im Sinne einer psychischen Indikation zugeordnet.
- Kaiserschnitt auf Wunsch
  Dieser Begriff bleibt dem Kaiserschnitt ohne jegliche medizinische Indikation vorbehalten (genauer Wunschtermin, Horoskopkonstellationen). Die Grenze zwischen der psychischen Motivation und dem Wunschkaiserschnitt ist allerdings unscharf, so könnten die in den Richtlinien der DGGG aufgeführten Gründe z. B. als soziale oder kulturelle Indikation verstanden werden. In der englischsprachigen Literatur wird die »psychische« Indikation dem Wunschkaiserschnitt (»Caesarean section on request«) zugeordnet.

32.2 Gründe zur Rechtfertigung/Ettikettierung

Verschiedenste Gründe werden für den Wunschkaiserschnitt meist von Medizinern angeführt. Diese Gründe wie Beckenbodenschutz und Inkontinenzprävention spielen allerdings bei der Motivation der Mütter zum Wunschkaiserschnitt keine so große Rolle. Als Gründe werden vielmehr genannt:
- Kontrollverlust in der Situation der vaginalen Geburt
- Ausgeliefertsein an medizinisches Personal
- Planbarkeit der Geburt
- Risikoangst, besonders im Sinne des Risikos für das Kind
- Zustand nach traumatisierendem Geburtserlebnis

Vor dem Hintergrund einer zunehmend auf Prävention ausgerichteten klinischen Geburtshilfe wird die vaginale Geburt von bestimmten Frauen als Risiko angesehen. Die Praxis des »informed consent« mit der Darlegung aller Risiken mag dabei mitunter zur Überforderung führen und weniger als Hilfe denn als Last empfunden werden.

32.3 Langzeitfolgen und Risiken eines Kaiserschnittes auf Wunsch

- Plazentationsstörungen durch Narbenbildung (z. B. Placenta praevia) in Folgeschwangerschaften
- Uterusruptur in Folgeschwangerschaften
- Nach einer neueren Untersuchung erhöhte Rate an IUFT in Folgeschwangerschaften

32.4 Medizinrecht

 Als medizinisch nicht indizierter Eingriff erfüllt die Wunschsectio zwar unstreitig den Tatbestand der Körperverletzung. Wenn aber der Wunsch der Schwangeren, ihr Kind nicht auf natürlichem Wege, sondern per Kaiserschnitt zur Welt zu bringen, in freier Selbstbestimmung und Selbstverantwortung nach ordnungsgemäßer Aufklärung gefasst und vom Standpunkt des allgemeinen Sittengesetzes aus nicht zu beanstanden ist, darf der Geburtshelfer diesem Wunsch Folge leisten, ohne straf- oder berufsrechtliche Sanktionen befürchten zu müssen.

32.5 Aufklärung

Das Maß der Aufklärung und die medizinische Indikation stehen umgekehrt proportional zueinander. Die Patientin muss besonders reichhaltige Gelegenheit zu weiteren Fragen und Zeit zu weiterer Überlegung haben. Äußert eine Schwangere den Wunsch nach einer elektiven Sectio, so muss ein ausführliches Gespräch stattfinden und ein weiterer Gesprächstermin vereinbart werden. Bleibt der Wunsch bestehen, so erfolgt die Aufklärung mehrere Tage vor dem Kaiserschnitt. Eine ausführliche Dokumentation ist unerlässlich.

Sterilisation im Zusammenhang mit der Sectio caesarea

R. Ochsenkühn

> Die bilaterale Tubensterilisation stellt eine sichere und wirkungsvolle dauerhafte Methode der Kontrazeption dar und kann prinzipiell auch im Rahmen einer Sectio caesarea Anwendung finden. In Deutschland wird meist die Elektrokoagulation der Tuben durchgeführt. Ebenso werden chirurgische Methoden (Pomeroy, Labhardt und Uchida) und der Tubenverschluss mit diversen Clips oder Ringen angewendet.

Die meisten Frauen, die sich einer Sterilisation unterzogen haben, sind mit ihrer Entscheidung zufrieden und genießen ein unbeschwertes Sexualleben. Bis zu 20% der Frauen bedauern jedoch im weiteren Verlauf die Entscheidung zur Sterilisation. In diesen Fällen liegt meist Kinderwunsch mit einem neuen Partner vor, oder der Eingriff wurde aus medizinischer Indikation durchgeführt, z. B. bei schweren mütterlichen Erkrankungen. Etwa 6% der sterilisierten Patientinnen lassen eine operative Refertilisierung vornehmen oder entscheiden sich für eine In-vitro-Fertilisation (IVF) mit anschließendem Embryotransfer (◘ Tab. 33.1). Beide Methoden sind mit hohem medizinischem und finanziellem Aufwand verbunden.

> ❗ Wird eine Tubensterilisation während der Sectio oder peripartal indiziert, sollte im Falle einer Elektrokoagulation stets im isthmoampullärem Übergang koaguliert werden, um günstige Voraussetzungen für eine mögliche Refertilisierung zu schaffen.

Ein Alter von unter 30 Jahren zum Zeitpunkt der Sterilisation zeigt sich als größter Risikofaktor für eine spätere Unzufriedenheit. Wird die Sterilisation im Zusammenhang mit einer Sectio caesarea oder einer Spontangeburt durchgeführt, besteht ein um den Faktor 3 erhöhtes Risiko für ein späteres Bedauern im Vergleich zur Sterilisation im Intervall. Die scheinbar »günstige Gelegenheit« zur Sterilisation im Rahmen der Sectio sollte nicht die Autonomie der Patientin in Frage stellen.

Die kumulative Zehnjahreswahrscheinlichkeit eines Sterilisationsversagens beträgt laut aktueller Datenlage nach bipolarer Koagulation 2,48% und ist somit der kontrazeptiven Sicherheit eines Kupfer-IUD vergleichbar. Historische Daten, die ein gehäuftes Versagen nach Sterilisationen im Rahmen einer Sectio zeigten, konnten nicht bestätigt werden. Die Tubensterilisation führt nach aktuellen Untersuchungen nicht zum vermehrten Auftreten von Zyklusstörungen.

> **Cave**
>
> Die kumulative Zehnjahreswahrscheinlichkeit für eine Eileiterschwangerschaft beträgt 31,9 : 1.000 Eingriffe, wenn die bipolare Tubenkoagulation vor dem 30. Geburtstag durchgeführt wurde. Bei einem höheren Lebensalter zum Zeitpunkt der Sterilisation sinkt das Risiko statistisch um den Faktor 4.

Empfehlungen für die Praxis
- Dauerhaftigkeit des Eingriffs, eingeschränkte Reversibilität
- Alternative Methoden (Minipille postpartal, Sterilisation des Partners etc.)
- Anamnese auf Risikofaktoren für ein späteres Bereuen des Eingriffs
- Möglichkeit des Versagens, einschließlich einer extrauterinen Schwangerschaft
- Vollständigkeit des Aufklärungsprozesses (Operation und Anästhesie)
- Notwendigkeit eines Kondoms als Schutz gegen sexuell übertragbare Krankheiten (HIV etc.)

◘ **Tab. 33.1.** Chancen für eine Schwangerschaft nach IVF und nach operativer Refertilisierung bei verschiedenen Sterilisationstechniken

Refertilisierung/IVF	Rate [%]
Clip-Sterilisation	80–90
Chirurgische Methoden (z. B. Methode nach Pomeroy)	45–70
Elektrokoagulation	25–80
IVF (pro Zyklus)	20–25

Teil VII Regelwidrige Geburt

Kapitel 34	Einstellungs-, Haltungs- und Lageanomalien	– 263
Kapitel 35	Abnorme Geburtsdauer	– 267
Kapitel 36	Grünes Fruchtwasser	– 271
Kapitel 37	Vorliegen/Vorfall der Nabelschnur oder eines Kindsteils	– 273
Kapitel 38	Intrauterine Reanimation	– 277
Kapitel 39	Vaginal-operative Entbindung	– 279
Kapitel 40	Schulterdystokie	– 287
Kapitel 41	Frühgeburt	– 293
Kapitel 42	Leitung der Zwillingsgeburt	– 297
Kapitel 43	Geburt nach Operationen an der Gebärmutter	– 301
Kapitel 44	Auswirkungen kindlicher Malformationen auf das geburtshilfliche Vorgehen	– 305
Kapitel 45	Störungen in der Nachgeburtsperiode	– 309

Einstellungs-, Haltungs- und Lageanomalien

B. Toth

34.1 Terminologie – 264

34.2 Epidemiologie – 264

34.3 Ätiologie/Pathogenese – 264

34.4 Klinik – 264
34.4.1 Lageanomalien – 264

34.5 Behandlung – Geburtsleitung – 264
34.5.1 Einstellungsanomalien – 266
34.5.2 Lageanomalien – 266

Als **Einstellungsanomalien** wird die regelwidrige Beziehung zwischen vorangehendem Kindsteil und dem Geburtskanal definiert. Hierzu gehören der hohe Geradstand, die Scheitelbeineinstellung, der tiefe Querstand und die hintere Hinterhauptslage. Als **Haltungsanomalie** wird eine regelwidrige Streckung zwischen kindlichem Kopf und Rumpf bezeichnet. Je nach Deflexionsgrad wird zwischen Vorderhaupts-, Stirn- und Gesichtslage unterschieden. Als **Lageanomalien** werden Quer- und Beckenendlagen bezeichnet.

34.1 Terminologie

- **Lage**: Verhältnis zwischen Längsachse des kindlichen und Längsachse des mütterlichen Körpers
- **Haltung**: Beziehung der einzelnen Teile des kindlichen Körpers zueinander
- **Einstellung**: Beziehung des vorangehenden Teils des Kindes zum Geburtskanal
- **Deflexionshaltung**: Streckhaltung des Kopfes (während eines Geburtsabschnittes mit physiologischer Beugehaltung)

34.2 Epidemiologie

Die Häufigkeit regelrechter und regelwidriger Kindslagen zeigt ◘ Tab. 34.1.

34.3 Ätiologie/Pathogenese

Die Lage des Feten ist u. a. abhängig vom Gestationsalter. Während zwischen der 30. und 35. SSW prozentual noch viele Feten in Beckenendlage oder Querlage liegen, kann sich dies zum Ende der Frühgeburtlichkeit noch ändern. Ebenso kann bei einer Deflexionshaltung des Kindes auch noch unter der Geburt eine Flexion beobachtet werden. Persistieren die Einstellungs-, Haltungs- und Lageanomalien unter der Geburt, ist an folgende Ursachen zu denken:

- Einengung der Geburtswege im Bereich des Beckens (Veränderung der Beckenform: z. B. Trichterbecken)
- Kephalopelvines Missverhältnis
- Multiparität
- Weichteile (Myome, insbesondere im Bereich der Zervix, Placenta praevia, Uterusanomalien)
- Fetale Faktoren (Frühgeburt, Totgeburt, krankes Kind mit eingeschränkter Motorik, Polyhydramnion, fetale Kopfform)

34.4 Klinik

Die Klinik der Einstellungs- und Haltungsanomalien ist in ◘ Abb. 34.1 und ◘ Tab. 34.2 dargestellt.

34.4.1 Lageanomalien

Querlage
Ein Fetus in Querlage kann nicht per Spontangeburt geboren werden. Charakteristische Geburtskomplikationen bei Querlage sind: vorzeitiger Blasensprung, Nabelschnurvorfall, Überdehnungsruptur des Uterus.

> Sollte eine Patientin mit verschleppter Querlage zur Entbindung aufgenommen werden, sind jegliche Manipulationen zu unterlassen, da hierdurch eine Uterusruptur provoziert wird!

Beckenendlage
Die Beckenendlage wird in ▶ Kap. 16 dargestellt.

34.5 Behandlung – Geburtsleitung

Besteht eine Unsicherheit bezüglich der Lage des Feten im kleinen Becken, sollte zur Sicherung der Diagnose eine innere und äußere Untersuchung – idealerweise durch einen erfahrenen Kollegen – (u. a. mit Leopold-Handgriffen; ▶ Kap. 4) durchgeführt werden. Ein transabdominaler Ultraschall ist hilfreich.

◘ **Tab. 34.1.** Häufigkeit regelrechter und regelwidriger Kindslagen

Kindslage	Häufigkeit [%]
Vordere Hinterhauptslage	92–93
Hintere Hinterhauptslage	etwa 3,5
Deflexionshaltungen	
Vorderhaupt-, Stirn- und Gesichtslage	etwa 1
Beckenendlage	3–5
Querlage	0,3–0,4

34.5 · Behandlung – Geburtsleitung

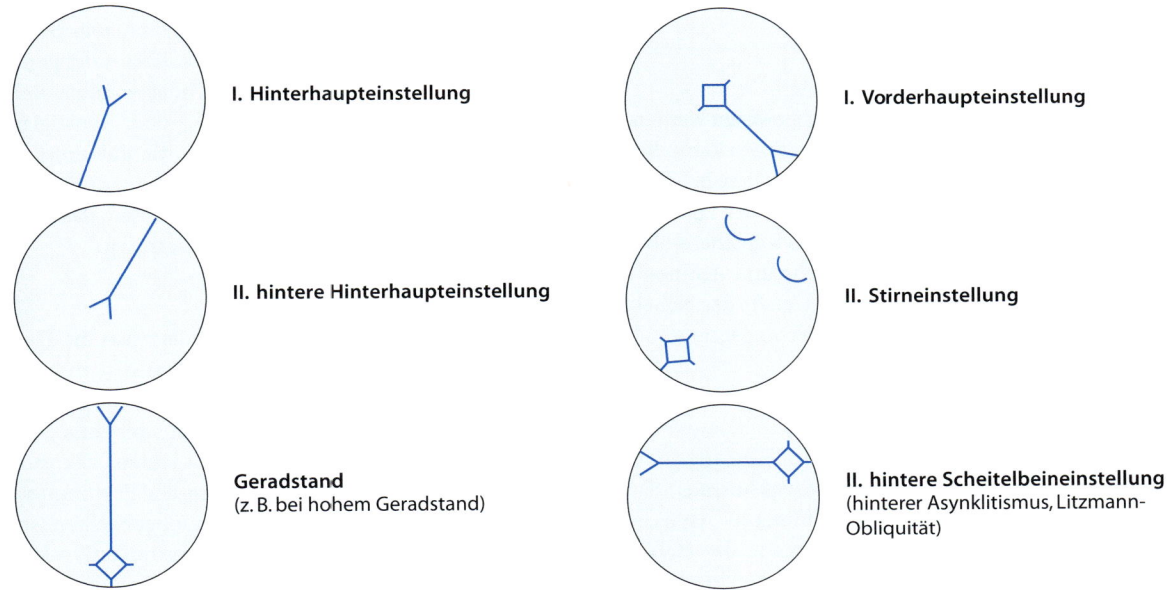

Abb. 34.1. Partogrammskizzen zu den Einstellungen des Kopfes im Becken (Beispiele). (Aus Schneider et al. 2004)

Tab. 34.2. Einstellungs- und Haltungsanomalien

Lage	Befund	Procedere
Hoher Geradstand	Gerade Pfeilnaht über dem Beckeneingang	Wechsellagerung im halbstündigen Rhythmus, ggf. Tokolyse; Sectio
Scheitelbeineinstellung (SBE)	Vordere SBE: Quere Pfeilnaht weicht nach sakral, Köpfchen kann in die Kreuzbeinhöhle abweichen = prognostisch günstig	Spontangeburt möglich
	Hintere SBE: quere Pfeilnaht weicht nach vorn ab, Kopf stößt gegen Symphyse = prognostisch ungünstig, meist geburtsunmöglich	Großzügige Indikation zur Sectio
Tiefe Querlage	Pfeilnaht quer, Köpfchen auf Höhe des Beckenbodens, I. tiefe Querlage Rücken links, II. tiefe Querlage Rücken rechts	I: Links- II: Rechtsseitenlagerung. Vakuumextraktion (VE): Glocke exzentrisch auf das Hinterhaupt aufsetzen: Beugung und Rotation des Köpfchens
Hintere Hinterhauptslage	Große Fontanelle unter Symphyse zu tasten, kleine Fontanelle führt	Verzögerter Geburtsverlauf, früher Pressdrang, Lagerung auf der Seite der kleinen Fontanelle, ggf. VE indiziert
Vorderhauptslage	Große Fontanelle führend, Rücken meist hinten	Verzögerter Geburtsverlauf; Lagerung auf der Seite des Hinterhauptes, großzügige Epiduralanästhesie, ggf. VE/Sectio
Stirnlage	Nasenwurzel und Augenbrauen tastbar, Kinn niemals tastbar	Erhöhte kindliche Mortalität; geburtsunmöglich: dorsoanteriore, nasoposteriore Lage. Lagerung auf der Seite des Kinns. Sectio
Gesichtslage	Kinn tastbar, meist dorsoposterior = mentoanterior, Mund ggf. für Finger passierbar (Zahnleiste)	Geburtsunmöglich: mentoposteriore Gesichtslage, mentoanteriore Lage: Spontangeburt möglich; ggf. Sectio

34.5.1 Einstellungsanomalien

Hoher Geradstand
Bei unauffälligem CTG kann zunächst abgewartet werden, da sich der Kopf noch ins kleine Becken drehen kann. Besteht gleichzeitig eine Wehenschwäche, muss diese behoben werden, ebenso sollte eine Wechsellagerung der Patientin erfolgen. Kommt es zu keiner Drehung des Köpfchens über 2 h trotz Behandlung der Wehenschwäche und Amniotomie (vorsichtige Amnioneröffnung, da Gefahr des Nabelschnurvorfalls!), ist die **Indikation zur Sectio** gegeben.

Scheitelbeineinstellung (Lateralflexionen)
Bei der Naegele-Obliquität (vorderer Asynklitismus) befindet sich das vordere Scheitelbein in Führungslinie, bei der Litzmann-Obliquität (hinterer Asynklitismus) das hintere Scheitelbein. Man kann den hinteren Asynklitismus als physiologische Seitwärtsbewegung des Halses vor Eintritt des Köpfchens ins kleine Becken und den vorderen Asynklitismus als physiologische Bewegung vor Erreichen der Beckenmitte betrachten. Das Ausmaß der Seitwärtsbewegung und die Persistenz bestimmt die Pathologie. Aufgrund der Gefährdung von Mutter und Kind sollte auch im Fall einer vollständigen Muttermunderöffnung bei Persistenz einer Lateralflexion keine vaginale Entbindung erfolgen.

Extrem selten kommt es zu einer Lateralflexion auf Beckenboden. Hier kann eine Spontangeburt aus tiefem Querstand angestrebt werden.

Tiefer Querstand
Mittels Seitlagerung der Patientin (auf die Seite des fetalen Rückens) kann oftmals eine Rotation des Feten erreicht werden. Bei gleichzeitiger Wehenschwäche ist die Gabe von Oxytocin indiziert. Mittel der Wahl zur Geburtsbeendigung bei pathologischem CTG oder mütterlicher Erschöpfung ist die **Vakuumextraktion.** Die Glocke wird über der kleinen Fontanelle angesetzt. Durch den Zug kann eine gleichzeitige Flexion des Köpfchens erreicht werden. Die Zange sollte nur von erfahrenen Geburtshelfern eingesetzt werden

Hintere Hinterhauptslage/Vorderhauptslage
Noch in der Austreibungsperiode vollziehen sich 20% Spontandrehungen des Hinterkopfes nach vorn. Wichtig ist, einen Lagewechsel mit der Patientin zu vollziehen, speziell in Seitenlage, wobei auf die Seite gelagert wird, auf der der Teil des Kopfes liegt, der die Führung übernehmen, tiefer treten und sich nach vorn drehen soll (Seite des kindlichen Rückens). Ebenso kann die Knie-Ellbogen-Lage und der Vierfüßlerstand angewendet werden. Bei Geburtsstillstand, pathologischem CTG oder sonstigen Indikationen zur Geburtsbeendigung ist die **Vakuumextraktion** der Forzepsentbindung vorzuziehen. Hierbei ist im Fall einer Vorderhauptslage darauf zu achten, dass die Glocke nicht auf die große Fontanelle gesetzt wird.

Stirn-/Gesichtslage
Bei etwa 50% der Stirneinstellungen ändert sich die Deflexionshaltung im Lauf der Geburt: 2/3 gehen in eine Hinterhauptseinstellung und 1/3 in eine Gesichtseinstellung über. Bei gutem kindlichem Befinden kann zunächst zugewartet werden. Allerdings ist zu beachten, dass bei Einstellungsanomalien zumeist schon in der Eröffnungsperiode ein verzögerter Geburtsverlauf zu beobachten ist. Daher ist in diesem Fall eine großzügige Indikation zur **Sectio** zu stellen. Handelt es sich um eine dorsoanteriore, nasoposteriore Lage (geburtsunmöglich), muss eine Sectio erfolgen.

Die Gesichtseinstellung ist Folge einer maximalen fetalen Kopfstreckung. Ein Fetus mit mentoposteriorer Gesichtseinstellung kann nicht spontan geboren werden. Im Fall einer mentoanterioren Gesichtseinstellung ist grundsätzlich eine Spontangeburt, ggf. mit Beckenausgangszange, möglich, jedoch wird man auch hier großzügig eine Indikation zur Sectio stellen.

34.5.2 Lageanomalien

Querlage
Nur bei stehender Fruchtblase und ohne regelmäßige Wehentätigkeit kann eine spontane Wendung abgewartet oder von außen ein Wendemanöver unternommen werden. Ansonsten besteht eine absolute Indikation zur **Sectio.**

> **Empfehlungen für die Praxis**
> - Bei Unsicherheit erfahrenen Geburtshelfer hinzuziehen; mittels innerer und äußerer Untersuchung sowie Ultraschall genaue Einstellung, Haltung und Lage ermitteln
> - Geburtsunmöglich: dorsoanteriore, nasoposteriore Stirnlage, mentoanteriore Gesichtslage, Querlage
> - Oftmals verzögerter Geburtsverlauf: ggf. Amniotomie (**Cave:** Nabelschnurvorfall), Oxytocin-Gabe

Abnorme Geburtsdauer

S. Kahlert

35.1 Definition und Häufigkeit – 268
35.1.1 Überstürzte Geburt – 268
35.1.2 Sturzgeburt – 268
35.1.3 Protrahierte Geburt/Geburtsstillstand – 268

35.2 Ursachen und Risikofaktoren – 268
35.2.1 Überstürzte Geburt/Sturzgeburt – 268
35.2.2 Protrahierte Geburt/Geburtsstillstand – 268

35.3 Resultierende Risiken – 269

35.4 Klinisches Vorgehen – 269
35.4.1 Überstürzte Geburt/Sturzgeburt – 269
35.4.2 Protrahierte Geburt/Geburtsstillstand – 269

Unter pathologische Geburtsdauer fallen zu schnelle (**überstürzte Geburt**) und zu langsame Verläufe (**protrahierte Geburt, Geburtsstillstand**).

Bei protrahierten Geburtsverläufen und Geburtsstillstand in der Eröffnungsperiode (EP) und der Austreibungsperiode (AP) können diverse pathologische Ursachen vorliegen (Wehenschwäche, Einstellungsanomalien, kephalopelvines Missverhältnis). Eine Gefährdung von Mutter und Kind entsteht im Wesentlichen durch das höhere Risiko von Infektionen und Fieber sub partu und zunehmende Azidose. Bei unkomplizierter, nur mäßig protrahierter Geburt ist eine Intervention nicht unbedingt nötig. Das geburtshilfliche Vorgehen beinhaltet Überwachung des maternalen und fetalen Zustands (Labor, CTG, ggf. MBU), Optimierung der Analgesie (Periduralanästhesie), Verbesserung der Wehentätigkeit (Amniotomie, Oxytocin-Tropf) bzw. Wechsellagerung bei Einstellungsanomalien.

In der späten AP ist ein Pressversuch mit Kristeller-Manöver möglich. Bei einem persistierenden Geburtsstillstand trotz konservativer Maßnahmen ist in der EP und frühen AP eine Schnittentbindung, in der späten AP auch eine vaginal-operative Entbindung indiziert.

35.1 Definition und Häufigkeit

Die **Geburtszeit** wird in der angloamerikanischen Literatur ab der so genannten aktiven Eröffnungsphase, d. h. ab 4 cm Muttermundsweite, gemessen, die folgende Zeitangaben beruhen auf dieser Definition. Bei normalen Erstgebärenden ist die mediane Geburtszeit ca. 8 h, bei Mehrgebärenden ca. 6 h. Etwa 95% der unauffälligen Geburten ohne Intervention erfolgen innerhalb von 18 h (Erstgebärende) bzw. 14 h (Mehrgebärende). Die mediane Austreibungsperiode beträgt zwischen 1 h (Erstgebärende) und 20 min (Mehrgebärende). 95% aller Austreibungsperioden sind maximal 2½ h (Erstgebärende) bzw. 1 h (Mehrgebärende) lang.

35.1.1 Überstürzte Geburt

Geburtszeiten unter 3 h werden als überstürzte Geburt bezeichnet. Die Häufigkeit ist gering (ca. 1 : 1.000 Spontangeburten).

35.1.2 Sturzgeburt

Von Sturzgeburt spricht man (entgegen dem allgemeinen Sprachgebrauch), wenn das Kind bei der Geburt aus dem Geburtskanal stürzt (z. B. auf den Boden), unabhängig von der eigentlichen Geburtsdauer. Meistens tritt dies allerdings im Rahmen einer überstürzten Geburt auf. Sturzgeburten sind unvorhersehbar, eine kausale Therapie nicht möglich. Die Rate an Verletzungen, Blutungen und Plazentaretentionen ist erhöht. Die neonatale Morbidität ist aber nicht signifikant höher als bei normaler Geburt.

35.1.3 Protrahierte Geburt/Geburtsstillstand

Überschreitungen der 18-h- bzw. 14-h-Grenze werden als **protrahierte Geburt** bzw. **protrahierte EP**, Austreibungsperioden über 2 h als **protrahierte AP** bezeichnet. Im Verlauf der Geburt wird meist ein Muttermundsfortschritt von weniger als ½ cm/h (Partogramm) als protrahierter Verlauf bezeichnet. Ein **Geburtsstillstand** ist ein Ausbleiben eines Geburtfortschritts über 2 h oder mehr. Bei unauffälligen Gebärenden beträgt diese Rate ca. 3–10%.

35.2 Ursachen und Risikofaktoren

35.2.1 Überstürzte Geburt/Sturzgeburt

Als assoziierte Risikofaktoren zählen:
- Plazentalösungen
- Zustand nach Sterilitätsbehandlung
- IUGR und SGA
- Einleitung mit Prostaglandinen
- Nulliparität

35.2.2 Protrahierte Geburt/Geburtsstillstand

Ursachen für einen protrahierten Verlauf/Geburtsstillstand bei unauffälligen Gebärenden können eine Wehenschwäche (ca. 65%), eine Einstellungsanomalie (ca. 25%) oder ein relatives kephalopelvines Missverhältnis sein. Protrahierte Verläufe kommen gehäuft vor bei:
- Vorzeitigem Blasensprung
- Nulliparität

- Eingeleiteter Geburt
- Alter der Gebärenden >35 Jahre
- Zustand nach Sterilitätsbehandlung
- Früh gelegter Periduralanästhesie
- Fetaler Makrosomie (und Gestationsdiabetes)

35.3 Resultierende Risiken

! Überstürzte Geburt/Sturzgeburt
Bei überstürzten Geburten ist die Rate an Geburtsverletzungen erhöht. Zervixrisse und Dammrisse III° kommen 20–30 mal häufiger vor, postpartale Blutungen ca. 15 mal und Plazentaretentionen ca. 4 mal so oft. Die kindliche Morbidität erscheint aber nicht höher als bei normaler Geburt. Bei Sturzgeburten sind kindliche Traumata auszuschließen.

Protrahierte Geburt/Geburtsstillstand
Das Hauptrisiko bei protrahierter Geburt resultiert aus dem erhöhten Infektionsrisiko für Mutter und Kind. Die Häufigkeit von Chorioamnionitis und Endometritis kann bis zu 25% betragen. Zusätzlich kann sich zunehmend eine Azidose entwickeln
Das Risiko niedriger APGAR-Werte (<7) ist 4- bis 6-mal höher. Bei gut überwachter Geburt ist die perinatale Mortalitität aber nicht erhöht.

35.4 Klinisches Vorgehen

35.4.1 Überstürzte Geburt/Sturzgeburt

Eine kausale Behandlung ist naturgemäß nicht durchführbar. Nach überstürzten Geburten muss das Augenmerk auf die Kontrolle postpartaler Blutungen und die Vollständigkeit der Plazenta gelegt werden. Als Besonderheit bei der Geburt zu Hause muss die Gebärende/Hilfspersonen ggf. telefonisch angeleitet werden:
- Kind abtrocknen/wärmen (zur Vermeidung von Schockzuständen)
- Nabelschnur zweifach abbinden (mit breitem Band o. Ä.)
- Transport ins Krankenhaus (Kind auf dem Bauch, unter Kleidung oder Decke, Gesicht/Nase freigehalten)
- Plazenta (falls geboren) mitbringen

Bei echten Sturzgeburten sollte unbedingt (unabhängig vom Geburtsort) ein Pädiater oder alternativ der Durchgangsarzt des Krankenhauses eingeschaltet werden. Sorgfältige Dokumentation zur forensischen Absicherung ist notwendig.

35.4.2 Protrahierte Geburt/Geburtsstillstand

Bei Diagnose einer protrahierten Geburt oder eines Geburtsstillstands ist folgende Vorgehensweise sinnvoll:
- Überprüfung der fetalen und maternalen Parameter (Temperatur, ggf. Labor, CTG, ggf. MBU)
- Palpatorisch und/oder sonographische Feststellung, ob ein geburtsunmöglicher Befund (Einstellungsanomalie oder Missverhältnis) vorliegt (Facharztentscheidung); falls ja, Einleitung einer Schnittentbindung
- Bei Wehenschwäche Start (oder Steigerung) der Oxytocin-Dauerinfusion (ODI)
- Anlage (oder Optimierung) einer PDA
- Bei Einstellungsanomalie Wechsellagerung
- In der Austreibungsperiode kann die Lagerung ins Querbett hilfreich sein
- In der späten Austreibungsperiode Pressversuch (ggf. mit Kristeller-Manöver)

Falls sich mit diesen Maßnahmen kein Fortschritt der Geburt erzielen lässt, muss je nach Höhenstand eine Schnittentbindung oder eine vaginal-operative Geburt eingeleitet werden.

> **Empfehlungen für die Praxis**
> - Überstürzte Geburt/Sturzgeburt bedeuten ein erhöhtes Risiko für Geburtsverletzungen und Plazentaretention
> - Bei Sturzgeburt Pädiater/Durchgangsarzt hinzuziehen zur Traumaabklärung
> - Bei protrahierter Geburt/Geburtsstillstand: erhöhtes Infektionsrisiko/ggf. auch Azidose
> - Häufigste Ursachen von protrahierter Geburt/Geburtsstillstand: relative Wehenschwäche, Einstellungsanomalie
> - Konsequente Therapie der protrahierten Geburt durch Lagerung, Oxytocin-Dauerinfusion, KPDA

Grünes Fruchtwasser

S. Kahlert

36.1 Definition und Häufigkeit – 272

36.2 Risikofaktoren – 272

36.3 Klinisches Vorgehen – 272

Grünes Fruchtwasser ist ein häufiger Befund (bis 20%) unter der Geburt. Es tritt gehäuft bei Retardierung, Übertragung, fetalem Stress und maternalen Infektionen auf. Bei grünem Fruchtwasser kann es zum Mekoniumaspirationssyndrom (MAS) kommen, welches zu schwerer pulmonaler Erkrankung des Kindes führen kann. Bei Verdacht auf ein MAS ist die Therapie der Wahl die endotracheale Absaugung und die Hinzuziehung eines Pädiaters.

36.1 Definition und Häufigkeit

Grünes Fruchtwasser ist eine Mekoniumkontamination des Fruchtwassers, die antepartal oder intrapartal auftritt. Die Häufigkeit beträgt ca. 9–20% aller Geburten. Bei etwa der Hälfte der Fälle handelt es sich um dick grünes (»Erbsbrei«), in der anderen um grün tingiertes Fruchtwasser.

Grünes Fruchtwasser ist die Ursache für das **Mekoniumaspirationssyndrom (MAS)**. Gemäß der strengsten Definition wird darunter das Vorhandensein von Mekonium unterhalb der Stimmritze verstanden (unabhängig davon, ob dadurch eine Beeinträchtigung des Kindes entsteht oder nicht). Dies liegt je nach Studie in 10–50% der Fälle vor.

Es besteht keine signifikante Assoziation zwischen dem Auftreten von grünem Fruchtwasser und einer fetalen Azidose.

36.2 Risikofaktoren

- Kindliche Retardierung
- Übertragung
- Fetale Hypoxie unter oder vor der Geburt
- Mütterliche Infektionen und Fieber unter der Geburt

In vielen Fällen kann jedoch keine Ursache identifiziert werden, der Befund ist ein Zufallsbefund nach Blasensprung oder Amniotomie.

> ! Grünes Fruchtwasser ist signifikant korreliert mit Chorionamnionitis und postpartalen Infektionen bei der Mutter (ca. doppeltes Risiko). Bei den Kindern mit **MAS** sind eine signifikant höhere Rate an postnataler Asphyxie, Infektionen, auch Mortalität beschrieben. Die Kinder können durch Atemnotsyndrom, interstitielles Lungenemphysem, Pneumothorax, Fremdkörperpneumonie und einen persistierenden fetalen Kreislauf (PFC-Syndrom) auffallen. Diese Risiken sind bei dick grünem Fruchtwasser höher als bei nur leicht tingiertem Fruchtwasser. Das Risiko für eine Infektion ist höher bei deprimierten Kindern als bei unauffälligen Neugeborenen.

36.3 Klinisches Vorgehen

Grünes Fruchtwasser ist keine Indikation zur Sectio per se, sollte aber bei zusätzlichen Risikofaktoren (SGA, intrapartaler Stress, Azidose) mitberücksichtigt werden. Nach Möglichkeit sollte der Oropharynxbereich vor dem ersten Atemzug abgesaugt werden. Bei grün tingiertem Fruchtwasser und unauffälligen Kindern ist der Stellenwert einer endotrachealen Absaugung umstritten. Bei dick grünem Fruchtwasser sowie schlaffem Kind sollte ein Pädiater hinzugezogen (falls nicht schon bei der Geburt präsent) und die unteren Atemwege abgesaugt werden.

> **Empfehlungen für die Praxis**
> - Häufiger Befund während der Geburt (bis 20%)
> - Grünes Fruchtwasser ist kein Grund zur Schnittentbindung
> - Nach Geburt Absaugen der oberen Atemwege
> - Bei dick grünem Fruchtwasser oder deprimiertem Kind: endotracheale Absaugung, Pädiater zur Geburt

Vorliegen/Vorfall der Nabelschnur oder eines Kindsteils

S. Kahlert

37.1 Definition und Häufigkeit – 274
37.1.1 Nabelschnurumschlingung – 274
37.1.2 Nabelschnurvorliegen/Vorliegen kleiner Teile – 274
37.1.3 Nabelschnurvorfall/Vorfall kleiner Teile – 274

37.2 Risikofaktoren – 274

37.3 Klinik – 274

37.4 Vorgehen – 274

> Nabelschnurumschlingungen sind meist Zufallsbefunde während einer Geburt oder eines Kaiserschnitts, können aber Ursache für ein pathologisches CTG, eine kindliche Asphyxie oder mechanische Behinderungen sein.
> Nabelschnurvorfälle sind relativ seltene, aber dramatische Gefahrenzustände unter der Geburt. Die Risikofaktoren sind Beckenendlage, Polyhydramnion, Frühgeburtlichkeit und Mehrlingsschwangerschaft. Die einzige mögliche Therapie ist die zügige Entbindung. Bis zur Durchführung einer Notsectio konsequente Beckenhochlagerung und Hochschieben des Köpfchen unter Tokolyse zur Reduktion des Drucks auf die Nabelschnur.

37.1 Definition und Häufigkeit

37.1.1 Nabelschnurumschlingung

Die Nabelschnur ist um das Kind oder ein Körperteil gewickelt. In den meisten Fällen handelt es sich um Zufallsbefunde, die erst bei der Entbindung oder beim Kaiserschnitt auffallen. Probleme können durch ein pathologisches CTG, eine (drohende) Asphyxie/Azidose oder auch rein mechanische Probleme (kurze Nabelschnur) auftreten.

37.1.2 Nabelschnurvorliegen/Vorliegen kleiner Teile

Die kindliche Nabelschnur oder kleine Teile (Arm/Fuß) liegen bei geschlossener Fruchtblase vor oder neben dem vorangehenden Kopf oder Steiß.

37.1.3 Nabelschnurvorfall/Vorfall kleiner Teile

Die kindliche Nabelschnur oder kleine Teile (Arm/Fuß) liegen bei offener Fruchtblase vor dem vorangehenden Kopf oder Steiß und ragen oft aus der Cervix uteri heraus.
Die Häufigkeit des Nabelschnurvorfalls beträgt ca. 1 : 500 Geburten, okkulte Vorfälle, die erst bei der Geburt des Köpfchens auffallen, mitgezählt.

37.2 Risikofaktoren

Die Risikofaktoren für das Vorliegen/Vorfallen der Nabelschnur oder kleiner Teile sind:
- Beckenendlage oder Querlage
- Polyhydramnion
- Frühgeburtlichkeit
- Mehrlingsschwangerschaft
- Vielgebärende (>4 Geburten)

37.3 Klinik

 Die Kompression der Nabelschnur beim Vorliegen/Vorfall kann eine schwere Asphyxie verursachen.
Das Vorliegen/Vorfallen kleiner Teile führt meist zu einer Verzögerung des Geburtsverlaufs bis zum möglichen Geburtsstillstand. Ein Armvorfall in der Austreibungsphase erhöht zusätzlich das Risiko von Dammverletzungen und des zusätzlichen Nabelschnurvorfalls.

37.4 Vorgehen

- Beckenhochlagerung
- Kindliches Köpfchen von vaginal nach oben drücken
- Repositionsversuch bei Nabelschnurvorfall ist meist nutzlos:
  – Es kostet Zeit
  – Es ist in der Regel erfolglos und verzögert daher die notwendigen Behandlungsschritte
- Notfalltokolyse
- Notsectio
- Bei Arm- oder Fußvorfall gelingt eine Reposition gelegentlich, ist aber nur sinnvoll, wenn sie »mühelos« möglich ist (Verletzungsrisiko, Frakturen als Komplikationen

Ausnahme
Kopf steht bei vollständigem Muttermund in der Beckenmitte oder tiefer (bei Multiparae auch etwas höher) → Pressen lassen! Kristeller-Manöver, ggf. Vakuumextraktion. Großzügig Episiotomie.

37.4 · Vorgehen

> ❗ Bei Amniotomie am hoch stehenden Kopf (insbesondere bei Polyhydramnion und Frühgeburtlichkeit) ist das Vorfallrisiko besonders hoch. Deshalb auf behutsames, kontrolliertes Ablassen des Fruchtwassers achten und evtl. Sectiobereitschaft herstellen.

Empfehlungen für die Praxis
- Sofortiges und besonnenes Handeln
- Unverzüglich Beckenhochlagerung und Tokolyse
- Zügige Schnittentbindung

Intrauterine Reanimation

S. Kahlert

38.1 Indikation – 278

38.2 Ursachen – 278

38.3 Klinisches Vorgehen – 278

38.4 Dosierung der Notfalltokolyse – 278

Eine intrauterine Reanimation kann bei prolongierter Dezeleration durch Dauerkontraktion, V.-cava-Syndrom oder maternale Hypotonie notwendig werden. Bei fehlender Erholung innerhalb von einigen Minuten muss eine Notsectio durchgeführt werden.

38.1 Indikation

Eine intrauterine Reanimation wird bei akut drohender **Hypoxie/Azidose** durchgeführt, wenn eine vaginale Entbindung innerhalb weniger Minuten nicht möglich ist. Im Regelfall entsteht die Indikation durch eine prolongierte Dezeleration ohne spontane Erholungstendenz.

38.2 Ursachen

- Dauerkontraktion (häufig)
- V.-cava-Syndrom
- Maternale Hypotonie
- Gelegentlich auch nach Peridural- oder Spinalanästhesie (Volumenmangel)

38.3 Klinisches Vorgehen

- Kopftieflagerung und Linksseitenlage der Gebärenden
- Vaginale Untersuchung
- Falls Geburt schon möglich: Pressen lassen, Kristeller-Manöver, ggf. vaginal-operative Entbindung (**Cave:** keine Tokolyse, um keine iatrogene Wehenschwäche auszulösen)
- Falls keine Geburt möglich: ODI ausschalten, Berotec-Spray (2–3 Hübe)
- Bei unzureichender Wirkung: Notfalltokolyse, O_2-Gabe (6 l/h) und Volumengabe
- Unverzüglich Oberarztruf
- Bei fehlender Erholungstendenz innerhalb von einigen Minuten Notsectioruf

38.4 Dosierung der Notfalltokolyse

- 0,5 mg Fenoterol (z. B. Partusisten) in 250 ml Trägerlösung ; 1 (–2) Gaben von 5 ml Lösung entsprechend 10 (–20) µg Fenoterol

- **Empfehlungen für die Praxis**
  - Ruhe bewahren
  - **Cave:** keine Tokolyse am Ende der Austreibungsphase
  - Ansonsten: Lagerung, Tokolyse
  - Notsectiobereitschaft herstellen, wenn keine Erholung innerhalb von einigen Minuten absehbar

Vaginal-operative Entbindung

I. Bauerfeind

39.1	**Allgemeines**	– 280
39.1.1	Epidemiologie	– 280
39.1.2	Indikation	– 280
39.1.3	Diagnostik des Höhenstandes des Kopfes	– 280
39.1.4	Diagnostik des Geburtsstillstandes	– 281
39.1.5	Geburtshilfliches Vorgehen	– 281
39.1.6	Beratung/Prognose	– 282
39.1.7	Prävention/Prophylaxe	– 282
39.2	**Vakuumextraktion (VE)**	– 282
39.2.1	Instrument	– 282
39.2.2	Durchführung	– 283
39.3	**Forzeps- oder Zangenentbindung**	– 283
39.3.1	Instrument	– 283
39.3.2	Klassifikation	– 283
39.3.3	Durchführung	– 284

Die Methoden der vaginal-operativen Entbindungen sind weiterhin essenzieller Bestandteil moderner Geburtsmedizin. Voraussetzung einer erfolgreichen Saugglocken- oder Zangenentbindung ist die korrekte Diagnose der Lage, Haltung, Einstellung des Kindes und die zutreffende Beurteilung des Höhenstandes des vorangehenden Teils. Die Auswahl des Instrumentariums hängt vorwiegend von der persönlichen Erfahrung des jeweiligen Geburtshelfers ab. Die fetale und maternale Morbidität ist trotz sorgfältiger operativer Therapie nicht immer vermeidbar.

Ist eine vaginal-operative Entbindung während eines prolongierten Geburtsverlaufes oder bei Verdacht auf Makrosomie des Kindes antizipierbar, müssen mit der Mutter die Risiken und die mögliche Alternative der Schnittentbindung auch sub partu gegenübergestellt und besprochen werden.

39.1 Allgemeines

Definition
Bei der vaginal-operativen Entbindung wird durch instrumentellen Zug am fetalen Kopf, bei dem auch die Stellung und Haltung verändert werden kann, die Geburt des Kindes beendet.

39.1.1 Epidemiologie

- 10% aller vaginalen Geburten müssen mit Saugglocke (Vakuum) oder Zange (Forzeps) beendet werden.

39.1.2 Indikation

- Geburtsstillstand auf Beckenmitte/Beckenboden
- Drohende kindliche Hypoxie
- Maternale Erschöpfung

39.1.3 Diagnostik des Höhenstandes des Kopfes

Unabdingbar für den richtig terminierten Einsatz eines vaginal-operativen Entbindungsverfahrens ist die exakte Diagnose des Höhenstandes des kindlichen Kopfes.

Der Höhenstandsdiagnose werden definierte Beckenebenen zugrunde gelegt (Abb. 39.1, 39.2). Entscheidend ist der Höhenstand des Durchtrittsplanums: Dieses muss mindestens die Beckenmitte erreicht haben. Da das Durchtrittsplanum durch die vaginale Untersuchung nicht bestimmbar ist, muss indirekt durch den Höhestand der Leitstelle auf die Höhe des Durchtrittsplanums geschlossen werden. Dies ist möglich, da bei einer Hinterhauptseinstellung (HHL) der Abstand der großen Fontanelle bis zum größten Kopfumfang 4 cm beträgt. Bei Deflexionshaltungen oder Kopfverformungen kann dieser Abstand >4 cm sein.

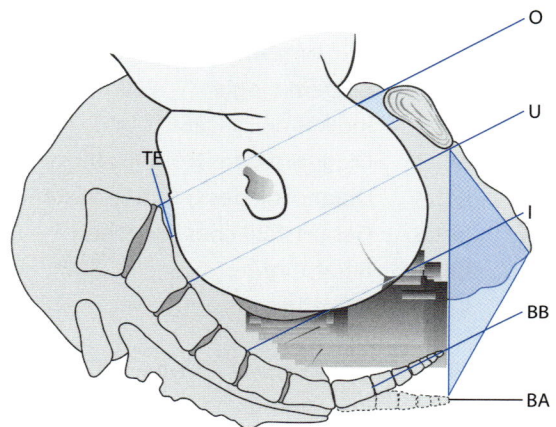

Abb. 39.1. Höhenstand des Kopfes in Beckenmitte (*TE* Terminalebene, *O* obere Schoßfugenrandebene, *U* untere Schoßfugenrandebene, *I* Interspinalebene, *BB* Beckenbodenebene, *BA* Beckenausgangsebene). (Aus Schneider et al. 2004)

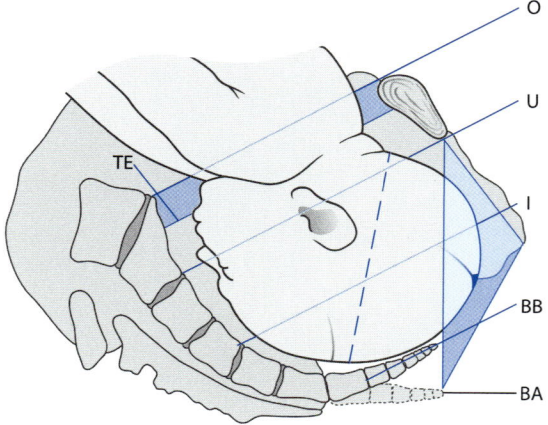

Abb. 39.2. Höhenstand des Kopfes auf Beckenboden (*TE* Terminalebene, *O* obere Schoßfugenrandebene, *U* untere Schoßfugenrandebene, *I* Interspinalebene, *BB* Beckenbodenebene, *BA* Beckenausgangsebene). (Aus Schneider et al. 2004)

39.1 · Allgemeines

◻ Tab. 39.1. Höhenstand des kindlichen Kopfes bei Hinterhauptseinstellung

Beckenebene	Leitstelle	Durchtrittsplanum
Beckenmitte	Zwischen 0 und +3	Zwischen –4 und –1
Beckenboden	+4 (in der Tiefe sichtbar)	0
Beckenausgang	> +4 (in der Wehenpause bleibt der Kopf sichtbar)	Zwischen +1 und Beckenausgangsebene

Die Ebene zwischen den Spinae ischiadicae (Interspinalebene) wird als 0-Ebene definiert. Durch virtuelle Parallelebenen (nach Hodge) kann metrisch der Höhenstand benannt werden. Dabei steht das Minusvorzeichen für »höher«, das Plus für »tiefer« als die 0-Ebene (◻ Tab. 39.1).

> ❗ Das kindliche Köpfchen steht mit Sicherheit noch nicht in Beckenmitte, wenn der untersuchende Finger des Geburtshelfers palpatorisch hinter die Symphyse kommt, unabhängig davon, wie tief die Leitstelle zu tasten ist!

39.1.4 Diagnostik des Geburtsstillstandes

Dieser ist definiert als das Fehlen eines Geburtsfortschrittes innerhalb eines definierten Zeitraumes. In der Austreibungsperiode (AP) sind die Kriterien für den Geburtsfortschritt das Tiefertreten und die Rotation des vorangehenden Teils des Kindes. Häufig führen Haltungs- und Einstellungsanomalien bereits vorher zu protrahierten Geburtsverläufen. Der mechanische Geburtsfortschritt in der Austreibungsperiode ist hierbei wichtiger als die zeitliche Dauer der Austreibungsperiode.

Als grobe Anhaltspunkte für die Dauer der Austreibungsperiode gelten:
- Erstgebärende: 3 h mit bzw. 2 h ohne Leitungsanästhesie
- Mehrgebärende: 2 h mit bzw. 1 h ohne Leitungsanästhesie

39.1.5 Geburtshilfliches Vorgehen

Voraussetzungen
- Der Muttermund ist vollständig
- Die Fruchtblase ist offen
- Ein kephalopelvines Missverhältnis ist – soweit möglich – ausgeschlossen
- Fetale Haltung und Einstellung sind – durch nochmalige tastende und sonographische Befunderhebung – bekannt
- Das Durchtrittsplanum als geburtsmechanisch relevante Größe steht mindestens in Beckenmitte
- Das Kind lebt
- Die Mutter wurde über das Vorgehen aufgeklärt
- Facharzt (Oberarzt) ist anwesend
- Pädiater ist anwesend
- Idealerweise suffiziente Analgesie: Für die Entwicklung vom Beckenboden ist die Pudendusanalgesie ausreichend, für die Entwicklungen aus Beckenmitte wird die Spinal- oder Periduralanästhesie dringend empfohlen
- Anästhesie im Stand-by

Je mehr die Situation drängt (pathologisches CTG, grünes Fruchtwasser etc.), desto weniger ausführlich muss die Aufklärung erfolgen. Bei ausreichender Zeitreserve (unauffälliges CTG) müssen für den Geburtsstillstand in Beckenmitte die potenziellen Vor- und Nachteile der prinzipiell möglichen Geburtsmodalitäten (Forzeps, Vakuum oder sekundäre Sectio) mit der Patientin abgewogen werden

Kontraindikationen
- Höhenstand der Leitstelle über 0 bei Hinterhauptseinstellung
- Höhenstand der Leitstelle über +2 bei querer Pfeilnaht
- Höhenstand der Leitstelle über +2 bei Deflexionshaltung
- Kephalopelvines Missverhältnis
- Stirn- und Gesichtslage
- (Vakuumextraktion bei) Beckenendlage
- Frühgeburt (Vakuumextraktion)
- Vermutete intrazerebrale Pathologie beim Feten, z. B. intrazerebrale Blutung, Aneurysma der V. galeni (Vakuumextraktion)

Relative Kontraindikationen

- HIV-Infektion, Hepatitis mit hoher Viruslast
- Vermutete fetale Blutungsneigung bei bekannter Thrombozytopenie und -pathie der Mutter
- Mütterliches Fieber (Vakuumextraktion)

39.1.6 Beratung/Prognose

Je höher der Kopf steht, desto größer ist das Risiko für kindliche oder maternale Verletzungen durch die vaginal-operative Entbindung.

Risiken für das Kind

- Zerebrale Blutungen (v. a. nach Abreißen der Saugglocke oder zu raschem Auf- und Abbau des Vakuums)
- Kephalhämatome
- Retinablutungen (klinische Bedeutung unklar)
- Hautverletzungen und narbenbedingte Alopezien bei VE
- Abschürfungen der Haut und Hämatome (Forzeps)
- Läsion des Plexus brachialis (Erb-/Klumpke-Lähmung)
- (passagere) Paresen des N. facialis
- Sehr selten Schädelfrakturen und intrakranielle Blutungen

Risiken für die Gebärende

- Scheiden-, Zervix- und Vulvaverletzungen
- Höhergradige Dammverletzungen mit konsekutiver Harninkontinenz (in bis zu 30%) und Analinkontinenz (in bis zu 10%)

Die Vor- und Nachteile von Vakuumextraktion gegenüber Forzepsentbindung sind in ◘ Tab. 39.2 dargestellt.

39.1.7 Prävention/Prophylaxe

Bei der aktuellen Diskussion um die zunehmenden indikationsarmen primären Kaiserschnittentbindungen (Wunschsectio, ▶ Kap. 32) geraten auch die vaginal-operativen Geburtsbeendigungen in die Diskussion.

> Die Zangen- oder Vakuumextraktion wird ebenfalls zunehmend als Scheitern des Spontanpartus und als traumatisches Geburtserlebnis gesehen, das zwangsläufig wiederum eine primäre Sectio bei folgenden Schwangerschaften nach sich ziehen wird.

Galt vor wenigen Jahren noch die sekundäre Sectio als gescheiterte Spontangeburt, sollte man heutzutage nicht nur vor dem forensischen Hintergrund, sondern vielmehr, um den »normalen« Stellenwert der vaginalen Geburt nicht weiter zu kompromittieren, das Risiko einer potenziellen vaginal-operativen Geburt frühzeitig anhand der fetalen und maternalen Geburtsparameter antizipieren und mit der werdenden Mutter (und ihrem Partner) frühzeitig während der Geburt die verschiedenen Optionen offen diskutieren.

39.2 Vakuumextraktion (VE)

39.2.1 Instrument

Man unterscheidet Metall- und Silikonsaugglocken. Durch Aufbau eines Vakuums werden die Weichteile des vorangehenden Teils des Kindes in das Glockenvolumen gezogen und die Glocke am kindlichen Kopf fixiert. Die Metallglocken haben einen Durchmesser von 40 mm, 50 mm, 60 mm. Für Kinder jenseits der 37. SSW sind die 50-mm-Metallglocken die Instrumente der Wahl.

◘ **Tab. 39.2.** Vor- und Nachteile von Vakuum- und Zangenextraktion

Vakuum	Zange
Leichter zu platzieren	Schneller zu platzieren
Weniger Raumbedarf	Technisch schwierigerer Eingriff
Weniger höhergradige Dammverletzungen	Aktive Rotation
Passive Rotation	Schnelle Geburtsbeendigung
Weniger maternale Lazerationen	Kontrollierte Kompression bei Frühgeborenen

39.2.2 Durchführung

- Die Gebärende liegt im Querbett, der Operateur sitzt vor der Patientin
- Saugglocke über die Kante einführen, um 90° drehen und exzentrisch über der kleinen Fontanelle aufsetzen
- »Probevakuum« (Unterdruck bis 0,2–0,4 kg/cm³) aufbauen
- Richtigen Sitz der Glocke überprüfen, darauf achten, dass keine mütterlichen Teile in die Glocke gesaugt wurden
- Endgültiges Vakuum mit einem Unterdruck bis 0,6–0,8 kg/cm³ aufbauen – der Aufbau des Vakuums sollte langsam innerhalb von 2 min erfolgen. Es folgt ein Probezug (»das Köpfchen folgt«)
- Wehensynchrone Traktionen in Richtung der Führungslinie (Abb. 39.3)
- Die Schwangere presst aktiv mit, die Extraktion kann durch den Kristeller-Handgriff unterstützt werden
- Die rechte Hand des Operateurs zieht am Kreuzgriff der Metallglocke, die linke Hand tastet die Glocke am Kopf und überprüft deren festen Sitz, das Tiefertreten und die angestrebte Änderung der Einstellung des Köpfchens
- Während des Durchschneidens des Kopfes aktiver Dammschutz durch die Hebamme
- Eine Episiotomie erleichtert die Entwicklung, es sollte jedoch überlegt werden, wann die Extraktion leicht durchführbar ist und das Kind ohne großen Widerstand folgt
- Nach der Geburt des Kopfes Vakuumpumpe langsam abstellen und die Saugglocke entfernen, um zu große interkranielle Druckschwankungen zu vermeiden
- Die Schultern und der Rest des Kindes können durch die Hebamme entwickelt werden
- Die Geburtsgeschwulst bildet sich nach 12–24 h zurück

39.3 Forzeps- oder Zangenentbindung

39.3.1 Instrument

Es existieren verschiedene Zangenmodelle. Eine Zange besteht aus 2 Blättern, die im Schloss entweder gekreuzt oder parallel zusammengesetzt werden. Jedes Blatt besteht aus einem der Kopfform angepassten Löffel, einem Halsteil und dem Griff. Die Wahl des Zangenmodells hängt in der Hauptsache von der persönlichen Erfahrung des Geburtshelfers ab.

39.3.2 Klassifikation

Die Zangenentbindungen werden nach ACOG (1994) klassifiziert (Tab. 39.3).

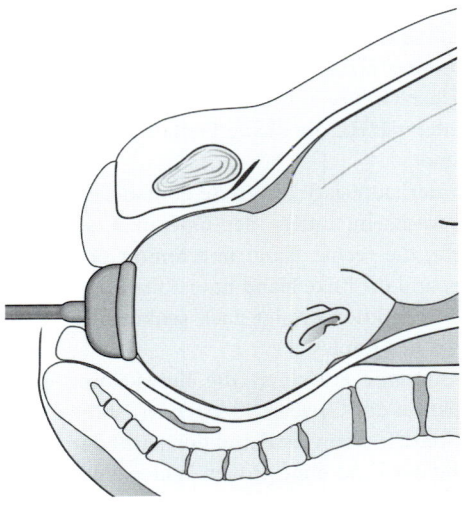 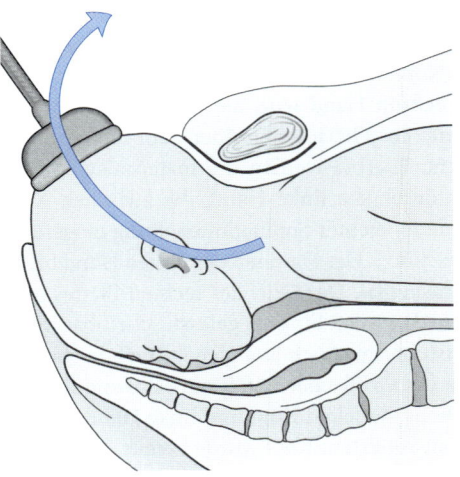

Abb. 39.3. Traktionsrichtungen der Vakuumextraktion bei vorderer Hinterhauptslage

Tab. 39.3. ACOG-Klassifikation der Zangenentbindungen

Art der Entbindung	Höhenstand	Rotation
»Outlet forceps«	Kopf sichtbar im Introitus bei ungespreizten Labien	Pfeilnaht in a.-p.-Position mit Rotation ≤45°
	Kopf auf Beckenboden	
»Low forceps«	Leitstelle ≥+2 und nicht auf Beckenboden	— Vordere oder hintere HHL mit Rotation ≤45° — Rotation >45°
»Midforceps«	Leitstelle <+2, aber Kopf eingetreten	Keine Angabe

39.3.3 Durchführung

- Die Gebärende liegt im Querbett, der Operateur sitzt vor der Patientin
- Halten der geschlossenen Zange vor der Vulva, so wie sie am kindlichen Kopf zu liegen kommt. Die Zangenebene steht dabei senkrecht zur Pfeilnaht, das Schloss zeigt zum Führungspunkt
- Der linke Löffel mit Schloss und Stift (z. B. bei der Naegele-Zange) wird immer zuerst eingeführt (◻ Abb. 39.4a)
- Mit der **linken** Hand wird hierzu der **linke** Löffel in die **linke** Seite der Gebärenden eingelegt. Hierbei werden die maternalen Weichteile durch die rechte Hand, die zwischen Kopf und Vagina in leichter Supinationsstellung eingeführt wurde, geschützt. Der Daumen der rechten Hand bleibt dabei extravaginal. Der Griff wird locker mit 2 Fingern gefasst (»als würde man den Griff fallen lassen wollen«), scheinbar in die linke Leiste gelegt. Durch langsames Absenken des Griffes gleitet der Löffel mit Führung des rechten Daumens zwischen Kopf und rechte Hand (◻ Abb. 39.4b)
- Mit der **rechten** Hand wird der **rechte** Löffel in die **rechte** Seite der Gebärenden über dem linken Löffel eingebracht. Hierbei werden die maternalen Weichteile jetzt durch die linke Hand, die zwischen Kopf und Vagina in leichter Supinationsstellung eingeführt wurde, geschützt. Der Daumen der linken Hand bleibt dabei extravaginal. Der Griff des rechten Blattes wird ebenfalls locker mit 2 Fingern gefasst, scheinbar in die rechte Leiste gelegt. Auch hier gleitet durch langsames Absenken des Griffes der Löffel mit Führung des linken Daumens zwischen Kopf und linke Hand
- Bei nicht ausrotiertem Kopf wurde bereits durch Hinhalten der Zange entschieden, welcher Löffel jetzt symphysenwärts »wandern« (d. h. verschoben werden) muss, damit die Löffel biparietal beim Schließen der Zange zum Liegen kommen
- Die beiden gekreuzt liegenden Löffel werden mit leicht schiebenden Bewegungen geschlossen (◻ Abb. 39.4c). Bei richtig angelegter Zange zeigen die Griffe in die Richtung, in die gezogen werden muss
- Nachtasten, um sowohl den richtigen Sitz der Zange zu überprüfen als auch zu kontrollieren, dass keine mütterlichen Teile mit der Zange gegriffen werden
- Mit der linken Hand beide Griffe umfassen. Die rechte Hand legt sich über die linke Hand, der Zeige- und Mittelfinger der linken Hand legen sich dabei (bei den üblichen Zangenmodellen) um den sog. Busch-Zughaken. Dabei wird der linke Zeigefinger zwischen die beiden Zangengriffe gelegt und dient somit als »Kompressionskontrolle« für das kindliche Köpfchen
- Wehensynchrone Traktionen in Richtung der Führungslinie (◻ Abb. 39.4d), bis die Leitstelle in der Vulva sichtbar ist. Die Patientin presst aktiv mit
- **Die Leitstelle ist**
  - bei vorderer HHL die kleine Fontanelle bzw. Nacken-Haar-Grenze
  - bei hinterer HHL die kleine Fontanelle und Scheitelgegend
  - bei Vorderhauptslage die große Fontanelle
- Stellung wechseln, indem der Operateur sich nach links stellt, die rechte Hand übernimmt beide Zangengriffe, und die linke Hand unterstützt den Dammschutz. Die Traktion erfolgt nach senkrecht oben bis zur Geburt des Kopfes
- Eine Episiotomie erleichtert die Entwicklung durch die Reduktion des Gewebswiderstandes, sollte jedoch überlegt werden, wenn die Extraktion leicht durchführbar ist und das Kind ohne großen Widerstand folgt
- Die Schultern und der Rest des Kindes können durch die Hebamme entwickelt werden

39.3 · Forzeps- oder Zangenentbindung

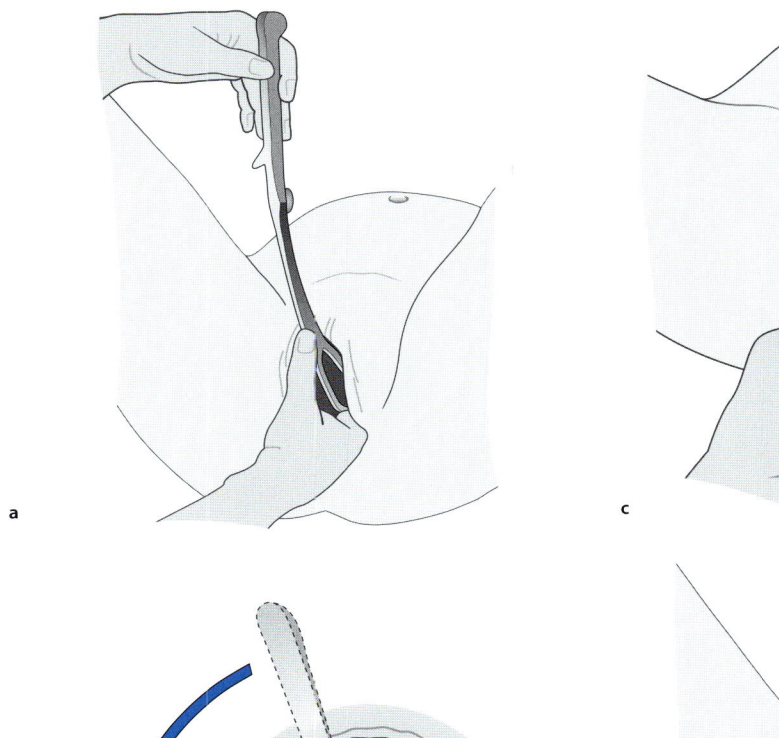
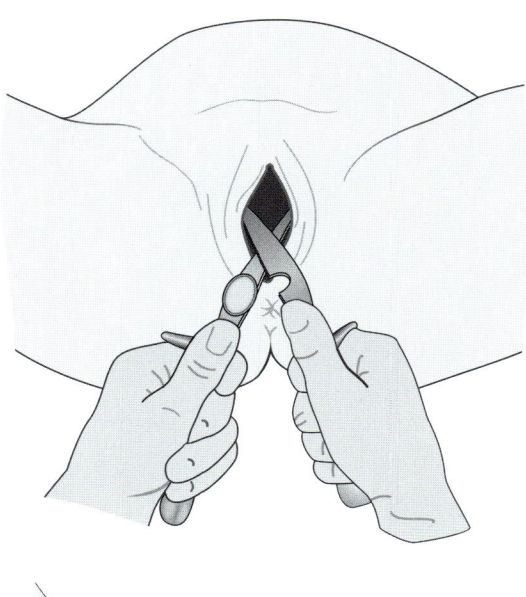
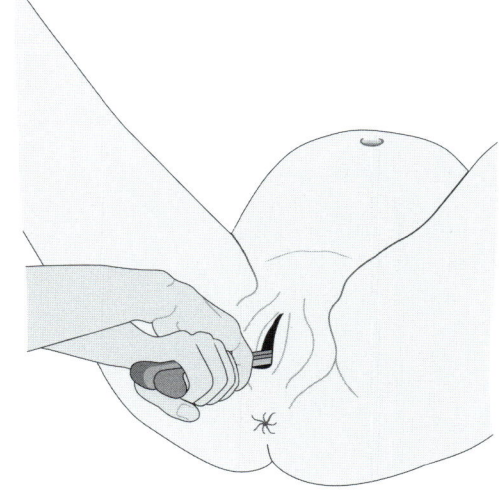

Abb. 39.4a–d. Technik der Zangenentbindung. **a** Einführen des linken Zangenlöffels. **b** Wandernlassen des Zangenlöffels. **c** Schließen der Zange. **d** Traktion in Richtung der Zangengriffe. (Aus Schneider et al. 2004)

Empfehlungen für die Praxis

- Indikation: Geburtsstillstand auf Beckenmitte/Beckenboden
- Durchführung: nur bei sicherer Kenntnis des Höhenstandes des Durchtrittsplanums
- Instrument der Wahl: nach persönlicher Erfahrung
- Technik: Einzelne Schritte des Anlegens und der Traktionsrichtung müssen theoretisch am Modell trainiert sein und beherrscht werden
- Sorgfältige Dokumentation der Befunde und jedes einzelnen operativen Schrittes

Schulterdystokie

I. Bauerfeind

40.1 Epidemiologie – 288

40.2 Prädisponierende Faktoren – 288

40.3 Formen – 288

40.4 Klinik – 288

40.5 Diagnostik – 289

40.6 Therapie – 289
40.6.1 Allgemeine Maßnahmen – 289
40.6.2 Therapeutische Maßnahmen – 289
40.6.3 Selten notwendige Maßnahmen – 291

40.7 Risiken und Prognose – 291

40.8 Prävention/Prophylaxe – 291

Die Schulterdystokie ist eine sehr seltene, gefährliche und plötzlich eintretende geburtshilfliche Notfallsituation. Aufgrund ihrer Seltenheit kann die zwangsläufig fehlende klinische Erfahrung nur durch ständige mentale und praktische Trainingsprogramme ausgeglichen werden.

Als Risikofaktoren für das Eintreten der Schulterdystokie gelten v. a. schwere Kinder und protrahierte Geburtsverläufe. Die Diagnose wird klinisch gestellt. Die sofort einzusetzenden therapeutischen Maßnahmen müssen einem stringenten und trainierten Plan folgen, um die hohe fetale und auch maternale Morbidität senken zu können.

40.1 Epidemiologie

Die Häufigkeit liegt zwischen 0,1 bis 2,3% aller Geburten.

40.2 Prädisponierende Faktoren

- Fetale Makrosomie > 4.000 g (**Cave:** 48% aller Schulterdystokien liegen bei Kindern unter 4.000 g vor)
- Maternale Adipositas
- Maternaler Diabetes mellitus
- Über der Norm liegende Gewichtszunahme der Mutter während der Schwangerschaft
- Terminüberschreitung
- Zustand nach Geburt eines schweren Kindes
- Zustand nach Schulterdystokie (Wiederholungsrisiko 13,8%)
- Männlicher Fetus (junge männliche Neonaten sind im Durchschnitt 150 g schwerer als gleichaltrige Mädchen)
- Maternale Beckenanomalien
- Multiparität
- Protrahierte Eröffnungsperiode unter der Geburt
- Protrahierte Austreibungsperiode mit langer Oxytocin-Gabe
- Rapider Geburtsverlauf
- Zu frühes Kristeller-Manöver
- Vaginal-operative Entbindung aus der Beckenmitte

Das Risiko im Zusammenhang von Schulterdystokie, Gewicht des Kindes und mütterlichem Diabetes mellitus zeigt Tab. 40.1.

Tab. 40.1. Schulterdystokierisiko bei diabetischen und stoffwechselgesunden Schwangeren

Gewicht des Kindes	Kein Diabetes	Diabetes/präklampsie-bedingter Diabetes
<4.000 g	0,2%	0,6%
4.000–4.500 g	3,4%	4,8%
>4.500 g	9,8%	41,6%

40.3 Formen

Tiefer Schulterquerstand

Nach Eintritt der Schulterbreite in das kleine Becken rotieren nach Geburt des kindlichen Kopfes dessen Schultern nicht in den für den längsovalen Beckenausgang notwendigen tiefen Schultergeradstand.

Hoher Schultergeradstand

Ausbleiben der Rotation der Schulterbreite in den notwendigen Schulterquerstand, damit der fetale Oberkörper in das kleine Becken eintreten kann. Die vordere Schulter »steht auf der Symphyse«.

> Aus forensischen Gründen ist nur der hohe Schultergeradstand bedeutsam, da es nahezu ausschließlich in dieser Situation zur hohen fetalen und maternalen Morbidität kommt.

40.4 Klinik

Hoher Schultergeradstand
- Der bereits geborene Kopf des Kindes zieht sich wieder in die Vulva zurück (so genanntes Turtle-Phänomen)
- Die vordere Schulter folgt trotz vorsichtiger Traktion am Kopf nach kaudal-dorsal nicht
- Geburtsstillstand – Notfallsituation

Tiefer Schulterquerstand
- Der bereits geborene Kopf zieht sich nicht in die Vulva zurück, allerdings unterbleibt die äußere Rotation
- Die vordere Schulter kann nicht entwickelt werden
- Geburtsstillstand – Notfallsituation

> Die Schulterdystokie ist eine plötzliche, zum Ende der Austreibungsperiode einsetzende Notfallsituation!

40.5 Diagnostik

Prädisponierende Faktoren sollten bereits im Verlauf der Schwangerschaft erkannt, behandelt und mit der Schwangeren besprochen werden.

Die Diagnose der Schulterdystokie wird klinisch aufgrund der Symptomatik gestellt. Dabei muss auch die Stellung des fetalen Rückens bekannt sein.

Differenzialdiagnostisch kann der plötzliche Geburtsstillstand auch verursacht sein
- durch eine zu kurze Nabelschnur
- durch Nabelschnurumschlingungen
- durch bislang nicht erkannte Vergrößerungen des thorakalen oder abdominalen Umfanges
- durch sich gegenseitiges »Verhaken« von Zwillingen
- durch einen Spasmus des unteren Uterinsegments
- durch ein dickmuskuläres unteres Uterinsegment bei Frühgeburtlichkeit

40.6 Therapie

40.6.1 Allgemeine Maßnahmen

- Ruhe bewahren
- Klare Anweisungen geben
- Bereits anwesendes Klinikpersonal in die Handlungskette einbinden (nicht selbst telefonieren oder funken, diese Dinge anordnen und delegieren!)
- Spätestens jetzt Fach- (Ober-)arzt hinzuziehen
- Anästhesie und Neonatologie alarmieren

40.6.2 Therapeutische Maßnahmen

Das Behandlungsschema bei Schulterdystokie ist in ◘ Abb. 40.1 schematisch dargestellt.
- Abstellen einer evtl. laufenden Oxytocin-Dauerinfusion
- Tokolyse beginnen
- Kein Kristeller-Manöver
- Anlegen einer großzügigen, evtl. beidseitigen mediolateralen Episiotomie (Evtl. Damm-Beckenboden-Schnitt nach Schuchardt)
- Bei noch nicht fixierter Schulterdystokie:
  – Versuch der äußeren Überdrehung des kindlichen Kopfes
  – Dabei keine Traktion am Kind

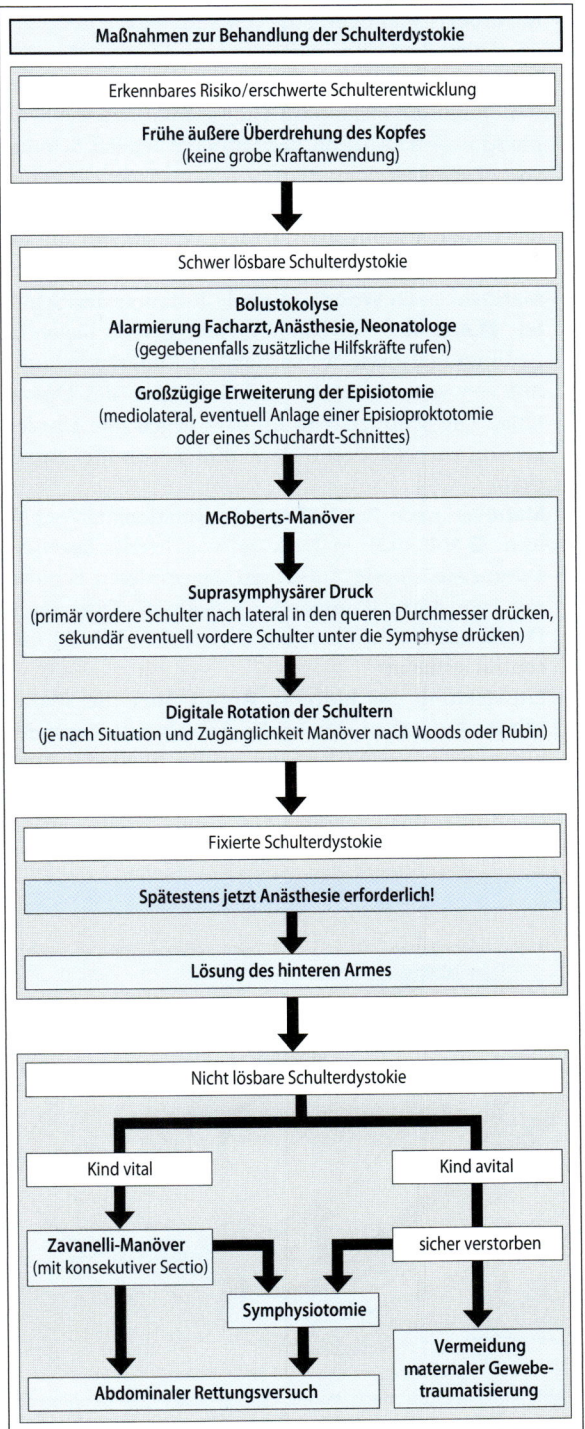

◘ Abb. 40.1. Behandlungsschema bei Auftreten einer Schulterdystokie

- **McRoberts-Manöver:** Strecken und Beugen der Beine im Hüftgelenk der Gebärenden. Dieses Manöver mehrmals wiederholen. Durch den Stellungswechsel, v. a. durch die Flexion im Hüftgelenk, wird die Symphyse nach kranial an der vorderen fetalen Schulter vorbei gehebelt
- Kombination des McRoberts-Manövers mit (dosiertem) suprasymphysären Druck von außen auf die anteriore fetale Schulter
- **Manöver nach Woods** (digitale Rotation der Schulter; ◘ Abb. 40.2): in Narkose oder bereits liegender Leitungsanästhesie Aufsuchen der hinteren Schulter mit von ventral kommenden 2 Fingern des Operateurs. Die Schulter wird im bzw. gegen den Uhrzeigersinn zurückgedreht. Dann hintere Schulter entwickeln
- **Manöver nach Rubin** (digitale Rotation der Schultern; ◘ Abb. 40.3): in Narkose oder bereits liegender Leitungsanästhesie Aufsuchen der vorderen Schulter mit 2 von dorsal kommenden Fingern des Operateurs; Druck auf die Schulter von dorsal nach kranial und ventral ausüben
- **Entwicklung des hinteren Armes über die Sakralhöhle:** Aufsuchen des in der Sakralhöhle liegenden hinteren fetalen Armes, indem die Hand des Operateurs von der Ventralseite des Kindes kommt. Die Hand oder der Unterarm des Kindes werden an die Bauchseite des Kindes geführt, im Ellbogengelenk flektiert und ventralwärts am kindlichen Thorax und Kopf vorbei extrahiert. Nach Entwicklung des Armes kann durch suprasymphysären Druck die vordere Schulter gelöst und in den queren Durchmesser gebracht werden

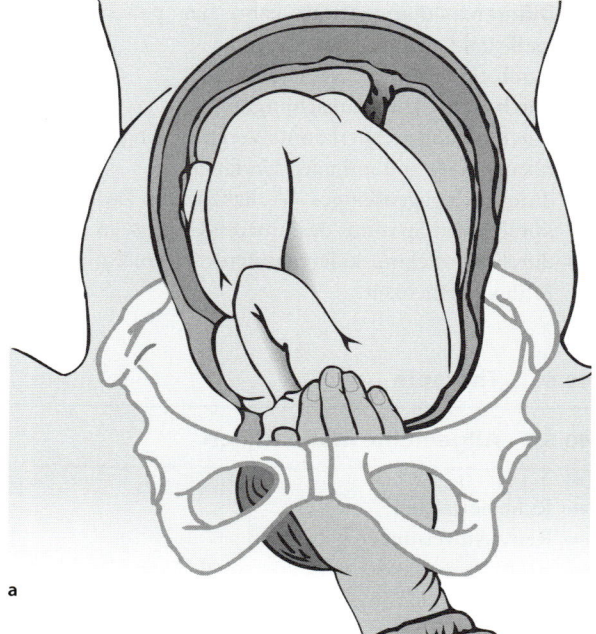

a

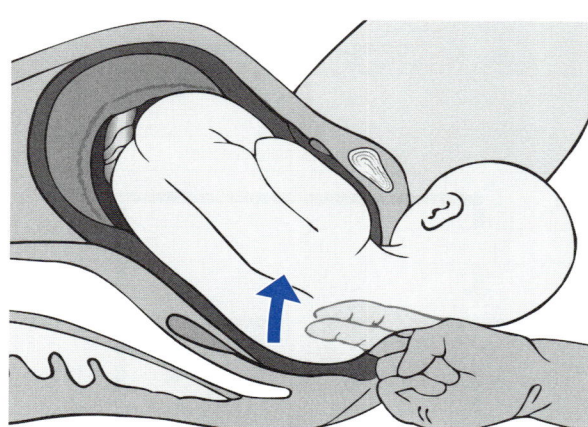

◘ **Abb. 40.2.** Manöver nach Woods. Der ventrale Anteil der hinteren Schulter wird mit 2 in die Scheide eingeführten Fingern aufgesucht. Druck im bzw. entgegen dem Uhrzeigersinn, bis die Schulterbreite im queren Durchmesser steht. (Aus Schneider et al. 2004)

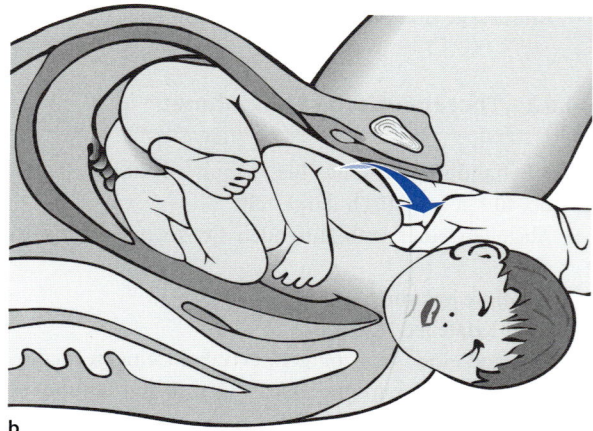

b

◘ **Abb. 40.3.** Rubin-Manöver. Aufsuchen der fetalen Skapula (**a**) und Druck nach ventral, wodurch eine Adduktion der Schulter mit Verkleinerung des Schulterumfangs erreicht wird, der die Rotation in den queren Durchmesser folgt (**b**). (Aus Schneider et al. 2004)

40.6.3 Selten notwendige Maßnahmen

- Abdominaler Rettungsversuch: Lösung der Schulter über tiefe Uterotomie und vaginale Geburtsbeendigung
- Mediane Symphysiotomie in Narkose
- Zavanelli-Manöver: nur bei den Fällen, in denen eine vaginale Entbindung nicht mehr möglich erscheint und eine schwerwiegende Schädigung des Kindes noch nicht zu erwarten ist. Zurückschieben des kindlichen Kopfes in die Beckeneingangsebene und Durchführung der Notfallsectio

40.7 Risiken und Prognose

- Fetale Asphyxie
- Mekoniumaspiration
- Klavikula-, Skapula- und/oder Humerusfraktur
- Epiphysenlösungen, Distorsionen, Schultergelenkdislokationen
- Läsion des Halssympathikus (Ptosis, Miosis, Enophthalmus)
- Obere und untere Plexuslähmung
- Torticollis
- Maternale Weichteilverletzungen
  - Bis zu 20% schwere Vaginaleinrisse
  - Bis zu 10% Zervixrisse
  - Erhöhte Rate an höhergradigen Dammrissen
- Erhöhte Harnblasenatonien
- Erhöhter Blutverlust
- Erhöhte Infektionsrate
- Uterusrupturen in bis zu 1% der Fälle

40.8 Prävention/Prophylaxe

- Makrosomiediagnostik (Ultraschall, Leopold-Handgriffe)
- Gezielte Anamnese von Risikofaktoren
- Bei Verdacht auf Makrosomie und/oder Diabetes mellitus Geburtseinleitung ab 37+0 SSW erwägen
- Primäre Sectio caesarea bei sonographischem Verdacht auf Geburtsgewicht >4.500 g
- Bei Verdacht auf Makrosomie ausführliche Aufklärung über Befund und mögliche adaptierte Vorgehensweisen. Ausführliche Dokumentation des Gesprächs

Frühgeburt

41.1 Geburtsmodus bei Frühgeburtlichkeit – 294
B. Böttcher
41.1.1 Epidemiologie – 294
41.1.2 Entbindungsmodus – 294
41.1.3 Prognose – 295

41.2 Beratung der Eltern bei drohender Frühgeburtlichkeit – 295
A. Schulze

41.1 Geburtsmodus bei Frühgeburtlichkeit

B. Böttcher

> Zahlreiche Faktoren haben Einfluss auf Mortalität und Morbidität von Frühgeborenen. Der Einzelfaktor Geburtsmodus ist daher in seiner Bedeutung nur schwer zu ermitteln. Studien zur Fragestellung elektive Sectio oder vaginale Geburt bei Frühgeborenen sind aufgrund schlechter Rekrutierung kaum durchführbar. In der Literatur sind die Empfehlungen widersprüchlich. Soweit diese Datenlage es erlaubt, werden heute für Frühgeborene <32. SSW folgende Empfehlungen gegeben: Bei Schädellage, unhemmbarer Wehentätigkeit und guter Muttermundprogredienz ohne weitere Pathologien ist die schonende vaginale Geburt empfehlenswert. Frühzeitig ist bei protrahiertem Geburtsverlauf, geburtsmechanischen Regelwidrigkeiten, CTG-Auffälligkeiten oder beginnender Infektion die sekundäre Sectio zu indizieren. Bei wehenfreiem Uterus, unreifer Zervix, Beckenendlage oder Mehrlingen scheint die elektive Sectio die Methode der Wahl, assoziiert jedoch mit einer erhöhten mütterlichen Morbidität.

41.1.1 Epidemiologie

Die Inzidenz der Frühgeburtlichkeit hat trotz vieler Bemühungen nicht abgenommen. Sie liegt in Deutschland bei ca. 7% aller Lebendgeborenen, und der Anteil von Frühgeborenen mit sehr geringem Geburtsgewicht (<1.000 g) steigt.

Folgende Faktoren haben Einfluss auf Mortalität und Morbidität von Frühgeborenen:
- Gestationsalter
- Geburtsgewicht
- Ursachen der Frühgeburtlichkeit (Infektionen, Plazentationsstörungen, Uterus- und fetale Pathologien)
- Antepartale Behandlung (z. B. antenatale Steroidprophylaxe)
- Geburtsmodus
- Postpartale Versorgung

41.1.2 Entbindungsmodus

Da viele Faktoren die perinatale Mortalität und Morbidität beeinflussen, ist es schwierig, die Bedeutung des Geburtsmodus als einzelnen Risikofaktor zu ermitteln. Die Frage ist, ob die elektive Sectio für Frühgeborene vorteilhafter ist als die vaginale Geburt. Dabei muss einem eventuellen Nutzen einer primären Sectio immer das erhöhte mütterliche Risiko mit Akut- und Spätmorbidität gegenübergestellt werden.

In der Literatur sind die Angaben dazu widersprüchlich. Die Empfehlung der Sectio als Geburtsmodus für Frühgeborene unter 32 SSW oder mit einem geschätzten Geburtsgewicht <1.500 g ist sicher zu einfach und entbehrt einer gesicherten Datenlage. Die randomisierten Studien konnten aufgrund großer Rekrutierungsprobleme und somit nur kleinen Fallzahlen auch keine Antwort auf diese Frage geben. Die Metaanalyse der »Cochrane Library«, in der 6 Studien mit 122 Patientinnen eingeschlossen wurden, konnte keinen signifikanten Vorteil der elektiven Sectio für Frühgeborene ermitteln. Bei den Müttern war die Morbidität nach Sectio jedoch signifikant erhöht.

 Der Geburtsmodus scheint jedoch nicht der entscheidende Faktor zu sein, sondern v. a. das Gestationsalter und die bereits präpartal vorhandene Pathologie.

Da Frühgeborene besonders durch **peri-/intraventrikuläre Hirnblutungen** gefährdet sind, müssen aszendierende Infektionen und Hypoxie, die als Risikofaktoren für Hirnblutungen gelten, vermieden werden. Bei der Pathogenese von Hirnblutungen spielt auch die mechanische Kopfkompression eine Rolle. Die Bedeutung der Wehentätigkeit hingegen ist unklar. Eine notfallmäßige Kaiserschnittentbindung soll zu einer erhöhten Rate von Hirnblutungen führen.

Aufgrund der kleinen und noch eher runden Kopfform von Frühgeborenen kommt es häufiger zu Scheitel,- und Vorderhauptseinstellungen und damit bei mangelnder Abdichtung des Muttermundes häufiger zum **Nabelschnurvorfall.** Dieses Risiko besteht besonders bei Frühgeborenen in Steiß- oder Steiß-Fuß-Lage.

Zusätzlich führt das relative Hydramnion zu einer hohen Inzidenz von **Beckenendlagen.** Bei Frühgeborenen in Beckenendlage wird die **Sectio** empfohlen.

Trotz unzureichender Datenlage können derzeit somit folgende **Empfehlungen** gegeben werden, sie gelten v. a. für Frühgeborene <32 SSW:
- Bei Schädellage, unhemmbarer Wehentätigkeit, guter Muttermundprogredienz (gute Retraktionskraft der Wehen) ohne weitere Pathologien ist die schonende vaginale Geburt in Sectiobereitschaft die Methode der Wahl

- Bei protrahiertem Geburtsverlauf, CTG-Auffälligkeiten, geburtsmechanischen Regelwidrigkeiten oder beginnender Infektion wird großzügig die elektive Sectio empfohlen
- Bei Beckenendlage und Mehrlingen wird die Sectio unabhängig von der Wehentätigkeit empfohlen
- Bei indizierter Entbindung, wehenfreiem Uterus und unreifer Zervix wird die elektive Sectio empfohlen

Zur Vermeidung einer Hypoxie muss bei protrahierter Geburt oder auch nur geringen CTG-Auffälligkeiten frühzeitig die **sekundäre Sectio** indiziert werden. Um den Druck auf das kindliche Köpfchen möglichst gering zu halten, muss die stehende **Fruchtblase erhalten** bleiben. Außerdem wird die **Periduralanästhesie** zur Entspannung des Beckenbodens sowie eine **Episiotomie** empfohlen.

Eventuell kann auch der Beckenausgangsforzeps zur Verkürzung der Austreibungsperiode oder der Einsatz von Spiegeln oder Geburtslöffeln sinnvoll sein. Eine traumatische Geburt und Hypoxie/Asphyxie verschlechtern die Prognose des Neugeborenen deutlich.

> **Cave**
> Eine Vakuumextraktion ist kontraindiziert (Hirnblutungsrisiko).

Besonders bei sehr kleinen Frühgeburten kann die Kindsentwicklung bei der Sectio aufgrund der ungenügenden Ausbildung des unteren, noch nicht retrahierten und muskelstarken Uterinsegmentes sehr schwierig sein. Der daher oft empfohlene Längsschnitt ist jedoch mit einer erhöhten Rupturrate (4%) bei folgenden Schwangerschaften assoziiert. In jedem Fall muss im Zustand nach uterinem Längsschnitt bei einer nachfolgenden Schwangerschaft eine primäre Resectio erfolgen. Dies ist im Operationsbericht zu vermerken. Um die Kindsentwicklung zu erleichtern, sollte das Myometrium bestmöglich relaxiert sein (β-Mimetika oder Nitroglyzerin). Die Fruchtblase sollte bis nach Erweiterung der Uterotomie erhalten bleiben, um eine Einklemmung des Kindes durch Uteruskontraktionen zu vermeiden.

41.1.3 Prognose

Das Gestationsalter, die Pathologien, die zur Entbindung führen, die pränatale Verabreichung von Glukokortikoiden zur Lungenreifung, die Verlegung in utero in ein Perinatalzentrum, der richtige Geburtszeitpunkt und die postpartale Versorgung spielen für die Prognose des Frühgeborenen eine größere Rolle als der Geburtsmodus.

> **Empfehlungen für die Praxis**
> - Sicheres Gestationsalter (Frühultraschall) und Gewichtsschätzung
> - Bei Schädellage, unhemmbarer Wehentätigkeit, zügigem Geburtsfortschritt: Vaginale Geburt in Sectiobereitschaft anstreben
> - Aszendierende Infektionen und Hypoxie vermeiden
> - Großzügig/frühzeitig sekundäre Sectio indizieren (z.B. protrahierter Geburtsverlauf, CTG-Auffälligkeiten, Fieber)
> - Lange Eröffnungs- und Austreibungsperiode vermeiden
> - Bei vaginaler Geburt: Erhaltung der stehenden Fruchtblase, Periduralanästhesie und Episiotomie
> - **Cave:** Häufung des Nabelschnurvorfalles
> - **Cave:** Die Vakuumextraktion ist kontraindiziert
> - Bei Beckendlage oder indizierter Entbindung bei wehenlosem Uterus und unreifer Zervix oder Mehrlingen: Sectio
> - Bei Sectio: Entwicklung des Feten in der stehenden Fruchtblase und Relaxierung des Myometriums
> - Bei kleinen Frühgeborenen uteriner Längsschnitt
> - Immer bedenken: unklare Datenlage mit z. T. widersprüchlichen Empfehlungen

41.2 Beratung der Eltern bei drohender Frühgeburtlichkeit

A. Schulze

Werdende Eltern haben zum Problemkreis der Frühgeburtlichkeit einen sehr unterschiedlichen Wissensstand. Er ist zumeist ausgesprochen gering und nicht selten geprägt von Medienberichten über individuelle Verläufe bei Frühgeborenen an der Grenze der Lebensfähigkeit. In einem ersten Gespräch mit Eltern bei Einsetzen von Frühgeburtsbestrebungen ist es deshalb sinnvoll, zunächst deren eigene Einschätzung ihrer Situation, ihr Vorwissen und die Art ihrer Ängste zu erfragen.

Das Gespräch hat mehrere **verschiedenartige Aufgaben:** Nahezu alle Mütter leiden bei Frühgeburt unter **Schuldgefühlen** gegenüber ihrem Kind. Es sollte ausdrücklich darauf hingewiesen werden, dass drohende Frühgeburt nicht Folge eines elterlichen Fehlverhaltens in der Schwangerschaft ist, auch wenn keine konkrete Ursache für die Frühgeburtsbestrebungen ärztlicherseits benannt werden kann.

Den Eltern soll die mittlere Überlebenswahrscheinlichkeit sowie das **Risiko** einer späteren langfristigen gesundheitlichen Beeinträchtigung eines Frühgeborenen in Abhängigkeit von der Schwangerschaftsdauer mitgeteilt werden, basierend auf der aktuellen Statistik der betreuenden Einrichtung. Oft sind diese tatsächlichen Wahrscheinlichkeitszahlen günstiger als von den Eltern erwartet. Solche konkreten Zahlen können vage Befürchtungen ersetzen und Angst begrenzen.

Gleichzeitig sollten Eltern darauf hingewiesen werden, dass auch bei statistisch sehr günstiger Prognose im individuellen Fall **Komplikationen** trotz bestmöglicher Versorgung eintreten können. In diesem Zusammenhang sollten auch aus rechtlichen Gründen typische Komplikationen der Frühgeburtlichkeit offen benannt werden. Dadurch vermittelt der beratende Arzt den Eltern insbesondere, dass er den Ernst der Situation realistisch darstellt und nicht in der Absicht verharmlost, die Eltern zu schonen.

Wichtige zu erwähnende potenzielle Komplikationen sind
- Entwicklungsstörungen aufgrund von frühgeburtsbedingten Hirnblutungen oder Hirndurchblutungsstörungen
- Sehstörungen (Retinopathia praematurorum)
- akute und chronische Ernährungsstörungen (nekrotisierende Enterokolitis)
- chronische Lungenerkrankungen (bronchopulmonale Dysplasie)

Es kann darauf hingewiesen werden, dass diese Komplikationen relativ selten sind und deshalb eine detailliertere Erläuterung uns erst dann sinnvoll erscheint, wenn eine solche Komplikation tatsächlich eintreten sollte. Eine unnötig starke Beunruhigung der Eltern wäre ansonsten wahrscheinlich.

Insbesondere bei Frühgeburtsbestrebungen an der **Grenze der Überlebensfähigkeit** des Kindes weisen wir die Eltern darauf hin, dass im Fall schwerer Komplikationen eine Situation eintreten kann, in der die Belastungen des Kindes durch Maßnahmen der künstlichen Lebensverlängerung (wie z. B. der künstliche Beatmung) in keinem angemessenen Verhältnis mehr stehen zu den Aussichten einer Verbesserung der gesundheitlichen Gesamtsituation. Wir informieren die Eltern, dass in solchen Situationen bei Einvernehmen zwischen ihnen, den betreuenden Schwestern und Ärzten die Möglichkeit besteht, intensivmedizinische Maßnahmen zugunsten einer **rein palliativen Versorgung** einzustellen.

Es sollten die wichtigsten Maßnahmen der **Erstversorgung** eines Frühgeborenen im Kreißsaal und auf der Intensivstation konkret erläutert werden. Dazu gehören Unterstützung der Atmung, Anlage zentraler Gefäßzugänge, Inkubatorpflege und Monitorüberwachung, aber auch das Bemühen, den Eltern das Kind sobald als möglich nach der Geburt zu zeigen und Berührung zu ermöglichen. Wir bieten Eltern bei drohender Frühgeburt die Möglichkeit eines Besuches der Frühgeborenen-Intensivstation an, da für manche Eltern mit einem solchen Besuch eine psychische Entlastung verbunden sein kann.

Auf Wunsch der Eltern ermöglichen wir die Anwesenheit wichtiger Bezugspersonen der Eltern bei allen beratenden Gesprächen. Häufig ist die Information wichtiger Vertrauenspersonen bedeutsam für die Bewältigung der Situation.

Das Beratungsgespräch muss dokumentiert werden, wobei die Information über Mortalitäts- und Morbiditätsrisiken sowie über Komplikationen mit gesundheitlichen Langzeitfolgen zumindest enthalten sein soll.

Leitung der Zwillingsgeburt

P. Hillemanns

42.1 Epidemiologie – 298

42.2 Entbindungsmodus bei Zwillingen – 298
42.2.1 Indikationen zur Sectio – 298
42.2.2 Zwillinge in Schädellage/Schädellage – 298
42.2.3 Zwillinge in Schädellage/nicht Schädellage – 298

42.3 Sectio caesarea bei Geminigravidität – 298

42.4 Vaginale Geburt bei Geminigravidität – 298

42.1 Epidemiologie

Das durchschnittliche Gestationsalter bei Zwillingen liegt bei 37 Schwangerschaftswochen mit einem durchschnittlichen Geburtsgewicht von 2.500 g (±700 g). In mehr als der Hälfte der Fälle ist mit Frühgeburtlichkeit zu rechnen. Bei Geminigravidität liegen in 45% beide Kinder in Schädellage, in 35% lediglich das erste Kind in Schädellage und in 20% das erste Kind nicht in Schädellage.

42.2 Entbindungsmodus bei Zwillingen

Zwillinge können entweder vaginal, abdominal oder in Kombination beider Methoden entbunden werden. Bei Beckenendlage oder Querlage des führenden Kindes wird die primäre Sectio empfohlen, da die vaginale Geburt mit einer erhöhten neonatalen Mortalität assoziiert ist. Während bei Gemini in Schädellage die vaginale Entbindung empfohlen wird, besteht kein Konsens hinsichtlich des Entbindungsmodus, wenn das zweite Kind nicht in Schädellage liegt.

42.2.1 Indikationen zur Sectio

- Führender Geminus nicht in Schädellage (Beckenend-/Querlage)
- Geschätztes Geburtsgewicht von <1500 g
- Gewichtsdifferenz beider Gemini >500g
- Monoamniale Zwillinge
- Wachstumsretadierung
- Fetofetales Transfusionssydrom

42.2.2 Zwillinge in Schädellage/Schädellage

Die vaginale Entbindung in dieser Konstellation ist in 60–80% der Fälle möglich. In bis zu 10% der Fälle kann eine Sectio am zweiten Zwilling notwendig werden.

42.2.3 Zwillinge in Schädellage/ nicht Schädellage

In dieser Konstellation gibt es keine einheitlichen Empfehlungen bezüglich des Geburtsmodus. In einer Übersichtsarbeit wurde in ca. 30% die Sectio beider Kinder durchgeführt, in ca. 50% die vaginale Geburt bzw. die manuelle Extraktion des zweiten Zwillings, in ca. 10% die vaginale Geburt des zweiten Zwillings nach erfolgreicher äußerer Wendung und in ca. 10% die Sectioentbindung am zweiten Zwilling nach vaginaler Geburt des ersten. Es fand sich kein Unterschied in der neonatalen Morbidität bei Geburtsgewicht >1500 g.

Von erfahrenen Geburtshelfern wird bei Beckenendlage des zweiten Zwillings eher die vaginale Geburt und ggf. die Extraktion gegenüber der äußeren Wendung bevorzugt. Allerdings wird bei mangelnder geburtshilflicher Erfahrung zunehmend die primäre Sectio indiziert. Bei einem geschätzten Geburtsgewicht von <1500 g wird die primäre Sectio empfohlen.

42.3 Sectio caesarea bei Geminigravidität

Die Indikationen für eine Sectio bei Zwillingsgravidität sind in ▶ Kap. 42.2.1 aufgeführt. Wegen des Nasse-Lunge-Syndroms wird ein Entbindungszeitpunkt nach der 38. Schwangerschaftswoche aufgrund des erhöhten Risikos im Vergleich zur Einlingsschwangerschaft empfohlen.

> ❗ Man geht von einer Terminüberschreitung bei Gemini schon ab der 39. Schwangerschaftswoche aus, sodass bei komplikationsloser Schwangerschaft eine Sectio in der 39. Woche empfohlen wird.

Eine Periduanästhesie ist anzustreben. Bei der Sectio kann die Entwicklung des zweiten Zwillings, z. B. bei Blasensprung mit Inkarzeration im Fundusbereich erschwert sein. β-Sympathomimetika bzw. Nitroglycerin zur Uterusrelaxierung sind bereit zu halten.

42.4 Vaginale Geburt bei Geminigravidität

Bei Aufnahme der Patientin sollten die Indikationen zur Sectio (▶ Kap. 42.2.1) beachtet werden. Aufgrund des erhöhten Risikos einer sekundären Sectio ist die Patientin über einen Kaiserschnitt aufzuklären. Ein intravenöser Zugang, Kreuzblut sowie Vorbereitungen für eine eilige Sectio sollten getroffen werden. Das Legen einer Periduaanästesie ist zu empfehlen, insbesondere bei Beckenendlage des zweiten Zwillings. Das Ableiten des kontinuierlichen CTGs bei beiden Gemini ist wünschenswert. Ebenfalls sollte ein Ultraschall bereitstehen, um Lage und

Poleinstellung des zweiten Geminus nach Geburt des ersten Geminus sicher zu diagnostizieren. Die Geburt des zweiten Zwillings ist innerhalb von 30 min anzustreben. Unter entsprechendem Monitoring ist diese Zeitspanne ggf. verlängerbar.

Bei unzureichender Wehentätigkeit wird eine Oxitocin-Gabe bzw. – nach Eintreten des Schädels in das Becken – die Amniotomie empfohlen.

Das Risiko einer **atonischen Nachblutung** bei Zwillingsschwangerschaft ist signifikant erhöht, sodass die postportale Gabe von Uterotonika empfohlen wird.

Geburt nach Operationen an der Gebärmutter

S. Müller-Egloff

43.1 Epidemiologie – 302

43.2 Klinik – 302

43.3 Diagnostik – 302

43.4 Therapie – 302

43.5 Prognose/Beratung – 303

43.6 Prävention/Prophylaxe – 303

Die klinische Sorge bei der Betreuung von Gebärenden mit vorangegangenen Uterusoperationen liegt vorwiegend in der Gefahr von **Uterusrupturen.** Diese können sowohl spontan als auch unter Wehentätigkeit auftreten. Zu den relevanten Eingriffen zählen neben Schnittentbindungen v. a. Myomenukleationen und Operationen bei Uterusanomalien. Oft kann der Schwangeren dennoch eine vaginale Geburt ermöglicht werden. Je nach Operationstechnik und Ausmaß der Organverletzung muss bei der Festlegung des anzustrebenden Geburtsmodus allerdings in aller Regel von Fall zu Fall entschieden werden.

43.1 Epidemiologie

Die Epidemiologie der Uterusruptur zeigt ◘ Tab. 43.1.

43.2 Klinik

- Symptome der drohenden Uterusruptur
  - Druckschmerzen, wobei diese bei einer drohenden Narbenruptur auch völlig fehlen können (»stille Ruptur«)
  - Zunahme der Wehenfrequenz unter der Geburt (Polysystolie)
  - Starke Zunahme der Schmerzhaftigkeit
  - Innere Unruhe der Patientin mit Angstzuständen
  - Hämaturie
- Auswirkungen einer Ruptur
  - Abfall der fetalen Herzfrequenz
  - Einmaliger »Zerreißschmerz«
  - Danach plötzliches Sistieren der Wehentätigkeit
  - Abdominelle Abwehr
  - Verstärkte vaginale Blutung bis hin zum maternalen Schock

> **Cave**
> Diese Symptome können allerdings bei der Narbenruptur auch mit einiger Latenz (bis zu Stunden) auftreten.

43.3 Diagnostik

Bislang hat sich **kein bildgebendes Verfahren** zur zuverlässigen Diagnose der drohenden Uterusruptur etabliert. Weder die hochauflösende B-Bild- noch Versuche der Hydrosonographie haben sich als diagnostisch zielführend erwiesen. Lediglich zur Orientierung bei fraglicher Ruptur kann ultrasonographisch freie abdominelle Flüssigkeit ausgeschlossen werden. Die Diagnose orientiert sich damit weitgehend am **klinischen Bild** der Patientin.

43.4 Therapie

Bei drohender Uterusruptur muss eine **Notfalltokolyse** begonnen (Fenoterol) und die **Sectio** zügig durchgeführt werden. Eine Notsectio ist im Fall der tatsächlichen Ruptur indiziert. Ist die Patientin in stabilem Zustand und die Blutung stabil, kann der Uteruswanddefekt primär verschlossen werden.

❗ Bei instabiler Situation bleibt die Hysterektomie die einzige Therapieoption.

◘ **Tab. 43.1.** Operative Eingriffe am Uterus und Gefahr der Uterusruptur

Eingriff	Gefahr der Uterusruptur laut Literatur [%]
Ohne vorhergehenden Eingriff	0,03–0,08
Sectio: isthmokorporaler Längsschnitt	3–4
Sectio: isthmischer Querschnitt	0,25–1
Myomenukleation: laparoskopisch	1
Myomenukleation: abdominell	0,24–5,3
Hysteroskopische Septumresektion	<1

43.5 Prognose/Beratung

Je nach vorangegangener Operation ist mit einem mehr oder minder hohen Rupturrisiko zu rechnen und die Patientin entsprechend zu beraten.

Die **absolute Sectioindikation** besteht nach vorangegangener isthmokorporaler Längsschnittsectio und allen transmuralen Eingriffen am Corpus uteri (z. B. nach Strassmann-Prozedur bei Uterus bicornis). Auch nach Myomenukleationen mit Kavumeröffnung ist die Sectio ernsthaft in Erwägung zu ziehen, so v. a. nach ausgedehnter laparoskopischer Hinterwandmyomenukleation, da die Nahtversorgung hier bei minimal invasiven Verfahren als besonders kritisch anzusehen ist.

Nach hysteroskopischer Uterusseptumresektion wurde zwar in Einzelfällen von Uterusrupturen berichtet, i. Allg. steht hier aber der vaginalen Geburt nichts entgegen. Prinzipiell ist darauf zu achten, dass die Rupturgefahr bei allen Eingriffen im Unterbauch, bei denen **monopolare Elektrokoagulation** zum Einsatz kam, aus bislang nicht sicher geklärter Ursache, erhöht zu sein scheint.

Trotz der potenziell ernsthaften, doch insgesamt **seltenen Komplikationen** bleibt bei den meisten Schwangeren auch mit voroperiertem Uterus ein vaginaler Entbindungsversuch vertretbar. Die Verwendung von Prostaglandinen zur Geburtseinleitung ist allerdings zu vermeiden.

Vor allem die vorangegangene Querschnittsectio birgt nur ein minimal erhöhtes Risiko und sollte nicht automatisch die Resectioempfehlung zur Folge haben. Die Schwangere muss dennoch vor Wehenbeginn über ihr individuelles Risiko genau aufgeklärt werden und nach Möglichkeit eine Geburt im perinatologischen Zentrum anstreben.

> **Empfehlungen für die Praxis**
> - Vaginaler Geburtsversuch möglich nach hysteroskopischer Septumresektion, isthmischer Querschnittsectio, Myomenukleationen ohne Kavumeröffnung
> - **Cave:** nach laparoskopischer Hinterwandmyomenukleation (häufige Nahtinsuffizienz)
> - Elektive Sectio nach isthmokorporaler Längsschnittsectio, Myomenukleation mit Kavumeröffnung, ausgedehnter Uterusfehlbildungschirurgie

43.6 Prävention/Prophylaxe

- Strenge Indikationsstellung und optimale geburtshilfliche Betreuung
- Wehenmittel streng indizieren
- Bei vaginaler Entbindung intrauterine Drucksonde zur genauen Ableitung der Wehenintensität vor dem Einsatz von Wehenmitteln und zur zweifelsfreien Darstellung des Druckabfalls bei Ruptur

Auswirkungen kindlicher Malformationen auf das geburtshilfliche Vorgehen

S. Müller-Egloff

44.1 Epidemiologie – 306

44.2 Neuralrohrdefekte – 306

44.3 Meningomyelozele – 306

44.4 Hydrozephalus – 306

44.5 Zystisches Hygrom – 307

44.6 Sakrokokzygeales Teratom – 307

44.7 Bauchwanddefekte – 307

44.8 Omphalozele – 307

44.9 Gastroschisis – 307

Mangels prospektiv randomisierter Studien finden sich in der Literatur leider keine evidenzbasierten Entscheidungshilfen zum geburtshilflichen Vorgehen bei kindlichen Malformationen. Empfehlungen beruhen auf retrospektiven Beobachtungsstudien bzw. theoretischen Überlegungen. Diskutiert werden vorwiegend Malformationen, die die Körperoberfläche so verändern, dass entweder eine Behinderung des Geburtsweges oder eine zusätzlich Verletzung bei der Passage durch den Geburtskanal möglich ist. Zu diesen Krankheitsbildern zählen: Neuralrohrdefekte/Meningomyelozelen, Hydrozephalus, zystische Hygrome, sakrokokzygeale Teratome und Bauchwanddefekte (Omphalozele und Gastroschisis).
Bei inneren Fehlbildungen und intrauterin stabilem fetalem Zustand (z. B. Herzvitien) hat der Geburtsmodus keinen entscheidenen Einfluss auf das neonatale Outcome und ist daher unabhängig von der fetalen Erkrankung zu entscheiden.

44.1 Epidemiologie

Die Inzidenz kindlicher Malformationen zeigt ☐ Tab. 44.1.

44.2 Neuralrohrdefekte

Neuralrohrdefekte zählen mit 1‰ zu den **häufigsten angeborenen Anomalien**, zur Prophylaxe werden 0,4 mg Folsäure/Tag prä- und perikonzeptionell emprohlen.

☐ **Tab. 44.1.** Inzidenz kindlicher Malformationen

Krankheitsbild	Inzidenz
Neuralrohrdefekte	1 : 1.000
Isolierter Hydrozephalus	1 : 1.150–2.500
Zystisches Hygrom	1 : 200–1.000
Sakrokokzygeales Teratom	1 : 20–40.000
Bauchwanddefekte	1 : 3.500–5.000
Omphalozele	1 : 4.000–5.000
Gastroschisis	1 : 4.000–10.000

Ätiologisch liegt ein Defekt bei der Fusion der lateralen Neuralfalte in der 4. Embryonalwoche zugrunde, die resultierenden Fehlbildungen variieren von letal (z. B. ausgeprägte Spina bifida mit Begleithydrozephalus, Anenzephalus oder okzipitale Enzephalozele mit Begleitmikrozephalie) bis mild (z. B. kleine, gedeckte Meningozele). Bei rechtzeitig erkannten letalen Fehlbildungen kann der Schwangerschaftsabbruch erwogen werden, in der Spätschwangerschaft wird in aller Regel die vaginale Geburt zur Minimierung der maternalen Morbidität angeraten. Bei nicht letalen Fehlbildungen muss je nach Ausmaß der Malformation und geplanter Intervention von Fall zu Fall entschieden werden.

44.3 Meningomyelozele

Je nach Größe des Defektes und prolabierendem Gewebe variiert die neurologische Klinik von milder Parästhesie über sensomotorische Ausfälle und Paresen bis hin zu letaler Fehlbildung. Je höher und größer die Läsion, desto deutlicher die zu erwartende funktionelle Einschränkung. Bei 70–80% der Kinder kann eine normale Intelligenz beobachtet werden, ca. 50% der Kinder können sich ohne Fremdhilfe fortbewegen. Bezüglich des Geburtsmodus zeigt sich in den wenigen verfügbaren Studien für die elektive Sectio bezüglich des neonatalen »short« und »longterm outcome« ein eindeutiger Vorteil nur bei Beckenendlage. Bei Schädellage lässt sich dieser bislang nicht verifizieren, damit ist die allgemeine Empfehlung bei kleineren Defekten die vaginale Entbindung.

Obwohl prospektiv randomisierte Studien fehlen, wird im Konsens dennoch ab einer Bruchsackgröße von 6 cm die Schnittentbindung empfohlen.

44.4 Hydrozephalus

Die häufigste Ursache des isolierten Hydrozephalus ist eine Stenose des Aquaeductus cerebri sylvii. In 30–84% liegen Begleitanomalien vor, in 3–60% Aneuploidien. Invasive intrauterine Therapiemöglichkeiten sind derzeit noch nicht etabliert. Bei isoliertem Hydrozephalus kann bei milder Ausprägung (BIP <10 cm, Kopfumfang <36 cm) bzw. bei Hydrocephalus internus ein vaginaler Entbindungsversuch angestrebt werden, sonst wird zur Schnittentbindung geraten.

44.5 Zystisches Hygrom

Ätiologisch ist diese Fehlbildung durch eine defekte Verbindung zwischen dem jugulären Lymphsack und der V. jugularis interna bedingt. In bis zu 60% finden sich Begleitanomalien, in 60–80% Aneuploidien. Nur bei kleinen, isolierten, nicht septierten Läsionen ohne fetalen Hydrops kann von einer günstigeren Prognose ausgegangen werden. Da keine Daten zum Benefit der elektiven Sectio bei diesen Feten vorliegen, wird allgemein zur vaginalen Entbindung geraten. Die Schnittentbindung ist nur bei großen anterioren Lymphangiomen indiziert, da sie die Luftwege behindern können und häufig direkt postpartal chirurgisch versorgt werden müssen.

44.6 Sakrokokzygeales Teratom

Dieser primär benigne, stark vaskularisierte Tumor tritt mit einer Verteilung von 9:1 bevorzugt bei Mädchen auf. Große, pränatal diagnostizierbare Befunde können zum intrauterinen Hydrops aufgrund kardialer Dekompensation führen. Versuche der invasiven intrauterinen Therapie bei hydropischen Feten im III. Trimenon werden an Zentren erprobt, sind bislang aber noch nicht allgemein etabliert. Zur Schnittentbindung wird ab einer Tumorgröße von 5 cm geraten, da dadurch gravierende Blutungskomplikationen vermieden werden können. Bei kleineren Befunden ist ein vorsichtiger vaginaler Entbindungsversuch gerechtfertigt.

44.7 Bauchwanddefekte

In der 3. SSW beginnt der Verschluss der Bauchwand durch die Fusion der 4 ektomesodermalen Platten (zephal, kaudal und 2-mal lateral). Aus einer Fusionsstörung der zephalen und/oder lateralen Platten resultieren Omphalozelen. Der Fusionsvorgang ist allerdings erst zum Ende des I. Trimenons vollständig, weshalb bis 11+6 SSW auch bei periumbilikal prolabierenden Intestinalorganen mit Bruchsack vom »physiologischen Nabelbruch« gesprochen wird. Vaskuläre Ursachen werden diskutiert, wenn die Retraktion der periumbilikal prolabierenden Darmschlingen nach intraabdominal ausbleibt und daraus eine Gastroschisis resultiert.

44.8 Omphalozele

Omphalozelen sind in bis zu 70% mit Begleitanomalien, in bis zu 40% mit Aneuploidien assoziiert. Auch bei extrakorporaler Leber ist von einer schlechteren Prognose auszugehen. Leider liegen keine zuverlässigen prospektiv randomisierten Studiendaten vor, die den optimalen Geburtsmodus eindeutig belegen. Sowohl die elektive Sectio als auch der vaginale Geburtsversuch sind möglich.

44.9 Gastroschisis

Bei Vorliegen einer Gastroschisis treten Begleitanomalien (5–28%) deutlich seltener auf, und es besteht kein erhöhtes Aneuploidierisiko. Wie auch bei Omphalozelen fehlen zuverlässige Studiendaten, die den eindeutigen Vorteil eines Geburtsmodus belegen. Verletzungen der Viszera werden sowohl beim vaginalen als auch beim transabdominalen Geburtsweg beschrieben.

> Wichtig bei der peri- und postpartalen Versorgung ist die unbedingte latexfreie Behandlung des Neugeborenen.

Empfehlungen für die Praxis
- Folsäuresubstitution zur Prophylaxe von Neuralrohrdefekten
- Karyotypisierung erwägen bei zystischem Hygrom, Hydrozephalus und Omphalozele
- Vaginale Geburt bei infauster fetaler Prognose zur Minimierung maternaler operativer Mortalität und Morbidität
- Vaginaler Geburtsversuch möglich bei allen aufgeführten Strukturanomalien, wenn nur kleine Defekte vorliegen
- Elektive Sectio eindeutig empfohlen bei Meningomyelozele >6 cm, Hydrozephalus mit BIP >10 cm bzw. Kopfumfang >36 cm, anteriores zephales Hygrom, sakrokokzygeales Teratom >5 cm (nicht evidence based!)
- Unabhängiges Kriterium **pro Sectio in allen unklaren Fällen:** bessere logistische Planbarkeit der postpartalen Versorgung durch Neonatologen und Kinderchirurgen
- Latexfreie Versorgung peri- und postpartal bei Bauchwanddefekten

Störungen in der Nachgeburtsperiode

45.1 Störungen der Plazentalösung – 310
A. Burges
45.1.1 Verzögerte Lösung – 310
45.1.2 Retention der gelösten Plazenta – 310
45.1.3 Partielle Plazentaretention – 310
45.1.4 Plazentationsstörungen – 310
45.1.5 Manuelle Plazentalösung – 310

45.2 Plazentalösungsblutung/Atonie – 311
A. Burges
45.2.1 Ätiologie/Pathogenese – 311
45.2.2 Klinik – 311
45.2.3 Therapie – 312

45.3 Geburtsverletzungen – 312
S. Anthuber
45.3.1 Verletzungen der Vulva – 313
45.3.2 Verletzungen des Damms – 313
45.3.3 Verletzungen der Vagina – 315
45.3.4 Verletzungen der Zervix – 315
45.3.5 Verletzungen der Arteria uterina – 316

45.4 Uterusruptur – 316
A. Burges
45.4.1 Ätiologie/Pathogenese – 316
45.4.2 Klinik – 316
45.4.3 Therapie – 317

45.5 Inversio uteri – 317
A. Burges

Die hohe maternale Morbidität in der Nachgeburtsperiode ist v. a. bedingt durch die Risiken der Blutung, der Infektion/Puerperalsepsis und der Thromboembolie (Anteil an der maternalen Mortalität 20–23%).

45.1 Störungen der Plazentalösung

A. Burges

45.1.1 Verzögerte Lösung

 Definition
Unter einer verzögerten Lösung versteht man das Fehlen von Lösungszeichen innerhalb 30 min nach der Geburt des Kindes.

Die Plazenta lässt sich auch bei leichtem Zug an der Nabelschnur nach 30 min post partum nicht gewinnen.

Wichtig ist es, auf eine ausreichende **Entleerung der Harnblase** zu achten. Bei weiter ausbleibender Lösung muss zunächst der **Credé-Handgriff** durchgeführt werden. Hierbei umfasst eine Hand den Uterus von kranial und versucht, ihn in der Führungslinie nach kaudal zu pressen und dadurch die Plazenta »herauszudrücken«. Falls dies erfolglos bleibt, muss das Manöver in Narkose wiederholt werden oder eine manuelle Lösung durchgeführt werden.

Als weitere Option kann auch ein Zug an der Nabelschnur (»**cord traction**«) versucht werden. Dies darf nur am kontrahierten Uterus erfolgen. Der Uterus muss transabdominal gehalten und durch Zug nach kranial geführt werden. Gleichzeitig erfolgt ein **mäßiger Zug** an der Nabelschnur.

> **Cave**
> Bei zu starker Traktion resultiert ein Abriss der Nabelschnur oder eine Inversio uteri.

45.1.2 Retention der gelösten Plazenta

Eine gefüllte Harnblase kann eine Retention der bereits gelösten Plazenta bewirken. Bei Frühgeburten kann aber auch eine Kontraktion der Zervix die Ausstoßung der Plazenta verhindern. Hier ist oftmals eine manuelle Lösung notwendig.

45.1.3 Partielle Plazentaretention

Klinisch imponiert die partielle Plazentaretention durch eine **verstärkte Blutung** nach gewonnener Plazenta.

Bei der Inspektion der Plazenta stellt sich diese unvollständig dar. Dies kann ein bohnengroßer Defekt sein, das Fehlen eines Kotyledon oder auch ein randständig aberrierendes Gefäß als Hinweis auf eine Nebenplazenta.

Bei Verdacht auf unvollständige Plazenta muss unmittelbar nachgetastet werden. Zur Unterstützung einer guten Tonisierung der Uterusmuskulatur sollten Uterotonika appliziert werden.

> **Exakte Dosierung von Oxytocin**
> - Oxytocin-Dauerinfusion (ODI) postpartal
> - 1 Amp. Syntocinon (10 IE) in 500 ml Vollelektrolytlösung (alternativ Glukose 5%)
> - Minimaldosis 30 mIE/min = 90 ml/h
> - Maximaldosis 100 mIE/min = 300 ml/h

45.1.4 Plazentationsstörungen

Die **Placenta accreta, increta und percreta** (Tab. 45.1) sind unterschiedlich tief in das Myometrium entwickelte Störungen der Plazentation. Die Ursachen liegen in einer Beeinträchtigung der Deziduaschicht. Diese Vorschädigung des Endometriums wird meist durch Schwangerschaftsabbrüche, Abrasiones und andere Operationen am Uterus, insbesondere Sectiones, aber auch manuelle Plazentalösungen und Infektionen verursacht.

45.1.5 Manuelle Plazentalösung

Bei Versagen der oben genannten Methoden und/oder starker postpartaler Blutung sollte frühzeitig eine manuelle Lösung der Plazenta durchgeführt werden. Zu langes Abwarten steigert die Gefahr der Kreislauflabilität und der Gerinnungsstörung (Risiko der **sekundären Hysterektomie**).

45.2 · Plazentalösungsblutung/Atonie

Tab. 45.1. Plazentationsstörungen

Plazentaform	Ausdehnung	Vorgehen
Placenta accreta	Ausdehnung über die Decidua hinaus	Meist manuelle/instrumentelle Lösung möglich
Placenta increta	Ausdehnung in das Myometrium	Versuch des Organerhaltes, ggf. Hysterektomie
Placenta percreta	Ausdehnung durch das Myometrium und die Serosa hindurch	Meist Hysterektomie, evtl. mit Resektion/Teilresektion von Nachbarorganen notwendig

> **Empfehlungen für die Praxis**
> - Nach Möglichkeit Feststellen der Plazentalokalisation (präpartaler Ultraschall)
> - Desinfektion der Patientin wie zur Episiotomienaht
> - Entleerung der Harnblase
> - Kittel und langer Handschuh (Waschen der behandschuhten Hand, um Puderreste zu entfernen)
> - Die lösende Hand tastet sich entlang der Nabelschnur. Die Lösung erfolgt mit der Kleinfingerseite. Wichtig hierbei ist, dass die äußere, flach aufgelegte Hand der inneren Hand ein Widerlager bietet und damit das Perforationsrisiko senkt
> - Die gelöste Plazenta mit der ganzen Hand fassen und bergen
> - Nachtastung auf Vollständigkeit und Überprüfung, dass der Uterus glatt, leer und intakt ist
> - Evtl. kann auch der Einsatz einer großen stumpfen Kürette (Bumm-Kürette) notwendig sein, um Plazentareste zu lösen. Hierzu Anhaken der vorderen Muttermundslippe mit langen stumpfen Klemmen, **vorsichtige** Kürettage

45.2 Plazentalösungsblutung/Atonie

A. Burges

Bei 1–5% aller Geburten kommt es zu einer verstärkten Blutung. Hauptursache hierfür ist mit 75–80% die Uterusatonie. In den meisten Fällen ist diese erfolgreich mit konservativen Maßnahmen zu therapieren. In 1–3% aller Geburten ist ein invasives Vorgehen erforderlich.

Eine verstärkte postpartale Blutung liegt bei einem geschätzten Blutverlust von >300–500 ml vor. Das Abschätzen der Blutungsmenge kann durch Setzen der Patientin auf eine Schüssel/Bettpfanne erleichtert werden.

45.2.1 Ätiologie/Pathogenese

Ursachen der postpartalen Blutung:
- Wehenschwäche/Uterusatonie
- Weichteilverletzungen
- Uterusruptur
- Lösungsstörungen/partielle Lösung
- Plazentationsstörungen

Eine mangelnde Kontraktionsfähigkeit des Uterus postpartal bewirkt eine mangelnde Kompression der Spiralarterien und damit einen starken Blutverlust in Richtung des zuvor versorgten Plazentabettes.

Als **Risikofaktoren** für eine Uterusatonie gelten:
- Überdehnung des Uterus (Mehrlinge, kindliche Makrosomie, Hydramnion)
- Vielgebärende
- Uterus myomatosus
- Uterusfehlbildungen
- Ungünstige Plazentalokalisation
- Protrahierter Geburtsverlauf mit lang dauernder Oxytoxin-Applikation
- Gewaltsame Expressionsversuche der Plazenta

45.2.2 Klinik

Der Fundus des postpartal unauffälligen Uterus tastet sich etwa auf Nabelhöhe, gut kontrahiert und daher fest. Eine Atonie dagegen zeichnet sich durch einen **weichen Uterus** aus, dessen Fundus u. U. weit oberhalb des Nabels liegt. Bei der klinischen Untersuchung kann das Hochsteigen des Uterus oder eine zyklische Blutung auffallen. Der Uterus blutet nach innen voll und entleert daraufhin schwallartig wieder Blut.

> **Cave**
>
> Die Gefahr besteht darin, zu lange mit aktiven Maßnahmen zu warten und damit die Prognose für die Patientin dramatisch zu verschlechtern. Ein Blutverlust von über 1000 ml kann in kürzester Zeit erreicht werden.

45.2.3 Therapie

Bei einem bestehenden Risiko für eine Atonie sollte prophylaktisch eine postpartale Oxytocin-Infusion verabreicht werden.

> **Oxytocin-Dauerinfusion (ODI) postpartal**
> - 1 Amp. Syntocinon (10 IE) in 500 ml Glukose 5% (VEL bei Diabetes mellitus)
> - Minimaldosis 30 mIE/min = 90 ml/h
> - Maximaldosis 100 mIE/min = 300 ml/h

Bei zunehmender Blutung sollte auch bei vollständiger Plazenta eine Nachtastung durchgeführt werden. Die Kontraktion des Uterus kann durch »Anmassieren« von Wehen unterstützt werden. Hierbei wird der Uterus mit der flachen Hand vom Fundus her ausdgedrückt und unter massierenden Bewegungen gehalten. Immer auf eine vollständige **Entleerung der Harnblase** achten! Eine Eisblase kann ebenfalls die Tonisierung des Uterus unterstützen.

Bei weiter bestehender Blutung müssen **Prostaglandine** eingesetzt werden. Hierbei wird in erster Linie das PGE$_2$-Derivat Sulproston (Nalador) verwendet.

> **Nalador-Tropf**
> - 1 Amp. Nalador (Sulproston 500 μg) in 500 ml NaCl
> - Dosierung: 100 μg/h = 100 ml/h

! Oxytocin und Sulproston dürfen nicht kombiniert appliziert werden. Bei Versagen kann PGF$_{2α}$ (Minprostin) intramural injiziert oder über eine getränkte Tamponade in das Cavum uteri appliziert werden.

Bei Versagen dieser Maßnahmen kann bei geeigneten organisatorischen Voraussetzungen die Embolisation der Aa. uterinae durch interventionelle Radiologie versucht werden. Hierbei ist jedoch zu bedenken, dass selbst bei optimalen Voraussetzungen einer Klinik der Zeitverlust bis zum Greifen der Maßnahmen ca. 60 min beansprucht. Bei einer persistierenden starken vaginalen Blutung muss daher rechtzeitig als **Ultima ratio die postpartale Hysterektomie** erwogen werden.

Als weitere operative Maßnahmen stehen auch die schrittweise uterine Devaskularisation, die Ligatur der Aa. uterinae oder der Aa. Iliacae internae und die Kompressionsnaht des Fundus uteri zur Verfügung. Sie sind als Maßnahmen der Einzelfallentscheidung vor etwaiger Hysterektomie anzusehen.

> **Empfehlungen für die Praxis**
> - Harnblase entleeren
> - Plazenta auf Vollständigkeit prüfen?
> - Weichteilverletzungen (Episiotomie, Scheiden-, Zervixriss) als Blutungsursache?
> - Anreiben des Uterus
> - Eisblase
> - Uterotonika
> - Gegebenenfalls Nachtasten
> - Oxytocin-Dauerinfusion (bei 1 Amp. = 10 IE Syntocinon auf 500 ml Glukose 5%; 30–100 mIE/min = 90–300 ml/h).
> - Nalador-Infusion mit Oxytocin (bei 1 Amp. = 500 μg Sulproston auf 500 ml NaCl maximal 100 μg über 10 h) (nicht gleichzeitig mit Oxytocin)
> - Minprostin intramyometrial
> - Minprostin-Tamponade (Embolisation der Aa. uterinae)
> - Hysterektomie

45.3 Geburtsverletzungen

S. Anthuber

Während der Press- bzw. Austreibungsperiode eines Kindes entstehen bei Gebärenden Weichteilverletzungen im Bereich der Vulva, der Vagina und/oder der Zervix. Sie entstehen durch Überdehnung des Weichteilansatzrohres, durch Verzicht auf eine rechtzeitige Episiotomie und durch den Einsatz vaginal-operativer Entbindungstechniken. Geburtsverletzungen können innerhalb kurzer Zeit zu **lebensbedrohlichem Blutverlust** führen. Sie müssen schnell, adäquat, in ausreichender Analgesie und mit guter Assistenz versorgt werden.

Allgemeines
Blutungen aus den Weichteilen machen sich unmittelbar nach der Geburt des Kindes bemerkbar. Ziel der Versorgung ist die Minimierung des Blutverlustes, die Vermeidung einer Hämatombildung, von Schmerzen und Komplikationen im Wochenbett.

Praktisches Vorgehen
- Patientin auf Schüssel setzen, um den Blutverlust zu messen
- Verletzung erst nach vollständig entwickelter und beurteilter Plazenta versorgen
- Blutverlust > 500 ml → Oberarzt/Facharzt hinzuziehen → operative Plazentagewinnung anstreben
- Eine notwendige manuelle Nachtastung oder Plazentagewinnung erfolgt vor der Versorgung der Geburtsverletzung
- Versorgung immer erst nach ausreichender Analgesie beginnen
- Für adäquate Lagerung der Patientin sorgen (Steinschnittlage)
- Wundabdeckung und gründliche Desinfektion des Wundgebietes sind obligat
- Evtl. Tamponade einlegen
- Ggf. KPDA optimieren oder ITN veranlassen

45.3.1 Verletzungen der Vulva

Durch exzessive Dehnung der Vulva während der letzten Presswehen kommt es nicht selten zu oberflächigen Schleimhauteinrissen an den Labien, der Klitoris, der Urethra und/oder der hinteren Kommissur (entspricht Dammriss Grad I). Diese sind zumeist nicht sehr tief, können jedoch bei mangelnder Versorgung im Wochenbett, insbesondere bei der Miktion, erhebliche Schmerzen bereiten.

Klitorisriss
Die Versorgung des Klitorisrisses oder eines Einrisses der Urethra erfolgt mit atraumatischen, resorbierbaren Fäden der Stärke 3.0 (z. B. Vicryl 3.0). In Einzelknopfnahttechnik werden die Wundränder adaptiert. Es ist auf eine gute Analgesierung zu achten. Die Naht kann in Lokalanästhesie durchgeführt werden, wenn keine Leitungs- oder Allgemeinanästhesie vorhanden ist. Die Lokalanästhesie wird mit dünnen Nadeln und einem Lokalanästhetikum (z. B. Lidocain) gesetzt.

Labienriss
Labienrisse werden ebenfalls mit atraumatischen Fäden der Stärke 3.0 in Einzelknopfnahttechnik genäht. Bei kombinierten Scheiden-Damm-Labien-Verletzungen wird immer von kranial beginnend die Wunde versorgt, d. h. äußerliche Labienverletzungen zuletzt.

Blutung aus rupturierten Varizen
Eine Vulvavarikosis kann erhebliche Ausmaße annehmen. Kommt es zur Ruptur eines Varixknotens, so muss dieser zunächst isoliert umstochen werden, da ein deutlicher Blutverlust resultieren kann.

45.3.2 Verletzungen des Damms

Dammriss Grad I

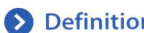
Definition
Verletzung von Damm- und/oder Scheidenhaut ohne Verletzung der Dammmuskulatur.

Versorgung
Auch eine scheinbar geringe Verletzung sollte operativ versorgt werden. Steinschnittlage, eine ausreichende Wunddesinfektion und Abdeckung sind generell durchzuführen. Nicht selten ist das Ausmaß der Verletzung größer als ursprünglich vermutet. Die Versorgung kann bei nicht optimaler Vorbereitung deutlich erschwert sein, zu Zeitverlust und in der Folge zu inkompletter Wundversorgung führen.

Nach Einlage einer Scheidentamponade, die über einen breiten hinteren Spiegel in das hintere Scheidengewölbe plaziert wird, werden die Labien mit zwei Fingern gespreizt. Kann dabei das Wundgebiet nicht gut dargestellt werden, muss unbedingt für eine weitere Assistenz, ggf. durch die Hebamme, gesorgt werden.

Der Dammriss Grad I wird mit durchgreifenden Einzelknopfnähten der Stärke 2.0 (z. B. Vicryl) genäht. Dabei orientiert man sich am Hymenalsaum. Dieser muss Stoß auf Stoß rekonstruiert werden. Begonnen wird die Naht immer am kranialen Pol der Verletzung. Zur Naht der Scheide wird der Nadelhalter waagerecht gehalten, zur Naht des Damms senkrecht.

Dammriss Grad II

 Definition
Verletzung von Damm- und/oder Scheidenhaut mit Verletzung des Musculus bulbospongiosus. Die Verletzung kann bis zum Sphincter ani externus reichen. Dieser ist jedoch in allen Anteilen intakt.

Versorgung
Zweischichtige Dammnaht. Die Vorbereitung erfolgt analog der Versorgung des Dammrisses Grad I. Steinschnittlagerung, Desinfektion und Abdeckung sind obligat, die Tamponade in der Scheide sehr hilfreich für eine bessere Übersicht. Jede Form der Tamponade oder eines Tupfers in die Scheide muss mit einer Klemme oder einem Faden gesichert sein, um ein versehentliches Vergessen zu verhindern. Verbliebene Tupfer können zu ausgeprägten Kolpitiden und aufsteigenden Infektionen in Form von Endometritiden führen.

Bei der zweischichtigen Dammnaht wird die 1. Naht am kranialen Pol der Scheidenwunde gesetzt. Dazu muss der obere Wundwinkel großzügig gefasst und tief durchgreifend mit einer Einzelknopfnaht genäht werden. Der Faden wird mit einer Klemme gefasst und dient, indem man ihn nach oben zieht, als Orientierung für die weitere Naht. Mit etwa 4–5 weiteren Einzelknopfnähten im Abstand von ca. 1,5 cm wird die Scheide bis zum Hymenalsaum vernäht. Dabei muss der Hymenalsaum Stoß auf Stoß rekonstruiert werden. Er dient als anatomische Orientierung der folgenden Naht. Nun werden die tieferen Schichten des Damms (M. bulbospongiosus) mit 2–3 tiefen, durchgreifenden Nähten so adaptiert, dass eine gute Unterpolsterung für die oberflächige Naht besteht.

Die Dammhaut wird entweder mit Einzelknopfnähten versorgt oder mit einer intrakutan fortlaufenden Naht. Dazu wird etwas dorsal des Hymenalsaumes die erste Naht gelegt. Diese kann wie eine Einzelknopfnaht begonnen werden und wird nach subkorial gestochen. Streng intrakutan wird sie längs der Wunde bis zum dorsalen Wundwinkel weiter fortgeführt. Dort wird sie ausgeleitet und verknüpft.

Alternativ zu diesem Verfahren kann die gesamte Wunde zweischichtig fortlaufend mit rückläufiger Intrakutannaht versorgt werden. Die Scheide wird fortlaufend bis zum Hymenalsaum genäht, das Septum rectovaginale durch 3–4 subkutane Nähte adaptiert, der Faden am dorsalen Pol der Wunde ausgeleitet und intrakutan fortlaufend bis zum Hymenalsaum zurückgeführt und dort geknotet.

Postoperative Besonderheiten
- Tamponade entfernen
- Tupfer zählen
- Kontrolle auf Bluttrockenheit
- Rektale Palpation zum Ausschluss von rektal gelegten Fäden
- Palpation des Uterus zur Beurteilung des Kontraktionszustandes
- Dokumentation der Wundversorgung mit Angabe des Nahtmaterials im Entbindungsprotokoll
- Rektal- und Uteruspalpation im Protokoll vermerken
- Ibuprofen-Zäpfchen nach Abschluss der Wundversorgung bei ödematösen Wundverhältnissen

Dammriss Grad III und IV

 Definition
Verletzung von Damm- und/oder Scheidenhaut mit Verletzung des M. bulbospongiosus. Die Verletzung hat den M. sphincter ani externus komplett oder teilweise miterfasst. Ein Dammriss Grad IV umfasst zusätzlich eine Verletzung der Rektumvorderwand.

Versorgung
Ein Dammriss III. oder IV. Grades muss gemeinsam mit einem erfahrenen **Fach- oder Oberarzt** versorgt werden. Ist man sich in der Einschätzung der Verletzung unsicher, so gilt ebenfalls das Hinzuziehen eines Facharztes als obligat. Die rektale Palpation über einen zusätzlichen Handschuh zeigt in der Regel das Ausmaß der Verletzung und die bloßliegenden Stümpfe des verletzten Schließmuskels.

Liegt eine komplette Ruptur des Sphinkters mit Beteiligung des Rektums vor, so wird zunächst die Scheide bis zum Hymenalsaum fortlaufend oder mit Einzelknopfnähten versorgt. Der Faden wird dorsal der hinteren Kommissur geknotet und angeklemmt. Dies führt zu einer Blutstillung der Scheidenwunde und damit zur besseren Übersichtlichkeit.

Die Rektumschleimhaut wird über den in das Rektum eingeführten Zeigefinger der linken Hand genäht. Verwendet wird atraumatisches resorbierbares Nahtmaterial der Stärke 3.0 (z. B. Vicryl). Begonnen wird kranial des oberen Wundwinkels mit Einzelknopfnähten. Dabei wird die Submukosa seitlich mitgefasst und die Rektumschleimhaut in Richtung Rektum eingestülpt. Eine 2. Nahtreihe kann unmittelbar darüber gelegt werden.

Ist die Rektumschleimhaut versorgt oder intakt, schließt sich die Naht des M. sphincter ani externus an. Dazu werden die Sphinkterenden mittels kleiner Kocher-Klemmen in der Tiefe gefasst und hervorgeholt. Die sich anschließenden atraumatischen resorbierbaren Nähte der Stärke 3.0 (z. B. Vicryl) werden vorgelegt. In der Regel werden eine dorsale und eine ventrale Naht gelegt, wobei umliegendes Gewebe neben den Muskelbäuchen mitgefasst werden darf. Bevor die Nähte geknüpft werden, erfolgt kranial davon die Adaptation des Septum rectovaginale, um den Zug auf die Sphinkterenden zu reduzieren. Es schließen sich 1–2 tiefe Nähte zur Vereinigung der Levatoren an und die zuvor beschriebene zweischichtig intrakutan fortlaufende Dammnaht.

45.3.3 Verletzungen der Vagina

Isolierte Verletzungen der Scheide sind deutlich **seltener**. In der Regel treten sie in Kombination mit einer Episiotomie oder einem Dammriss auf. Die Scheide rupturiert v. a. im kranialen Anteil des Schnittes oder der Verletzung. Diese kann bis in das obere oder seitliche Scheidendrittel reichen. Die Scheide muss nach erfolgter Geburt, insbesondere nach vaginal-operativen Eingriffen, komplett **inspiziert** werden. Die kontralaterale Seite eines Schnittes oder Risses kann ebenfalls isoliert betroffen sein. Reicht die Verletzung bis in das obere Scheidendrittel, dürfen die Nähte dort nicht zu tief gesetzt werden, um eine Verletzung der Ureteren zu vermeiden.

Die Versorgung eines Scheidenrisses beginnt immer am kranialen Wundwinkel. Die 1. Naht wird ca. 0,5 cm oberhalb des Wundwinkels gelegt.

Hohe Scheidenrisse können sehr unübersichtlich sein. Es empfiehlt sich, rechtzeitig für eine gute und ausreichende Assistenz zu sorgen. Die Scheide und die Verletzung muss evtl. mit mehreren eingeführten Spekula gut dargestellt werden. Genäht werden Scheidenrisse mit atraumatischem, resorbierbarem Nahtmaterial der Stärke 1.0 (z. B. Vicryl oder Vicryl rapid) in Einzelknopftechnik.

Gefahren bei Scheidenriss:
- Vulvahämatom
- Rektovaginales Hämatom/infralevatorielles Hämatom

> **Cave**
>
> Treten nach der Geburt und/oder Versorgung einer Verletzung starke Schmerzen im Bereich des Dammes auf, muss die Inspektion der Wunde und der Geburtswege erzwungen werden, ggf. in erneuter Narkose. Ein rektovaginales Hämatom lässt sich mittels rektaler Palpation feststellen. Man tastet einen »Tumor« in der Scheide, der diese auf die kontralaterale Seite verdrängt. In der Regel ist dies rechtsseitig. Eine umgehende Revision der Wunde ist einzuleiten, ggf. unter verbesserten operativen Bedingungen im OP. Die Einlage einer Wunddrainage kann dann notwendig werden.

45.3.4 Verletzungen der Zervix

 Zervixrisse treten insbesondere nach vaginal-operativen Entbindungen auf, wenn mittels Vakuum oder Zange eine Drehung des Köpfchens erfolgte. Die Einstellung der Zervix ist deshalb nach jeder entbindenden Operation notwendig.

Relevante Zervixrisse können zu starken Blutungen führen und müssen unmittelbar versorgt werden. Üblicherweise ist bei einer starken Blutung der vaginale Ast der A. uterina betroffen.

Kleinere Zervixrisse ohne nennenswerte Blutung müssen nicht versorgt werden. Zur Versorgung größerer Verletzungen ist es wichtig, für gute Übersichtsverhältnisse zu sorgen. Eine ausreichende Assistenz ist unbedingt notwendig.

Versorgung

Die Darstellung der Zervix erfolgt nach Entleerung des Uterus und ggf. manueller Austastung des Uterus und Gewinnung der Plazenta. Mit mindestens 2 (besser 3) breiten geburtshilflichen Spekula wird die Zervix eingestellt. Mit einem dicken Tupfer in einer langen Klemme wird die Zervix im Uhrzeigersinn von der Scheidenwand weggedrängt und so in allen Anteilen eingesehen. Bei Bedarf kann die vordere Muttermundlippe mit einer Ovarfasszange angeklemmt und nach vorn gezogen werden. Lateral davon können mehrere Klemmen gesetzt und so die Rissverletzung einsehbar gemacht werden. Genäht wird mit resorbierbaren, atraumatischen Fäden der Stärke 0.0 oder 1.0, beginnend im oberen Wundwinkel. In der Regel reichen 2 bis maximal 3 Einzelknopfnähte aus, um eine ausreichende Blutstillung zu erreichen.

Reicht der Riss bis in die Parametrien und/oder in das Abdomen und ist die Patientin kreislaufinstabil, muss unverzüglich eine **Laparotomie** durchgeführt werden.

45.3.5 Verletzungen der Arteria uterina

Geburtshilfliche Verletzungen mit einem Abriss der A. uterina sind extreme Ausnahmesituationen, erfordern jedoch ein unverzügliches Handeln. Die Patientinnen werden kreislaufinstabil ohne nennenswerte Schmerzsymptomatik, da sich Hämatome und Blutungen im lockeren Retroperitoneum symptomarm ausbreiten.

Bei Verdacht auf eine solche Verletzung muss die Patientin im OP laparotomiert werden. Es kann versucht werden, die Blutungsquelle darzustellen. Dabei sollte immer auch der Ureter präpariert und identifiziert werden. Gelingt ein rascher Blutungsstopp nicht, muss die **Hysterektomie** durchgeführt werden (Behandlung der Uterusruptur ▶ Kap. 45.4).

> **Empfehlungen für die Praxis**
> - Geburtsverletzungen reichen von einfachen Labien-, Klitoris-, Dammrissen Grad I und II bis hin zu schwerwiegenden und/oder stark blutenden Verletzungen des Dammes (Dammriss Grad III und IV), der Scheide, der Zervix und des Uterinastromgebietes
> - Es gilt, optimale Bedingungen zur Versorgung herzustellen, d. h. für ausreichende Assistenz, Analgesie und evtl. Fach-/Oberarztpräsenz zu sorgen. Die Versorgung erfolgt nach steriler Abdeckung, mit sterilem Kittel, Desinfektion und Katheterisierung der Harnblase
> - Versorgt werden die Verletzungen von kranial nach kaudal, beginnend mit einer evtl. notwendigen Nachtastung, Einstellung der Zervix, Naht der Scheidenverletzung, des Dammes und des äußeren Genitales. Kenntnisse über die verfügbaren Nahtmaterialien sind Voraussetzung

45.4 Uterusruptur

A. Burges

Unter einer Uterusruptur versteht man das vollständige Zerreißen der Uteruswand inklusive des Peritoneum viscerale. Sie ist ein seltenes Ereignis mit einer Häufigkeit von 0,03–0,08%. Eine Häufung ist bei Mehrgebärenden zu beobachten.

45.4.1 Ätiologie/Pathogenese

- Mehrgebärende
- Narbenruptur
- Überdehnung der Uteruswand, bei Querlage, Missverhältnis zwischen Kopf und Becken, Hydrozephalus, Überdosierung von Wehenmitteln
- Schädigung der Uteruswand: Zustand nach Sectio, Myomenukleation, rekonstruktive Operationen des Uterus (Strassmann-Operation)
- Iatrogene Ruptur nach schwerer operativer Entbindung, z. B. Schulterdystokie
- Gewalt von außen (stumpfes Bauchtrauma)
- Spontanruptur (angeborene Fehlbildungen des Uterus, Zustand nach Abrasiones, Endometritis, manuelle Plazentalösung)

45.4.2 Klinik

Es zeigt sich meist eine zunehmende Wehentätigkeit bis zum Wehensturm. Gleichzeitig stellt sich ein Geburtsstillstand ein. Das untere Uterinsegment ist besonders schmerzhaft. Die Bandl-Furche steigt nach kranial an (das untere Uterinsegment steigt bis Nabelhöhe oder darüber). Dies wird von einer zunehmenden Unruhe der Patientin begleitet.

Mit der Uterusruptur sistiert plötzlich die Wehentätigkeit, und starke abdominale Beschwerden treten in den Vordergrund. Durch die innere Blutung droht ein Kreislaufkollaps. Die kindlichen Herztöne sind nicht mehr ableitbar, und die Kindsbewegungen sistieren. Häufig wird dies von einer vaginalen Blutung begleitet.

 Obligat Entbindung per Notsectio.

Aber auch bei geborenem Kind kann eine Uterusruptur die Ursache einer postpartalen Blutung darstellen. Insbesondere im Zustand Uterusoperationen ist daran zu denken, da eine Uterusruptur auch symptomarm verlaufen kann. Dies wird häufiger im Fall einer Narbenruptur beschrieben.

45.4.3 Therapie

Eine Uterusruptur kann suffizient nur über eine Laparotomie versorgt werden. Eventuell muss je nach Befund auch eine Hysterektomie durchgeführt werden.

45.5 Inversio uteri

A. Burges

Die Inversio uteri ist ein **sehr seltenes Ereignis** mit einer Häufigkeit von 1 : 25.000–1 : 400.000 Geburten. Hierbei stülpt sich die endometriale Seite des Uterus vaginalwärts nach außen.

Die Ursache ist meist ein forcierter Zug an der Nabelschnur des nicht kontrahierten Uterus oder durch Druck auf den Uterus von der Bauchdecke.

Es handelt sich dabei um einen **geburtshilflichen Notfall,** der mit ausgeprägten Schmerzen für die Mutter verbunden ist.

Die **Therapie** besteht in der möglichst raschen und vollständigen Reposition. Ist die Plazenta noch nicht gelöst, muss diese vor der Reposition gelöst werden. Die Reposition erfolgt durch Umfassen des Uterus, Zusammendrücken und Zurückschieben durch die Scheide. Der zervikale Schnürring bildet hierbei einen deutlichen Widerstand. Die Reposition muss so weit erfolgen, dass die uterinen Bänder wieder maximal gespannt sind. Sie erfolgt durch Gegenhalten mit der freien Hand, um einen Abriss des Uterus zu vermeiden.

Die Reposition kann auch eine Intubationsnarkose notwendig machen, um eine Relaxierung des Beckenbodens zu erreichen. In Einzelfällen wird auch der Einsatz von Tokolytika beschrieben. Nach erfolgter Reposition muss für eine gute Kontraktion des Uterus gesorgt werden.

Bei Misslingen muss über Laparotomie der Schnürring durchtrennt und nach Reposition wieder verschlossen werden.

Teil VIII Normales Wochenbett

Kapitel 46 Physiologie des Wochenbetts – 321

Kapitel 47 Wochenbett nach Sectio caesarea – 329

Kapitel 48 Schmerztherapie im Wochenbett – 331

Kapitel 49 Rhesusprophylaxe – 333

Kapitel 50 Rötelnimpfung im Wochenbett – 335

Kapitel 51 Kontrolluntersuchung nach Abschluss des Wochenbetts – 337

Kapitel 52 Wochenbettgymnastik – 343

Kapitel 53 Nachsorge mit der Hebamme – 345

Physiologie des Wochenbetts

46.1	Aufnahme auf die Wochenbettstation – 322
	C. Kümper
46.1.1	Labor-/Vitalparameter – 322
46.1.2	Fundusstand – 322
46.1.3	Lochien – 322
46.1.4	Brust – 322
46.1.5	Damm – 322
46.1.6	Harnentleerung – 322
46.1.7	Darmentleerung – 322
46.1.8	Mobilisation – 323

46.2	Fundusstand – 323
	C. Kümper
46.2.1	Ursachen – 323

46.3	Lochialfluss – 323
	C. Kümper

46.4	Laktation und Stillberatung – 324
	A. Haerty
46.4.1	Schwangerenberatung – 324
46.4.2	Therapie der häufigsten Stillprobleme – 325

46.5	Darmentleerung – 326
	C. Kümper
46.5.1	Ursachen – 326
46.5.2	Therapie – 326

46.6	Hygiene – 327
	C. Kümper

Im Allgemeinen kann die Wöchnerin nach einer 2-stündigen Überwachung im Kreißsaal auf die Wochenbettstation verlegt werden. Die regelmäßige Überwachung dort ermöglicht die rechtzeitige Erkennung von Komplikationen und das entsprechende Handeln. Bei unauffälligem Verlauf stehen die Pflege und die Beratung der Wöchnerin im Vordergrund.

46.1 Aufnahme auf die Wochenbettstation

C. Kümper

46.1.1 Labor-/Vitalparameter

- **Blutbildkontrolle**, ggf. Eisensubstitution (z. B. Dreisafer 1–2 Tbl. tgl., FerroSanol duodenal 1–2 Tbl. tgl.)
- **Blutdruck** und **Herzfrequenz** sind wichtige Parameter für Störungen im Wochenbett, differenzialdiagnostisch Blutung, Infektion, Thrombose/Embolie, Präeklampsie ausschließen
- **Temperaturanstieg** tritt in vielen Fällen erst am Nachmittag/Abend auf, differenzialdiagnostisch genitale (u. a. infizierter Damm, Lochialstau, Endo-/Endomyometritis, Adnexitis) und extragenitale Ursachen (u. a. viraler Infekt, Harnwegsinfekt, Thrombose, Milchstau/Mastitis, Wundinfektion) ausschließen

46.1.2 Fundusstand

Den Fundusstand (▶ Kap. 46.2) bei der Wochenbettvisite täglich kontrollieren und in der Kurve dokumentieren. Die Rückbildung verläuft individuell unterschiedlich und wird von folgenden Parametern beeinflusst:
- Größe, Gewicht, Anzahl der Kinder
- Geburtsmodus, -dauer
- Erst-/Mehrgebärende
- Stillen

> **Cave**
> Den Fundus nur bei entleerter Blase beurteilen – sonst falscher Hochstand!

46.1.3 Lochien

Die Lochien spiegeln die Wundheilung und Regeneration des Endometriums wider: Aussehen, Geruch und Menge kontrollieren (▶ Kap. 46.3).

46.1.4 Brust

Die richtige Technik des Stillens und die Pflege der Brust müssen Mutter und Kind erlernen: Die Beratung und Einführung der Wöchnerin stehen im Vordergrund. Anamnese (Krankheitsgefühl!), Temperaturkontrolle sind ebenso wichtig wie Inspektion und Palpation der Brust und Achsellymphknoten (Vermeidung und Früherkennung der Mastitis!).

46.1.5 Damm

Geburtsverletzungen (Zervix, Scheide, Damm) bzw. Episiotomiewunden heilen rasch und gut. Hämatome und/oder Infektionen können zu Dehiszenz und sekundärer Wundheilung führen. Aszendierende Infektionen sind möglich. Anleitung zur Dammpflege. Wundkontrolle! Gegebenenfalls Kühlung, Sitzbäder, Diclofenac oder Ibuprofen (als Suppositorien oder Tablettenform) verordnen.

46.1.6 Harnentleerung

Die Urinbildung ist in den ersten 10–14 Tagen post partum vermehrt (tgl. 2–4 l); das während der Schwangerschaft ins Gewebe eingelagerte Wasser wird über die Niere ausgeschieden. In dieser Zeit ist die Harnentleerung häufig erschwert, und es bildet sich Restharn. Die regelmäßige Kontrolle der Blasenentleerung ist Bestandteil der Wochenbettpflege und vermeidet weitere Komplikationen (Zystitis, Pyelonephritis).

 Die Wöchnerin früh aufstehen und zur Toilette gehen lassen.

46.1.7 Darmentleerung

Details sind in ▶ Kap. 46.5 dargestellt.

46.1.8 Mobilisation

Spätestens 6 h nach der Entbindung steht die Wöchnerin zum ersten Mal in Begleitung des Pflegepersonals auf.

Durch frühzeitige Mobilisation sinkt das Thrombose-/Emboliersiko. Die Rückbildung der Gebärmutter wird gefördert, und es kommt seltener zum Lochialstau. Das spontane Wasserlassen und die Darmtätigkeit werden unterstützt und der Kreislauf und Stoffwechsel angeregt.

> **Empfehlungen für die Praxis**
> - Blutbildkontrolle
> - Blutdruck, Puls, Temperatur
> - Fundusstand
> - Lochialfluss
> - Stillen/Brust
> - Damm
> - Blasen-/Darmentleerung
> - Mobilisation

46.2 Fundusstand

C. Kümper

Der Uterus ist bei der Geburt auf ein Gewicht von ca. 1.000 g angewachsen und steht nach Ausstoßung der Plazenta zwischen Symphyse und Nabel. Aufgrund der muskulären Entspannung steigt er am 1. Tag post partum 1 Finger breit unter oder auf Nabelhöhe. Im Folgenden tritt er täglich 1 Querfinger tiefer. Am 10. Tag post partum steht er auf Höhe der Symphyse (Tab. 46.1). Der Fundusstand wird durch tägliches Palpieren kontrolliert.

Die Uterusrückbildung (Involution) ist nach 6–8 Wochen abgeschlossen. Der Uterus hat sein ursprüngliches Gewicht von 60–100 g erreicht. Bei Vielgebärenden, nach Mehrlingsschwangerschaften oder nach Sectio caesarea vollzieht sich die Rückbildung langsamer.

46.2.1 Ursachen

- Wegfall der plazentaren Hormone (Choriongonadotropin/HCG, humanes plazentares Laktogen/HPL, Gestagene, Östrogene)
- Verminderte Blutversorgung durch Wochenbettwehen (Kontraktionsischämie; Tab. 46.2)

Tab. 46.1. Fundusstand im Wochenbett

Zeitpunkt	Fundusstand
Nach der Geburt	Zwischen Nabel und Symphyse
Tag 1	1 Querfinger unter oder auf Nabelhöhe
Tag 5	Zwischen Nabel und Symphyse
Tag 10	Symphysenhöhe

Tab. 46.2. Wochenbettwehen

Wehenart	Auftreten
Dauerkontraktion	Nach Ausstoßung der Plazenta (4–5 Tage)
Rhythmische Kontraktionen	Nachwehen (2–3 Tage)
Laktations-/Stillwehen	Oxytocin-Ausschüttung

> ❗ Die Rückbildung wird gefördert durch konsequentes Stillen, Frühmobilisierung und Wochenbettgymnastik.

Hoher Fundus – häufigste Gründe:
- Volle Blase = vorgetäuschter Hochstand
- Schlechte Rückbildung = Involutionsverzögerung

46.3 Lochialfluss

C. Kümper

Durch die Ablösung von Plazenta und Eihäuten entsteht eine große Wundfläche an der Gebärmutterschleimhaut. Die Lochien (Wochenfluss) sind das entsprechende Wundsekret. Sie bestehen u. a. aus Resten der Dezidua, Leukozyten, Blutbestandteilen und zunächst reichlich Bakterien (Staphylokokken, Streptokokken, Escherichia coli). Anfänglich können die Lochien bis zu 500 g täglich betragen.

Sowohl Menge als auch Farbe und Geruch der Lochien ändern sich im Verlauf der Wundheilung. In der 1. Woche post partum ist der Wochenfluss durch die Blutbeimengung rot gefärbt (Lochia rubra). In der 2. Woche, nach Verheilen der Blutungsquellen, geht er über in ein bräunliches Sekret (Lochia fusca). Aufgrund des nekrotischen Zellmaterials und der steigenden Zahl an Leukozyten wird er ab der 3. Woche zunehmend gelblich (Lochia flava) und erscheint nach Abschluss der Wundheilung ab der 4. Woche weißlich (Lochia alba).

> **Lochien**
> - Lochia rubra: blutig (1. Woche)
> - Lochia fusca: braun-rot (2. Woche)
> - Lochia flava: gelblich (3. Woche)
> - Lochia alba: weiß (4. Woche)

Die körpereigenen Abwehrmechanismen und die Dauerkontraktion des Uterus fördern die Wundheilung und Rückbildung der Gebärmutter und bieten gleichzeitig eine Barriere für eintretende Keime.

46.4 Laktation und Stillberatung

A. Haerty

> Mit der Geburt des Kindes beginnt die Stillzeit – ein neuer, wichtiger Abschnitt für Mutter und Kind. Aufklärung der Schwangeren und das »erste Anlegen« im Kreißsaal fördern den Stillerfolg wesentlich. Mit Beginn des Milcheinschusses am 3.–4. Tages post partum können Probleme für die Mutter entstehen, die den Verlauf des Wochenbettes maßgeblich beeinflussen. Milchstau, wunde Brustwarzen und Brustdrüsenentzündungen bedürfen einer kompetenten Beratung und Unterstützung sowohl von pflegerischer als auch von ärztlicher Seite. Die Einheitlichkeit der Information durch ärztliches und pflegerisches Personal fördert das Vertrauen der Mutter wesentlich.

> **Vorteile des Stillens für das Kind**
> - Optimale Nährstoffzusammensetzung
> - Muttermilch enthält Immunglobuline zur Unterstützung des noch unreifen Immunsystems des Kindes
> - Gestillte Kinder leiden seltener unter Erkrankungen des Gastrointestinaltraktes, Infektionen der Atemwege, des Mittelohrs, der Harnwege und unter Hautausschlägen/Ekzemen. Plötzlicher Kindstod, Allergien, Zöliakie, M. Crohn, Diabetes mellitus und Übergewicht treten seltener auf

Kindliche Krankenhausaufenthalte sind in den ersten 4 Lebensmonaten bei nicht gestillten Kindern 10-mal häufiger als bei gestillten.

46.4.1 Schwangerenberatung

- Erhebung eventueller vorausgegangener Stillprobleme durch Inspektion der Brustdrüse:
   - Als **Flachwarzen** werden Brustwarzen bezeichnet, die bei Stimulation oder Kälte nicht hervortreten oder sich nicht aufrichten
   - **Hohlwarzen** ziehen sich eher zurück, anstatt hervorzutreten, wenn der Warzenhof zusammengepresst wird (»Nippeltest«)
- Das Tragen von **Brustwarzenformern** bereits in der Schwangerschaft oder 30 min vor dem Stillen kann dazu beitragen, dass sich die Brustwarze formiert
- Information der Schwangeren über die Vorteile des Stillens für Mutter und Kind

Kreißsaal
- Die Einheit von Mutter-Vater-Kind sollte möglichst wenig durch Routinemaßnahmen gestört werden. Das reife, gesunde Neugeborene kann zu einem möglichst späten Zeitpunkt und, wenn gewünscht, auch auf dem Bauch der Mutter untersucht werden
- Das Erfolgerfolgserlebnis des **ersten Anlegens** im Kreißsaal fördert das Selbstvertrauen der Mutter und ist wichtig für den weiteren Stillerfolg
- Die **Vormilch** (5–20 g/Mahlzeit) ist besonders reich an Proteinen und Immunglobulinen und genügt dem Trinkbedürfnis des gesunden Neugeborenen

Wochenbett
- Initial: häufiges Anlegen zur Anregung der Milchproduktion (mindestens alle 4 h); im Verlauf Anlegen nach Bedarf des Kindes
- Der **schmerzhafte Milcheinschuss** und **wunde Brustwarzen** sind typische Probleme in den ersten Tagen nach der Geburt
- Der Milchstau, die Mastitis und ihre Komplikation, der Abszess, treten meist erst im weiteren Verlauf der Stillperiode auf
- Die Mutter soll nach Durst trinken (nicht die mütterliche Trinkmenge, sondern Häufigkeit und Länge des

Anlegens regulieren die Milchmenge); die Ernährung soll vollwertig und abwechslungsreich sein, keine Diät
- Ausreichend lang an einer Brust stillen, da die Hintermilch fettreicher und somit höher kalorisch ist
- Die meisten Mütter, v. a. Erstgebärende, benötigen fachkompetente Hilfe beim Erlernen des Stillens; eine einheitliche Terminologie ist sehr wichtig

46.4.2 Therapie der häufigsten Stillprobleme

Schmerzhafter Milcheinschuss
- **Symptome:** gerötete, harte und vergrößerte Brüste beidseits
- **Therapie**
  - Vor dem Stillen Milchfluss stimulieren durch feucht-warme Umschläge, sanfte Massagen in Richtung der Brustwarze. Gegebenenfalls Ibuprofen mit antiphlogistischem und analgetischem Effekt. Ultima ratio Prolaktinhemmer (**Cave:** unerwünsche Nebenwirkungen wie Hypotonie; selten Thrombembolien)
  - Nach dem Stillen Kühlung, z. B. mit kalten Umschlägen, Quarkwickeln oder Weißkohlblätterumschlägen
- **Propylaxe:** regelmäßiges und häufiges Anlegen des Kindes bereits vor dem Einschießen der Milch

Wunde Brustwarzen
- **Symptome:** gerötete Brustwarze mit Rhagaden, eventuell Krusten, Schmerzen bei Berührung
- **Therapie**
  - Empfindliche Brustwarzen zu Beginn der Stillphase sind häufig
  - Wunde und blutige Brustwarzen treten seltener auf, wenn das Kind soviel wie möglich von der Brust im Mund hat und nicht nur an der Brustwarze saugt
  - Stimulation des Milchflussreflexes z. B. durch feucht-warme Kompressen (Mamille aussparen)
  - Änderung der Stillposition und Schonen der stärker betroffenen Brustwarze, indem das Kind zunächst an der anderen Brust saugt, bis der Milchfluss in Gang gekommen ist
  - Stilldauer reduzieren, dafür Frequenz steigern (nur bis zur Abheilung, danach Stilldauer wieder steigern, um fettreiche Hintermilch zu erhalten)
  - Nach dem Stillen die Milch auf der Brust an der Luft trocknen lassen
  - Gegebenenfalls **Lanolin** (z. B. Lansinoh, Purelan, Dextromon) dünn auf die Mamille auftragen
  - Ultima ratio sind **Brusthütchen** (**Cave:** Rückgang der Milchbildung möglich) oder vorübergehende Stillpause und Milchpumpe einsetzen

Milchstau
- **Symptome:** Verhärtung an der Brust, Schmerzen, evtl. Rötung
- **Therapie**
  - Stimulation des Milchflussreflexes durch feucht-warme Kompressen
  - Brust während des Stillens in Richtung Brustwarze sanft ausstreichen
  - Entspannungsfördernde Maßnahmen
  - Stillposition ändern, sodass das kindliche Kinn in Richtung der Verhärtung ausgerichtet ist
  - Ultima ratio: Oxytocin nasal vor dem Anlegen

Mastitis
Weiteres in ▶ Kap. 54.3.
- **Symptome:** Rötung, Überwärmung, Schmerzen, Fieber, Abgeschlagenheit, Kopfschmerzen
- **Diagnose:** Labor (Leukozytose, Erhöhung des C-reaktiven Proteins)
- **Therapie**
  - Auf gute Entleerung der betroffenen Brust achten (Stillpositionen!)
  - Kühlung der Brust mit kalten Umschlägen, Quarkwickeln oder Weißkohlblätterumschlägen
  - Bettruhe
  - Gegebenenfalls Ibuprofen oder Paracetamol
  - Antibiotische Therapie gegen Staphylococcus aureus (95%) z. B. **Flucloxacillin** 2–3 g/Tag über 10 Tage, wenn innerhalb von 12–24 h keine Besserung eintritt
  - **Cave:** kein Abstillen, Muttermilch nicht verwerfen, sondern dem Kind geben!

Abszess
Weiteres in ▶ Kap. 54.3.
- **Symptome:** prall-elastische druckschmerzhafte Schwellung im Bereich der Brust
- **Therapie:** sonogaphisch gesteuerte Punktion und Spülung (ggf. wiederholt) oder Inzision/Gegeninzision
  - **Cave:** kein Abstillen, sondern gute Brustentleerung!

Primäres Abstillen

- Nur nach persönlichem Gespräch
- Cabergolin 1+2 Tbl. (z. B. Dostinex); innerhalb der ersten 12 h post partum

Rezeptur von Milchpumpen/Indikationen

- Nur bei Krankheit der Mutter oder des Kindes möglich (Hilfsmittel)
- Z. B. Frühgeborene, »trinkschwache« oder intensivpflichtige Kinder (Rezept des Kindes)
- Krankheiten der Mutter, Medikamenteneinnahme, die Stillen vorübergehend nicht erlaubt, Brustwarzenanomalien (Rezept der Mutter)
- Nicht nur auf Wunsch (keine Kassenleistung)

Mütterliche Infektionen und Stillen

- **Hepatitis B:** nach Impfung des Kindes keine Kontraindikation
- **Hepatitis C:** keine absolute Kontraindikation. Die Transmission ist von der Antikörperdichte abhängig. Aufklärung der Patientin!
  - Das Infektionsrisiko liegt unterschiedlichen Literaturangaben zufolge zwischen 0,5 und 5%
  - HCV stellt in jeden Fall eine Kontraindikation zum Stillen dar, wenn ein schweres Leberversagen oder eine Koinfektion besteht
- **HIV:** absolute Kontraindikation in den industrialisierten Ländern
- **CMV:** bei 52% der stillenden Mütter besteht eine latente CMV-Infektion
  - 85% der seropositiven Mütter scheiden das Virus über die Muttermilch aus
  - Risiko für Frühgeborene!
  - Muttermilch von Frühgeborenen sollte auf CMV getestet und ggf. pasteurisiert werden

Rauchen

Kinder von Müttern, die während der Schwangerschaft geraucht haben, haben ein reduziertes Geburtsgewicht und auch im weiteren Leben eine Gewichts- und Entwicklungsverzögerung. Gerade deshalb sollten ihnen die vielen Vorteile der Muttermilch nicht vorenthalten werden.

Bis zu 20% der stillenden Mütter rauchen. Nikotin reduziert über eine Prolaktinhemmung die Milchmenge und geht in die Muttermilch über. Es ist in der Konzentration sogar höher als im mütterlichen Blut, hat aber nur eine kurze HWZ (deshalb sollten Zigaretten direkt nach dem Stillen geraucht werden).

Ein Zusammenhang zwischen Nikotinkonzentration in der Muttermilch und Symptomen beim Kind ist bisher nicht sicher nachgewiesen, ebenso bezogen auf die motorische und mentale Entwicklung.

Einige Untersuchungen deuten auf eine geringere Gewichtszunahme beim Kind hin.

> ! Gesundheitliche Risiken bestehen für das Kind auch durch passives Rauchen, da so genannte Rauchinhaltsstoffe durch die Atemluft und durch Hautkontakt mit Rauchern zum Kind gelangen. Das Risiko für plötzlichen Kindstod und Atemwegserkrankungen ist erhöht! Nach internationalen Stillleitlinien sollen dennoch auch Raucherinnen stillen, da die Vorteile überwiegen.

46.5 Darmentleerung

C. Kümper

Die Stuhlverstopfung in der Schwangerschaft setzt sich häufig im Wochenbett fort. Bis zu einem gewissen Grad ist sie nicht als pathologisch einzustufen. Spätestens am 3. Tag soll jedoch der erste Stuhlgang erfolgen, danach soll auch weiter für eine regelmäßige Stuhlentleerung mindestens alle 2 Tage gesorgt werden.

46.5.1 Ursachen

- Tonusminderung der glatten Darmmuskulatur
- Tonusminderung der Bauch- und Beckenbodenmuskulatur
- Verlagerung des Darms durch den Uterus

46.5.2 Therapie

Die spontane Darmtätigkeit kann unterstützt werden durch:

- Steigerung der Flüssigkeitszufuhr
- Ballaststoffreiche Kost (Leinsamen, Weizenkleie)
- 1–2 Teelöffel Agiolax Granulat oder 1- bis 2-mal 7,5–15 ml Lactulose-Sirup
- Mikroklist

> **Cave**
>
> Stärkere Abführmittel oder abführende Salzlösungen beeinflussen
> - Herz-Kreislauf-System der Mutter (und des Kindes?)
> - Milchsekretion
> - Neugeborenes

46.6 Hygiene

C. Kümper

Der Wochenfluss ist kein hochinfektiöses Sekret, aber dennoch reichlich mit Keimen besiedelt. Hygienische Maßnahmen sind einzuhalten, um eine Infektion des Kindes (z. B. Nabelschnur) oder der Mutter (z. B. Mastitis, Endometritis) zu vermeiden. Wichtig ist daher eine gründliche Reinigung/Desinfektion der Hände nach jedem Kontakt mit dem Lochialfluss und insbesondere vor dem Stillen. Den Dammbereich nach jedem Wasserlassen mit klarem Wasser spülen und extra Handtücher/Einmalwäsche für die Genitalhygiene verwenden, um Schmierinfektionen zu vermeiden. Regelmäßig die Vorlage wechseln. Duschen kann die Wöchnerin sofort, wegen der Gefahr der Bakterienverteilung sollte auf Vollbäder vorerst verzichtet werden. Eine Ausnahme sind Sitzbäder nach Dammriss/-schnitt.

Nach jedem Stillen saubere Stilleinlagen verwenden.

> **Empfehlungen für die Praxis**
> - Gründlich die Hände waschen/desinfizieren nach Kontakt mit dem Lochialsekret
> - Spülung des Dammbereichs
> - Regelmäßig Wechseln der Vorlagen
> - Extra Handtücher nach Genitalhygiene bzw. Einmalwäsche
> - Duschen sofort – **keine** Vollbäder (Ausnahme: Sitzbäder)
> - Stillen nur mit gereinigten Händen
> - Stilleinlagen verwenden

Wochenbett nach Sectio caesarea

C. Kümper

47.1 Infektion – 330

47.2 Thrombose/Embolie – 330

47.3 Darmatonie – 330

47.4 Fundusstand – 330

47.5 Wundversorgung – 330

Eine Sectio caesarea birgt für die Mutter neben der rein operativen Gefährdung auch im Wochenbett ein höheres Risiko für Komplikationen: Morbidität und Mortalität sind höher als bei der Spontangeburt:
- Morbidität: 4- bis 10-mal höher
- Mortalität: 3-mal höher

47.1 Infektion

Die Infektion ist die häufigste Komplikation im Wochenbett, sie tritt fast doppelt so häufig auf wie nach Spontangeburt. Die Morbidität für Endometritis, Harnwegsinfektionen oder Wundheilungsstörungen liegt bei bis zu 10%. Eine Pneumonie ist in weniger als 0,5% zu erwarten.

Therapie
- **Antibiotikaprophylaxe** bei Fieber, vorzeitigem Blasensprung, Frühgeburt, Sectio (z. B. Augmentan 2,2 g i.v., Rocephin 2 g i.v.)
- Regelmäßige Wundkontrolle
- Dauerkatheter frühzeitig entfernen
- Bei klinischen Infektionszeichen Ausschluss der oben genannten Ursachen

47.2 Thrombose/Embolie

Das relative Risiko für eine tiefe Bein- und/oder Beckenvenenthrombose in der Schwangerschaft oder im Wochenbett ist um das 5- bis 6-Fache höher als außerhalb der Gravidität.

Ohne Antikoagulanzienprophylaxe liegt das Risiko für eine tiefe Bein- und/oder Beckenvenenthrombose nach Sectio in der Größenordnung von 3–8%, somit 4- bis 8-mal häufiger als nach Spontangeburt. Die Embolieletalität beträgt 2–3% und liegt somit 10-mal höher als nach Spontangeburt.

Therapie
- **Frühe Mobilisation**
- **Thrombosestrümpfe**
- **Thromboseprophylaxe** (z. B. Fragmin P/forte s.c., Gewichts- und Risikoadaption, ▶ Kap. 8.3)

47.3 Darmatonie

Ein Subileus/Ileus nach Sectio wird in weniger als 0,5% der Fälle beobachtet. Rascher Kostaufbau, um der postoperativen Darmatonie entgegen zu wirken. Nach Sectio in PDA/KPDA kann sofort mit Tee begonnen werden. Bei guter Verträglichkeit leichte Kost/Schonkost. Nach Sectio in ITN nach 3 h Tee. Bei guter Verträglichkeit ebenfalls leichte Kost/Schonkost.

Therapie
- Am 1. postoperativen Abend abführen (z. B. 15 gtt. Laxoberal).

47.4 Fundusstand

Nach Sectio vollzieht sich die Rückbildung zumeist langsamer. In der Nachgeburtsperiode unterstützend Syntocinon i.m. oder i.v. Bei Mehrlingen und verzögerter Rückbildung nach der 1. und 2. Infusion Standardinfusion weitergeben abhängig vom Fundusstand.

Therapie
- Syntocinon i.m. oder i.v.
  – 1. Infusion: 500 ml Glukose 5% + 1 Amp. Syntocinon (10 IE) 90 ml/h
  – 2. Infusion: 500 ml Glukose 5% + 1 Amp. Syntocinon (10 IE) 60 ml/h
  – Standard: 500 ml Glukose 5% + 2 Amp. Syntocinon (10 IE) 30 ml/h

47.5 Wundversorgung

Therapie
- Wundheilung und Drainagen täglich kontrollieren, Drainagen zügig entfernen
- Feuchte Kammern (Hautfalte) vermeiden (Kompressen)
- Gegebenenfalls Kühlung, Wundumschläge, Antibiotika
- Nahtmaterial/Klammern am 8.–10. Tag entfernen

Schmerztherapie im Wochenbett

F. Weiss, E. Weninger

48.1 Auswahl des Analgesieverfahrens – 332
48.1.1 Nichtopioide Analgetika – 332
48.1.2 Opioide – 332

Eine inadäquate Schmerztherapie im Wochenbett beeinflusst nicht nur das subjektive Wohlbefinden der Mutter negativ, sondern führt auch zu einer verzögerten Laktation und einer erhöhten Inzidenz von postpartalen Komplikationen wie Thrombembolien, Ileus und Pneumonie. Sowohl periphere als auch zentral wirksame Analgetika kommen entweder allein oder in Kombination zum Einsatz.

48.1 Auswahl des Analgesieverfahrens

 Bei Müttern, die im Rahmen der Entbindung mit einem Periduralkatheter (PDK) versorgt worden sind, ist primär zu erwägen, diesen zu belassen, z. B. nach großen Geburtsverletzungen.

Nach Sectio caesarea sollte der PDK für 24–48 h belassen werden, da in dieser Zeitspanne bei über 80% der Patientinnen ein ausgeprägter Wundschmerz besteht, der sowohl die Mobilisation als auch den Mutter-Kind-Kontakt negativ beeinflusst.

Für Mütter, die nicht mit einem Regionalanästhesieverfahren versorgt worden sind, stehen eine Reihe von analgetischen Optionen zur Auswahl.

48.1.1 Nichtopioide Analgetika

Nichtsteroidale antiinflammatorische Substanzen (NSAID)

NSAID inhibieren die Prostaglandinsynthese und werden zu den sog. peripheren Analgetika gezählt. Zur Therapie von Wundschmerzen sind Ibuprofen und Paracetamol geeignet (auch eine Kombination ist sinnvoll). Auch schmerzhafte Nachwehen sprechen auf diese Substanzen gut an. Aufgrund des Ceiling-Effektes ihrer analgetischen Wirkung reichen sie nach Unterbauchlaparatomien nicht als Einzelsubstanz aus und müssen folglich mit anderen Analgetika kombiniert werden. Sie sollten in der Therapie jedoch unbedingt beibehalten werden, da sie den Bedarf an Opioiden um 25–50% senken.

48.1.2 Opioide

Opioide sind zentral wirksame Analgetika, deren Hauptnebenwirkung die potenzielle Atemdepression bei Mutter und Kind ist.

Tab. 48.1. Analgetika

Substanz	Maximale Tagesdosis	Milch/Plasma Verhältnis	Stillzeit
Paracetamol	4 g/d (p.o.)	0,1 -1,3	Sicher
Ibuprofen	1,6 g/d (4×400 mg) (p.o.)	< 0,06	Sicher
Indometacin	300 mg/d (p.o.)		Potenziell erhöhtes Risiko für Krampfanfälle beim Kind
Kodein	720 mg/d (p.o.)	2,16	Sicher. Evtl. Akkumulation bei Langzeitanwendung
Morphin	40 mg/d (p.o.)	2,45	Sicher. Kindliche Akkumulation bei renaler/hepatischer Einschränkung
Fentanyl	0,4 mg/d (p.o. über mukosale Aufnahme)	> 1	Einzeldosis sicher. Keine Daten über kontinuierliche Anwendung. Kaum Anreicherung im Kolostrum
Pethidin	25–50 mg (i.m./ i.v.)	0,7–6,1	Bei wiederholter Gabe: »neonatal neurobehavioral depression«

Rhesusprophylaxe

C. Kümper

49.1 Epidemiologie – 334

49.2 Ätiologie/Pathogenese – 334

49.3 Durchführung – 334

49.4 Indirekter Coombs-Test – 334

49.1 Epidemiologie

- Bevölkerung in Deutschland ca. 14–18% rhesus negativ
- Negative Mutter/positiver Vater in ca. 15%
- Vor Einführung der Rhesusprophylaxe: Sensibilisierung in 8–13%

49.2 Ätiologie/Pathogenese

Das Rhesussystem (D-System) besteht aus 3 Merkmalspaaren Dd, Cc, Ee. Das Hauptantigen ist der Rhesusfaktor D und wird autosomal dominant vererbt. Bei negativer Mutter und positivem Vater sind die Kinder in 50% (Vater heterozygot) oder 100% (Vater homozygot) positiv: zwischen Mutter und Kind besteht **Inkompatibilität** im Rhesussystem.

Nach Fehlgeburt, Extrauteringravidität, intrauterinem Eingriff (Amniozentese, Chorionzottenbiopsie), Blutung in der Schwangerschaft, v.a. aber unter der Geburt können fetale Erythrozyten in den mütterlichen Blutkreislauf übertreten (**fetomaternale Transfusion**). Sie verbleiben dort ca. 80 Tage, bevor sie abgebaut werden. In diesem Zeitraum können Rhesusantikörper im Blutkreislauf der Mutter gebildet werden (**Sensibilisierung**), zunächst der Immunglobulinklasse M/IgM, nach ca. 6–12 Wochen der Immunglobulinklasse G/IgG. Im Gegensatz zu IgM können die Antikörper der Klasse IgG die Plazenta passieren und zur **Zerstörung fetaler Erythrozyten** führen.

Für die bestehende Schwangerschaft sind die Auswirkungen meist gering (Neugeborenenikterus). Schwerwiegender sind die Folgen für die **folgenden Schwangerschaften** bei Rh-positivem Kind (generalisierte Hämolyse).

49.3 Durchführung

Innerhalb der ersten 72 h post partum muss bei rhesusnegativen Müttern die Rhesusprophylaxe erfolgen, wenn das Kind Rh-positiv ist, um einer Sensibilisierung vorzubeugen. Auch nach Abort, Extrauteringravidität, Schwangerschaftsabbruch, intrauterinem Eingriff oder Blutung in der Schwangerschaft muss eine Anti-D-Immunglobulingabe verabreicht werden.

Die Standarddosis von 300 μg Anti-D-Immunglobulin schützt ca. 12 Wochen vor einer Rhesussensibilisierung. Wenn eine Rhesusprophylaxe deutlich vor der 28. SSW erfolgt, muss diese nach vorheriger Antikörperkontrolle wiederholt werden. In der 28. SSW sollen alle Rhesusnegativen Frauen (ohne Antikörper) Anti-D-Immunglobuline erhalten.

> **Dosierung**
> - 300 μg Immunglobulin-Anti-D i.m. innerhalb 72 h (z. B. Partobulin)
> - 100 μg vor der 12. SSW

49.4 Indirekter Coombs-Test

Mit dem indirekten Coombs-Test wird der freie Anti-D-Antikörper im Serum der Schwangeren nachgewiesen. Die Prophylaxe ist nur sinnvoll, wenn bei der Konstellation negative Mutter/positives Kind die Mutter keine Antikörper aufweist.

> **Indirekter Coombs Test**
> - 24 h nach Rhesusprophylaxe: indirekter Coombs-Test negativ
> - → Nochmalige Anti-D-Gabe

Rötelnimpfung im Wochenbett

C. Kümper

Mütter ohne Rötelnimmunität (Titer <1 : 8 oder <1 : 16 und negative KBR) können bereits im Wochenbett eine aktive Immunisierung erhalten. Bei der Impfung seronegativer Frauen im Wochenbett kann es in Einzelfällen durch Stillen zur Infektion und zur Erkrankung des Säuglings kommen. Bei rh-negativen Müttern, die eine Anti-D-Prophylaxe erhalten, sollte die aktive Impfung mit einem zeitlichen Abstand von 2–3 Monaten gegeben werden. Anderenfalls ist mit einer höhren Rate an Impfversagern zu rechnen.

> ❗ Der Rötelnimpfstoff ist ein Lebendimpfstoff, der das attenuierte Virus (RA-27/3) enthält.

Nach der Impfung soll für 3 Monate Kontrazeptionsschutz durchgeführt werden. Die akzidentelle Impfung in der Schwangerschaft stellt bei einem Rötelnembryopathierisiko von <1% dennoch keine Indikation zum Schwangerschaftsabbruch dar.

Der Impfschutz bleibt langjährig, vermutlich lebenslang bestehen.

Dosierung
- 0,5 ml Röteln-HDC-Vakzine i.m. oder s.c. (z. B. Rubellovac)

Kontrolluntersuchung nach Abschluss des Wochenbetts

Y. Sorokina

51.1 Entlassungsuntersuchung postpartal – 338

51.2 Aufenthaltsdauer postpartal in der Klinik – 338

51.3 Beratung – 338

51.4 Arztbrief – 339

51.5 Kontrolluntersuchung nach Abschluss des Wochenbetts – 339

51.6 Antikonzeption – 342

51.1 Entlassungsuntersuchung postpartal

Brustuntersuchung

- Laktierende Mamma
- Rhagaden der Mamillen
- Milchstau und Mastitiszeichen
- Knotenbildung, axilläre Lymphknoten
- Akzessorische Milchdrüsen

Gynäkologische Untersuchung

- Fundusstand/Uterusdruckdolenz
- Lochien: Farbe, Menge, Geruch (übelriechend: Endometritis, Lochialstau)
- Geburtsverletzung in adäquater Abheilung
- Palpatorische rektale Untersuchung (**Cave:** nicht bei Dammriss III. Grades)
- Paravaginales Wundhämatom
- Fremdkörper vaginal
- Palpation/Spekulumeinstellung vaginal: nur indiziert, wenn Symptome auftreten, die durch eine solche Untersuchung abzuklären sind (verstärkte Blutung, Beschwerden bei höhergradiger Geburtsverletzung)

51.2 Aufenthaltsdauer postpartal in der Klinik

Den Wöchnerinnen ist eine ambulante Nachsorge durch Hebammen zu empfehlen, die von den Krankenkassen finanziert wird. Durch sie kann der Klinikaufenthalt oft verkürzt werden.

Ambulante Geburt

Nach einer unkomplizierten Spontangeburt kann die Wöchnerin 6 h nach der Geburtsbeendigung vom Kreißsaal aus entlassen werden. Eine Hebamme und ein Kinderarzt, die auch nachts und am Wochenende zur Verfügung stehen, müssen von den Eltern im Voraus organisiert worden sein. Die Wöchnerin sollte in den ersten Tagen nicht allein zu Hause sein, um bei starken Nachblutungen oder Fieber zügig zum Facharzt in die Klinik gebracht werden zu können.

Spontangeburt und vaginal-operative Geburt

Die Aufenthaltsdauer beträgt i. Allg. 3–5 Tage. Dies bietet sich an, da bis dahin der Milcheinschuss und die Abnahme des Stoffwechseltests des Neugeborenen (48 h postpartal) erfolgt ist. Die Wöchnerin kann auch auf Wunsch früher entlassen werden, wenn eine entsprechende Versorgung gewährleistet ist.

Bei Fieber, niedrigen Hb-Werten (<7 g/dl), Malinvolution des Uterus oder Stillschwierigkeiten der Mutter sowie Antibiose oder Phototherapie des Kindes verlängert sich der Aufenthalt.

Sectio caesarea

Bei normalem Wundheilungsverlauf kann die Entlassung am 5. Tag erfolgen. Sonst verlängert sich der Krankenhausaufenthalt entsprechend.

51.3 Beratung

Spätestens bei der Entlassung muss mit der Wöchnerin ein ausführliches Beratungsgespräch geführt werden. Dabei sind folgende Punkte zu erwähnen:

Rückbildung

Lochiale Ursache und Verlauf erklären (▶ Kap. 46.3). Da der »Wochenfluss« durch den Gewebsabbau entsteht, ist er immer bakteriell besiedelt.

> **Cave**
> Jeweils gründliche Händereinigung nach Kontakt mit der Genitalregion.

> ❗ Sollten die Lochien wieder blutig werden, Unterbauchschmerzen oder Fieber auftreten, muss ein Arzt aufgesucht werde (**Cave:** Lochialstau/Puerperalfieber). Auf regelmäßige Blasen- und Darmentleerung achten.

Stillen

Mastitissymptome erläutern, damit die Mutter bei Problemen frühzeitig einen Arzt aufsucht. (Stillberatung ▶ Kap. 46.4).

Ernährung

- Ausgewogene, vitaminreiche Kost; dabei ist eine spezielle Stillkost nicht nötig

- Während der Stillzeit werden generell 200 µg Jodid täglich empfohlen, sofern keine Hyperthyreose/Schilddrüsenautonomie vorliegt
- Strikte Alkohol- und Nikotinkarenz in der Stillzeit wird empfohlen
- Bei Hb<12 g/dl Eisensubstitution durchführen zum Auffüllen der Eisenspeicher
- Keine Diät während des Stillens ohne ärztlichen Rat

Hygiene

Solange Lochialfluss besteht, sollten keine Vollbäder genommen werden. Duschen ist jederzeit möglich.

Geschlechtsverkehr

Das Verschwinden des Wochenflusses sollte abgewartet werden (ca. 4–6 Wochen; es existieren keine Studien). Bis zum Sistieren des Wochenflusses sind Kondome zu empfehlen.

Gynäkologische Kontrolluntersuchung

- Vaginale Entbindung bei Beschwerdefreiheit: nach 6 Wochen
- Sectio: nach 4–6 Wochen
- Ambulante Entbindung: Kontrolle nach 1 Woche
- Beim Auftreten jeglicher **Beschwerden: Sofort!**

Rückbildungsgymnastik

Ab dem Zeitpunkt der Schmerzfreiheit kann mit Rückbildungsgymnastik begonnen werden, im Fall von Geburtsverletzungen/Sectio, insbesondere bei Dammriss III. Grades, jedoch nicht zu früh anfangen. Es sollte v. a. Beckenboden- und Bauchmuskeltraining durchgeführt werden. Eine gute Anleitung möglichst mit Selbstkontrolle der Patientin ist notwendig, da oft die Wahrnehmung des Beckenbodens nach vaginaler Geburt gestört ist.

51.4 Arztbrief

Der von uns verwendete Arztbrief ist in Abb. 51.1 gezeigt.

51.5 Kontrolluntersuchung nach Abschluss des Wochenbetts

Diese Untersuchung wird ca. 6 Wochen postpartal i. d. R. ambulant vom Facharzt durchgeführt.

Brustuntersuchung

Die Untersuchung der Brust umfasst die Inspektion (Rhagaden) und die Palpation (Knotenbildung).

Gynäkologische Untersuchung

- Bestimmung des Fundusstandes durch äußere Untersuchung
- Inspektion des Abdomens (Narbe nach der Sectio, Hernien, Muskeltonus der Bauchdecke)

Vaginale Untersuchung

- Beurteilung von Vulva und Damm bei der Wöchnerin mit Nähten nach Episiotomie und Dammrissen
- Beurteilung von Senkungszuständen von Vagina und Uterus
- Inspektion der Vaginalwände auf Entzündungen, Ulzera und Narben
- Inspektion der Portio auf Blutungen, Entzündung und Zervixrisse
- Palpation (bimanuelle Palpation des Uterus und Adnexregion, rektale Untersuchung)

> Bei klinischem Hinweis auf Plazentarest oder unklarem Palpationsbefund sonographische Kontrolle durchführen.

Blutdruck

Die Blutdruckwerte nach einer Hypertension während der Schwangerschaft normalisieren sich. Bei weiterhin erhöhten Blutdruckwerten ist von einer chronischen Hypertension auszugehen und eine internistische Betreuung indiziert. Im Zustand nach Präeklampsie ist die Untersuchung des Urins auf Eiweiß sowie des Harnsediments erforderlich.

Klinikum der Universität München
Klinik und Poliklinik für Frauenheilkunde und
Geburtshilfe – Großhadern

Ludwig-Maximilians-Universität München **LMU**

Klinikum der Universität München • Klinik und Poliklinik für Frauenheilkunde und Geburtshilfe – Großhadern, Marchioninistraße 15 • 81377 München

An die
weiterbehandelnden Kollegen

München, den xx.xx.20xx

Sehr verehrte Frau Kollegin,
Sehr geehrter Herr Kollege,

wir berichten über unsere gemeinsame Patientin Frau ..., die am xx.xx.20xx in unserer Klinik entbunden wurde.

Geburtennummer:	xx xx
Entbindungszeitpunkt:	xx.xx.20xx
Anamnese:	xx-jährige x-gravida x-para in der xx+x SSW (ET: xx.xx.20xx)
	Lebendgeburten: [Anzahl]
	Totgeburten: [Anzahl]
	Aborte: [Anzahl]
	Schwangerschaftsabbrüche: [Anzahl]
	Blutgruppe:
	Rhesusprophylaxe:
	Rötelntiter:
	Hbs-Ag:
	Allergien:
	Körpergröße der Mutter:
	Körpergewicht bei Erstuntersuchung:
	Körpergewicht bei Geburt:
	Besonderheiten:
Schwangerschaftsrisiken:	Bluthochdruck/Präeklampsie/HELLP-Syndrom
	Gestationsdiabetes
	Internistische/chirurgische Erkrankung
	Adipositas
	Mehrlingsschwangerschaft
	Fruchtwasserpathologie
	Fetale Makrosomie
	Wachstumsretardierung
	Kindliche Fehlbildung
	Plazentainsuffizienz/Dopplersonographischer Befund
	Besonderheiten

Anschrift: 81377 München • Marchioninistraße 15 • Telefon (0 89) 70 95-0 (Vermittlung)
Verkehrsverbindung: U6, 56, 266, 269 oder N 41 bis Haltestelle Klinikum Großhadern

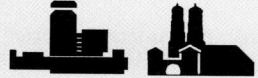

Abb. 51.1. Standardarztbrief der Klinik und Poliklinik für Frauenheilkunde und Geburtshilfe Großhadern der LMU München

51.5 · Kontrolluntersuchung nach Abschluss des Wochenbetts

Klinikum der Universität München • Klinik und Poliklinik für Frauenheilkunde und Geburtshilfe – Großhadern   Seite 2

Geburt: Kreissaalaufnahme am xx.xx.20xx um xx.xx Uhr
Geburtseinleitung: [Indikation, Art]
Geburtsmodus: [Spontangeburt, Wassergeburt, vaginal-operative Entbindung, Sectio caesarea]
Analgesie: [Lokalanästhesie, Regionalanästhesie, Leitungsanästhesie, Intubationsnarkose]
Episiotomie:
Geburtsverletzung:
Nachgeburtsperiode: [Plazentabeurteilung, Blutverlust]
Besonderheiten:

Hebamme: [Name]
Geburtshelfer: [Name]
Pädiater: [Name]

Kind: [Vor- und Nachname]
Geschlecht:
Körpergewicht:
Körperlänge:
Kopfumfang:
Nabelschnurarterien -pH-Wert:
Base-Excess:
APGAR-Score:
Besonderheiten:

Entlassung: am xx.xx.20xx
Allgemeinbefinden:
Fundus:
Stillen:
Wundverhältnisse:
Medikation:
Nachsorgehebamme:
Besonderheiten:

Bei der Entlassungsuntersuchung wurden mit Frau ... alle Fragen der Neugeborenenversorgung, des Stillens, der Rückbildung, des Wochenflusses, der Wochenbetthygiene, der Verhütung, der Nachsorge wie auch der Weiterführung einer ggf. erforderlichen medikamentösen (Substitutions-)Behandlung besprochen. Die Patientin hat hierzu ein entsprechendes Merkblatt von uns erhalten. Bei ihrer Entlassung hatte die Patientin keine weiteren Fragen mehr.

Die Abschlussuntersuchung des Kindes (U2) erfolgte durch die Kollegen der Neonatologie. Auf die Notwendigkeit weiterer Kontrolluntersuchungen des Säuglings wurde bei Aushändigung des gelben U-Untersuchungsheftes hingewiesen.

Wir danken für die freundliche Überweisung der Patientin und haben ihr die Vorstellung in Ihrer Sprechstunde nach Abschluss des Wochenbettes empfohlen. Für Ihre telefonischen Rückfragen stehen wir Ihnen gerne unter der Telefonnummer ..., am besten von xx.xx bis xx.xx Uhr, zur Verfügung.

Mit freundlichen Grüßen

Oberarzt/-ärztin der Klinik   Assistenzarzt/-ärztin der Klinik

◼ Abb. 51.1. *Fortsetzung*

Labordiagnostik

Bei einer Anämie in der Schwangerschaft sollte das Blutbild wieder im Normbereich sein, ebenso andere pathologische Werte. Bei Frauen im Zustand nach Gestationsdiabetes ist erneut ein oraler Glukosetoleranztest durchzuführen (6–12 Wochen postpartal DGGG/DDG).

Körpergewicht

Das Ausgangsgewicht sollte wieder erreicht sein. Bei übermäßiger Gewichtzunahme während der Schwangerschaft bleibt das Körpergewicht oft deutlich über dem Niveau des Ausgangsgewichtes.

51.6 Antikonzeption

Stillen hat einen hemmenden Einfluss auf die reproduktiven Vorgänge. In den ersten 4–5 Wochen post partum treten i. d. R. weder Menses noch Ovulationen auf. In den ersten 3 Wochen besteht eine physiologische Infertilität, in der Ovarien und Hypophyse refraktär sind. Später sind die hohen Prolaktinspiegel für die so genannte Laktationsamenorrhö verantwortlich, die aber bei größeren Stillintervallen aufgehoben sein kann.

> **Cave**
> Für eine zuverlässige Verhütung sollten zusätzliche Formen der Antikonzeption mit der Wöchnerin besprochen werden, da Stillen nicht ausreichend sicher kontrazeptiv wirkt.

> Bei ungeschütztem Geschlechtsverkehr wurden während der Stillzeit 1,7% der Frauen in den ersten 6 Monaten, 7% in den ersten 12 Monaten und 13% in den ersten 24 Monaten schwanger.

Ohne Einfluss auf Milchqualität und -quantität sind chemische und mechanische Barrieremethoden (Kondom) und Intrauterinpessar (Einlage ab 6 Wochen post partum).

Relativ unumstritten sind die ausschließlich gestagenhaltigen Kontrazeptiva wie Cerazette (ovulationshemmend), Microlut (keine Ovulationshemmung) oder Implanon.

Sterilisation mittels laparoskopischer Tubenkoagulation ist erst 6–8 Wochen p.p. zu empfehlen. Bei Tubensterilisation im Rahmen einer Sectio caesarea oder direkt postpartal bestehen höhere Rekanalisationsraten. Zudem ist die Langzeitzufriedenheit höher, wenn die Entscheidung zur Tubensterilisation zeitlich unabhängig von einer Schwangerschaft erfolgt.

Wochenbettgymnastik

B. Krinner, T. Ackermann, H. Walter

52.1 Sinn und Zweck – 344

52.2 Grundsätzliches – 344

52.3 Übungen für Bauch/Beckenboden und Rücken – 344

Die Wochenbettgymnastik dient dazu, den durch Schwangerschaft und Geburt stark beanspruchten Körper wieder in Form zu bringen. Sie unterstützt die Wöchnerin, ihr physisches und psychisches Gleichgewicht wieder zu finden. Die Übungen konzentrieren sich hauptsächlich auf Beckenboden, Bauchmuskulatur und den Rücken.

52.1 Sinn und Zweck

- Mobilisation und Kreislaufstabilisierung
- Förderung der Uterusrückbildung → besserer Abfluss der Lochien
- Stärkung des Beckenbodens und der unteren Bauch- und Rückenmuskulatur → Verschluss der Rektusdiastase, Vorbeugung von Deszensus genitalis, Harn- und Stuhlinkontinenz
- Thromboseprophylaxe und Ausschwemmen von Ödemen

52.2 Grundsätzliches

- Beginn frühestens 12 h nach vaginaler Geburt und etwa 3 Tage nach Sectio caesarea (je nach körperlicher Verfassung)
- Dauer: 20–30 min täglich, jedoch nicht überanstrengen
- Vor Beginn: Tasten der Rektusdiastase und des Fundusstandes
- Auf eine gute Haltung achten
- Über die Seite aufstehen lassen → Schonung der geraden Bauchmuskeln und der Lendenwirbelsäule
- Mehrmals täglich Bauchlage einnehmen (fördert die Rückbildung)

52.3 Übungen für Bauch/Beckenboden und Rücken

Ausgangsstellung: Rückenlage mit angestellten Beinen

- Tief in den Bauch einatmen und sehr lange wieder ausatmen (hörbar auf »Puuuh« oder »Ffff« → verstärkt die Bauch- und Beckenbodenspannung)
- Beim Ausatmen den Bauchnabel nach innen ziehen und den Beckenboden anspannen, beim Einatmen wieder locker lassen
- Diese Übung ist auch in Bauchlage und Vierfüßlerstand möglich

Ausgangstellung: Seitenlage, Beine angewinkelt, obere Hand wird vor dem Oberkörper abgestützt

- Tief in den Bauch einatmen und sehr lange ausatmen
- Beim Ausatmen den Bauchnabel nach innen ziehen, Beckenboden anspannen und gleichzeitig die Hand in den Boden drücken
- Mindestens 10 Wiederholungen pro Übung

Beckenbodenübungen

- Im Sitzen die Sitzbeinhöcker tasten → Sitzbeinhöcker zusammenziehen
- Mit einer Hand zum Steißbein fassen und »nach vorne ziehen«
- Im Stehen die Hände auf den Po legen und den Beckenboden anspannen (Scheide nach innen hochziehen), dabei bleibt die Pomuskulatur locker
- Aufzugübung: Beckenboden stufenweise anspannen und wieder locker lassen
- Trampolinübung: Beckenboden als Trampolin vorstellen und darauf einen imaginären Ball springen lassen
- Biberschwanzübung: »Biberschwanz« als Verlängerung des Steißbeins nach links und rechts ziehen
- Frauen (nach Sistieren des Wochenflusses) ermuntern, auch von vaginal selber den Beckenboden zu ertasten, da vielen von ihnen postpartal die Kontrolle über den Beckenboden fehlt

Nachsorge mit der Hebamme

B. Krinner, T. Ackermann, H. Walter

53.1 Anspruch und Umfang der Nachsorge – 346

53.2 Inhalt der Nachsorge – 346

53.3 Praktische Tipps – 346

Jede Wöchnerin hat Anspruch auf häusliche Nachbetreuung durch eine Hebamme in den ersten 8 Wochen post partum und bei Stillproblemen sogar darüber hinaus. Die Kosten werden von den Krankenkassen übernommen. Dies betrifft auch Frauen nach Fehl- und Totgeburt sowie Eltern, die ein Neugeborenes adoptiert haben. Die Aufgabe der Hebamme ist es, den Wochenbettverlauf zu kontrollieren und die Familie in der neuen Lebenssituation beratend zu unterstützen. Dadurch können Regelwidrigkeiten rechtzeitig erkannt und ggf. ärztlich behandelt werden.

53.1 Anspruch und Umfang der Nachsorge

- In den ersten 10 Tagen post partum täglich
- 16 weitere Besuche innerhalb des 8-wöchigen Wochenbettes
- Bei Besonderheiten darüber hinaus, z. B. bei Stillschwierigkeiten oder auf ärztliche Anordnung (z. B. Frühgeburt)

Eine rechtzeitige Anmeldung bei einer Hebamme, am besten schon in der Schwangerschaft, ist zu empfehlen, da die Nachbetreuung nicht automatisch erfolgt.

53.2 Inhalt der Nachsorge

Untersuchung der Wöchnerin

- Vitalparameter und Allgemeinzustand
- Mammae (Tastbefund und Aussehen der Haut)
- Mamille (Rhagaden, wunde Stellen)
- Fundusstand und Lochien (Farbe, Menge, Geruch)
- Naht (Sectio- oder Dammnaht)
- Ausscheidung (Stuhl, Urin)
- Beine (Varizen, Ödeme)

Untersuchung des Neugeborenen

- Haut (Turgor, Farbe) und Skleren (Bilirubin)
- Trinkverhalten und wöchentliche Gewichtskontrollen
- Nabel
- Ausscheidungen (Erbrechen, Urin, Stuhl)
- Temperatur
- Verhalten allgemein (z. B. Schlaf-Wach-Phasen, Blähungen)

Allgemeine Beratung im Wochenbett

- Stillen (Beurteilung des Milchflusses und Trinkverhalten, Stillpositionen, Pflege der Brust und Brustwarzen)
- Ernährung der Stillenden und des Säuglings
- Säuglingspflege und Handling
- Hygiene, Körperpflege und Nahtpflege
- Familienplanung und Verhütung im Wochenbett

53.3 Praktische Tipps

Wunde Brustwarzen

- Pflege mit Johnniskrautöl und reiner Lanolinsalbe, Calendulaessenz
- **Anlegetechnik kontrollieren**

Milchstau/Brustentzündung

- Warme Brustwickel und Massage vor dem Stillen und Kühlen nach dem Stillen (z. B. mit Eis oder Quark)
- Retterspitz-Umschläge, Auflagen mit Weißkohlblättern
- Bettruhe

Verzögerte Rückbildung

- Massage des Uterus, z. B. mit Wochenbettbauchmassageöl
- Hirtentäschel- und Frauenmanteltee
- Wochenbettgymnastik, Bauchlage
- Eventuell Oxytocin-Gabe

Nahtpflege/Wundheilungsstörungen

- Spülungen mit verdünnter Calendulaessenz oder Betaisodonalösung
- Sitzbäder mit Tannolact oder Totes-Meer-Salz
- Bettruhe und Beckenbodenschonung bei sekundärer Wundheilung

Wunder Po beim Neugeborenen

- Ernährungsberatung bei Stillenden
- Pflege mit Zinkpaste, Calendulasalbe und Muttermilch, Luft an den Po lassen, Multilind-Heilpaste bei Windeldermatitis
- Eventuell Windelmarke wechseln

Blähungen

- Bauchmassage, z. B. mit Fenchel-Kümmel-Öl,
- Wärme, Fliegergriff
- Sab-simplex-Tropfen
- Ernährungsberatung bei Stillenden

Teil IX Pathologische Veränderungen im Wochenbett

Kapitel 54	Fieber im Wochenbett – 351
Kapitel 55	Pathologische Blutungen im Wochenbett – 359
Kapitel 56	Wundheilungsstörungen – 363
Kapitel 57	Hämorrhoiden – 365
Kapitel 58	Deszensus und Harninkontinenz – 367
Kapitel 59	Psychische und psychiatrische Störungen im Wochenbett – 371
Kapitel 60	Müttersterblichkeit – 375

Fieber im Wochenbett

54.1 Lochialstau, Endomyometritis, Puerperalsepsis – 352
B. Gießelmann

54.2 Harnwegsinfekt/Pyelonephritis – 353
B. Gießelmann

54.3 Mastitis puerperalis, Mammaabszess, akzessorisches Brustdrüsengewebe – 354
K. Middendorf

54.4 Ovarialvenenthrombose (OVT) – 356
B. Gießelmann

54.1 Lochialstau, Endomyometritis, Puerperalsepsis

B. Gießelmann

Fieber stellt initial das Leitymptom für Lochialstau, Endomyometritis und Puerperalsepsis im Wochenbett dar. Ursache hierfür sind endogene/exogene bakterielle Infektionen, meist aszendierend. Diese erfassen die ehemalige Plazentahaftungsstelle. Bei hämatogener bzw. lymphogener Streuung ist die generalisierte Ausbreitung möglich und kann bei Endotoxinproduktion im Rahmen einer Sepsis zum Kreislaufversagen mit Schocksymptomatik und Gerinnungsstörungen führen. Auch eine septische Ovarialvenenthrombose wird gehäuft gesehen, die ihrerseits zur Puerperalsepsis oder Lungenembolie führen kann.

Häufigkeit, Epidemiologie

Bei über der Hälfte der Wöchnerinnen ist nach Spontanpartus keine bakterielle Besiedelung des Kavums nachweisbar. 1% leiden nach Spontanpartus unter Endometritis. 90% der Wöchnerinnen mit Endometritis wurden mit einer Sectio entbunden. Das Kavum ist kontaminiert, was das Risiko der Endometritis um 30–40% erhöht.

Die Mortalität einer Infektion im Wochenbett beträgt 8 : 100.000. Fieber im Wochenbett tritt in 8–10% der Fälle auf; mit einer 8- bis 10-fach höheren Wahrscheinlichkeit nach Sectio.

Ätiologie/Pathogenese
- Sectio (mangelnde Muttermunderöffnung)
- Langer Geburtsverlauf (Dauer vom Blasensprung bis zur Geburt)
- Plazentareste, retinierte Dezidua
- Erhöhte Anzahl geburtshilflicher Manipulationen
- Vaginal-operative Eingriffe

Keime (E. coli, A- und B-Streptokokken, Proteus, Klebsiellen, Pseudomonas etc.) besiedeln die Plazentahaftstelle, infizieren diese (lokal) bzw. führen bei hämatogener, lymphogener Streuung zu einer generalisierten Sepsis.

Klassifikation

Tab. 54.1 stellt die Klassifikation der septischen Erkrankungen Lochialstau, Endomyometritis und Puerperalsepsis im Wochenbett dar.

Tab. 54.1. Lochialstau, Endomyometritis, Puerperalsepsis

Erkrankung	Symptomatik	
Lochialstau	Subinvolutio uteri	3.–7. Tag post partum, 38–40°C, vergrößerter, weicher Uterus, stark reduzierter/fehlender Lochialfluss
	Blutkoagel vor dem inneren Muttermund	
	Gefüllte Blase, Retroflexion	
	Mäßig kontrahierter Uterus	
Endomyometritis	Lochialstau, Geburt >18 h, hoher Blutverlust, operative Eingriffe, vorzeitiger Blasensprung	3.–7. Tag post partum, 38–40°C, starker Lochialfluss (übelriechend), vaginal verstärkte Blutung; in 65% der Fälle Spontanschmerz, reduzierter Allgemeinzustand, Uteruskantenschmerz, bitemporaler Kopfschmerz
Puerperalsepsis	Endomyometritis; Ausbreitung hämatogen, lymphogen, Ovarialvenenthrombose	Schweres Krankheitsgefühl, Fieberanstieg >39°C, Unterbauchschmerzen, Abwehrspannung, Tachykardie-/pnoe, Kreislaufversagen – Schockzeichen, Verbrauchskoagulopathie
	Infizierte Episiotomie, Sectionaht, Mastitis, thrombotische septische Streuung – DIC	

Klinik/Diagnostik

- **Lochialstau:** Anamnese, Inspektion, Spekulum: geschlossener Muttermund, wenig/fehlende Lochien, bei Palpation weicher, vergrößerter Uterus, vaginale Sonographie, Fieber
- **Endometritis:** Anamnese, Palpation: Uteruskantenschmerz, vergrößerter weicher Uterus, CRP und Leukozytenzahl erhöht, Sonographie (leeres Kavum?), Fieber
- **Puerperalsepsis:** Zeichen der Endometritis und Sepsis, Leukozytose mit Linksverschiebung, Gerinnungsstörung, Blutkulturen, septisches Fieber

Therapie

- **Lochialstau:** Mobilisation, Anlegen, Eisblase, Wehenanreiben, Syntocinon nasal/i.m./i.v., sehr selten Muttermunddehnung sinnvoll
- **Endomyometritis:** Bettruhe, Syntocinon i.m./i.v., Augmentan 3-mal 2,2 g/Tag i.v., Claforan 3-mal 2 g/Tag i.v., wenn keine Besserung in 24–48h eintritt: Clont 2-mal 500 mg/Tag (**Cave:** Stillen) und Gentamycin zusätzlich (Spiegelbestimmung) oder Meronem 3-mal 500 mg/Tag
- **Puerperalsepsis:** Verlegung auf die Intensivstation (Intensivüberwachung!), Kreislauf-Schock-Gerinnungstherapie, gleiche Antibiotikagabe wie Endometritis (3-fach Antibiotikagabe oder Meronem), ggf. Indikation zur Operation

Prognose

- **Komplikationen:** pelviner Abszess, Adnexitis, Peritonitis, septische Thrombophlebitis/(Ovarialvenen-)Thrombose, Sepsis
- **Sepsis mit toxischem Schocksyndrom:** Mortalität 30% bei A-Streptokokken, bei Staphylococcus aureus 5%

Prävention

- Zügigen Spontanpartus anstreben, bei Sectio caesarea/Fieber sub partum oder protrahierter Geburt mit Blasensprung Antibiotikaprophylaxe bzw. -therapie
- Reduktion der Geburtsdauer, der vaginalen Untersuchungen und vaginal-operativen Manipulationen, soweit wie möglich
- Vollständige Entleerung des Uterus

- Stillen
- Überwachung der Patientin: Anamnese, Temperaturverlauf, Uteruskontraktion, Lochialfluss, ggf. rechzeitige Gabe von Uterotonika und Antibiotika

> **Empfehlungen für die Praxis**
> - Symptome am 3.–7. Tag postpartal
> - Geburtshilfliche Anamnese
> - Klinik: reduzierter Allgemeinzustand, Lochialfluss vermindert oder vaginale Blutung erhöht, >38°C Temperatur, weicher vergrößerter Uterus, Uterusdruckschmerzhaftigkeit → Ernstnehmen der Symptome
> - Einsatz von Uterotonika/Antibiotika rechtzeitig und ausreichend
> - Komplikationen: Adnexitis/Parametritis, Ovarialvenenthrombose, Peritonitis, Sepsis → fulminanter Verlauf

54.2 Harnwegsinfekt/Pyelonephritis

B. Gießelmann

Im Wochenbett persistieren die v. a. gestagenbedingten physiologischen Schwangerschaftsveränderungen im Urogenitaltrakt und dadurch auch die Prädisposition zu asymptomatischen, afebrilen Harnwegsinfekten. Gleichzeitig bzw. zusätzlich können geburtshilfliche Manipulationen zu einer symptomatischen Harnwegsinfektion mit Dysurie und Fieber bis hin zu einer Pyelonephritis, Pyonephrose bzw. Urospesis führen.

Epidemiologie

Bei 6% der Wöchnerinnen besteht eine asymptomatische Bakteriurie im Wochenbett, die unbehandelt in 40% zu Pyelonephritis führt.

Ätiologie

- Weitstellung der abführenden Harnwege (Gestagenwirkung)
- Vergrößerter Uterus

- Aszension: E. coli (80–90%), Klebsiella, Proteus, Enterobakterien, Staphylococcus saprophyticus, hämolytische Streptokokken der Gruppe B, lymphogen vom Dickdarm, hämatogen via Leber
- Postpartal Blasenentleerungsstörung, Urogenitaltraktanomalien, geburtshilfliche Manipulationen

Klinik
Reduzierter Allgemeinzustand, Unterbauchschmerzen, Leukozytenzahl und CRP erhöht, Übelkeit, Erbrechen, Fieber, Schüttelfrost, Tachykardie, Tachypnoe, Flankenschmerz, Dys-/Pollakisalgurie.

Differenzialdiagnosen
Lochialstau, Endomyometritis, Hämatom (Vagina, Damm, Parametrien, Uterus) Cholezystitis, Appendizitis, Pankreatitis, Pneumonie, Ileus.

Diagnostik
Erhebung der Anamnese, Durchführung der körperlichen Untersuchung. Anstelle von Mittelstrahlurin (**Cave:** Kontamination) sollte besser 1-mal Katheterurin untersucht werden (Urinsediment und Kultur). Sonographisch sollten Harnstau und Anomalien der abführenden Harnwege, Nieren- und Blasensteine ausgeschlossen werden. Blutbild (CRP, Leukozyten im Serum, Nierenfunktionsparameter) bestimmen.

Therapie

> Asymptomatische Bakteriurie **nach** Erhalt des Antibiogramms behandeln.

Therapie richtet sich nach der Klinik:
- Unkomplizierter HWI: 3–5 Tage Augmentan p.o.
- Subfebrile Temperaturen: 7–10 Tage gleiche Medikation p.o.
- Fieber >39°C und Verdacht auf Pyelonephritis: stationär Augmentan 3-mal 2,2 g/Tag i.v. bzw. Claforan 3-mal 2 g/Tag i.v. bzw. Meronem 3-mal 500 g i.v./Tag, Antibiose nach Antibiogramm fortsetzen, supportiv Infusionstherapie (Ausfuhr >1,5l) und Kreislaufüberwachung
- Heilung: 2 negative Urinkulturen im Abstand von 3–4 Tagen

Prognose
Neigung zu Infektrezidiven in Schwangerschaft und Wochenbett, 10% aller chronischen Pyelonephritiden entstehen in der Schwangerschaft bzw. im Wochenbett.

Prävention/Prophylaxe
- Ausreichend Flüssigkeitszufuhr
- Desinfektion bei Manipulationen unter der Geburt
- Postpartale Blasenentleerungsstörungen beachten
- Asymptomatische Bakteriurie bereits während der Schwangerschaft behandeln

> **Empfehlungen für die Praxis**
> - Eine bakterielle Infektion ist meist durch E. coli bedingt
> - Klinik, Befund aus Katheterurin, Sonographie, CRP, Leukozytenzahl, ggf. Nierenretentionswerte
> - Asymptomatische Bakteriurie muss therapiert werden, auch postpartal (Antibiogramm abwarten)
> - Blander HWI, febriler HWI: Antibiose p.o.
> - Bei Verdacht auf Pyelonephritis und Temperatur >39°C: Stationäre Aufnahme, i. v.-Antibiotika, Infusionstherapie, Kreislaufüberwachung

54.3 Mastitis puerperalis, Mammaabszess, akzessorisches Brustdrüsengewebe

K. Middendorf

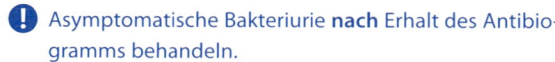

Die Entzündung der laktierenden Brust wird meist durch eine Infektion mit Staphylococcus aureus hervorgehoben. Neben Schmerz und Rötung der Brust sind Fieber und bei Abszess die zentrale Fluktuation typisch. Neben physikalischen Maßnahmen (Entleeren und Kühlen der Brust, später Wärme zur Förderung der Einschmelzung) wird die Mastitis konservativ mit Analgetika und ggf. Antibiotika therapiert. Abstillen ist fast nie indiziert. Bei Abszedierung sollte zusätzlich über eine chirurgische Inzision oder sonographisch gesteuerte Punktion eine Abszessdrainage mit täglicher Wundspülung erfolgen.

Epidemiologie

- Auftreten in 80% der Fälle einseitig, meist am 8.–15. postpartalen Tag
- Erreger v. a. Staphylococcus aureus, aber auch andere Keime aus dem kindlichen Nasopharynx (Streptokokken, Proteus, E. coli)

Ätiologie/Pathogenese

Milchstau und mangelnde Hygiene beim Stillen begünstigen eine Mastitis. Beim Saugen gelangen Keime aus dem kindlichen Nasopharynx über Rhagaden in die mütterliche Brustdrüse, von wo sie sich v. a. lymphogen, seltener kanalikulär oder hämatogen ausbreiten. Bei weiterem Fortschreiten der Mastitis kann über proteolytische Einschmelzung ein puerperaler Mammaabszess entstehen.

Klassifikation/Formen

- **Interstitielle Mastitis:** Entzündung bei lymphogener Keimausbreitung
- **Parenchymatöse Mastitis:** Entzündung bei kanalikulärer/hämatogener Keimausbreitung
- **Mammaabszess:** proteolytische Einschmelzung der entzündeten Nekrosezone

Klinik

Nach häufig vorausgehendem Milchstau finden sich neben hohem Fieber die klassischen Entzündungszeichen. Die Brust ist deutlich gerötet, überwärmt, ödematös vergrößert und sehr schmerzempfindlich. Pathologische Mamillensekretion und axilläre Lymphknotenschwellung werden beobachtet. Bei Abszedierung ist die Brust hochrot und zentral fluktuierend.

Mütterliche Symptomatik auf einen Blick

- **Milchstau**
  - Schmerzhaft gespannte, teilweise knotige Brust
  - Diskrete Rötung, lokale Überwärmung
  - Gehäuft bei akzessorischem Brustdrüsengewebe (erschwerter Milchabfluss im vorderen Axillarbereich)

- **Mastitis puerperalis, Mammaabszess**
  - Starke Schmerzen bei überwärmter, geschwollener Brust
  - Starke Rötung und Spannung der Haut (»peau d'orange«)
  - Axilläre Lymphknotenschwellung (Lymphadenitis)
  - Fieber mit ausgeprägtem Krankheitsgefühl (Schüttelfrost)
  - Bei Abszedierung zentrale Fluktuation

Diagnostik

Vorrangig sind die Inspektion und Palpation des Lokalbefundes. Laborchemisch zeigt sich ein Anstieg der Entzündungsparameter (Leukozyten, CRP). Die Sonographie ist besonders bei Abszedierung das apparative Verfahren der Wahl (Abb. 54.1).

Differenzialdiagnostisch müssen besonders das (inflammatorische) Mammakarzinom, aber auch M. Paget, Erysipel, Neurodermitis, paraneoplastische Dermatose und Dermatomyositis abgegrenzt werden.

Therapie

Bei **Milchstau** fördert warmes Abduschen mit Ausstreichen der Brust und anschließender Kühlung den Milchfluss. Selten ist Oxytocin (1 Hub Syntocinon-Spray pro Nasenloch vor dem Stillen) zur Förderung der Milchse-

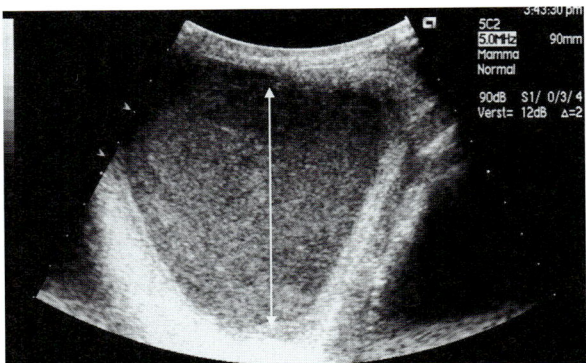

Abb. 54.1. Bei Abszedierung der Mamma lässt sich die echoarme bzw. echoleere Abszesshöhle gut von der echoreichen Abszesskapsel abgrenzen

kretion indiziert. Eine **Mastitis** wird zum einen konservativ behandelt mit Entleerung der Brust: Stillen (auch auf der betroffenen Seite!) ggf. Abpumpen. Zum anderen erfolgt eine analgetische und antipyretische (Paracetamol 500 mg) Therapie. Im Anfangsstadium sind kühlende Umschläge sinnvoll, nicht jedoch Antibiotika, da diese Mikroabszesse fördern. Dagegen sollte im fortgeschrittenen Stadium antibiotisch behandelt (Augmentan 3-mal 2,2 g/Tag i.v. bzw. Staphylex 3-mal 1 g/Tag i.v. über 10 Tage) und die Einschmelzung durch Wärmeapplikation unterstützt werden.

Abstillen ist nur sehr selten nötig.

Bei **Abszedierung** sollte neben der systemischen Antibiotikatherapie der Eiter abgelassen werden (Bakteriologie, Zytologie) und eine tägliche Wundspülung (0,9% NaCl) erfolgen. Neben der chirurgischen Inzision mit Gegeninzision und Lascheneinlage unter Vollnarkose ist die sonographisch gesteuerte Punktion mittels 12-G-Venenverweilkanüle und atraumatischer Fixierung (Steristrip) unter lokaler Vereisung eine vielversprechende Alternative (geringe Invasivität, günstige Kosmetik, ambulante Betreuung, signifikant geringere Rezidivrate; ◘ Abb. 54.2).

> Bei Therapieversagen muss immer ein Mammakarzinom ausgeschlossen werden.

Prognose/Beratung

Die Prognose der Mastitis puerperalis ist gut. Entscheidend ist das rechtzeitige Erkennen, um eine Abszedierung zu vermeiden. Akzessorisches Brustdrüsengewebe sollte nach Abschluss der Laktation operativ entfernt werden, da ein **erhöhtes Entartungsrisiko** besteht.

Prävention/Prophylaxe

Hygienische Bedingungen beim Stillen sind entscheidend. Hände vor dem Stillen waschen (kein Kontakt mit Lochialfluss) und saubere Stilleinlagen verwenden. Die Brustwarzenpflege mit Antrocknenlassen der letzten Milch auf der Mamille hilft, Rhagaden zu vermeiden. Es sollten unterschiedliche Stillpositionen gewählt werden, um beim Saugen durch das kindliche Kinn verschiedene Quadranten zu massieren. An beiden Brüsten sollte nacheinander, in wechselnder Reihenfolge angelegt werden (Leertrinken beider Brüste).

> **Empfehlungen für die Praxis**
> - Infektion der laktierenden Brust vorwiegend mit Staphylococcus aureus
> - Therapie der Mastitis: Entleeren und Kühlen, später Wärmen der Brust, Analgetika, ggf. Antibiotika
> - Therapie beim Mammaabzess: zusätzlich Abszessdrainage mit täglicher Spülung
> - Differenzialdiagnose: Mammakarzinom

54.4 Ovarialvenenthrombose (OVT)

B. Gießelmann

Die Ovarialvenenthrombose ist eine seltene, mit einer hohen Letalität bei septischen Verläufen verbundene postpartale Komplikation. Die Symptome sind unspezifisch, wobei insbesondere bei persistierenden Fieberzuständen unklarer Genese im Wochenbett an eine OVT gedacht werden muss.

Weitere Details in ▶ Kap. 8.3.

Epidemiologie

Die Inzidenz beträgt 0,02–0,2%, die Letalität 6–12% bei septischen Verläufen, zu 90% kommt die OVT rechtsseitig vor.

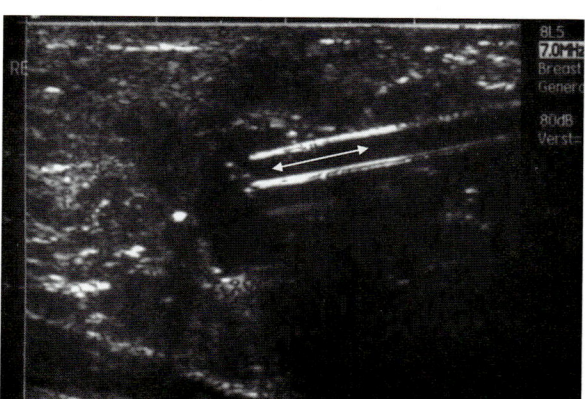

◘ Abb. 54.2. Sonographisch gesteuerte Mammaabszesspunktion

54.4 · Ovarialvenenthrombose (OVT)

Ätiologie
Am häufigsten kommt es zu einer Ovarialvenenthrombose infolge einer Endomyometritis, bei vaginal-operativen Eingriffen oder Sectio am Termin bzw. bei Zustand nach vaginal-operativen Eingriffen.

Klinik
Die Symptome treten am 3.–7. Tag post partum auf mit Temperatur >39°C, abdominalen Schmerzen (**Cave:** Nachwehen) bzw. Flankenschmerz.

Differenzialdiagnose
Endometritis, HWI (Pyelonephritis), Appendizitis, Ileus.

Diagnostik
Anamnese, körperliche Untersuchung, CT oder MRT zur Abklärung (**Cave:** Kontrastmittel 24 h lang abpumpen).

Therapie
Eine Heparinisierung mit Innohep erfolgt gewichtsadaptiert (Verlängerung der Thromboplastinzeit auf das 1,5- bis 2-Fache; Konsil Gerinnungsambulanz). Antibiotika i.v., z. B. Augmentan 2,2 g (Claforan 2,0 g, Meronem 500 mg). Bei septischen Verläufen ist Intensivüberwachung einzuleiten. Bei Thrombenbildung bis V. renalis/cava muss ein gefäßchirurgisches Konsil einberufen werden, ggf. Indikation zur Operation. Die Patientin soll Stützstrümpfe tragen. **Keine Bettruhe!**

Prognose
Die Prognose für weitere Schwangerschaften ist günstig, soweit nicht resektiv vorgegangen wurde. Vor der nächsten Schwangerschaft sollte eine prophylaktische Heparinisierung erfolgen.

> **Empfehlungen für die Praxis**
> - **Klinik:** unklares Fieber postpartal
> - **Diagnostik:** Ausschluss anderer Ursachen
> - **Terapie:** Antibiose i.v.; wenn keine Besserung der Beschwerden eintritt: Bildgebung veranlassen (MRT, 12 h Abpumpen der Milch wegen Kontrastmittel)

Pathologische Blutungen im Wochenbett

Y. Sorokina

55.1 Plazentareste bzw. -polypen – 360

55.2 Endometritis puerperalis – 360

55.3 Funktionelle Blutungen – 360

55.4 Blutungen aus geburtshilflichen Risswunden – 361

55.5 Intraabdominelle Blutung nach Sectio – 361

55.1 Plazentareste bzw. -polypen

Epidemiologie
Im Uterus zurückgebliebene Plazentareste bzw. -polypen sind für 65% der Blutungen im Wochenbett verantwortlich.

Klinik
Die Blutung, heller als die Lochien, beginnt am Ende der 1. oder im Verlauf der 2. Woche postpartal, kann sogar bedrohlich sein. Wehenmittel stillen die Blutung nur vorübergehend oder gar nicht. Bei hoher Keimvirulenz kann es nicht nur zur Infektion des Plazentarestes, sondern auch zu einer Endomyometritis kommen. Auch Gefäßthromben werden infektiös zersetzt.

Diagnostik
Sonographisch ist ein Plazenta-/Polypenrest oft, aber nicht regelmäßig nachzuweisen.

Therapie
Entfernung des Plazentarestes (mit einer großen Kürette, vorher Histologie, wenn der Uterus schon reformiert ist) unter Antibiotikaschutz (z. B. Augmentan, 2,2 g/Tag i.v.).

> **Vorgehen bei Verdacht auf Plazentarest/-polyp**
> - Besteht kein Fieber, entleert man den Uterus sofort
> - Bei Fieber wartet man zunächst mit Antibiotikaschutz das Absinken des Fiebers ab, frühestens 3–4 Tage danach wird der Uterus kürettiert
> - Bei Fieber und sehr starker Blutung erfolgt die sofortige Entfernung des Plazentarestes

> **Cave**
> Bei jedem Plazentarest besteht ein hohes Risiko für eine starke Blutung postpartal und für eine Endomyometritis. Der Uterus ist leicht perforierbar.
> Der Plazentarest ist histologisch zu untersuchen (Differenzialdiagnose Chorioepitheliom).

> ❗ Die beste Prophylaxe ist die sorgfältige Kontrolle der Plazenta unmittelbar nach der Geburt. Bei nicht sicher vollständiger Plazenta sofort manuelle Nachtastung/Nachkürettagen (der Muttermund ist noch geöffnet).

55.2 Endometritis puerperalis

Epidemiologie
Die Endometritis puerperalis ist die zweithäufigste Ursache der Blutung im Wochenbett.

Klinik
Die – vorwiegend schwache – Blutung tritt meist in den ersten Wochenbetttagen auf. Sie kann viele Tage ohne Pause anhalten, sie kann auch für Stunden und Tage unterbrochen sein.

> **Symptomatik auf einen Blick: Endometritis puerperalis**
> - Subfebrile Temperaturen
> - Übelriechende Lochien oder Lochialstauung
> - Subinvolutio uteri
> - Leichte Blutung

Therapie
Antibiotika: Kombination von Ampicillin und Clavulansäure (z. B. Augmentan) oder eines Penicillins mit einem Aminoglykosid. Bei erfolgloser Therapie über 48 h sollte das Anaerobierspektrum durch Clindamycin oder Metronidazol (**Cave:** bei Metronidazol nicht stillen) und zusätzlich durch ein Aminoglykosid (z. B. Gentamicin) erweitert werden. Als Monotherapie sind auch Carbapeneme einsetzbar.
Uterotonika: Methergin ggf. in Kombination mit Oxytocin.

> ❗ Jede lokal begrenzte Wochenbettinfektion kann eine Etappe auf dem Wege zur Puerperalsepsis sein.

55.3 Funktionelle Blutungen

- **Inzidenz:** 33% aller Blutungen im Wochenbett betreffen funktionelle Blutungen

- **Pathogenese:** Blutungen als Folge einer glandulären Hyperplasie, wie sie im Verlauf der ersten anovulatorischen Zyklen im Wochenbett vorkommen
- Wandveränderungen der Gefäße aufgrund einer hyalinen Degeneration der Gefäßwände

55.4 Blutungen aus geburtshilflichen Risswunden

- **Pathogenese:** Die Hauptrolle spielen dabei nicht erkannte Zervixrisse und die stille Uterusruptur
- **Therapie:** Derartige Blutungen müssen chirurgisch versorgt werden
- **Prävention:** Spiegeleinstellung zur Zervixinspektion direkt postpartal, v. a. nach vaginal-operativen Geburten/Kristeller-Handgriff

55.5 Intraabdominelle Blutung nach Sectio

Bei deutlichem Hb-Abfall bzw. mehr als 500–700 ml Blut in der Drainage ist eine operative Revision notwendig. Die Sonographie zeigt, ob intraabdominal, epifaszial oder subkutan freie Flüssigkeit oder ein Hämatom zu sehen ist (**Cave:** Das Ausmaß wird sonographisch oft unterschätzt!). Bei kleineren Nachblutungen aus dem Wundbereich kann ein Versuch der Blutungsstillung durch Kompression mit dem Sandsack erfolgen.

> **Empfehlungen für die Praxis**
> - Beim Auftreten von Blutungen im Wochenbett ist zuerst an einen im Uterus zurückgebliebenen Plazentarest bzw. Plazentapolypen und an eine Endometritis puerperalis zu denken!
> - Fundusstand sowie Geruch und Menge der Lochien kontrollieren
> - Bei Hinweis für Endometritis Antibiotika i. v. und Oxytocin nasal oder i. v./Stillen
> - Bei Verdacht auf Plazentarest Sonographie und Kürettage mit ggf. vorheriger Hysteroskopie unter Antibiotikaschutz

Wundheilungsstörungen

Y. Sorokina

56.1 Wundheilungstörungen im Zustand nach Spontanpartus – 364
56.1.1 Wundschwellung – 364
56.1.2 Vulva- und Scheidenhämatom – 364
56.1.3 Wunddehiszenz und -infektion nach Episiotomie und Dammriss – 364

56.1 Wundheilungstörungen im Zustand nach Spontanpartus

56.1.1 Wundschwellung

Klinik

Es handelt sich um eine ödematöse Wundschwellung, die nach Episiotomie oder Dammriss auftritt. Sie ist von einer Schmerzdauer bis zu 1 Woche begleitet. Klinisch zeigt sich eine geschwollene und druckschmerzhafte Nahtreihe.

Therapie

- Eisblase vor der Vulva zur Abschwellung des Ödems
- Antiphlogistika (Ibuprofen Supp. 400–600 mg 1- bis 2-mal/Tag p.o.)
- Stuhlregulierung

Prophylaxe

- Zügige Wundversorgung
- Korrekte, schichtadaptierende Nahttechnik (Intrakutannaht verursacht weniger Komplikationen als Einzelknopfnaht der Haut)
- Möglichst wenig Nahtmaterial verwenden, deshalb eher fortlaufende Naht
- Direkt postpartal Kühlung, ggf. Antiphlogistika

56.1.2 Vulva- und Scheidenhämatom

- **Therapie des Vulvahämatoms:** meist spontane Resorption, Ausräumung und Inzision nur bei großem Hämatom
- **Therapie des Scheidenhämatoms** (Diagnostik durch rektale Palpation): frühzeitige operative Eröffnung und Entleerung, um den primären Verschluss der Scheidenhaut zu erreichen

56.1.3 Wunddehiszenz und -infektion nach Episiotomie und Dammriss

Klinik

Schmerzen, Schwellung oder Verhärtung treten am häufigsten am 3.–4. Wochenbetttag auf. 1–2 Tage später kommt es zur Wunddehiszenz.

Therapie

- **Wunddehiszenz** ohne Infektionshinweise bei Verdacht auf Abszess: nur lokale antientzündliche Behandlung mit NaCl/Betaisodona-Spülungen und/oder Silbadon, mit Eichenrindenextrakt (Tannolact) oder Meersalz
- **Wundsanierung:** Wunde unter lokaler Spültherapie vollständig eröffnen und reinigen, ggf. ist die Entfernung von störendem Nahtmaterial und das Abtragen nekrotisierten Gewebes erforderlich. Granulation der Wundbasis abwarten, ggf. Sekundärnaht. Sollte die Infektion nach mehrtägiger lokaler Wundsäuberung noch fortschreiten, ist eine Wundrevision in Vollnarkose mit vollständiger Nekroseabtragung zu empfehlen
- **Antibiotika:** Breitspektrum-Penicilline oder Cephalosporine, ggf. + Metronidazol (Muttermilch verwerfen!) + Aminoglycosid. Antibiotika bei diffuser Weichteilentzündung indiziert

> **Cave**
>
> A-Streptokokkeninfektion: Nekrotisierende Fasziitis, schnell fortschreitend, hohes Letalitätsrisiko! Immer Oberarzt hinzurufen! Hochdosiert Penicillin G und Breitbandantibiose; breite operative Sanierung.

- **Antiphlogistika:** Kühlung mit Eis, wenn dies als wohltuend empfunden wird. Diclofenac 2-mal 75 mg/Tag oder Ibuprofen 2-mal 400–600 mg/Tag p. o.

Hämorrhoiden

Y. Sorokina

57.1 Ätiologie/Pathogenese – 366

57.2 Therapie/Prophylaxe – 366

57.3 Konservative Therapie – 366

57.4 Operative Therapie – 366

57.1 Ätiologie/Pathogenese

Als Folge einer verminderten Peristaltik v. a. des Kolons und der tonussenkenden Wirkung des Gelbkörperhormons sowie der aldosteronbedingten Wasserrückresorption findet sich bei vielen Schwangeren eine Obstipation. In diesem Zusammenhang treten häufig erstmals Hämorrhoiden auf, deren Entstehung durch den erhöhten intraabdominellen Druck begünstigt wird.

Sie verstärken sich durch das Pressen sub partu und verursachen in den ersten Tagen des Wochenbetts erhebliche Beschwerden.

Begleitend oder auch unabhängig treten häufig perianale Ödeme auf, die leicht mit Hämorrhoiden verwechselt werden können. Sie verschwinden typischerweise postpartal im Wochenbett. Bei akut schmerzhaften Schwellungen liegt in aller Regel eine Perianalvenenthrombose vor, die operativ behandelt werden muss.

Die seltene Komplikation einer inkarzerierten Hämorrhoide (Differenzialdiagnose: Perianalvenenthrombose) darf keinesfalls ambulant ohne Überwachungsmöglichkeit inzidiert werden, da es zu lebensbedrohlichen arteriellen Blutungen kommen kann.

> Die bedeutendste Prophylaxe ist ein geregelter Stuhlgang. Auch Analhygiene ist wichtig. Im Zweifelsfall unbedingt Überweisung zum Proktologen; die Differenzialdiagnostik erfordert Erfahrung.

57.2 Therapie/Prophylaxe

Als Prophylaxe sollte schon während der Schwangerschaft wie auch im Wochenbett für einen geregelten Stuhlgang gesorgt werden.

57.3 Konservative Therapie

- Magnesiocard- Granulat (2- bis 3-mal täglich 1 Beutel)
- Paragol 20 ml p.o. 1- bis 3-mal täglich zusammen mit Glycerinsuppositorium
- Practo-Clyss-Klistier
- Scheriproct-Salbe und Scheriproct-Suppositorium
- Sitzbäder mit Eichenrindenextrakt
- Gute Analhygiene

57.4 Operative Therapie

Ein schmerzhafter frischer Perianalvenenthrombus sollte nach Lokalanästhesie inzidiert werden (Rezidivneigung!). Anschließend werden täglich 2–3 Sitzbäder mit Eichenrindenextrakt oder Meersalz verordnet.

Eine Hämorrhoidenexzision ist in der Schwangerschaft in aller Regel nicht zu indizieren, sondern nach dem Wochenbett zu reevaluieren.

Deszensus und Harninkontinenz

C. Dannecker

58.1 Epidemiologie – 368
58.1.1 Descensus genitalis – 368
58.1.2 Harninkontinenz – 368

58.2 Pathophysiologie – 368
58.2.1 Descensus genitalis – 368
58.2.2 Harninkontinenz – 368

58.3 Diagnostik – 369

58.4 Beratung/Prävention – 369

Schwangerschaft und Geburt werden als Risikofaktoren für die Entstehung einer Belastungsharninkontinenz oder eines Descensus genitalis gesehen. Pathophysiologisch werden muskuläre und neurogene Schädigungen angeführt. Eine Prophylaxe zur Vermeidung von Beckenbodenschäden während einer vaginalen Geburt existiert kaum. Dem Dammschnitt kann kein protektiver Effekt zugeschrieben werden. Ein prä- und postpartales Beckenbodentraining kann als prophylaktische Maßnahme empfohlen werden.

Der primären Sectio caesarea kann in gewissem Umfang eine prophylaktische Funktion hinsichtlich der Entstehung von Descensus genitalis und Belastungsharninkontinenz zugesprochen werden. Ein Kaiserschnitt hat jedoch eigene Risiken und ist im Vergleich zur spontanen Geburt noch immer mit einer erhöhten mütterlichen Mortalität assoziiert.

58.1 Epidemiologie

58.1.1 Descensus genitalis

In einer britischen Studie wurden die jährlichen Krankenhauseinweisungen aufgrund von Prolaps genitalis vor dem 60. Lebensjahr auf 2 : 1.000 Personenjahre beziffert. Die Prävalenz eines Descensus genitalis (jeden Grades) in der allgemeinen Bevölkerung (Alter: 20–59 Jahre) wurde auf 30% geschätzt. Dabei bestand jedoch bei nur 2% ein Deszensus, der mindestens den Introitus vulvae erreichte. In einer US-amerikanischen Studie erreichte das kumulative statistische Risiko für eine Operation aufgrund eines Prolaps genitalis (und Harninkontinenz) bis zum 80. Lebensjahr 11%.

58.1.2 Harninkontinenz

Die Angaben zur Prävalenz einer De-novo-Stressharninkontinenz im Wochenbett zeigen eine große Streubreite von 0,7–38%. Die berichteten Persistenzraten 5 Jahre nach Entbindung liegen zwischen 24 und 75%. Die Prävalenz einer Stressharninkontinenz ist nach Kaiserschnitt im Vergleich zur vaginalen Geburt deutlich niedriger. Insbesondere der primären Sectio caesarea kann ein protektiver Effekt hinsichtlich der Entstehung einer Harninkontinenz zugesprochen werden.

58.2 Pathophysiologie

58.2.1 Descensus genitalis

Eine Traumatisierung der Beckenbodenmuskulatur kann in einer Aufweitung des Hiatus urogenitalis und so in einer Öffnung des Beckenbodens resultieren. In der Folge werden die Beckenorgane nicht mehr ausreichend von muskulären Strukturen gestützt und müssten allein von bindegewebigen Strukturen der endopelvinen Faszie gehalten werden. Bindegewebe allein kann jedoch chronischen Dehnungskräften auf Dauer nicht standhalten, was in einem Descensus genitalis resultieren kann.

Schwangerschaft und Geburt gelten als wesentliche kausale Faktoren einer Traumatisierung der Beckenbodenmuskulatur und eines Descensus genitalis. Es konnten folgende unabhängige Risikofaktoren für die Entstehung eines Descensus genitalis identifiziert werden: Alter, Parität, Kontraktionskraft der Beckenbodenmuskulatur und – bei Frauen, die geboren hatten – auch das kindliche Geburtsgewicht.

58.2.2 Harninkontinenz

Der Kontinenzmechanismus basiert im Wesentlichen auf der Integrität von 4 eng verzahnten Komponenten:
- Intrinsischen Sphinktermechanismus
- Extrinsischen Sphinktermechanismus
- Am Os pubis (über die Ligg. pubourethralia) und an der seitlichen Beckenwand verankerter Blasenhals
- Intakten Innervation dieser Strukturen

Eine Schädigung einer dieser Strukturen während der vaginalen Geburt könnte Ursache für die Entstehung einer Stressinkontinenz sein. So wurde nach vaginaler Geburt eine Reduktion des urethralen Verschlussdrucks und der funktionellen urethralen Länge nachgewiesen. Perinealsonographische Daten zeigen, dass der Blasenhals in Ruhe nach vaginaler Geburt tiefer liegt als nach elektiver Sectio caesarea oder im nulligraviden Kontrollkollektiv. Zudem hatte die Blasenhalsmobilität bei den Primigraviden 6–10 Wochen nach Entbindung zugenommen.

Eine verstärkte Mobilität des Blasenhalses kann als Hinweis für eine Schädigung der Ligg. pubourethralia gewertet werden. Eine verstärkte präpartale Blasenhalsmobilität ist mit einem erhöhten Risiko für die Entstehung einer postpartalen Stressinkontinenz assoziiert.

Neurophysiologische und histomorphologische Studien deuten darauf hin, dass die Innervation der Beckenbodenmuskulatur bei postpartal entstandener Stressinkontinenz geschädigt ist. Eine Prolongierung der terminalen motorischen Latenzzeit wurde wiederholt nachgewiesen.

> ❗ In der Regel lässt sich jedoch kein einzelner Faktor für die Entstehung einer Stressharninkontinenz identifizieren. Vielmehr handelt es sich meist um ein multifaktorielles Geschehen.

58.3 Diagnostik

Die Diagnostik eines Descensus genitalis erfordert im Wesentlichen eine Untersuchung auf dem gynäkologischen Stuhl. Bei der Beschreibung sollte die Deszensusklassifikation der International Continence Society (ICS-Score) Verwendung finden. Dieses »pelvic organ support quantification staging system« (POPQ-System) orientiert sich an definierten Punkten der Scheidenwände in Bezug zum Hymenalsaum. Introitus- oder Perinealsonographie stellen hilfreiche ergänzende Untersuchungen dar. Nur selten werden weitere bildgebende Verfahren (dynamische MRT) notwendig sein.

Die Diagnostik einer Belastungsharninkontinenz stützt sich auf eine spezifische Anamnese, auf klinische Untersuchungsbefunde (inkl. klinischer Stresstest, Vorlagenwiegetest) und ggf. auf die Introitus- oder Perinealsonographie. Eine weitergehende Diagnostik (Urodynamik) dient der exakten Differenzialdiagnostik und sollte zumindest vor jeder operativen Therapie durchgeführt werden.

58.4 Beratung/Prävention

Die genaue Rolle von Faktoren der Schwangerschaft und Geburt bei der Entstehung von Stressinkontinenz wird in der Literatur sehr kontrovers diskutiert. Einige Untersucher sehen eine positive Korrelation mit der Länge der Austreibungsperiode. Auch für die fetale Kopfzirkumferenz wurde eine Korrelation gezeigt. Andere Untersuchungen weisen keine Assoziation zwischen Harninkontinenz und Kopfumfang oder Kindsgewicht nach.

> ❗ Die Episiotomie hat keinen prophylaktischen Effekt, eher ist das Gegenteil der Fall.

Umstritten ist die Bedeutung von **Periduralanästhesie, Forzeps- oder Vakuumentbindung**. Andere mögliche Risikofaktoren für die Entstehung der Stressharninkontinenz sind: hohe Multiparität (>5 Entbindungen) und Übergewicht (BMI >30 kg/m^2). Verschiedene Untersuchungen fanden jedoch keinen Zusammenhang zwischen dem antenatalen BMI und der Entstehung einer Stressharninkontinenz. Klinische Zeichen einer Bindegewebsschwäche (Striae, Hernien, Varicosis, Gelenkhypermobilität) stellen keine prädiktiven Faktoren für die Entwicklung einer postpartalen Stressharninkontinenz dar.

Beckenbodentraining während der Schwangerschaft kann empfohlen werden. Aufgrund der widersprüchlichen Aussagen in der Literatur hinsichtlich verschiedener Risikofaktoren für die Stressharninkontinenz ist es derzeit kaum möglich, für die vaginale Geburt weitere präventive oder prophylaktische Maßnahmen zu empfehlen.

Der **primären Sectio caesarea** kann in gewissem Umfang eine prophylaktische Funktion hinsichtlich der Entstehung von Descensus genitalis und Belastungsharninkontinenz zugesprochen werden. Ein Kaiserschnitt hat jedoch seine eigenen Risiken und ist noch immer mit einer erhöhten Mortalität im Vergleich zur spontanen Geburt assoziiert.

> **Empfehlungen für die Praxis**
> - De-novo-Stressharninkontinenz im Wochenbett: 0,7–38% (Persistenzraten nach 5 Jahren: 24–75%)
> - Ein Dammschnitt ist eher schädlich
> - Die primäre Sectio caesarea verringert das Risiko für Deszensus oder Belastungsharninkontinenz, hat jedoch eigene Risiken

Psychische und psychiatrische Störungen im Wochenbett

M. Delius

59.1 Baby Blues – 372

59.2 Depression im Wochenbett – 372

59.3 Psychose im Wochenbett – 373

In der Regel werden heute 3 Formen der psychischen Störungen im Wochenbett unterschieden: der Baby Blues (postpartale affektive Dysphorie, »Heultage«), die Wochenbettdepression und die postpartale Psychose. Der Baby Blues gilt als harmlose, vorübergehende Verstimmung, während die Depression und die Psychose klinische Bedeutung haben, auch im Hinblick auf die kindliche Entwicklung. Verschiedenste Faktoren werden als Ursache der Störungen diskutiert, die allgemein angenommene Genese durch Hormonveränderungen konnte nicht einheitlich nachgewiesen werden. In schweren Fällen der Depression und immer im Fall der Psychose muss ein Psychiater herangezogen werden.

59.1 Baby Blues

Die »Heultage« gelten als benigne und vorübergehende Störung, die mit einem Höhepunkt zwischen dem 3. und 5. postpartalen Tag in kurzem zeitlichem Abstand zur Geburt auftritt und nicht länger als bis zum 10. postpartalen Tag andauert. Die Klinik des Baby Blues ist sehr variabel und umfasst v. a. folgende Symptome: häufiges Weinen, Stimmungsschwankungen (»himmelhoch jauchzend, zu Tode betrübt«), Reizbarkeit, Konzentrationsstörungen u. Ä. Das Störungsbild ist außerordentlich verbreitet. Da es an einer einheitlichen Definition des Baby Blues mangelt, wird die Häufigkeit je nach Studie mit 30–75% angegeben. Wegen des transienten Charakters der »Heultage« wird die Störung nicht als klinisch bedeutsam eingestuft und scheint keine weiteren Konsequenzen nach sich zu ziehen.

Die allgemein angenommene Verursachung durch postpartale hormonelle Veränderungen konnte bis heute letztlich nicht nachgewiesen werden, gegen eine alleinige hormonelle Genese spricht auch, dass der Baby Blues nicht in allen Kulturen gefunden werden kann. Anpassungsreaktion auf die Umstellung zur Mutterschaft sowie besondere Belastungen im frühen Wochenbett kommen als weitere Ursachen in Frage.

> Wichtig ist es, die schwerwiegenden Störungen im Wochenbett abzugrenzen, v. a. die Symptome einer beginnenden Psychose zu erkennen.

Der Zusammenhang zwischen den »Heultagen« und der Depression im Wochenbett ist bis heute nicht endgültig geklärt.

59.2 Depression im Wochenbett

Obwohl gemeinhin von der Wochenbettdepression gesprochen wird, weisen viele Untersuchungen darauf hin, dass es ein solches für das Wochenbett spezifisches Krankheitsbild nicht gibt. Die Häufigkeit einer Depression im Wochenbett in Form einer »major depression« wird übereinstimmend mit ca. 10% angegeben. Diese Inzidenz lässt sich allerdings für alle Frauen im gebärfähigen Alter nachweisen. Auch in der Schwangerschaft kommen Depressionen nicht seltener vor als im Wochenbett. Da der störende Einfluss einer Depression im Wochenbett auf die Mutter-Kind-Bindung und die kindliche Entwicklung als gesichert gilt, kommt der Depression im Wochenbett besondere Bedeutung zu. In ihrer häufigen Verbreitung werden die Depressionen im Wochenbett kaum wahrgenommen und selten richtig eingeschätzt.

> Häufig dissimulieren Wöchnerinnen. Dies auch, da der soziale Druck hoch ist, sich nach der Geburt eines Kindes freuen zu müssen, und die soziale Akzeptanz der Störung gering ist.

Klinik

Die Symptomatik der Depression gleicht Depressionen zu anderen Zeitpunkten im Leben und äußert sich zumeist durch Traurigkeit, Weinen, Energielosigkeit, bedrückte Stimmung, Schlafstörungen, Rückzug, Suizidgedanken, Schuldvorstellungen (z. B. das Kind nicht gut genug versorgen zu können), Konzentrationsschwierigkeiten und ängstliche Befürchtungen aller Art.

Ätiologie

Als prädisponierende Faktoren gelten v. a. die mangelnde soziale Unterstützung, Partnerschaftsprobleme und depressive Erkrankungen in der Anamnese. Schilddrüsenunter- und Überfunktion dürfen ebenfalls als mögliche Ursachen nicht vergessen werden.

Diagnostik

Das am weitesten verbreitete Instrument zur Erfassung einer Depression im Wochenbett ist die Edinburgh Postnatal Depression Scale (EPDS). Auch andere Depressionsinstrumente, wie das Beck-Depressions-Inventar (BDI) können herangezogen werden.

Therapie

> ❗ Da ein guter Teil der Patientinnen zu einer Chronifizierung der depressiven Symptomatik neigt, ist eine adäquate Therapie, auch im Hinblick auf die kindliche Entwicklung, besonders wichtig.

Im Fall einer klinisch relevanten »major depression« sollte immer ein Psychiater einbezogen werden. Therapeutisch kommt neben einem **psychotherapeutischen** Ansatz die **medikamentöse Behandlung** in Betracht. Je nach Medikament muss sorgfältig abgewogen werden, ob weiteres **Stillen** möglich ist. Falls eine stationäre Therapie nötig ist, sollte eine Abteilung gewählt werden, die über eine spezielle Mutter-Kind-Einheit verfügt, in Deutschland sind solche Einrichtungen selten. Informationen sind über die Marcé-Gesellschaft erhältlich (www.marcé-gesellschaft.de). Neben der medizinischen Therapie ist eine Entlastung durch **soziale Unterstützung** zu empfehlen, es bestehen zahlreiche Selbsthilfegruppen, deren Adressen z. B. über Hebammen bezogen werden können.

59.3 Psychose im Wochenbett

Die Wochenbettpsychose wird heute nicht von Psychosen zu anderen Zeiten des Lebens unterschieden und tritt bei ca. 1 von 1.000 Frauen auf. Die Symptomatik ist wahnhaft, eine **stationäre Behandlung** ist, auch wegen der Gefährdung von Mutter und Kind, unumgänglich. Auch hier ist, wenn möglich, eine Mutter-Kind-Einheit vorzuziehen. Ein Psychiater muss in jedem Fall eingeschaltet werden.

Müttersterblichkeit

I. Rühl

60.1 Epidemiologie – 376

60.2 Todesursachen – 376

60.3 Vergleich vaginale Geburt und Sectio caesarea – 376

60.4 Prävention – 377

Seit Mitte des 19. Jahrhunderts bis heute ist in den Industrieländern eine kontinuierliche Reduktion der Müttersterblichkeit von 300–500 Todesfällen/100.000 Lebendgeburten auf ca. 5–10/100.000 zu beobachten. Besonders geschah dies durch die Einführung und fortwährende Aktualisierung von Vorsorgeprogrammen und Mutterschutzrichtlinien.

Unter dem Begriff der Müttersterblichkeit (»pregnancy related death«) wird nach WHO-Empfehlungen der Tod jeder Frau während der Schwangerschaft und innerhalb von 42 Tagen nach Beendigung derselben subsummiert. Dabei bleiben Dauer oder Sitz der Schwangerschaft unberücksichtigt, sodass u. a. auch abortbedingte Sterbefälle inbegriffen sind. Todesfälle nach dem 42. Tag bis zum Ablauf eines Jahres nach Geburt werden als »später Müttersterbefall« (»late maternal death«) bezeichnet. Ursächlich stehen in den Industrieländern thrombembolische Ereignisse, Hämorrhagien, hypertensive Erkrankungen und Infektionen im Vordergrund.

Genaue Zahlen zur Müttersterblichkeit fehlen, denn diese wird weder durch die Perinatalstatistiken noch durch die Todesbescheinigungen erfasst. Einen Müttersterblichkeitsfall sollte die Todesbescheinigung ausweisen durch Beantwortung der entsprechenden Zusatzfragen, was bisher jedoch nur mangelhaft erfolgt!

> **Definition**
> - **Direkte/unmittelbare Müttersterblichkeit**
>   – Folge einer Gestationskomplikation, Folge von Eingriffen, Unterlassungen, unsachgemäßer Behandlung, oder Folge einer Kausalkette ausgehend von einem dieser Faktoren
> - **Indirekte/mittelbare Müttersterblichkeit**
>   – Tod aufgrund einer vorbestehenden Krankheit oder einer neu entwickelten Erkrankung, die durch die physiologischen Veränderungen der Gestationsperiode, Geburt, Wochenbett verschlimmert wurde
> - **Angabe der Müttersterblichkeit als Verstorbene je 100.000 Lebendgeborene**

60.1 Epidemiologie

Die Einführung und Entwicklung der Schwangerenüberwachung hat im zeitlichen Verlauf zu einer deutlichen Reduktion der Sterblichkeit geführt.

- In den Industrieländern heutzutage etwa 5–10 Müttersterbefälle (direkt und indirekt) pro 100.000 Lebendgeborene
- Hohe Sterblichkeitszahlen herrschen nach wie vor z. B. in Ländern mit hohen (illegalen) Abruptioraten (60% der Müttersterblichkeit 1992 in Rumänien) sowie den Ländern der Dritten Welt
- In Bayern ist ein Rückgang der direkten Müttersterblichkeit von 11,3/100.000 in den Jahren 1983–1988 auf 5,4/100.000 in den Jahren 1995–2000 zu beobachten (Rückgang der direkten Müttersterblichkeit, nicht jedoch der indirekten)

60.2 Todesursachen

Die häufigsten direkten Müttersterbefälle treten intrapartal und v. a. im (frühen) **Wochenbett** auf. Die Ursachen sind:
- Thromboembolien der Lunge einschließlich Fruchtwasserembolie
- Hämorrhagien, v. a. bei Uterusatonie, seltener bei Plazentationsstörungen, Uterusruptur o. Ä.
- Hochdruckerkrankungen
- Genital- und Urosepsis, v. a. A-Streptokokkensepsis

Direkte Müttersterbefälle während der Schwangerschaft oder nach Abort sind zumeist durch Komplikationen beim Schwangerschaftsabbruch oder bei ektoper Gravidität verursacht.

Bei indirekten mütterlichen Sterbefällen kommen neben Vorerkrankungen des Herz-Kreislauf-Systems (v. a. Gefäßaneurysma, Herzvorschädigung) v. a. Infektionskrankheiten extragenital vor.

60.3 Vergleich vaginale Geburt und Sectio caesarea

Nach Angaben von Welsch, der Sectiozahlen der BPE und Einzelfalluntersuchungen zusammengeführt hat, ist die mütterliche Sectiomortalität in Bayern in den Jahren 1995–2000 auf 0,29‰ gesunken. Die Mortalität nach vaginaler Entbindung lag in diesem Zeitraum bei 0,037‰.

Da die **Sectiomortalitätsdaten** alle Todesfälle erfassen, die in zeitlichem Zusammenhang mit dem Kaiserschnitt (bis 42 Tage danach) stehen, gehen hier auch mütterliche präexistente Risiken ein.

Zum Risikovergleich Sectio vs. vaginale Geburt müssen die **Letalitätsdaten** verglichen werden, die die Anzahl der Todesfälle von präoperativ gesunden, risikofreien Frauen im ursächlichen Zusammenhang mit einer Sectio beschreiben. Die **Sectioletalität** ist 1995–2000 in Bayern auf 0,04‰ abgefallen vs. eine Letalität bei Vaginalgeburt von 0,017‰. Die Letalitätsdaten bei elektiver Schnittentbindung scheinen sich denen der Vaginalgeburt anzugleichen.

60.4 Prävention

- Sorgfältige Anamnese ist die beste Prävention! (Beispiel: Häufigkeit einer Uterusruptur bei vorbestehenden Narben der Uteruswand bei etwa 1 : 50–60 Geburten, ohne Voroperationen 1 : 1.500)
- Exakte Dokumentation ist unerlässlich für die Evaluation und Entwicklung verbesserter Vorsorge- und Therapiekonzepte mit dem Ziel der konsekutiven Senkung der Müttersterblichkeit
- Thromboseprophylaxe nach Sectio bzw. bei Risikofaktoren
- Bei Hochdruckerkrankungen Verlegung in ein Perinatalzentrum
- An A-Streptokokkeninfektion denken!

> **Empfehlungen für die Praxis**
> - Müttersterblichkeit beziffert schwangerschaftsassoziierte Todesfälle
> - Häufigste Ursache eines mütterlichen Todesfalles ist die **Lungenembolie!**
> - Das Letalitätsrisiko bei Schnittentbindungen ist im Vergleich zur vaginalen Geburt 2- bis 3-mal höher
> - Vermeidung von potenziell letalen Komplikationen durch Erfassung und Dokumentation prädisponierender Faktoren mit daraus resultierendem, angemessenem Betreuungskonzept (z. B. Thromboseprophylaxe, Blutdruckeinstellung, AB-Prophylaxe, Verlegung in ein Perinatalzentrum)
> - Wichtig: Ergänzung der Zusatzfragen der entsprechenden Rubrik in der ärztlichen Todesbescheinigung bei Sterbefällen beachten, da sonst keine Erfassung erfolgt!

Teil X Das Neugeborene

Kapitel 61	Postnatale Versorgung des gesunden Neugeborenen	– 381
Kapitel 62	Das respiratorisch beeinträchtigte Neugeborene	– 387
Kapitel 63	Das kardiozirkulatorisch beeinträchtigte Neugeborene	– 397
Kapitel 64	Reanimation des Neugeborenen	– 403
Kapitel 65	Geburtstraumatische Verletzungen	– 413
Kapitel 66	Drogenentzugssyndrome bei Neugeborenen	– 419
Kapitel 67	Erstversorgung Frühgeborener	– 425

Postnatale Versorgung des gesunden Neugeborenen

S. Herber-Jonat

61.1 Zustandsbeurteilung des Neugeborenen – 382
61.1.1 Vitalitätsindex (APGAR) – 382
61.1.2 Reifezeichen (Petrussa-Index) – 382
61.1.3 Blutgasanalyse aus Nabelschnurblut (Na-pH) – 382
61.1.4 Hämatokrit (Hkt) – 383
61.1.5 Blutzucker (BZ) – 383
61.1.6 Bilirubin – 383
61.1.7 Infektionsparameter – 383

61.2 Erstversorgung des Neugeborenen – 384
61.2.1 Abnabeln – 384
61.2.2 Absaugen – 384
61.2.3 Abtrocknen und taktile Stimulation, APGAR, Nabelschnur-pH-Wert – 384
61.2.4 Erstuntersuchung U1 – 384

61.3 Postnatale Betreuung im Kreißsaal und auf der Wochenbettstation – 384
61.3.1 Ernährung – 385
61.3.2 Impfungen – 385
61.3.3 Screening auf angeborene Stoffwechselerkrankungen – 386
61.3.4 Zweite Vorsorgeuntersuchung U2 – 386
61.3.5 Vorzeitige Entlassung – ambulante Geburt – 386

61.4 Dokumentation der Untersuchungsergebnisse und Therapieschritte – 386

61.5 Verlegung von Neugeborenen – 386

61.1 Zustandsbeurteilung des Neugeborenen

Direkt im Anschluss an die Geburt wird das Neugeborene auf äußerlich erkennbare Fehlbildungen und Verletzungen untersucht (U1) und hinsichtlich Vitalität und Reifezeichen beurteilt. Bewährt hat sich der Vitalitätsindex APGAR sowie der Reifeindex Petrussa. Ergänzend zur klinischen Beurteilung erfolgt die Bestimmung des Nabelschnur-pH-Wertes und »base excess« (BE).

61.1.1 Vitalitätsindex (APGAR)

- Punkteschema zur postnatalen Beurteilung reifer Neugeborener; nicht geeignet für die Beurteilung von Frühgeborenen
- APGAR-Wert (Tab. 61.1, 61.2): Summe der Punkte der einzelnen Symptome bestimmt nach 1, 5 und 10 min
- Anwendung
  - Erhebung durch Geburtshelfer/Hebamme
  - Klinische Klassifikation nach dem 1-min-APGAR-Wert und Entscheidung über eventuelle Reanimationsmaßnahmen
  - Der 5- und 10-min-APGAR-Wert korreliert mit der Prognose des Kindes

61.1.2 Reifezeichen (Petrussa-Index)

- Punkteschema zur Bestimmung des Gestationsalter nach somatischen Reifezeichen (Tab. 61.3)
- Anwendbar ab einem Gestationsalter >30 SSW
- Geschätzte Schwangerschaftsdauer: 30 + erzielte Punktzahl

61.1.3 Blutgasanalyse aus Nabelschnurblut (Na-pH)

Die klinische Beurteilung wird ergänzt durch die Beurteilung des pH-Wertes und BE aus dem Blut der Nabelschnurarterie. Optimal ist eine Blutentnahme noch vor Lösung der Plazenta:
- pH-Wert im Nabelschnurblut: >7,2 physiologisch
- pH-Wert im Nabelschnurblut: <7,2 Azidose
- pH-Wert im Nabelschnurblut: <7,1 schwere Azidose

> **Cave**
>
> Ein pH-Wert <7,15 sollte innerhalb von 30 min nach Geburt kontrolliert werden. Die Kombination von niedrigem APGAR und pH-Wert im Nabelschnurblut ist Hinweis für eine ausgeprägte neonatale Depression.

Tab. 61.1. APGAR-Score

Parameter	0 Punkte	1 Punkt	2 Punkte
A= Aussehen, Hautfarbe	Blau, weiß	Akrozyanose	Rosig
P= Puls, Herzaktion	Keine	<100/min	>100/min
G= Grimassieren beim Absaugen oder taktiler Stimulation	Keines	Verziehen des Gesichts	Schreien
A= Aktivität, Muskeltonus	Schlaff	Träge Flexion	Aktive Bewegung
R= Respiration	Keine	Langsam, unregelmäßig	Ungestört

Tab. 61.2. Interpretation der APGAR-Werte

Zustand	1-min-APGAR	Herzfrequenz/min; Atmung
Schwere Depression	0–3	<80; keine bzw. Schnappatmung
Mäßige Depression	4–6	80–120; unregelmäßig
Guter Zustand	7–8	>120; regelmäßig
Sehr guter Zustand	9–10	>120; regelmäßig

61.1.4 Hämatokrit (Hkt)

Ebenfalls im Nabelschnurblut sollte der Hkt erfasst werden. Bei Werten <40% bzw. >60% muss eine venöse Kontrolle erfolgen und ein Kinderarzt informiert werden. Risikofaktoren für einen erhöhten Hkt sind chronische Plazentainsuffizienz, Wachstumsretardierung, Übertragung, fetofetale oder maternofetale Transfusion, Trisomie 21, 13, 18, Thyreotoxikose u. a.

61.1.5 Blutzucker (BZ)

Eine Kontrolle des Blutzuckers ist nur bei Risikokindern notwendig:
- Geburtsgewicht <10. bzw. >90. Perzentile
- Mütterlicher Diabetes mellitus, Gestationsdiabetes
- Frühgeburtlichkeit
- Kinder mit klinischen Symptomen (z. B. Hyperexzitabilität, Hypotonie, Infektion)

Der erste Blutzuckerwert wird bereits im Kreißsaal bestimmt.

> Bei Blutzuckerwerten <50mg% ist ein Kinderarzt zu informieren, der ggf. die Indikation zur Frühfütterung und zu weiteren Kontrollen stellt.

61.1.6 Bilirubin

70% aller gesunden Neugeborenen entwickeln einen Ikterus neonatorum (3.–5. Lebenstag). Klinische Zeichen sind ikterisches Hautkolorit/Skleren und unspezifische Symptome wie Trinkschwäche und Müdigkeit. Die sichere klinische Abschätzung der Höhe des Bilirubins ist nicht möglich. Ein Screening kann durch transkutane Bilirubin-Messung (z. B. tcB-Index) erfolgen.

> Bei grenzwertigen Befunden (geräteabhängig!) Information des Kinderarztes. Zur Minimaldiagnostik gehören dann die Bilirubin-Bestimmung und Differenzierung im Blut, Blutgruppe und Rhesus-Faktor von Mutter und Kind, direkter Coombs-Test und Gesamteiweiß des Kindes.

Therapeutisch ggf. Phototherapie.

61.1.7 Infektionsparameter

Bei klinisch auffälligen Neugeborenen und/oder anamnestischen Risiken ist ein Kinderarzt zu informieren und ggf. die Bestimmung der kindlichen Infektionsparameter einzuleiten (Tab. 61.4).

Tab. 61.4. Klinische Symptome und anamnestische Risiken einer Infektion

Klinische Symptome	Anamnestische Risiken
Gestörte Adaptation	Vorzeitiger Blasensprung
Atemstörungen	Fetale Tachykardie
Hyper-/Hypothermie	Mütterliches Fieber sub partu
Apathie	Mütterliche Entzündungszeichen
Hyperexzitabilität	Grünes Fruchtwasser
Trinkschwäche	Positiver GBS-Abstrich
Blassgraues Hautkolorit	
Kühle Extremitäten	

Tab. 61.3. Reifezeichen nach dem Petrussa-Index

Reifezeichen	0 Punkte	1 Punkt	2 Punkte
Haut	Hellrot, verletzlich, transparent	Rosig, fester, zunehmende Fältelung	Fest, deutliche Fältelung, Abschilferungen
Mamillen	Kaum Drüsengewebe	Drüsengewebe palpabel, erkennbarer Mamillenhof	Drüsenkörper und -hof palpabel, Brustdrüsen über Hautniveau
Ohr	Kaum Profil, weich, kaum Knorpel	Zunehmendes Profil, Knorpel in Tragus und Antitragus	Vollständiges Profil, Rückstellphänomen, ausgebildeter Helixknorpel
Fußsohle	Glatt, Fältelung im vorderen Drittel	Fältelung im vorderen und mittleren Drittel	Fältelung über die gesamte Fußsohle
Genitale	Testes noch inguinal, Labia majora < minora	Testes evtl. noch inguinal, Labia majora = minora	Testes skrotal, Labia majora > minora

61.2 Erstversorgung des Neugeborenen

Die Erstversorgung des reifen Neugeborenen liegt primär in der Verantwortung des Geburtshelfers bzw. der Hebamme. Sie beinhaltet das Abnabeln und ggf. Absaugen, Abtrocknen, taktile Stimulation, Erhebung des APGAR-Wertes und die Erstuntersuchung U1. Bei pränatal bekannten kindlichen Risiken, jeder operativen Entbindung und kindlicher Unreife ist ein Kinderarzt hinzuzuziehen.

61.2.1 Abnabeln

- Nach vaginaler Geburt wird die Nabelschnur mit Sistieren der Pulsationen ohne vorheriges Ausstreichen abgeklemmt
- Bei Nabelschnurkompression (fetale Nabelschnurumschlingung, Nabelschnurknoten) sofortige Beseitigung des Strömungshindernisses und vor dem Abklemmen Ausgleich des kindlichen Blutverlustes durch Ausstreichen der Nabelschnur zum Kind hin
- Nach Sectio caesarea erfolgt das Abklemmen der Nabelschnur ebenfalls nach Ausstreichen
- Bei Verdacht auf intrauterine Erhöhung des kindlichen Hkt erfolgt das Abklemmen der Nabelschnur ohne vorheriges Ausstreichen auch bei Sectio caesarea

61.2.2 Absaugen

Ein vitales Neugeborenes nach komplikationsloser vaginaler Geburt mit klarem Fruchtwasser muss nicht abgesaugt werden. **Indikationen zum Absaugen** sind:
- Grünes, blutiges oder riechendes Fruchtwasser
- Anpassungsstörung oder Apnoe des Neugeborenen
- Verdacht auf Ösophagusatresie bei Polyhydramnion
- Frühgeburtlichkeit

Technik
- Absaugen des Mund-Rachen-Raumes vor der Nase
- Kurzes aber effektives Absaugen mit großlumigem Katheter (≥10 Charr, schwarz).

> **Cave**
> Absaugen ist unangenehm, kann zu Verletzungen führen und durch Vagusreiz reflektorische Bradykardien und Apnoen auslösen. Kein tiefes Absaugen bzw. Sondieren des Magens in den ersten 5 Lebensminuten.

61.2.3 Abtrocknen und taktile Stimulation, APGAR, Nabelschnur-pH-Wert

Unmittelbar nach der Geburt wird das Neugeborene mit einem vorgewärmten Tuch abgetrocknet, taktil stimuliert und auf den Bauch der Mutter gelegt. Außerdem werden die APGAR-Werte erhoben und der Nabelschnur-pH einschließlich Hkt bestimmt. Unbedingt zu vermeiden ist eine Auskühlung des Kindes.

 Auch bei gutem APGAR- und Nabelschnur-pH- Wert ist das Neugeborene sorgfältig zu überwachen.

61.2.4 Erstuntersuchung U1

Die U1 wird im Anschluss an die Geburt vom Geburtshelfer durchgeführt. Sie beinhaltet:
- Entfernung von Blut und Mekoniumresten. Die Vernix caseosa wird belassen
- Erhebung und Dokumentation der Körpermaße (Gewicht, Länge, Kopfumfang)
- Gründliche körperliche Inspektion mit Beurteilung der respiratorischen und Herz-Kreislauf-Adaptation, Ausschluss von Geburtsverletzungen oder Fehlbildungen
- Beginn der Vitamin-K-Prophylaxe
- Information des Kinderarztes bei kindlichen Risikofaktoren und/oder auffälliger U1

61.3 Postnatale Betreuung im Kreißsaal und auf der Wochenbettstation

Ein gesundes Neugeborenes verbringt die ersten zwei Stunden bei seiner Mutter im Kreißsaal. In dieser Zeit muss eine lückelose Überwachung von Mutter und Kind gewährleistet werden. Anschließend werden beide gemeinsam auf die Wochenbettstation verlegt. Dort ist die Möglichkeit der Betreuung des Kindes durch die Mutter im Rooming-in-System optimal.

Auf der Wochenbettstation sind folgende Maßnahmen durchzuführen:
- Kontrolle der Geburtsmaße und Körpertemperatur bei Aufnahme
- Regelmäßiges Wiegen zur Kontrolle der postnatalen Gewichtsabnahme, spätestens am 3. Lebenstag
- Beginn bzw. Fortsetzung der Vitamin-K-Prophylaxe
- Dokumentation des ersten Urin- und Mekoniumabgangs (sollte in den ersten 24 h erfolgt sein, sonst Mitteilung an den Kinderarzt)
- Hilfestellung der Mutter bei der Versorgung und Pflege des gesunden Neugeborenen im Rooming-in-System (Stillen, Nabelpflege, Baden, Waschen, Wickeln)
- Neugeborenen-Screening ab der 37. Lebensstunde
- U2 ab dem 3. Lebenstag durch den Kinderarzt

> **Cave**
> Liegen sub partu oder während der Betreuung auf der Wochenbettstation Risikofaktoren oder Symptome einer neonatalen Störung vor, ist umgehend ein Kinderarzt zu informieren.

In Absprache sind folgende Maßnahmen einzuleiten:
- Bei Verdacht auf Polyglobulie, Nabelschnurkomplikationen, Blutungen sub partu und/oder bei auffallend blassem oder plethorischem Kind: Kontrolle des venösen Hämatokrits
- Bei Atemstörungen: Kontrolle der Sauerstoffsättigung und ggf. Sauerstoffvorlage/Maskenbeatmung bis zum Eintreffen des Kinderarztes
- Kontrolle des Blutzuckerwertes bei Risikokindern, ggf. Frühfütterung
- Bei Verdacht auf Ikterus neonatorum: Kontrolle des Bilirubins, ggf. Phototherapie
- Bei anamnestischem Risiko und/oder klinischen Symptomen einer Infektion: Kontrolle der kindlichen Infektionsparameter

61.3.1 Ernährung

Muttermilch
Muttermilch ist die beste Ernährung für das Neugeborene. Sie deckt den Ernährungsbedarf und enthält im Gegensatz zu Muttermilchersatzstoffen humorale und zelluläre Abwehrstoffe. Für die maximale Stimulation der Milchproduktion wird das Neugeborene frühzeitig (erstmalig bereits im Kreißsaal!) und häufig (alle 2–3 h, mindestens alle 4 h) auf beiden Seiten bis zu 20 min angelegt. Kontraindikation zum Stillen sind einige mütterliche Erkrankungen und Medikamente. Vor einem eventuellen Abstillen oder Zufüttern sollte der Kinderarzt informiert und ein Gespräch mit der Mutter geführt werden.

Muttermilchersatzstoffe
Steht keine Muttermilch zur Verfügung, ist industriell hergestellte Säuglingsnahrung optimal. Anfangsnahrung ist in Anlehnung an die Muttermilch zusammengesetzt. Als Proteinquelle ist Kuhmilch oder Sojaprotein zugelassen. Die mit »Pre« bezeichnete Nahrung enthält Laktose als einziges Kohlenhydrat, teiladaptierte Nahrung (»1«) enthält zusätzlich Stärke. Bei positiver Familienanamnese für Allergien sollte das Neugeborene gestillt werden oder hypoallergene bzw. Hydrolysat-Nahrung (»HA-Nahrung«) erhalten. Vermutet wird, dass Stillen bzw. HA-Nahrung die Ausprägung von Allergiesymptomen in den ersten 3 Lebensjahren vermindert.

Zufütterung
Normalgewichtige Neugeborene, die Muttermilch oder Anfangsnahrung erhalten, werden nach Bedarf gefüttert. Die Trinkmenge ab dem 6. Lebenstag beträgt ca. 1/5 bis 1/6 des Körpergewichts (maximal 1.000 ml). Die Indikation zum Zufüttern eines gestillten Neugeborenen sollte vom Kinderarzt erwogen werden, wenn die postnatale Gewichtsabnahme >10% beträgt (Maximum der physiologischen Gewichtsabnahme 3./4. Lebenstag). Im allgemeinen gilt:

> Ein reifes, gestilltes Neugeborenes benötigt keine Zufütterung bis zum Milcheinschuss.

Vitamin-K-, Vitamin-D- und Flourprophylaxe
Derzeit wird eine orale Vitamin-K-Prophylaxe mit Gabe von jeweils 2 mg Vitamin K am 1. Lebenstag und bei der U2 und U3 empfohlen. Zur Vitamin-D- und Kariesprophylaxe sollten Neugeborene ab dem 10. Lebenstag für die Dauer des 1. Lebensjahres täglich 1 Tbl. mit 500 Einheiten Vitamin D kombiniert mit 1/4 mg Fluor erhalten.

61.3.2 Impfungen

Entsprechend den aktuellen Empfehlungen der ständigen Impfkommission (STIKO, Stand Juli 2004) sollte eine postexpositionelle Hepatitis-B-Prophylaxe bei Neugeborenen von HbsAg-positiven Müttern bzw. von Müttern mit unbekanntem HbsAg-Status erfolgen. Eine Impfung gegen Tuberkulose mit BCG-Impfstoff ist derzeit nicht empfohlen.

61.3.3 Screening auf angeborene Stoffwechselerkrankungen

Die Screening-Untersuchung muss bei jedem Kind nach der 36. Lebensstunde durchgeführt werden. Bei Entlassung des Neugeborenen vor der 36. Lebensstunde ist eine vorzeitige Screening Untersuchung zum Zeitpunkt der Entlassung durchzuführen. In diesem Fall ist eine 2. Untersuchung nach der 36. Lebensstunde erforderlich.

61.3.4 Zweite Vorsorgeuntersuchung U2

Die U2 des Neugeborenen sollte zwischen dem 3. und 10. Lebenstag in Anwesenheit der Eltern durch einen Kinderarzt erfolgen. Sie beinhaltet neben der klinischen Untersuchung Informationen über weitere Kinderarztbesuche, Ernährung, Impfungen, Hüftultraschall, Vitamin-K-, -D- und Kariesprophylaxe und Empfehlungen zur Prävention des plötzlichen Kindstods durch Optimierung der Schlafumgebung. Empfohlen wird außerdem die Durchführung eines Hörscreenings.

61.3.5 Vorzeitige Entlassung – ambulante Geburt

Diese ist prinzipiell möglich bei reifen, gesunden Neugeborenen nach vaginaler Geburt ohne Risikofaktoren. Gewährleistet werden muss:
- Überwachung in der Entbindungsklinik für mindestens 2 h
- Entlassungsuntersuchung durch einen Kinderarzt
- Aufklärung der Eltern über häufige Risiken (u. a. Ikterus, Nabelinfektion) und die U2
- Beginn der Vitamin-K-Prophylaxe
- Durchführung eines 1. Screenings, 2. Untersuchungskarte mitgeben
- Sicherstellung der kindlichen Nachsorge durch eine Hebamme und Kinderarzt

61.4 Dokumentation der Untersuchungsergebnisse und Therapieschritte

Für jedes Neugeborene wird ein gelbes Untersuchungsheft angelegt. Hier werden vom behandelnden Geburtshelfer bzw. Kinderarzt an vorgegebener Stelle vermerkt:
- Angaben zur Schwangerschaftsanamnese und Geburt
- Untersuchungsergebnisse der U1 und der folgenden Vorsorgeuntersuchungen
- Durchführung der Vitamin-K-Prophylaxe und Screening-Untersuchung

Im Fall einer Reanimation oder Verlegung wird außerdem ein Reanimations- und/oder Verlegungsprotokoll ausgefüllt. Wird ein Neugeborenes geimpft, ist ein Impfausweis anzulegen, der den Eltern nach der U2 zusammen mit dem gelben Heft ausgehändigt wird.

61.5 Verlegung von Neugeborenen

> Die Indikation zur Verlegung eines Neugeborenen in eine Kinderklinik mit ggf. intensivmedizinischer Betreuung ist abhängig von der kontinuierlichen Präsenz eines neonatologisch erfahrenen Kinderarztes und der Möglichkeit zur Überwachung in der Entbindungsklinik sowie dem Ausmaß der kindlichen Störung.

Indikationen für kontinuierliche kinderärztliche Betreuung/Verlegung in eine Kinderklinik (aktuelle Empfehlungen der AWMF)
- Frühgeburtlichkeit
- Risikofaktoren oder Symptome einer Infektion
- Fetale Wachstumsretardierung
- Herzrhythmusstörungen
- Insulinpflichtiger Diabetes mellitus der Mutter
- Atemstörungen
- Rezidivierende Hypoglykämie
- Nabelarterien-pH-Wert <7,0
- Hyperbilirubinämie
- Fehlbildungen
- Polyglobulie
- Angeborene Stoffwechselstörungen, Endokrinopathien
- Neurologische Auffälligkeiten
- Kinder drogenabhängiger Mütter

Das respiratorisch beeinträchtigte Neugeborene

A.W. Flemmer

62.1 **Pulmonal bedingte respiratorische Störungen** – 388
62.1.1 Transiente Tachypnoe des Neugeborenen (TTN) – 388
62.1.2 Atemnotsyndrom des Neugeborenen (RDS) – 389
62.1.3 Mekoniumaspirationssyndrom (MAS) – 391
62.1.4 Weitere pulmonal bedingte respiratorische Störungen – 392

62.2 **Zentralnervös bedingte respiratorische Störungen** – 392
62.2.1 Hypoxisch-ischämische Enzephalopathie (HIE) und Hirnblutung (ICH) – 393

62.3 **Verfahren der Atemhilfe** – 394
62.3.1 Offenhalten der Atemwege – 394
62.3.2 Sauerstofftherapie – 394
62.3.3 Kontinuierlicher posisiver Atemwegsdruck (CPAP) – 395
62.3.4 Rachenbeatmung (NIPPV) – 395
62.3.5 Kontinuierliche und intermittierende Beatmung (CMV/IMV) – 396

62.4 **Respiratorische Notfallsituationen** – 396

62.1 Pulmonal bedingte respiratorische Störungen

> Die häufigste Ursache für respiratorische Störungen des Neugeborenen sind Störungen des Gasaustausches auf pulmonaler Ebene, bedingt durch gestörte Flüssigkeitsresorption (TTN), Unreife (RDS), respiratorische Infektionen oder Aspiration von Mekonium (MAS). Seltene Ursachen einer Atemstörung können aber auch im Bereich der Atemwege oder der Atemregulation liegen.

62.1.1 Transiente Tachypnoe des Neugeborenen (TTN)

Epidemiologie
- Die TTN hat eine Inzidenz von 3–9 : 1.000 Termingeburten und ist damit die häufigste Ursache für eine respiratorische Störung in der Neugeborenenphase.
- Bei unreiferen Kindern ist der Übergang in ein RDS fließend.

Ätiologie/Pathogenese:
Die Symptomatik der TTN lässt sich durch eine verzögerte Resorption von Flüssigkeit aus dem Alveolarraum unter und nach der Geburt erklären.
Als **Risikofaktoren** gelten:
- Niedriges Gestationsalter
- Mütterliche Erkrankung
- Mehrlingsgravidität
- Geburtsgewicht
- Operative Entbindung einschließlich Geburt durch elektive oder Notfallsectio

Klinik

> **Symptomatik auf einen Blick: TTN**
> - Reifes Neugeborenes
> - Tachypnoe >70/min >12 h
> - Thorakale Einziehungen, Nasenflügeln, Stöhnen
> - Besserung der Symptomatik durch Sauerstoff
> - Selten Übergang in RDS

Diagnostik
Die Diagnose einer TTN wird retrospektiv gestellt, wenn es zu keiner Komplikation im Sinne einer Dekompensation des Patienten gekommen ist oder andere Gründe die respiratorische Insuffizienz erklären (Pneumonie, Asphyxie etc.). Das Röntgenbild zeigt ein betontes Pulmonalsegment mit zentralen Verschattungen im Sinne einer Flüssigkeitsbelastung, Flüssigkeit im Interlobärspalt und selten Pleuraergüsse (◘ Abb. 62.1). Wiederholte **Blutgasanalysen** sind erforderlich, um frühzeitig eine Verschlechterung des Gasaustausches zu erkennen. In seltenen Fällen ist der Übergang in einen persistierenden pulmonalen Hypertonus des Neugeborenen (PPHN) zu befürchten, sodass eine Ultraschalluntersuchung des Herzens bei geringem oder fehlendem Ansprechen auf Sauerstoff indiziert ist. Blutbild, CrP/IL6 und Kulturen sind für die Abgrenzung der neonatalen Pneumonie notwendig.

Behandlung
Die Behandlung der TTN erfolgt symptomatisch. Zunächst wird durch Gabe von Sauerstoff versucht, eine ausreichende Oxygenierung zu erreichen. Wenn dies nicht zum Erfolg führt, kann eine Applikation von CPAP erwogen werden. Dabei ist jedoch zu berücksichtigen, dass Kinder mit TTN ein höheres Risiko haben, einen

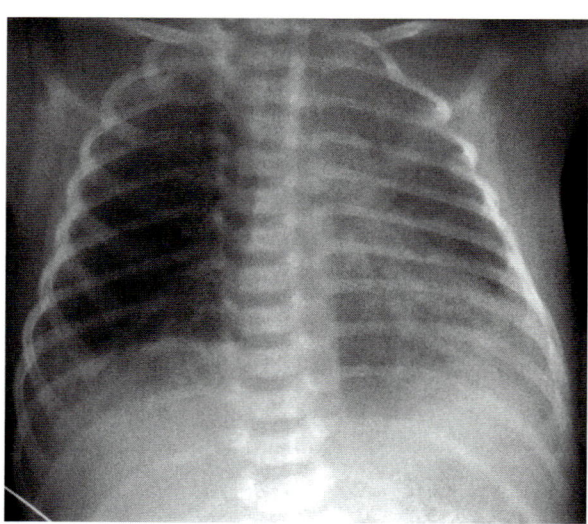

◘ Abb. 62.1. TTN bei einem reifen Neugeborenen mit Flüssigkeit im Interlobärspalt und Pleuraerguss links

62.1 · Pulmonal bedingte respiratorische Störungen

Spontanpneumothorax zu entwickeln (Abb. 62.2). Bei einer akuten Verschlechterung des klinischen Bildes bei einem Kind mit TTN ist deshalb immer an einen Pneumothorax zu denken und dieser rasch durch Anlage einer Pleuradrainage (4. ICR, vordere Axillarlinie) zu entlasten. Die Intubation und mechanische Beatmung ist bei der TTN nur in Ausnahmefällen erforderlich.

Prognose/Beratung

Die TTN ist eine **selbstlimitierende Erkrankung**, die mit der Resorption der Residualflüssigkeit aus der Lunge geheilt ist. Dies erfolgt innerhalb von 2–3 Tagen, selten kann die Symptomatik über eine Woche persistieren. Selten kommt es zu Komplikationen, die dann für die Prognose entscheidend sind.

62.1.2 Atemnotsyndrom des Neugeborenen (RDS)

Epidemiologie

Die Inzidenz des RDS ist abhängig vom Gestationsalter
- <30. SSW: 50–60%
- 31–32. SSW: 37%
- 33–34. SSW: 12%
- 35–36. SSW: 2%

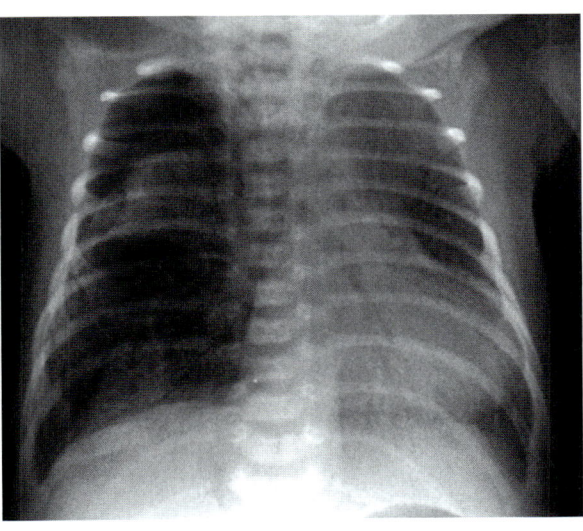

Abb. 62.2. Spontanpneumothorax bei TTN eines reifen Neugeborenen

Ätiologie/Pathogenese

! Bei Kindern, die vor der 34. SSW geboren werden, ist mit einer Unreife der Lunge zu rechnen.

Frühgeborene haben eine noch unreife Lungengewebsstruktur, ein unreifes Surfactantsystem sowie eine geringere Kapazität, Flüssigkeit aus den Alveolen zu resorbieren. Demnach haben diese Kinder ein vom Gestationsalter abhängiges Risiko, an einem Atemnotsyndrom des Neugeborenen (RDS) zu erkranken (Tab. 62.1).

Klassifikation (radiologisch)

Das RDS wird in 4 Stadien eingeteilt (Tab. 62.2).

Tab. 62.1. Risiko- bzw. protektive Faktoren beim RDS

Risikofaktoren	Protektive Faktoren
Maternal	Maternal
Diabetes mellitus Bluthochdruck Multipara Mangelernährung	Antenatale Steroide Intrauterine Wachstumsretardation Vorzeitiger Blasensprung Maternaler Drogen- oder Zigarettenkonsum
Perinatal	Neonatal
Frühgeburtlichkeit Entbindung per Kaiserschnitt Männliches Geschlecht Hypothermie M. hämolyticus neonatorum Geburtsstress, Asphyxie	Weibliches Geschlecht Nichtkaukasische Herkunft

Tab. 62.2. Klassifikation des RDS

Stadium	Radiologische Zeichen
I	Feingranuläres Muster mit Luftbronchogramm im Herzschatten
II	Generalisiertes retikulogranuläres Muster mit Luftbronchogramm über die Herzgrenzen hinaus
III	Konfluierende Verschattungen, Luftbronchogramm bis in Peripherie nachweisbar, Herz noch abgrenzbar
IV	Generalisierte Verschattung der Lunge, Herzrand nicht mehr abgrenzbar, kein Luftbronchogramm (Abb. 62.3)

Klinik

> **Symptomatik auf einen Blick: RDS**
> — Rascher Beginn
> — Tachypnoe >60/min
> — Exspiratorisches Stöhnen
> — Einziehungen (epigastrisch, sternal, interkostal)
> — Supplementärsauerstoff erforderlich

Diagnostik

Die Diagnose eines RDS basiert auf der Anamnese der oben genannten Risikofaktoren, insbesondere der Frühgeburtlichkeit, den klinischen Symptomen und den typischen radiologischen Veränderungen.

Im Kreißsaal erlaubt die sofortige präduktale Pulsoxymetrie und wiederholte Blutgasanalysen eine Bewertung des Verlaufes und Hilfe bei der Indikationsstellung für die Intubation. Eine bakteriologische Untersuchung von Hautabstrichen, Blutkultur und Magensaft, ebenso wie Blutbild und CrP bzw. IL-6 sind zur Differenzierung der neonatalen Pneumonie oder Sepsis indiziert. Zum Ausschluss eine Vitiums sollte im Verlauf eine Echokardiographie durchgeführt werden.

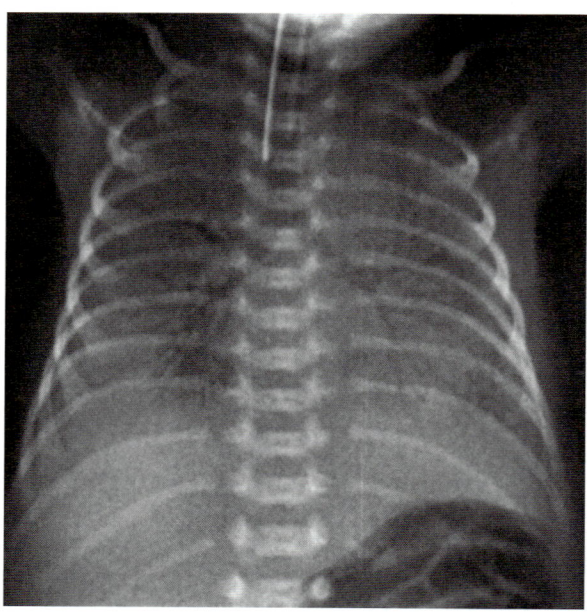

Abb. 62.3. RDS im Stadium IV bei einem Frühgeborenen der 28. SSW

Behandlung

Bei einer SO_2 unter 85% (arterieller pO_2 <50 mmHg) besteht die Indikation zur **Sauerstoffgabe.** Sind mehr als 40% Sauerstoff notwendig, um dies zu erreichen, kann zunächst CPAP (mit 4–6–10 cm H_2O) appliziert werden. Kommt es nicht zur Besserung der Oxygenierung, muss die **Intubation** und anschließende Gabe von Surfactant (100 mg/kg KG intratrachial, über Sideport des Tubus) erwogen werden. Ebenso sind eine arterielle Hyperkapnie mit pCO_2-Werten über 60 mmHg und eine Azidose mit pH-Werten <7,20 eine Indikation für eine Intubation, wenn kein rascher Trend zur Besserung erkennbar ist.

Prognose/Beratung

Die tracheale Intubation ist ihrerseits mit Risiken behaftet:
— Akute Bradykardien und Sauerstoffentsättigung
— Positionierung der Tubusspitze im Ösophagus oder rechten Hauptbronchus (mit nachfolgender Gefahr von Atelektasen des rechten Oberlappens und der linken Lunge sowie der Gefahr eines Pneumothorax wegen Überblähung des linken Unterfeldes)
— Verletzung des Nasen-Rachen-Raums und der Glottis mit nachfolgenden Stenosen oder Narbenbildung
— Durch Langzeitbeatmung steigt das Risiko für rezidivierende Infektionen

Die Langzeitprognose von ehemaligen Frühgeborenen mit RDS ist gut. Die Mortalität beträgt unter 10% und ist abhängig vom Grad der Unreife der Kinder. Das Risiko einer neurologischen Beeinträchtigung für Kinder nach RDS und Beatmung beträgt etwa 20% (Kinder unter 1500 g Geburtsgewicht) und ist ebenfalls abhängig vom Reifegrad der Kinder.

Eine Langzeitfolge des RDS ist die bronchopulmonale Dysplasie [BPD; = Sauerstoffbedarf nach der 36. Woche (korrigiertes Alter)]. Die Inzidenz der BPD bei Kindern unter 1000 g Geburtsgewicht ist sehr variabel und liegt zwischen 5 und 70%. Sie nimmt mit steigendem Gewicht stark ab.

> **Cave**
> Als Folge einer Sauerstofftherapie kann es zu einer Retinopathie des Frühgeborenen kommen.

Prävention/Prophylaxe

- Vermeidung von Frühgeburtlichkeit und Asphyxie
- Gabe von antenalen Steroiden (Betamethason) an die Mutter bei Früheburtsbestrebungen <34. SSW
- Optimale Einstellung eines Diabetes mellitus

> **Empfehlungen für die Praxis: RDS**
> - Anamestische Risiken für RDS?
> - Bei Früheburtsbestrebungen frühzeitige intrauterine Verlegung in ein Perinatalzentrum
> - Erfahrener Neonatologe in der Nähe?
> - Intubationsbesteck mit mehreren Tuben verschiedener Größe, Sauerstoffanschluss, Beatmungsgerät, Absauger, Infusion im Kreissaal?
> - Surfactant im Kreissaal?
> - Transportmöglichkeit auf die nächste neonatologische Intensivstation?

62.1.3 Mekoniumaspirationssyndrom (MAS)

Epidemiologie

- In ca. 10-15% aller Geburten kommt es zu einer Grünverfärbung des Fruchtwassers vor oder unter der Geburt, von diesen Kindern entwickeln etwa 5% ein MAS
- Die Inzidenz des MAS ist etwa 2 : 1000 Lebendgeborenen

Ätiologie/Pathogenese

Mekonium wird intrauterin infolge einer fetalen Stresssituation und Hypoxämie abgesetzt. Bei chronischer intrauteriner Hypoxie setzt ein Umbau der pulmonalen Strombahn mit Hyperplasie und Schädigung der pulmonalen Clearance-Mechanismen für Mekonium ein. Kommt es durch die fetale Hypoxie zu Atembewegungen des Feten, tritt Mekonium in die Lunge ein. Das MAS wird dann durch die potenziell lungenschädigenden Bestandteile des Mekoniums (Enzyme, Bilirubin, Proteine etc.) sowie durch dessen Beschaffenheit (zähe kompakte Substanz) ausgelöst. Es kommt zu einer Verlegung der mittleren und kleinen Atemwege mit konsekutiver Minderbelüftung bzw. Überblähung verschiedener Lungenareale. Im weiteren Verlauf entwickelt sich eine Pneumonitis mit Ansammlung von proteinhaltiger Flüssigkeit in den Alveolen. Dadurch und durch Mekonium selbst wird Surfactant inaktiviert und der Gasaustausch damit weiter beeinträchtigt.

Klinik

> **Symptomatik auf einen Blick: MAS**
> - Übertragene Neugeborene mit grünem Fruchtwasser
> - Grünliche Nabelschnur und Haut
> - Peripartale Beeinträchtigung (1-min-APGAR <7)
> - Sekundäres Atemnotsyndrom: Zyanose, Tachypnoe, Einziehungen
> - Pneumothorax, Pneumomediastinum
> - Persistierender pulmonaer Hypertonus der Neugeborenen (PPHN)

Diagnostik

Bei grünem Fruchtwasser unter der Geburt muss immer die Möglichkeit der Entwicklung eines MAS erwogen werden, insbesonders bei klinisch beeinträchtigtem Kind (1-min-APGAR <7). Präduktale und postduktale Pulsoxymetrie, Blutdruck, wiederholte Blutgasanalysen, Blutzucker, Blutbild und CrP/IL-6 sowie bakteriologische Untersuchungen sind indiziert. Das Kind muss auf einer neonatologischen Intensivstation überwacht werden.

Radiologisch zeigt sich eine inhomogen belüftete Lunge mit Atelektasen und überblähten Arealen (◘ Abb. 62.4). Wegen des hohen Risikos für einen Pneumothorax sind wiederholte Röntgenaufnahmen der Lunge indiziert.

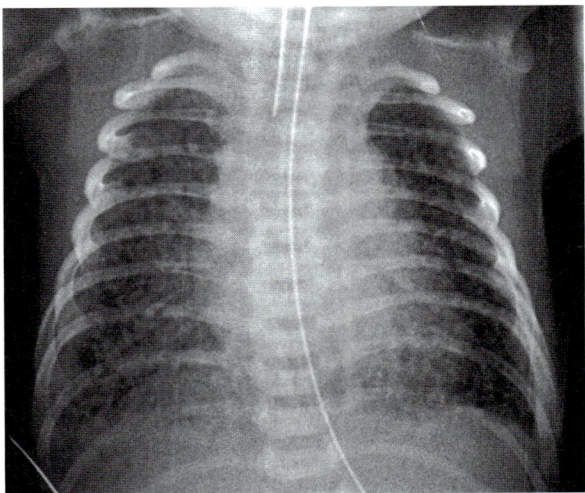

◘ **Abb. 62.4.** Atemnotsyndrom bei MAS bei einem reifen Neugeborenen

Behandlung

Bei Verdacht auf MAS wird evtl. unter Sicht (Laryngoskop) tracheal abgesaugt. Lässt sich grünes Fruchtwasser hinter der Stimmritze absaugen, besteht evtl. die Indikation zur Intubation und Absaugung über den Tubus mittels Mekoniumabsauger (Abb. 62.5). Magen und Trachea werden ebenfalls gründlich abgesaugt.

> **Cave**
> Keine Maskenbeatmung bzw. Blähmanöver.

> ! Bei dick-grünem Fruchtwasser und stark beeinträchtigtem Neugeborenen besteht die Indikation zur raschen Intubation und Absaugung über Mekoniumabsauger.

Eine intrapartale Absaugung bringt keinen Vorteil für den Verlauf eines MAS.

SpO_2 sollte präduktal über 95% und pCO_2 zwischen 40 und 50 mmHg angestrebt werden. Bei O_2-Bedarf >40%: Intubation und Surfactantgabe (100—200 mg/kg KG intratracheal, evtl. wiederholt). Ausgleich einer Azidose mit BE unter –10 mmol/dl. Bei Nachweis eines pulmonalen Hypertonus und persistierender Hypoxämie sind NO-Therapie und frühzeitige ECMO-Konsultation indiziert.

Initiale antibiotische Therapie nach Sepsisschema ist indiziert, bis eine Infektion als Ursache des Aspirationsereignisses ausgeschlossen werden kann.

Prognose/Beratung

Die Mortalität des schweren MAS liegt bei 4–10%. MAS-Patienten, die ECMO benötigen, haben jedoch im Vergleich zu anderen ECMO-Patienten die höchste Überlebenswahrscheinlichkeit (94%).

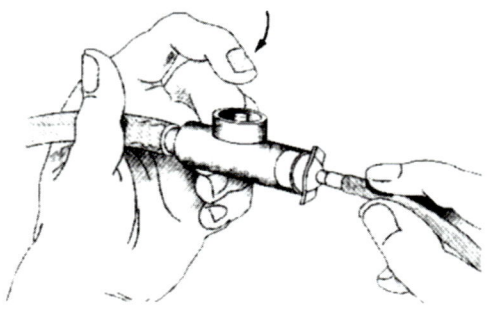

◘ Abb. 62.5. Mekoniumabsauger. (Aus Baumann 2002)

Die Morbidität nach MAS ist abhängig von Komplikationen (Pneumothorax, Hirnblutung, PPHN, Infektion etc.)

Prävention/Prophylaxe

Invasive Maßnahmen wie eine Ammnioninfusion sind in der klinischen Überprüfung. Die intrapartale Absaugung von mekoniumhaltigem Fruchtwasser hat keinen Effekt auf das postnatale Outcome der Kinder bzw. auf das Auftreten eines MAS bei grünem Fruchtwasser erbracht.

> **Checkliste für die Praxis: MAS**
> - Liegen anamestische Risiken für MAS vor?
> - Mekoniumabsauger und Intubationsbesteck mit großlumigem Tubus (3,0) verfügbar, Sauerstoffanschluss, Beatmungsgerät, Absauger?
> - Surfactant im Kreißsaal?
> - Erfahrener Neonatologe in der Nähe?
> - Transportmöglichkeit auf die nächste neonatologische Intensivstation?

62.1.4 Weitere pulmonal bedingte respiratorische Störungen

In ◘ Tab. 62.3 sind seltenere respiratorische Störungen des Neugeborenen aufgelistet, die durch das Leitsymptom der Atemnot mit Dyspnoe und Hypoxie im Kreißsaal gekennzeichnet sind. Bei vielen Erkrankungen ist eine pränatale Verdachtsdiagnose möglich und sollte immer zur intrauterinen Verlegung des Kindes in ein Perinatalzentrum führen.

62.2 Zentralnervös bedingte respiratorische Störungen

> Die häufigsten Ursachen für zentralnervös bedingte respiratorische Störungen der Atmung in der Neugeborenenperiode sind hypoxisch-ischämische Enzephalopathie (HIE) und Hirnblutungen (ICH). Andere seltene Störungen umfassen kongenitale Fehlbildungen oder Atemregulationsstörungen sowie Muskelerkrankungen.

Tab. 62.3. Seltenere respiratorische Störungen des Neugeborenen

Atemstörung	Spezifische Symptomatik	Therapie
Intrinsische Atemwegsobstruktion Choanalatresie Larynxobstruktion/-stenose Tracheastenose	Bei totaler Atresie: fehlender Lufteintritt trotz Atembewegungen Bei extrathorakaler Stenose: inspiratorischer Stridor	Sauerstoff Bei nasaler Obstruktion oraler Tubus Bei Stenose CPAP Intubation, wenn nötig mit kleinem Tubus Tracheostomie
Extrinsische Atemwegsobstruktion Tumoren Lymph-/Hämangiome	Bei intrathorakaler Stenose: expiratorischer Stridor	
Lungenfehlbildungen Lungenmalformationen Lungensequester Lungenhypoplasie/Agenesie	Pränatale Zeichen der Fehlbildung Assoziierte Fehlbildungen Entwicklung einer PPHN	Sauerstoff Frühzeitige Intubation Azidoeseausgleich Bei PPHN – NO-Therapie
Intrathorakale extrapulmonale Affektionen Pneumothorax Pleuraergüsse Zwerchfellhernie Kongenitale Pneumonie	Pränatale Zeichen der Fehlbildung Hypoxie, Dyspnoe Verlagerte Herztöne Abgeschwächte Atemgeräusche	Spezifische Therapie: Pleurapunktion/Drainage Bei Zwerchfellhernie sofortige Intubation Aszitesentlastung
Extrathorakale extrapulmonale Affektionen Aszites Abdominelle Tumoren	Distendiertes Abdomen Verminderte Zwerchfellbeweglichkeit	

62.2.1 Hypoxisch-ischämische Enzephalopathie (HIE) und Hirnblutung (ICH)

Epidemiologie

Das Risiko einer hypoxisch-ischämischen Schädigung des Neugeborenen liegt bei 2–3 : 1 000 Geburten

Intrakranielle Blutungen können sekundär nach peripartaler Asphyxie, geburtstraumatisch oder prä- und perinatal bei hämorrhagischer Diathese des Kindes auftreten.

Das höchste Risiko für eine Hirnblutung besteht bei extremer Frühgeburtlichkeit und peripartaler Asphyxie.

Ätiologie/Pathogenese

Sekundär führen zerebrale Affektionen zu Atemregulationsstörungen mit Apnoen. Im Rahmen der Hypoxie kann es zur respiratorischen Insuffizienz durch ein Atemnotsyndrom, zu pulmonalem Hypertonus (PPHN) oder Lungenblutung kommen.

Klinik

> **Symptomatik auf einen Blick: HIE und ICH**
> - 5-min-APGAR <5, pH-Wert des Nabelschnurbluts <7,0
> - Bei ICH evtl. Symptome nach freiem Intervall
> - Apnoe, Hypopnoe
> - Hypoxämie
> - Zerebrale Krämpfe
> - Andere Zeichen der Hirnschädigung (Muskelhypotonie oder Hypertonie, vorgewölbte Fontanelle)

Diagnostik

Die peripartale Überwachung des Neugeborenen durch CTG, MBU und Ultraschall kann einen Hinweis auf Gefährdung des Kindes geben. Bei Verdacht auf peripartale Hirnschädigung mit respiratorischer Beeinträchtigung ist eine frühzeitige Schädelsonographie indiziert, möglichst mit Duplexsonographie der zerebralen Gefäße. Wiederholte **Blutgasanalysen** sind erforderlich, um frühzeitig eine Verschlechterung des Gasaustausches zu erkennen und um eine evtl. erforderliche Beatmung zu steuern. In seltenen Fällen ist der Übergang in einen persistierenden pulmonalen Hypertonus des Neugeborenen (PPHN) zu befürchten, sodass eine Ultraschalluntersuchung des Herzens indiziert ist. Blutbild und Gerinnungsstatus sind zum Ausschluss einer hämorrhagischen Diathese des Kindes notwendig.

Behandlung

Die Behandlung der respiratorischen Insuffizienz erfolgt symptomatisch durch Sauerstoffgabe oder CPAP. Bei Hypoventilation oder Apnoen ist eine mechanische Beatmung indiziert. Dabei sollte eine SpO_2 von 90–95% und ein pCO_2 40–50 mmHg angestrebt werden. Ebenso ist auf eine Normoglykämie, Normothermie und auf einen normalen Blutdruck zu achten. Bei Entwicklung einer pulmonalen Hypertension mit PFC ist eine NO-Therapie zu erwägen. Die postasphyktische Hypothermiebehandlung ist gegenwärtig in der klinischen Erprobung.

Prognose/Beratung

Eine respiratorische Insuffizienz durch zerebrale Schädigung ist meist vorübergehend. Nach einer akuten Phase beginnen die Kinder in der Regel rasch suffizient spontan zu atmen, sodass weitergehende respiratorische Maßnahmen nicht erforderlich sind. Bei kongenitalen Atemregulationsstörungen (Undine-Syndrom) oder angeborenen Muskelerkrankungen mit Hypoventilation ist eine Heimbeatmung zu erwägen.

62.3 Verfahren der Atemhilfe

> Die Atemunterstützung Neugeborener sollte stufenweise erfolgen. Sie umfasst das Offenhalten der Atemwege, Sauerstoffgabe, positiven Atemwegsdruck (CPAP), nasale intermittierende Druckbeatmung (NIPPV) und kontrollierte Beatmung (CMV). Als Rescueverfahren können Hochfrequenzoszillation (HFOV) und extrakorporale Membranoxygenierung (ECMO) in spezialisierten Zentren angewandt werden.

62.3.1 Offenhalten der Atemwege

Indikation

Maßnahmen zum Offenhalten der Atemwege sind erforderlich bei:
- Respiratorischer Adaptationsstörung
- Nach primärer Sectio und reichlich pharyngealem Fruchtwasser
- Bei Frühgeburtlichkeit <37. SSW und respiratorischer Beeinträchtigung
- Grünem, blutigem oder fötidem Fruchtwasser
- Bei Polyhydrammnion und Verdacht auf Ösophagusatresie

Durchführung

Zum Absaugen wird das Neugeborene auf dem Rücken gelagert mit leicht rekliniertem Kopf (Schnüffelstellung). Mit ausreichend großem Absaugkatheter (10–12 Charr; bei Frühgeburtlichkeit kleiner) wird zunächst vorsichtig und kurz Mund und Rachen abgesaugt. Dann wird, wenn nötig, nasal abgesaugt. Tiefes, hypopharyngeales oder tracheales Absaugen ist nur bei stark deprimierten Kindern indiziert.

> **Cave**
>
> Nur bei schlaffem Kind ohne Spontamatmung und grünem Fruchtwasser ist die Laryngoskopie mit trachealer Absaugung, dann nach Intubation über Tubus (s. oben), indiziert.

Risiken und Komplikationen

- Vagusreiz mit Bradykardie und Laryngospasmus
- Schleimhautläsion
- Atelektasen

62.3.2 Sauerstofftherapie

Indikation

- Bei jeglicher Form der Hypoxämie mit präduktal (rechte Hand) bestimmter SpO_2 <85% (90%) bzw. pO_2 <50 mmHg im arteriellen Blutgas
- Bei klinischem Verdacht auf respiratorisches Versagen
- Bei erhöhtem Risiko für die Entwicklung eines PPHN

 Es gibt keine Daten, die zeigen, dass die Reanimation mit 100% Sauerstoff einer Reanimation mit geringeren Konzentrationen bzw. Raumluft überlegen ist.

Durchführung

Bei manifester oder drohender Hypoxämie wird Sauerstoff (initial 80–100% mit 4–6 l/min) über eine Beatmungsmaske oder einen nasalen Tubus zugeführt. Bei der Zufuhr über einen Tubus ist die Anwärmung und Befeuchtung des Atemgases wünschenswert. Die Konzentration von Sauerstoff in der Einatemluft wird entsprechend der kontinuierlich gemessenen SO_2 adaptiert und bei einer Sättigung über 95% rasch reduziert.

Risiken und Komplikationen

- Bei Hyperoxie Gefahr der Radikalbildung mit sekundärer Lungen- (BPD) und Gehirnschädigung
- Hyperoxie kann Apnoen induzieren und damit sekundär eine Hyperkapnie verschlechtern
- Bei duktusabhängigem Vitium cordis mit Rechts-links-Shunt Gefahr des Duktusverschlusses oder verminderter Systemperfusion durch pulmonale Vasodilatation bei Hyperoxie
- Gefahr der Retinopathie bei ELBWI (Frühgeburt <1.000 g).

62.3.3 Kontinuierlicher posiver Atemwegsdruck (CPAP)

Indikation

Die Applikation eines positiven Atemwegsdruckes über den Rachen ist indiziert bei:
- Respiratorischer Adaptationsstörung
- Versagen der ausschließlichen Sauerstofftherapie
- Bei Frühgeburtlichkeit <37. SSW und respiratorischer Beeinträchtigung zur initialen Stabilisierung
- Bei Kindern mit mildem RDS zur Rekrutierung von funktioneller Residualkapazität (FRC)

Durchführung

CPAP kann entweder über eine Maske, über nasale Prongs oder über einen Beatmungstubus im Rachen (ca. 3–4 cm tief) appliziert werden. Für die Applikation stehen unterschiedliche Geräte zur Verfügung, die alle über ein regelbares Ausatemventil kontrolliert werden. Über Maske oder Tubus wird bei einem Gasflow von 4–6 l/min ein kontinuierlicher Druck von 2–4–6 cm H_2O im kindlichen Pharynx erzeugt. Durch Zumischung von Sauerstoff kann der Effekt auf die Oxygenierung noch verstärkt werden.

Die Höhe des erforderlichen Druckes wird durch die Oxygenierung bestimmt. Steigt der O_2-Bedarf trotz CPAP von 6–8 cm H_2O, ist die Notwendigkeit der Intubation wahrscheinlich.

Risiken und Komplikationen

- Schleimhautreizung und Verletzung durch Nasentubus oder Prongs
- Wechselndes Tubusleck durch kindliche Mundöffnung
- Gefahr der Lungenüberblähung mit Pneumothorax
- Bildung von trockenem Sekret im Nasopharynx
- Vagale Reizung durch Tubus
- Gefahr der Aspiration bei Reflux
- Luftübertritt in den Magen über Ösophagus (»CPAP-Bauch«)

62.3.4 Rachenbeatmung (NIPPV)

NIPPV verbessert im Vergleich zu CPAP die Ventilation und reduziert die erforderliche Atemarbeit des Kindes.

Indikation

- Zunehmende respiratorische Verschlechterung des Patienten trotz O_2-Gabe und CPAP
- Überwiegende Ventilationsstörung mit CO_2-Retention und zunehmender Instabilität des Kindes

Durchführung

NIPPV wird über einen pharyngealen Tubus oder nasale Prongs mit konventionellen Respiratoren appliziert. Der Tubus wird über ein Nasenloch auf 3–5 cm eingeführt und zusätzlich zum CPAP eine Beatmung mit Frequenz und voreingestelltem Spitzendruck (maximal 12–14 cm H_2O = Ösophaguversschlussdruck) verabreicht.

Risiken und Komplikationen

- Identisch zu CPAP (s. oben)
- Höheres Risiko für intestinale Luftansammlung (immer großlumige Magensonde legen!)
- Höheres Risiko der Lungenüberblähung bei schlechter oder fehlender Triggerung

62.3.5 Kontinuierliche und intermittierende Beatmung (CMV/IMV)

Indikation

- Absolute Indikationen
  - Zwerchfellhernie
  - Prolongierte Apnoe ohne Ansprechen auf Masken- oder Rachenbeatmung
- Relative Indikationen
  - Peripartale Asphyxie, APGAR-Wert <4 mit 5 min
  - Respiratorisches Versagen mit zunehmendem Sauerstoffbedarf unter nicht invasiver Beatmung (um $pO_2 \geq 50$ mm Hg zu erreichen)
  - Zunehmende Azidose (pH-Wert <7,25) und/oder CO_2-Retention

Durchführung

Orotracheale oder nasotracheale Intubation mit alterssentsprechendem, ungeblocktem Tubus (2,0–3,5 mm). Bei wachem und aktivem Kind Analgosedierung erwägen (z. B. Dormicum 0,1 mg/kg KG, Fentanyl 1 µg/kg KG). Tubus unter Sicht einführen, bis die schwarze Markierung gerade noch sichtbar ist.

Beatmung mit einem Neonatalrespirator, druckkontrolliert, volumenüberwacht (Ziel ist ein Tidalvolumen von 4–6 ml/kg KG). PEEP 3–5 cmH$_2$O, PIP ist abhängig von der Thoraxexkursion, Beginn mit 12–14–18 cm H$_2$O, Frequenz 60/min, I : E 1 : 1,2–2, t_{insp} 0,33 s, t_{exsp} 0,66 s. F_IO_2 entsprechend SpO$_2$ ($\geq$85–90%) adaptieren.

Risiken und Komplikationen

- Risiken der Intubation (s. oben)
- Pneumothorax
- Lungenschädigung durch Beatmung (Volutrauma)
- Sauerstofftoxizität für Lunge und Augen (BPD, ROP)

62.4 Respiratorische Notfallsituationen

> 30% aller Kinder, die einer Reanimation bedürfen, kommen völlig unerwartet in diese Situation. Da die Mehrzahl dieser Fälle durch respiratorische Notfälle bedingt wird, ist die Kenntnis der Differenzialdiagnose des neonatalen respiratorischen Notfalls unerlässlich (◘ Tab. 62.4).

◘ Tab. 62.4. Differenzialdiagnose und Therapie respiratorischer Notfälle

Diagnose	Therapie
ZNS-Affektionen	
Asphyxie	Beatmung
Neuromuskulär	Beatmung
Iatrogen (Sedativa)	Antidot, Beatmung
Krämpfe	Antikonvulsiva, Beatmung
Atemwegsobstruktion	
Choanalatresie	Oraler Tubus, Beatmung
Mikroretrognatie	Tracheostomie; Bauchlage, Sedierung, Beatmung
Atemwegsstenosen	Tracheostomie, Beatmung
Pulmonale Ursachen	
Pneumothorax	Entlastung
Pneumomediastinum	Sauerstoffgabe 100%
Pneumonie	Antibiotikatherapie
Lungenblutung	Beatmung
RDS/ARDS	Surfactant, Beatmung
PPHN	NO-Beatmung
Kardiale Ursachen	Siehe dort

Das kardiozirkulatorisch beeinträchtigte Neugeborene

M. Loeff

63.1 Herzrhythmusstörungen – 398
63.1.1 Allgemeines – 398
63.1.2 Supraventrikuläre Tachykardie (SVT) – 398
63.1.3 Ventrikuläre Tachykardie (VT) – 398
63.1.4 Extrasystolen (ES) – 399
63.1.5 Bradykarde Herzrhythmusstörungen – 399

63.2 Kongenitale Vitien – 399
63.2.1 Leitsymptome – 400
63.2.2 Einteilung – 400
63.2.3 Diagnose – 400
63.2.4 Therapie – 400

63.3 Kardiovaskuläre Notfallsituation – 401
63.3.1 Einteilung und Klinik – 401
63.3.2 Diagnostik – 401
63.3.3 Therapie – 401

63.1 Herzrhythmusstörungen

Herzrhythmusstörungen des Neugeborenen beinhalten unterschiedliche Störungen der Erregungsbildung und -leitung. Sie werden häufig pränatal im CTG und Ultraschall diagnostiziert oder fallen im Rahmen der Vorsorgeuntersuchungen auf. Isolierte Rhythmusstörungen haben überwiegend einen prognostisch günstigen Verlauf. Arrhythmien treten überwiegend bei Kindern ohne assoziierten Herzfehler auf, können aber auch im Zusammenhang mit einer kardialen Grunderkrankung stehen. Postpartal stehen folgende tachykarde und bradykarde Störungen sowie Extrasystolen im Vordergrund.

63.1.1 Allgemeines

Epidemiologie

Die häufigste Arrhythmie bei Säuglingen ist die supraventrikuläre Tachykardie mit einer Inzidenz von 1 : 250–1 : 25.000. Supraventrikuläre Extrasystolen finden sich bei bis zu 51% der herzgesunden Neugeborenen, ventrikuläre Extrasystolen bei 18–22%. Bradykarde Rhythmusstörungen und ventrikuläre Tachykardien sind insgesamt selten und überwiegend Symptom kardialer oder systemischer Grunderkrankungen.

Klinik

Die klinische Symptomatik ist sehr variabel. Neugeborene mit isolierten Rhythmusstörungen sind häufig zunächst beschwerdefrei und werden erst im Verlauf bei anhaltender Arrhythmie symptomatisch (Unruhe, Nahrungsverweigerung, Erbrechen, Blässe, Tachypnoe). Herzinsuffizienz und kardiogener Schock können auftreten.

Diagnostik

Die Diagnose einer kardialen Arrhythmie und deren Klassifikation wird mit dem EKG, ggf. Langzeit-EKG gestellt. Abhängig von der Art der Störung sind weitere diagnostische Maßnahmen (Echokardiographie, Labor) notwendig.

Prognose

Die meisten in der Neonatalzeit auftretenden Herzrhythmusstörungen sind gutartiger Natur und haben die Tendenz, sich zurückzubilden. Besondere Aufmerksamkeit benötigen jedoch Kinder mit höhergradigem AV-Block, anhaltenden supraventrikulären oder ventrikulären Tachykardien.

63.1.2 Supraventrikuläre Tachykardie (SVT)

Ätiologie/Pathogenese

Pathogenetisch kommen Re-entry-Mechanismen, seltener die Automatie eines atrialen Fokus in Betracht. Abhängig von der Ätiologie und der Erregungsleitung (mit/ohne Einbeziehung des AV-Knotens) werden unterschiedliche Formen klassifiziert.

Diagnostik (EKG)

Das EKG zeigt schmale, normal konfigurierte Kammerkomplexe (240–300/min). Die P-Wellen sind mehr oder weniger deutlich am Ende des QRS-Komplexes abgesetzt.

Therapie

- Vagusmanöver, z. B. Eisbeutel ins Gesicht, Absaugkatheter in den Rachen
- Adenosin 0,1–0,3 mg/kg KG als Bolus über herznahe Vene, NaCl 0,9% nachspritzen (HWZ nur 10 s!)
- Bei Herzinsuffizienz Kardioversion EKG-synchron 0,5 J/kg KG
- Gegebenenfalls medikamentöse Dauertherapie einleiten

63.1.3 Ventrikuläre Tachykardie (VT)

Ätiologie/Pathogenese

Die meisten VT sind durch angeborene Herzfehler oder Kardiomyopathien bedingt. Eine Sonderform stellt das Long-QT-Syndrom dar (»torsades de pointes«).

Klinik

> **Cave**
> Eine anhaltende VT führt zum kardiogenen Schock. Sie ist ein ernstzunehmender Notfall!

Diagnostik (EKG)

Das EKG zeigt zumeist breite Kammerkomplexe. Die HF liegt hierbei bei 120–200/min. In der Regel besteht eine atrioventrikuläre Dissoziation.

Therapie

- Bei Schock: Kardioversion 1–2 J/kg KG
- Medikamentöse Therapie akut: Amiodaron 5 mg/kg KG über 20 min
- Bei »torsades de pointes«: Magnesiumsulfat 25 mg/kg KG über 15–30 min

63.1.4 Extrasystolen (ES)

Diagnostik (EKG)

SVES
- Vorzeitiger Einfall der P-Welle
- Normaler QRS-Komplex
- Keine voll kompensatorische postextrasystolische Pause
- Teils blockierte SVES möglich mit resultierender Bradykardie
- Teils deformierte QRS-Komplexe bei aberranter Überleitung

VES
- Vorzeitiger Einfall einer Kammererregung
- QRS-Komplex verbreitert und deformiert
- P-Welle meist nicht erkennbar
- Voll kompensatorische Pause

Therapie

Bei herzgesunden Kindern sind SVES und VES, abhängig von der Klinik, der Häufigkeit und dem echokardiographischen Befund, in der Regel nicht behandlungsbedürftig.

63.1.5 Bradykarde Herzrhythmusstörungen

Ätiologie/Pathogenese

Die Ursachen der bradykarden Herzrhythmusstörungen zeigt Tab. 63.1.

Tab. 63.1. Ursachen bradykarder Herzrhythmusstörungen

Sinusbradykardie	Atrioventrikulärer Block I.–III. Grades
Erhöhter Vagotonus	Erhöhter Vagotonus
Hypothermie	Organische Herzerkrankung
Hypothyreoidismus	Mütterlicher Lupus erythematodes, Sjögren-Syndrom, andere Kollagenosen
Hydrozephalus	Hydrozephalus

Therapie

Abhängig vom Schweregrad:
- Zuwarten unter Monitorkontrolle
- Atropin 0,01 mg/kg KG i.v.
- Orciprenalin 0,01 mg/kg KG i.v., Perfusor 0,1 µg/kg KG/min
- Temporäre Notfallschrittmachertherapie transösophageal oder transkutan
- Permanente Schrittmacherimplantation epikardial oder transvenös

> **Empfehlungen für die Praxis: Herzrhythmusstörungen**
> - Herzrhythmusstörungen treten häufig bei herzgesunden Säuglingen auf
> - Zumeist gutartiger Charakter ohne Notwendigkeit zur Therapie
> - Engmaschige Überwachung des Kindes notwendig
> - Rasche Abklärung durch Kinderkardiologen wird empfohlen

63.2 Kongenitale Vitien

Angeborene Herzfehler treten bei etwa 0,8% aller lebend geborenen Kinder auf. Sie gehören zu den häufigsten Fehlbildungen. Die pränatale Diagnosestellung, ein optimiertes perinatales Management und die interdisziplinäre Versorgung durch Gynäkologen und Pädiater haben die Prognose in Bezug auf die Lebenserwartung und -qualität deutlich verbessert.

63.2.1 Leitsymptome

Klinische Leitsymptome sind **Herzgeräusch** und/oder **Zyanose**. Anamnestisch berichten die Eltern/Schwestern z. B. über Trinkschwäche und Schwitzen beim Trinken. Abhängig von den hämodynamischen Bedingungen treten weitere Symptome auf (z. B. abgeschwächte/fehlende periphere Pulse, Einflussstauung, plötzlicher Verfallszustand).

63.2.2 Einteilung

In Abhängigkeit des **Leitsymptoms Zyanose,** der **Herzgröße** und der **Lungendurchblutung** können die häufigsten Herzfehler wie in ◘ Tab. 63.2 dargestellt eingeteilt werden.

63.2.3 Diagnose

Der Verdacht auf einen Herzfehler ergibt sich aus Anamnese und klinischer Untersuchung (U2!). Zur anschließenden Routinediagnostik gehören:
- **Apparative Untersuchung**
    - EKG
    - Pulsoxymetrie
    - Blutdruck an allen Extremitäten
- **Bildgebung**
    - Thoraxröntgenaufnahme
    - Echokardiographie

Nur in seltenen Fällen sind weitere bildgebende Verfahren (Herzkatheter, MRT) notwendig.

63.2.4 Therapie

Die Indikation für konservative, interventionelle und/oder operative therapeutische Maßnahmen und der Zeitpunkt ihrer Einleitung orientiert sich an dem jeweiligen Herzfehler und insbesondere am hämodynamischen Schweregrad.

> **Empfehlungen für die Praxis**
> - Zyanose und Herzgeräusch sind Leitsymptome eines kongenitalen Vitiums
> - Bei Verdacht unmittelbare Einleitung der Diagnostik, insbesondere Echokardiographie
> - Kontinuierliche Überwachung des Kindes mindestens, bis ggf. eine Diagnose gestellt wird
> - Interdisziplinäre Betreuung der Kinder und Eltern, ggf. Verlegung des Neugeborenen in eine spezialisierte Abteilung

◘ **Tab. 63.2.** Klassifikation der Herzfehler

Herzfehler ohne Zyanose		
Lungendurchblutung ↑	Lungendurchblutung –	
Ventrikelseptumdefekt (VSD)	Aortenstenose (AST)	
Vorhofseptumdefekt (ASD)	Pulmonalstenose (PST)	
Atrioventrikulärer Septumdefekt (AVSD)	Aortenisthmusstenose (ISTA)	
Persistierender Ductus arteriosus (PDA)	Aortenbogenanomalie	
Partielle Lungenvenenfehlmündung	Hypertrophe Kardiomyopathie	
Herzfehler primär mit Zyanose		
Lungendurchblutung ↑	Lungendurchblutung –	Lungendurchblutung ↓
Transposition der großen Arterien (TGA)	Univentrikuläres Herz	TAT Typ Ia/b
Totale Lungenvenenfehlmündung (TAPVC)	Double outlet right ventricle (DORV)	Pulmonalatresie (PAT)
Trikuspidalatresie (TAT) Typ Ic	Ebstein-Anomallie	Fallot-Tetralogie (TOF)
Truncus arteriosus communis (TAC)	Angeborene korrigierte TGA	
Hypoplastisches Linksherzsyndrom (HLHS)		

63.3 Kardiovaskuläre Notfallsituation

Zumeist sind Neugeborene mit einem angeborenen Herzfehler unmittelbar postpartal asymptomatisch. Erst durch den Verschluss des Ductus arteriosus entwickelt sich bei duktusabhängiger System- oder Lungenperfusion akut eine Notfallsituation. Leitsymptome sind hierbei der kardiogene Schock mit Hypotension und metabolischer Azidose bzw. die generalisierte schwere Zyanose.

63.3.1 Einteilung und Klinik

Die klinischen Symptome zeigt ◘ Tab. 63.3.

63.3.2 Diagnostik

Die Diagnostik entspricht der bei kongenitalen Vitien (▶ Kap. 63.2).

> **Cave**
> Hyperoxietest bei Verdacht auf duktusabhängige Systemperfusion eher vermeiden.

63.3.3 Therapie

◘ Tab. 63.4 zeigt das Therapeutische Vorgehen bei kardiovaskulären Notfällen

> **Empfehlungen für die Praxis**
> - Kardiale Notfälle entstehen bei duktusabhängigen Vitien in der 1. Lebenswoche
> - Aufgrund der klinischen Zeichen und apparativer Untersuchungen differenzieren
> - Beim geringsten Verdacht mit **Prostaglandininfusion** beginnen
> - Engmaschiges Monitoring bis zur Diagnosestellung

◘ **Tab. 63.3.** Einteilung der Herzfehler und klinische Symptome

Herzfehler mit duktusabhängiger	
Systemperfusion	**Lungenperfusion**
Aortenstenose (AST)	Pulmonalstenose, -atresie (PST, PAT)
Hypoplastisches Linksherzsyndrom (HLHS)	Trikuspidalklappenatresie (TAT Typ Ia/b)
Unterbrochener Aortenbogen (IAA)	Fallot-Tetralogie (TOF)
Hochgradige Aortenisthmusstenose (ISTA)	TGA (Zyanose ist Folge des restriktiven Foramen ovale)
Klinik	
Schock als Leitsymptom	Zentrale Zyanose als Leitsymptom
blass-graues Hautkolorit Schwache/keine periphere Pulse Lungenödem und/oder Hepatomegalie ggf. Differenzialzyanose (O_2-Sättigungsdifferenz obere/untere Extremität >5%) Azidose	Azidose ggf. Hepatomegalie Tachypnoe Dyspnoe

◘ **Tab. 63.4.** Therapeutisches Vorgehen

	Herzfehler mit duktusabhängiger	
	Systemperfusion	**Lungenperfusion**
Prostaglandine[a]	**Ja**, Leitparameter Laktat	**Ja**, Leitparameter SpO_2
Beatmung	Bei schwerer Azidose	Bei SpO_2 <70%, paO_2 <30 mmHg
PEEP	Ja	Nein
Sauerstoff	Nein	Ja
Bikarbonat	pH <7,1, BE <−5, nicht bei pH >7,4	Bei metabolischer Azidose

[a] z. B. Prostaglandin E1 1 μg/kg KG/h

Reanimation des Neugeborenen

A. Schulze

64.1 Zustandsbeurteilung und initiale Maßnahmen – 404
64.1.1 Wärmetherapie und Lagerung – 404
64.1.2 Absaugen – 405
64.1.3 Taktile Stimulation – 405
64.1.4 Gabe von Supplementärsauerstoff – 405

64.2 Beatmung zur Reanimation des Neugeborenen – 405
64.2.1 Einleiten einer Beatmung – 405
64.2.2 Endotracheale Intubation – 406
64.2.3 Beatmungsparameter – 407

64.3 Herzdruckmassage – 407

64.4 Medikamentöse Therapie – 408
64.4.1 Epinephrine (= Adrenalin = Suprarenin) – 408
64.4.2 Puffertherapie mittels Bikarbonat – 408
64.4.3 Volumentherapie – 409
64.4.4 Naloxon – 409
64.4.5 Kalzium und Atropin – 409

64.5 Gefäßzugang – 409

64.6 Spezielle Reanimationssituationen – 410
64.6.1 Pleuraerguss und Aszites – 410
64.6.2 Pneumothorax – 410
64.6.3 Zwerchfellhernie – 410

64.7 Dokumentation – 410

64.8 Betreuung der Familienangehörigen – 410

5–10% aller Neugeborenen erhalten »aktive Maßnahmen« zur Stimulation der Spontanatmung. Diese Interventionen reichen von taktiler Stimulation bis zu kontrollierter Beatmung. Weltweit sind etwa 19% aller Todesfälle im Neugeborenenalter (0–28 Tage) durch »Asphyxie« bedingt. Das entspricht 1 Mio. Todesfälle pro Jahr. Auch unter modernen Bedingungen der Schwangerenbetreuung bleiben etwa 10% aller Reanimationssituationen bei Neugeborenen unerwartet.

> Deshalb muss bei jeder Geburt zumindest eine Person anwesend sein, die eine fachgerechte Neugeborenenreanimation einleiten kann. Eine zweite Person, die das gesamte Spektrum neonataler Reanimationsmaßnahmen beherrscht, sollte sofort verfügbar sein.

Wegen einer Vielzahl von physiologischen Besonderheiten im Neugeborenenalter sind die Prinzipien der Reanimation im Erwachsenenalter nur bedingt übertragbar auf das Neugeborene. Hierzu zählen u. a. die Notwendigkeit der erstmaligen Belüftung einer zuvor flüssigkeitsgefüllten Lunge bei Neugeborenen, der Abfall der pulmonalen Gefäßresistance, der Wärmehaushalt sowie der Surfactantmetabolismus und der Gerinnungsstatus. Die traditionellen Säulen der Erstversorgung und Reanimation Neugeborener waren bisher Wärmezufuhr, »Absaugen« und Sauerstoffgabe. Jedes dieser 3 Prinzipien wird heute in bestimmten Situationen wesentlich abgewandelt bzw. nicht mehr empfohlen. Mit weiteren Änderungen der Vorgehensweisen bei der Neugeborenenreanimation muss in naher Zukunft gerechnet werden.

Die Reanimation im Kreißsaal beinhaltet in der Regel 4 Gruppen von Maßnahmen:

- Beurteilung des Zustandes und Einleiten einfacher Erstmaßnahmen
- Maßnahmen zur Unterstützung der Atmung
- Herzmassage
- Gabe von Medikamenten und Blutvolumenersatz

64.1 Zustandsbeurteilung und initiale Maßnahmen

Die Zustandsbeurteilung als Basis für Entscheidungen zur Einleitung bestimmter therapeutischer Interventionen ist im Kreißsaal v. a. eine rasche integrative Gesamtbewertung, die klinische Erfahrung als wesentliche Voraussetzung benötigt. Sie stützt sich zunächst weniger auf den einzelnen Vitalparameter. Von Bedeutung für die Bewertung sind dabei:

- **Atembewegungen**
  Thorakale und interkostale Einziehungen bei kräftiger Spontanatemanstrengung weisen auf ein pulmonal-parenchymatöses Problem oder Obstruktion der oberen Atemwege hin. Irreguläre und schwache Atemanstrengungen, Schnappatmung oder Apnoe zeigen eher eine zentralnervös bedingte Atemdepression an
- **Herzfrequenz**
  Der arterielle Puls lässt sich unmittelbar nach der Geburt einfach und zuverlässig an der Basis der Nabelschnur tasten, während dies an Armen, Beinen oder am Hals nicht ebenso verlässlich ist. Kann keine Nabelschnurpulsation festgestellt werden, muss die Herzfrequenz durch Auskultation präkordial ermittelt werden. Die Herzfrequenz liegt bei unbeeinträchtigtem Neugeborenen über 100/min
- **Hautfarbe**
  Der subjektiv-visuelle Eindruck einer Zyanose ist weder hinreichend spezifisch noch sensitiv für die Feststellung einer Hypoxie. Blässe (»weiße Asphyxie«) kann Symptom einer schwersten Beeinträchtigung sein (kritisch reduzierter »cardiac output«, Azidose, schwere Anämie, Hypovolamie, Hypothermie)
- **Muskeltonus und Spontanmotorik**
  Zentralnervöse Depression führt zur Beeinträchtigung von Tonus und Spontanmotorik
- **Säure-Basen-Status des Nabelschnurblutes** sowie das einzuleitende **Monitoring** mittels EKG und Pulsoxymetrie

64.1.1 Wärmetherapie und Lagerung

Das beeinträchtigte Neugeborene sollte mit vorgewärmten Tüchern abgetrocknet werden und auf einem zur Reanimation vorbereiteten Platz unter einem Wärmestrahler versorgt werden. Dabei sollte das Kind auf dem Rücken liegen mit leicht überstrecktem Hals.

> Ziel ist die Vermeidung von Wärmeverlust wie auch gleichermaßen die Vermeidung von Hyperthermie.

Frühgeborene können mit einer durchsichtigen Folie bedeckt werden zur Eindämmung von Wärme- und Flüssigkeitsverlust infolge von Wasserverdunstung. Da der Nabelschnurrest besonders rasch infolge von Wasserverdunstung auskühlt, sollte er durch die Folie vom Körper des Kindes getrennt und separiert gelagert werden. Bei Frühgeborenen ist Hypothermie mit einem erhöhten Mortalitätsrisiko behaftet. Es ist nach derzeitigem Stand experimenteller und klinischer Studien wahrscheinlich, dass moderate Hypothermie bei asphyktischen Reifgeborenen neuroprotektiv sein kann.

64.1.2 Absaugen

Bei vitalen Reifgeborenen ist ein Absaugen im Bereich des Mundes und der oberen Atemwege unnötig, es birgt die Gefahr von Reflexbradykardien und Schleimhautläsionen. Die Empfehlung, bei mekoniumhaltigem Fruchtwasser im Bereich von Mund, Nase und Rachen sofort nach Geburt des Kopfes und vor dem ersten Atemzug abzusaugen, geht auf Publikationen der 1970er-Jahre zurück. Nach einer ersten kontrollierten klinischen Studie ist diese Maßnahme nicht in der Lage, die Häufigkeit von Mekoniumaspirationssyndromen, die Beatmungsdauer oder Mortalität zu beeinflussen. Ebensowenig effektiv ist das postnatale endotracheale Absaugen wegen mekoniumhaltigen Fruchtwassers bei vitalen Reifgeborenen.

> ! Nach Geburt aus mekoniumhaltigem Fruchtwasser wird bei kardiorespiratorisch und/oder neurologisch beeinträchtigten Reifgeborenen derzeit empfohlen, endotracheal zu intubieren und den Tubus unter direktem Anschluss der Saugung (maximal 100 mmHg negativer Druck entsprechend 136 cm H_2O) wieder zu ziehen. Das Absaugen soll wiederholt werden, bis kein mekoniumhaltiges Sekret mehr gefördert wird, es sei denn, eine Beatmung muss wegen Bradykardie und/oder schwerer respiratorischer Beeinträchtigung unverzüglich eingeleitet werden.

Anfangs vitale mekoniumimbibierte Kinder, die dann aber Dyspnoe oder Apnoen entwickeln, sollten vor Beginn einer Beatmung endotracheal abgesaugt werden, da die Beatmung möglicherweise Mekoniumpartikel weiter in die Peripherie der Lunge befördert. Sicherheit und Effektivität von Spülungen mittels NaCl-Lösung oder mit Verdünnungen von Surfactantpräparaten in der Kombination mit Absaugen der Atemwege bei Mekoniumaspirationssyndrom sind nicht hinreichend erwiesen.

64.1.3 Taktile Stimulation

Wenn nach Abtrocknen und Freisaugen der oberen Atemwege die Spontanatmung nicht einsetzt, sollten Versuche einer weiteren forcierten taktilen Stimulation unterbleiben und eine Beatmung eingeleitet werden.

64.1.4 Gabe von Supplementärsauerstoff

Ein spontan atmendes Neugeborenes mit zentraler Zyanose und/oder Bradykardie ist in der Regel hypoxisch und sollte 100% Supplementärsauerstoff erhalten bis zur Entscheidung für weitere Maßnahmen.

64.2 Beatmung zur Reanimation des Neugeborenen

Beatmung ist bei Reifgeborenen in der Regel indiziert, wenn
- Apnoe oder Schnappatmung vorliegt
- eine zentrale Zyanose fortbesteht trotz Gabe von 100% Supplementärsauerstoff
- eine Bradykardie mit Herzfrequenz <100/min besteht

64.2.1 Einleiten einer Beatmung

»Nichtinvasive« Beatmung kann bei Neugeborenen über Atemmasken oder über einen nur in die Nase oder Pharynx eingelegten Endotrachealtubus erfolgen. Letztere Methode ist für weniger Geübte leichter durchzuführen, da durch manuellen Verschluss von Mund und einer Nasenöffnung sofort ein dichtes Beatmungssystem entsteht. Demgegenüber ist es schwieriger, eine Atemmaske dicht aufzusetzen, dabei den Kopf des Kindes leicht zu überstrecken, um die oberen Atemwege frei zu halten und gleichzeitig zu vermeiden, dass der Kopf stärker auf die Unterlage gepresst wird.

Beatmungsmasken müssen in verschiedenen Größen zur Verfügung stehen. Die Maske soll bei Neugeborenen Nase und Mund umschließen, ohne auf den Augen mitaufzuliegen oder das Kinn zu überragen. Runde Masken sind für kleine Frühgeborene geeignet, anatomisch (mehr dreieckig) geformte Masken eignen sich hingegen besser für Reifgeborene.

Für die manuelle Beatmung Neugeborener werden zumeist Beatmungsbeutel verwendet, die sich nach manueller Kompression wieder selbsttätig entfalten und dabei über gerichtete Ventile Atemgas aus der Umgebung oder aus einem Sauerstoffreservoirbeutel ansaugen. Nur bei Verwendung eines aufgesetzten Sauerstoffreservoirbeutels ist sichergestellt, dass mit hohen Sauerstoffkonzentrationen beatmet wird. Das System sollte ein Überdruckventil aufweisen und positiven Druck endexspiratorisch (PEEP Ventil) in einstellbarer Höhe erzeugen.

Bei nichtinvasiver Beatmung sollte eine Magensonde eingelegt werden, um die Aufblähung des Abdomens zu vermeiden. Die empfohlene Einschubtiefe der Magensonde ist gleich der Strecke Tragus – Nasenwurzel – Manubrium des Sternums. Die Sonde wird oral eingelegt und an der Wange des Kindes mit Pflaster fixiert. Nach Absaugen des Mageninhalts bleibt sie offen.

64.2.2 Endotracheale Intubation

Eine Intubation kann u. a. indiziert sein bei
- ineffektiver oder prolongiert notwendiger nichtinvasiver Beatmung
- Durchführung von Herzmassage
- deprimiertem Neugeborenen nach Geburt aus mekoniumhaltigem Fruchtwasser
- primärer Indikation zu längerfristiger Beatmung, z. B. bei extremer Frühgeburtlichkeit oder angeborener Zwerchfellhernie

Die Intubation kann nasal oder oral vorgenommen werden. Bei nasaler Intubation erfolgt das Einführen des Tubus etwa senkrecht zur Oberlippe entlang dem Boden der Nasenhöhle, wobei ein vorher eingelegter dünnerer Führungskathether die Passage wesentlich erleichtern kann. Stößt der Tubus auf einen Widerstand, kann insbesondere bei Fehlbildungen im Gesichtsbereich eine Choanalatresie vorliegen. Diese ist in >90% der Fälle knöchern. Es sollten deshalb keine forcierten Versuche unternommen werden, die Nasengänge zu passieren. Wird bei der oralen Intubation ein Führungsstab verwendet, darf dieser wegen der **Verletzungsgefahr** nicht über die Spitze des Tubus hinausragen. Die in den Tubus einschiebbare Länge des Führungsstabes muss deshalb fest einstellbar sein.

Für Neu- und Frühgeborene werden Laryngoskope mit geraden Spateln unterschiedlicher Länge verwendet. Das Laryngoskop wird mit der linken Hand geführt und über den rechten Mundwinkel des Kindes eingesetzt, sodass mit der links geschlossenen Seite des Spatels die Zunge nach links aus dem Gesichtsfeld abgedrängt werden kann. Mit der Spitze des Spatels wird die Epiglottis »aufgeladen«, wodurch der Kehlkopfeingang sichtbar wird. Die Tubusspitze wird dann unter direkter Einsicht des Kehlkopfes durch die Stimmbänder hindurch eingeführt bis zum Ende des (meist schwarz oder dunkel) markierten Bereiches des Tubus, der intratracheal platziert werden soll. Die Einschubtiefe des Endotrachealtubus in Abhängigkeit von Körpergewicht und/oder Gestationsalter kann auch aus ◘ Tab. 64.1 entnommen werden.

Die Schräge der Öffnung der Spitze des Tubus sollte nach anterior liegen, wo die Ausbildung der Trachealknorpelstruktur eine Verlegung der Öffnung weniger wahrscheinlich macht als im Bereich der dorsalen Trachea.

Nach Fixation des Tubus muss eine **Lagekontrolle** stattfinden:
- Durch Auskultation: Mittels eines kleinen Stethoskopes hoch lateral am Thorax im Bereich der Axilla sollte das Beatmungsgeräusch seitengleich hörbar sein, es sollte über dem Magen stark abgeschwächt oder nicht vorhanden sein. Bei Verwendung großer Stethoskope oder bei Auskultation im Bereich des weiter medialen und kaudalen Thoraxbereiches können Geräusche von Ösophagus und Magen irreführend sein
- Durch Inspektion und Darstellung des exspiratorischen Flow-Signals: Der Thorax sollte sich seitengleich mit jedem Beatmungszyklus heben ohne Aufblähung des Abdomens. Die Darstellung eines normalen exspiratorischen Flow-Signalverlaufs auf dem Bildschirm eines Beatmungsgerätes schließt eine Fehlintubation des Ösophagus nahezu aus
- Sichtbarer Kondenswasserbeschlag während der Exspiration an den Innenflächen von transparenten Tubuskonnektoren während der Beatmung mit Atembeutel spricht für eine intrapulmonale Tubuslage
- Eine Thoraxröntgenkontrolle soll in Mittelstellung des Kopfes bei leichter Beugung erfolgen. Die Tubusspitze soll sich über Th2 projizieren bzw. in Höhe der vorderen Anteile der Claviculae liegen

64.3 · Herzdruckmassage

Tab. 64.1. Empfohlene Größen und Einschubtiefe für Endotrachealtuben bei Neugeborenen

Körpergewicht [g]	Tubusgröße [mm Innendurchmesser]	Nasale Intubation, Abstand Tubusspitze zu Nasensteg [cm]	Orale Intubation, Abstand Tubusspitze zu Oberlippe [cm]
500	2,0	6,5–7,0	6,0
750	(2,0)–2,5	7,0–7,5	6,5–7,0
1000	2,5	8,0	7,0–8,0
1250	2,5	8,5	7,0–8,0
1500	2,5	9,0	7,0–8,0
1750	2,5	9,5	7,0–8,0
2000	3,0	10,0	8,0–9,0
2500	3,0	10,5	8,0–9,0
3000	(3,0)–3,5	11,0	8,0–9,0
3500	3,5	11,0	10,0
4000	3,5	11,5	10,0

64.2.3 Beatmungsparameter

Insbesondere bei Frühgeborenen können wenige übergroße Beatmungshübe bei der Erstversorgung eine **iatrogene Lungenschädigung** verursachen. Dabei scheinen sehr hohe Drücke (Barotrauma), solange sie nur geringe Atemzugvolumina bewirken, weniger schädigende Auswirkungen zu haben als übergroße Atemzugvolumina (Volutrauma). Bei der Erstversorgung ist eine Beatmung mit kleinen Atemzugvolumina von 5–8 ml/kg KG, hohen Beatmungsfrequenzen von etwa 60/min und einem positiven endexspiratorischen Druck (PEEP) von 3–5 cm H_2O angebracht. Bislang wurde empfohlen, dabei 100% Sauerstoff zu verwenden.

Bei der Reanimation Reifgeborener hat nach kontrollierten Studien die Beatmung mit 21% O_2 (Raumluft) keine ungünstigen Auswirkungen, sie wirkt möglicherweise protektiv im Vergleich zu reinem Sauerstoff in Bezug auf das Ausmaß einer postaspyktischen Anflutung toxischer Sauerstoffradikale. Es erscheint sinnvoll, während der Neugeborenenerstversorgung und Reanimation zu versuchen, die Sauerstoffkonzentration mit Hilfe von Pulsoxymetrie so zu dosieren, dass sowohl hypoxische wie auch hyperoxische Zustände vermieden werden.

64.3 Herzdruckmassage

> Die Einleitung einer effektiven Ventilation führt bei der Neugeborenenreanimation bei der weit überwiegenden Mehrzahl der Kinder rasch zur Besserung der Herzaktion. Deshalb hat die Etablierung der Ventilation Vorrang vor Beginn einer Herzdruckmassage, die ihrerseits die Ventilation u. U. beeinträchtigt.

> ❗ Herzdruckmassage ist im Rahmen einer Neugeborenenreanimation indiziert, wenn 30 s nach adäquater Beatmung mit 100% O_2 keine Herzaktion feststellbar ist oder die Herzfrequenz <60/min liegt.

Durchführung

Die Herzdruckmassage wird durchgeführt von einer am Fußende des Reanimationstisches stehenden Person, die den Thorax des Kindes mit beiden Händen so umgreift, dass die Daumen auf dem unteren Drittel des Sternums, d. h. unterhalb der Intermamillarlinie, nebeneinander oder übereinander liegen, während die 3. und 4. Finger

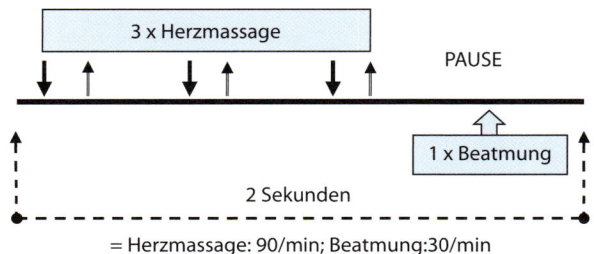

◘ Abb. 64.1. Manuelle Beatmung und Herzmassage zur Reanimation eines Neugeborenen

beider Hände dorsal im Bereich der Wirbelsäule anliegen und den Thorax unterstützen. Mit den Daumen soll der Thorax um etwa 1/3 des a.-p.-Brustkorbdurchmessers komprimiert werden. Allerdings muss die Tiefe der Kompression ausreichend sein, um einen palpablen Puls entstehen zu lassen. Der Druck soll zentral auf die Region des Herzens erfolgen, ohne die mehr lateral gelegenen Lungenanteile zu komprimieren. Die Kompressionsphase soll etwas kürzer als die Relaxationsphase sein.

Alternativ kann die Herzdruckmassage erfolgen, indem die ausführende Person eine abstützende Hand unter den Thorax des Kindes legt und mit senkrecht auf das untere Drittel des Sternums aufgesetztem 2. und 3. Finger der anderen Hand die Kompressionen vornimmt. Die Finger sollen dabei nicht vom Thorax zwischen den Kompressionen abgehoben werden.

Während der Insufflationsphasen der Beatmung soll keine Herzdruckmassage vorgenommen werden. Das Verhältnis Thoraxkompressionen zu Beatmungshüben soll 3:1 betragen bei einer Beatmungsfrequenz von 30 Insufflationen/min, d. h. 120 Aktionen/min oder 2 Aktionen pro Sekunde (◘ Abb. 64.1). Die erste Thoraxkompression nach einer Insufflation fällt somit in die Exspirationsphase.

Die spontane Herzfrequenz sollte möglichst oft reevaluiert werden. Die Herzdruckmassage kann beendet werden, sobald die spontane Herzfrequenz ≥60/min beträgt.

64.4 Medikamentöse Therapie

64.4.1 Epinephrine (= Adrenalin = Suprarenin)

▬ Indikation

Bei Fortbestehen einer Asystolie oder Bradykardie <60/min, nachdem mindestens über 30 s eine adäquate Beatmung mit 100% O_2 und Herzdruckmassage bereits vorgenommen wurden

▬ Dosierung

Konzentration in der Ampulle = 1 mg in 1 ml (1:1000). Gabe von 0,1–0,3 ml der 1:10 verdünnten Lösung (d. h. des 1:10.000 verdünnten Adrenalins) intravenös oder endotracheal. Wiederholung der Bolusapplikation alle 3–5 min bei Fortbestehen der Indikation. 0,1 µg/kg KG/min als intravenöse Dauerinfusion

▬ Applikationsweg

Bei endotrachealer Gabe Injektion mittels einer 1-ml-Spritze direkt in den Tubus oder über einen dünnen Katheter, der bis zur Tubusspitze vorgeschoben wird

▬ Bemerkungen

Epinephrin hat α- und β-stimulierende Wirkung. Die Vasokonstriktion verbessert den myokardialen Perfusionsdruck während einer Herzmassage und erhöht das Sauerstoffangebot an das Myokard und das ZNS. Öfter wiederholte Gaben können nach der Hypotension in eine Phase der Hypertension führen, die besonders bei Frühgeborenen mit einem Hirnblutungsrisiko assoziiert sein könnte

64.4.2 Puffertherapie mittels Bikarbonat

▬ Indikation

Nur während einer prolongierten Reanimation bei suffizienter Beatmung, vorhandener Zirkulation und dokumentierter metabolischer Azidose

▬ Dosierung

Konzentration in der Ampulle = 8,4% $NaHCO_3$ (1 molar). Die Verdünnung erfolgt 1:1 mit Aqua dest., wonach die Osmolalität immer noch 900 mosm/l beträgt. Deshalb insbesondere bei Frühgeborenen sehr langsame intravenöse Applikation über mindestens 2 min von 1–2 mmol/kg KG (2–4 ml/kg KG der verdünnten Lösung)

▬ Bemerkungen

Bikarbonatgabe kann die pulmonale Gefäßresistance reduzieren, wenn z. B. durch eine schwere metabolische Azidose eine pulmonale Vasokonstriktion vorliegt. Es kommt allerdings zur Freisetzung von CO_2, wodurch bei insuffizienter Ventilation über eine Absenkung des pH-Wertes ein gegenteiliger Effekt eintreten kann. Eine Bikarbonatgabe kann die myokardiale Kontraktilität und den myokardialen Effekt von Sympathikomimetika (Adrenalin) verbessern

64.4.3 Volumentherapie

- **Indikation**
  Hypovolämie oder Verdacht auf Hypovolämie. Letzterer ist gegeben bei jedem Neugeborenen, das nicht auf andere Reanimationsmaßnahmen reagiert. Verdacht auf Schockzustand: Blässe + schlechte Hautperfusion + schwacher Puls bzw. niedriger Blutdruck
- **Substanz und Dosierung**
  - 1. Wahl: 0,9% NaCl Lösung (oder Ringer-Laktat). Initial 10 ml/kg KG als langsamer Bolus intravenös über 5–10 min, Wiederholung je nach spezifischer klinischer Situation
  - Erythrozytenkonzentrat, Universalspender 0 rh negativ bei großem akutem Blutverlust. Eine **Universalspenderblutkonserve** muss in jedem Kreissaal für die Neugeborenenreanimation ständig einsatzbereit vorliegen. Initial 10 ml/kg KG als Bolus intravenös, Wiederholungen entsprechend den Blutdruck- und Hämatokritwerten sowie nach dem klinischen Befund

> Bei massivem akuten Blutverlust (Beispiel: Ruptur eines zum kindlichen Kreislauf gehörigen Gefäßes zum Zeitpunkt des Blasensprungs bei Placenta velamentosa) muss neben der Gabe von Erythrozytenkonzentrat eine Substitution von Gerinnungsfaktoren erfolgen, z. B. durch gleichzeitige Gabe von FFP.

- Albuminhaltige oder andere kolloidale Lösungen sind derzeit für die initiale Volumenexpansion bei der Neugeborenenreanimation nicht empfohlen

Cave

Das normale intravasale Volumen eines Neugeborenen beträgt etwa 80 ml/kg KG. Eine übermäßige intravasale Volumenexpansion kann bei asphyktischen Reifgeborenen und bei Frühgeborenen zu Komplikationen wie z. B. Hirnblutungen führen. Nach intrapartaler Hypoxidose ohne Blutverlust kann das Neugeborene einen Schockzustand infolge myokardialer Depression aufweisen, der klinisch nicht zu unterscheiden ist von einem hypovolämischen Schock. Es liegen keine Daten vor, die eine Volumenexpansion im Rahmen der initialen Reanimation in dieser Situation nahelegen.

64.4.4 Naloxon

- **Indikation**
  Zentrale Atemdepression bei Neugeborenen durch Opioide, die die Mutter innerhalb von 4 h vor der Entbindung erhalten hat
- **Dosierung**
  0,1–0,2 mg/kg KG intravenös (Wirkungseintritt nach 1–2 min), intratracheal; intramuskulär (Wirkungseintritt innerhalb von 15 min) oder subkutan nur bei guter Perfusion

> Die Narkotikawirkung kann länger anhalten als der Naloxoneffekt. Das Neugeborene muss deshalb auch bei initial ausreichendem Effekt weiter respiratorisch überwacht werden und ggf. wiederholte Gaben von Naloxon erhalten oder beatmet werden.

Cave

Naloxon ist kontraindiziert, wenn ein Drogenabusus der Mutter nicht auszuschließen ist. Naloxon kann Krampfanfälle auslösen bei Neugeborenen nach längerfristigem Opioidabusus in der Schwangerschaft.

64.4.5 Kalzium und Atropin

Derzeit nicht empfohlen zur Anwendung bei der Neugeborenenreanimation.

64.5 Gefäßzugang

Gelingt anfangs das Anlegen eines peripheren venösen Zugangs nicht, wird ein 3,5-F- oder 5-F-Nabelvenenkatheter verwendet, der soweit eingelegt wird, dass die Spitze nur wenig unter dem Nabelring vorgeschoben ist, sich aber bereits Blut aspirieren lässt. Ein tieferes Einlegen des Nabelvenenkatheters bei der initialen Reanimation birgt folgende Risiken:
- Der Katheter passiert nicht den Ductus venosus, sondern weicht in einen Ast der V. portae ab. Medikamente und Mikrokoagel von Blutkonserven gelangen nahezu unverdünnt in ein Kapillargebiet der Leber

- Der Katheter passiert den Ductus venosus und liegt im rechten oder linken Vorhof. Bei tiefer Spontanatmung (Schnappatemzug) kann ein negativer Druck im Bereich der Vorhöfe zur Luftembolie über den Nabenvenenkatheter führen, wenn dieser nicht mit einem geschlossenen System verbunden ist

Gelingt die venöse Kanülierung nicht, können bei Reifgeborenen über einen intraossealen Zugang Volumen und Medikamente appliziert werden. Die Knochenmarkpunktion kann mittels einer 22-G-Kanüle, besser aber mit einer 20-G-Lumbalpunktionskanüle oder Knochenmarkaspirationsnadel erfolgen. An der schräg abgeflachten, medialen Oberfläche des proximalen Tibiadrittels wird senkrecht unter Drehbewegung der Kortex des Knochens penetriert, wobei die Gegenseite der Punktionsstelle fest aufliegen muss. Lagekontrolle durch Knochenmarkaspiration.

64.6 Spezielle Reanimationssituationen

64.6.1 Pleuraerguss und Aszites

Ein ausgedehnter beidseitiger Pleuraerguss, insbesondere in Kombination mit Aszites, kann eine Beatmung unmittelbar postnatal unmöglich machen (keine Thoraxexkursionen trotz korrekter Intubation und hohen Beatmungsdrücken), obwohl keine Lungenhypoplasie besteht. Es ist dann eine sofortige entlastende Pleurapunktion notwendig, die zunächst einfach mittels einer Venenpunktionskanüle mit Mandrin vorgenommen werden kann. Mögliche Punktionsstellen sind der 4. oder 5. Interkostalraum in der vorderen oder hinteren Axillarlinie mit senkrechter bis leicht kranial abgewinkelter Stichrichtung. Die Aszitespunktion kann ebenfalls mittels Venenpunktionskanüle erfolgen. Punktionsstelle ist der Übergang vom mittleren zum lateralen Drittel einer Linie, die vom Nabel zur Spina iliaca anterior links verläuft.

Werden große Volumina Ergussflüssigkeit gewonnen, muss ggf. eine intravenöse Volumensubstitution erfolgen.

64.6.2 Pneumothorax

Ein Pneumothorax muss immer dann ausgeschlossen werden, wenn eine Beatmung ineffektiv bleibt. Am Reanimationsplatz im Kreißsaal sollte deshalb eine für die Transillumination des Neugeborenenthorax geeignete Kaltlichtquelle verfügbar sein. Bei beidseitigem Pneumothorax können klinische Zeichen wie einseitig vorgewölbter Brustkorb, einseitig abgeschwächtes Beatmungsgeräusch, Herzton- und Mittelstrukturverlagerung sämtlich fehlen.

Eine **Probe- bzw. Entlastungspunktion** kann ebenfalls mit einer Venenpunktionskanüle vorgenommen werden:
- durch den 4. oder 5. Interkostalraum in der vorderen oder hinteren Axillarlinie mit senkrechter bis leicht kranial abgewinkelter Stichrichtung
oder
- durch den 2.–3. Interkostalraum in der Medioklavikularlinie mit senkrechter Stichrichtung
- Auf die Punktionskanüle wird ein Verlängerungsschlauch mit Dreiwegehahn und 20-ml-Spritze für die Aspiration angesetzt

64.6.3 Zwerchfellhernie

Neugeborene mit Zwerchfellhernie und respiratorischer Insuffizienz dürfen nur über einen Endotrachealtubus beatmet werden, da bei Maskenbeatmung infolge der verstärkten Darmgasfüllung eine weitere Raumforderung mit Einschränkung der Dehnungsmöglichkeit der Lunge einsetzt. Zur Entlastung des Darmes von Gasvolumen wird immer eine offene Magensonde gelegt.

64.7 Dokumentation

Alle diagnostischen und therapeutischen Maßnahmen sollen so zeitnah als möglich dokumentiert werden. Der kardiopulmonale Monitor im Kreißsaal sollte über einen Speicher verfügen, der einen Ausdruck aller überwachten Signalverläufe auch nach Abschluss der Reanimation ermöglicht.

64.8 Betreuung der Familienangehörigen

Sobald wie möglich sollten die Eltern über alle wichtigen Befunde und therapeutischen Maßnahmen informiert und ihnen ein Kontakt zum Kind ermöglicht werden.

Es sollte versucht werden, die Eltern bei Überlegungen zur Einstellung von Reanimationsmaßnahmen einzubeziehen.

Empfehlungen für die Praxis

- Wichtigste **Erstmaßnahme** ist die Etablierung einer effektiven **Ventilation**
- Eine Herzmassage ist erst dann indiziert, wenn trotz effektiver Ventilation über mindestens 30 s eine Bradykardie <60/ min ohne Besserungstendenz oder eine Asystolie fortbesteht. **Beatmung und Herzmassage** sollten dann im Verhältnis 1 : 3 erfolgen in einem Takt von 120 Aktionen/min. Sie erfordern in aller Regel eine endotracheale Intubation und manuelle Beatmung über einen Beatmungsbeutel. Eine zweite geübte Person soll dabei die Herzmassage durchführen, indem sie den Thorax des Kindes umgreift und mit beiden auf dem unteren Sternumdrittel aufliegenden Daumen den Thorax um etwa 1/3 des a.-p.-Durchmessers komprimiert.
- **Medikamente** sind selten bei der Reanimation eines Neugeborenen indiziert. Besteht trotz adäquater Ventilation und Herzmassage eine Bradykardie <60/min oder Asystolie fort, kann 0,2 ml einer 1 : 10.000 verdünnten Adrenalinlösung wiederholt endotracheal gegeben werden. Bei Verdacht auf Hypovolämie sollte eine zügige, ggf. wiederholte Applikation von 10 ml/kg KG einer 0,9% NaCl- Lösung vorgenommen werden
- Bei akutem, großem neonatalem Blutvolumenverlust ist eine **Volumentherapie** mit Universalspenderblut (0 rh negativ) indiziert, das in jedem Kreißsaal für diese Notfallsituation vorhanden sein muss
- Während der Reanimation sollten eine **Unterkühlung**, ebenso aber eine exogen bedingte **Hyperthermie** des Neugeborenen vermieden werden
- Die initiale Anwendung von 100% **Sauerstoff** wird derzeit zwar noch empfohlen, nach Besserung des Ausgangszustandes sollte aber eine Hyperoxie vermieden werden, indem die Sauerstoffsättigung pulsoxymetrisch überwacht und die Sauerstoffgabe entsprechend dosiert wird
- Eine zeitnahe **Dokumentation** der Befunde, Entscheidungen und therapeutischen Maßnahmen wie auch die entsprechende Information an die Eltern sind grundsätzlich bedeutsam

Weiterführende Literatur

Davis PG, Tan A, O'Donnell CP, Schulze A (2004) Resuscitation of newborn infants with100% oxygen or air: a systematic review and meta-analysis. Lancet 364: 1329–1333

Hansmann G, Humpl T, Zimmermann A (2004) Neugeborenen-Notfälle: Basale kardiopulmonale Reanimation. Z Geburtsh Neonatol 208: 43

Niermeyer S et al. (2000) International guidelines for neonatal resuscitation. Pediatrics 106: 29

Saugstad OD (1998) Practical aspects of resuscitating asphyxiated newborn infants. Eur J Pediatr 157: S11–S5

Tan A, Schulze A, O'Donnell CP, Davis PG (2004) Air versus oxygen for resuscitation of infants at birth. Cochrane Database Syst Rev CD002273

Vain NE, Szyld EG, Prudent LM, Wiswell TE, Aguilar AM, Vivas NI (2004) Oropharyngeal and nasopharyngeal suctioning of meconium-stained neonates before delivery of their shoulders: multicentre, randomised controlled trial. Lancet 364: 597–602

Wiswell TE, Gannon CM, Jacob J, Goldsmith L, Szyld E et al. (2000) Delivery room management of the apparently vigorous meconium-stained neonate: results of the multicenter, international collaborative trial. Pediatrics 105: 1–7

Geburtstraumatische Verletzungen

A. Schulze

65.1 Caput succedaneum – 414

65.2 Kephalhämatom – 414

65.3 Subaponeurotische Blutung (subgaleales Hämatom, Kopfschwartenhämatom) – 414

65.4 Epidurale Blutung – 415

65.5 Schädelfrakturen – 415
65.5.1 Lineare Frakturen – 415
65.5.2 Okzipitale Osteodiastase – 415
65.5.3 Schädelimpression (»depressed skull fracture«, »ping-pong fracture«) – 416

65.6 Rückenmarkverletzungen – 416

65.7 Läsionen des Plexus brachialis – 416

65.8 Fazialisparese – 417

65.9 Frakturen an Röhrenknochen und intraabdominelle Blutungen – 418

Geburtstraumatische Schäden können je nach Art und geburtshilflichen Gegebenheiten vermeidbar oder unvermeidbar sein. Sie können trotz kompetenter Geburtshilfe auftreten und müssen sogar u. U. in Kauf genommen werden, um andere Schäden, insbesondere akute Sauerstoffmangelzustände, zu verhindern bzw. solche Gefährdungen möglichst rasch zu beenden. Die Inzidenz geburtstraumatischer Läsionen ist glücklicherweise in den letzten 2 Jahrzehnten deutlich zurückgegangen.

Ärzte und Hebammen werden oft unvermittelt mit dem Befund einer geburtstraumatischen Schädigung beim Neugeborenen konfrontiert. Die schockierten Eltern erwarten nicht selten eine sofortige erste Wertung. Die Bedeutung eines solchen ersten Gespräches mit den Eltern ist wohl kaum zu überschätzen. Bei einigen geburtstraumatischen Verletzungen sind rasche Therapieentscheidungen notwendig. Insbesondere in der Behandlung peripherer Nervenläsionen sind in den letzten Jahren wesentliche Fortschritte erzielt worden. Die rechtzeitige Veranlassung chirurgisch-rekonstruktiver Maßnahmen bei bestimmten Läsionen peripherer Nerven liegt in der Verantwortung der behandelnden Kinderärzte.

65.1 Caput succedaneum

Bei vaginalen Geburten entsteht am führenden Teil des Kopfes oft eine ödematös-hämorrhagische Schwellung. Sie ist im Unterhautgewebe lokalisiert und überschreitet typischerweise die Grenzen der Schädelknochen. Ein Caput succedaneum bedarf keiner Behandlung und verliert sich innerhalb weniger Tage. Ist am führenden Teil des Kopfes sub partu eine Mikroblutentnahme (MBU) oder intradermale Applikation einer Elektrode erfolgt, kann in seltenen Fällen eine Infektion und Abszedierung des Caput succedaneum eintreten, die dann entsprechend chirurgisch und antibiotisch versorgt werden muss.

Abb. 65.1. zeigt schematisch die Lokalisation geburtstraumatischer Blutungen am Kopf des Kindes.

65.2 Kephalhämatom

Durch mechanische Scher- und/ oder Zugbelastung sub partu kann es zwischen Schädelknochen und Periost zu einer Blutung kommen, die durch das Periost auf den

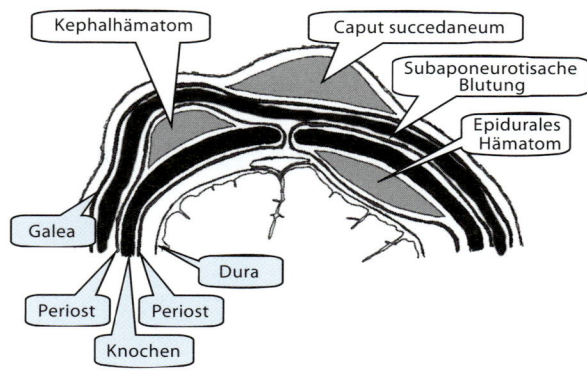

Abb. 65.1. Lokalisation geburtstraumatischer Blutungen am Schädel beim Neugeborenen. (Aus Schulze 2004)

Bereich eines Schädelknochens begrenzt wird. Das Kephalhämatom imponiert als weiche bis pralle rundliche Vorwölbung, die meist über dem Parietalknochen unilateral, selten auch bilateral lokalisiert ist. Sie nimmt oft in den ersten Lebenstagen an Größe zu, das Ausmaß der Blutung ist aber infolge der Umhüllung durch das straffe Periost limitiert und führt so in aller Regel nicht zu Hypovolämie. Eine Entlastungspunktion ist unnötig und mit dem Risiko der iatrogenen Infektion behaftet.

Das Kephalhämatom resorbiert sich im Laufe von Wochen bis Monaten komplett und hinterlässt keine Deformitäten am Schädel. Es ist zwischenzeitlich durch die Entwicklung eines typischen knochenharten zirkulären **Randwulstes** charakterisiert.

> In seltenen Fällen kann ein Kephalhämatom über dem Os occipitale lokalisiert sein und muss dann wegen der Position in der Mittellinie differenzialdiagnostisch von einer okzipitalen Enzephalozele abgegrenzt werden.

65.3 Subaponeurotische Blutung (subgaleales Hämatom, Kopfschwartenhämatom)

Unter der flächenhaft zwischen Stirn- und Okzipitalmuskulatur ausgedehnten Sehne (Galea oder epikraniale Aponeurose) kann durch Scher- und Zugkräfte insbesondere bei Vakuumextraktion eine massive Blutung auftreten, die bis in die Bereiche der Stirn und des Nackens vorzudringen vermag. Sie ist nicht an die Grenzen der Schädelknochen gebunden, vielmehr kann sie die gesamte Kopfschwarte »lose schwappend« anheben.

> Die subaponeurotische Blutung tritt im Gegensatz zum Kephalhämatom selten auf. Sie kann die Erstmanifestation einer schweren Hämophilie sein oder durch Mangel an Vitamin-K-abhängigen Gerinnungsfaktoren (z. B. bei präpartaler Therapie mit Antikonvulsiva) begünstigt werden.

Cave

Das Hämatom kann am 1. und 2. Lebenstag weiter an Größe zunehmen und einen akuten kreislaufwirksamen Blutverlust verursachen. Derartige massive Blutungen beim Neugeborenen bedeuten stets auch einen signifikanten Verlust an Gerinnungsfaktoren. Eine Transfusion von Erythrozytenkonzentrat muss deshalb durch die Gabe von FFP flankiert werden. Es wird empfohlen, ein solches Hämatom abzupunktieren und anschließend einen Druckverband anzulegen.

65.4 Epidurale Blutung

Das Hämatom befindet sich an der inneren Oberfläche des Schädels zwischen Knochen (meist dem Os parietale) und Periost. Analog zum Kephalhämatom überschreitet es die Ränder der Schädelknochen nicht. Häufig liegt eine lineare Schädelfraktur vor, über der sich auch ein Kephalhämatom entwickelt. Die Blutung selbst erfolgt aus Ästen der A. meningea media, venösen Gefäßen oder dem Knochenmark im Bereich der Fraktur.

Das Neugeborene entwickelt mitunter nach einer Latenzzeit (venöse Blutung) Zeichen des Hirndrucks mit vorgewölbter Fontanelle und evtl. Krämpfen. Im Ultraschallbild findet sich lateral unter der Kalotte eine nach innen konvexe (linsenförmige), gelegentlich inhomogene Raumforderung, die die Hirnoberfläche komprimiert und zur Mittellinienverlagerung führen kann (◯ Abb. 65.2). Nach Trepanation entleert sich das unter Druck stehende Hämatom von selbst oder wird abgesaugt.

65.5 Schädelfrakturen

65.5.1 Lineare Frakturen

Sie stellen eine Kontinuitätstrennung der Knochenstruktur dar und betreffen zumeist das Os parietale. Kephalhämatom und epidurale Blutung können gleichzeitig vorlie-

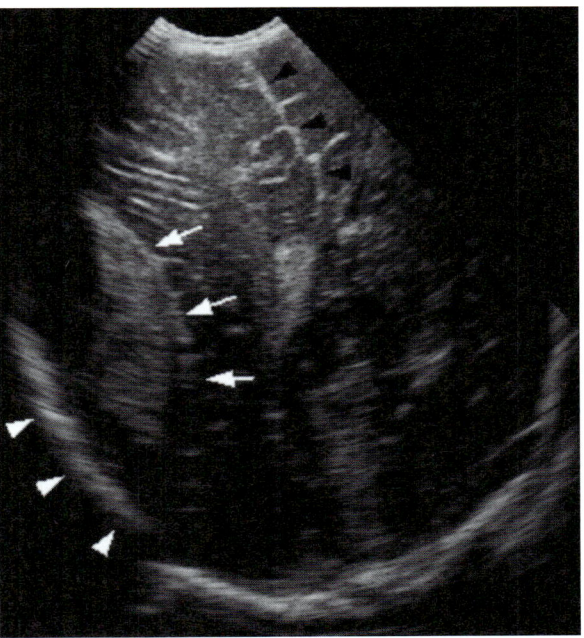

◯ **Abb. 65.2.** Geburtstraumatisch (Forzeps) bedingte Epiduralblutung. Ultraschallbild am 2. Lebenstag: Mittlerer bis hinterer Koronarschnitt, der Schallkopf ist nach rechts gekippt: Vom Os parietale (*weiße Pfeilspitzen*) ist das Periost (*weiße Pfeile*) abgehoben durch ein Hämatom mit inhomogener Echogenität. Die Blutung setzt sich nicht auf das Os occipitale fort, das sich sonographisch deutlich vom Os parietale abgrenzt. Die sich linsenförmig in den Schädelinnenraum vorwölbende Blutung verdrängt die Mittellinie (*schwarze Pfeilspitzen*) nach der Gegenseite

gen. In seltenen Fällen besteht ein Riss in der Dura, der nach Wochen oder Monaten zur Ausbildung einer leptomeningealen Zyste führen kann. Dabei bleibt röntgenologisch der Frakturspalt weit dehiszent. Die Zyste leuchtet in diesem Bereich bei Transillumination hell auf.
Eine Therapie der Fraktur selbst ist nicht erforderlich.

65.5.2 Okzipitale Osteodiastase

Nach vaginalen Beckenendlagengeburten, aber auch nach vaginaler Geburt aus Schädellage ist als geburtstraumatische Schädigung eine Kontinuitätstrennung zwischen der Schuppe und den Partes laterales des Os occipitale beschrieben, die mit subduraler Blutung in die hintere Schädelgrube und Verletzung des Kleinhirns einhergehen kann.

65.5.3 Schädelimpression (»depressed skull fracture«, »ping-pong fracture«)

Die Häufigkeit konnataler Schädelimpressionen liegt bei 1–2,5 pro 10.000 Geburten. Unter ihnen ist die Impression ohne Fraktur, auch Ping-Pong-Ball-Deformität genannt, häufiger. Sie stellt eine Grünholzfraktur dar, denn das Periost bleibt intakt. Etwa 70% der Impressionen betreffen das Os frontale, etwa 30% das Os parietale, andere Lokalisationen sind selten.

Schädelimpressionen entstehen durch lokalisierten Druck auf den Schädel, z. B. durch das sakrale Promontorium, die Symphyse, Beckendeformitäten oder Uterusanomalien. Weitere mögliche Ursachen sind eine vorliegende kindliche Hand oder Fuß zwischen Kalotte und mütterlichem Becken oder die geburtshilfliche Zange. Oft bestand eine ungewöhnlich starke Wehentätigkeit (Polysystolie).

Chirurgisch lässt sich die Fraktur leicht heben, wenn der Eingriff rechtzeitig und nicht erst verzögert nach bereits erfolgtem Umbau und Stabilisierung der veränderten Struktur vorgenommen wird. Ein früher Versuch der Hebung des Knochens durch Aufsetzen einer transparenten Vakuumglocke kann erfolgreich sein. Von kleineren Impressionsfrakturen wurde berichtet, dass im Verlauf von Wochen eine spontane Aushebung eintreten kann.

65.6 Rückenmarkverletzungen

Diese Verletzungen betreffen vorzugsweise das obere und mittlere Zervikalmark bei Schädellagen, bei Beckenendlagen eher das untere Zervikal- sowie obere Thorakalmark. Angeschuldigt werden Zug- und Torsionskräfte auf das Myelon, das kranial (Medulla, Plexus brachialis) und kaudal (Cauda equina) verankert ist, aber weniger Elastizität aufweist als alle umgebenden Strukturen beim Neugeborenen. Pathologisch-anatomisch sind epidurale und intraspinale Blutungen, Ödem und Spinalmarkeinrisse bis hin zu kompletten Durchrissen beobachtet worden.

Überleben schwerbetroffene Kinder die Neonatalperiode, so resultiert nach anfangs schlaffer Lähmung der Extremitäten eine generalisierte Spastizität der Rumpf- und Extremitätenmuskulatur, die leicht zu Verwechslungen mit Zerebralparesen oder anderen neuromuskulären Erkrankungen Anlass gibt. Blasenlähmung und Klaffen des Anus sowie die sensorischen Ausfälle der querschnittsgelähmten Körperpartien sind typisch, ebenso wie weitere Störungen des autonomen Nervensystems, z. B. Schwitzen und starke Schwankungen der Körpertemperatur.

Ultraschall und MRI sind geeignete Methoden der diagnostischen Absicherung. Frühe Methylprednisolonapplikation verbessert beim akuten Rückenmarktrauma im Erwachsenenalter die Prognose. Hierzu liegen keine Daten bei Neugeborenen vor.

65.7 Läsionen des Plexus brachialis

Makrosomie des Kindes bei vaginaler Geburt aus Schädellage, Schulterdystokie und vaginale Beckenendlagengeburten sind **Risikofaktoren** für Läsionen des Plexus brachialis. Zumeist ist die manuelle Anwendung von Zug- und/ oder Rotationskräften vorausgegangen, allerdings ist auch eine Plexuslähmung nach Spontangeburt aus Schädellage ohne jede Manualhilfe beschrieben. Osteoporotische Veränderungen bei Plexusparese können in Einzelfällen auf eine nicht geburtstraumatische Ätiologie hinweisen, ebenso eine intrauterine Lageanomalie bei großen Uterusmyomen.

Plexuslähmungen betreffen nervale Strukturen, die aus den **5** Plexuswurzeln C5–TH1 hervorgehen. Die Schädigung kann dabei lediglich in einer Dehnung oder Kompression durch umgebendes Hämatom bestehen und ist dann meist vollständig reversibel ohne operative Revision. Handelt es sich allerdings um eine Kontinuitätstrennung, kann nachfolgendes Narbengewebe die Restfunktion des Nervs weiter einschränken; von proximal wieder einsprossende Nervenfasern finden u. U. die Leitstrukturen nicht mehr und bilden Konvolute, so genannte Neurinome, im Bereich der Ruptur. Schließlich kann eine Ausrissverletzung von Nervenwurzeln aus dem Rückenmark vorliegen.

Die **obere Plexuslähmung** (proximal, Erb-Lähmung, C5–7) betrifft Schulterabduktion (M. deltoideus) und -außenrotation, Ellbogenbeugung (Bizeps) und Supination (Supinator) sowie die Streckung von Handgelenk und Fingern. Infolgedessen hängt der Arm gestreckt und innenrotiert am Körper bei gebeugtem Handgelenk (»waiter's tip posture«, ◘ Abb. 65.3.). Der Mororeflex ist auf der betroffenen Seite gestört, der Greifreflex aber erhalten. Die Sensorik kann mitbetroffen sein. Eine Zwerchfellparese kann vergesellschaftet sein.

Die **untere Plexuslähmung** (distal, Klumpke-Lähmung, C7–TH1) tritt beim Neugeborenen nahezu immer kombiniert mit der Erb-Lähmung auf, wobei dann auch

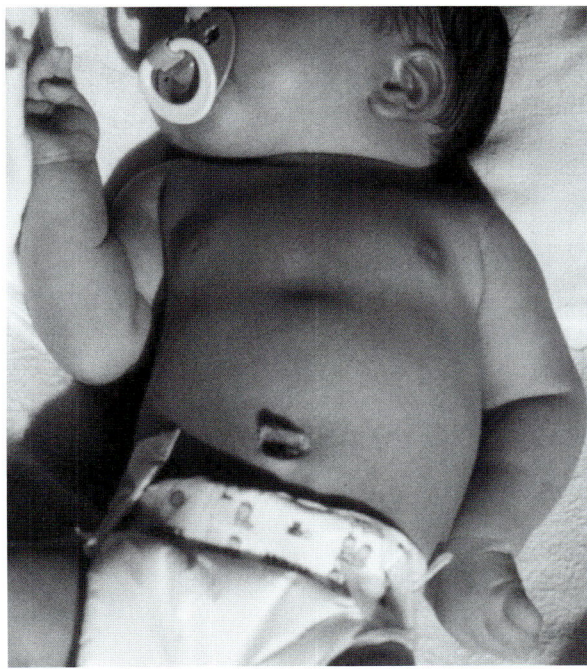

Abb. 65.3. Geburtstraumatisch bedingte obere Plexuslähmung links (»waiter´s tip posture«): Der Arm liegt adduziert, innenrotiert und gestreckt am Körper (Seitenvergleich). Bei Beugung im Handgelenk ist der Greifreflex erhalten

die Beugung im Handgelenk und Fingerbewegungen gelähmt sind. Ein Horner-Syndrom (Ptosis und Miosis, Schädigung der sympathischen efferenten Bahnen von T1) kann hinzukommen und ist assoziiert mit schlechter Rückbildungstendenz der motorischen Lähmungserscheinungen. Ein Horner-Syndrom sollte deshalb Grund für sehr frühe Überweisung zu chirurgischen **Rekonstruktionsmaßnahmen** sein.

> **Cave**
>
> Eine schmerzbedingte Schonhaltung des Armes bei Klavikulafraktur, Humerusfraktur oder Epiphysenabriss kann eine Plexusparese imitieren. Eine Röntgendiagnostik sollte wegen dieser Differenzialdiagnose erfolgen.

In der 2. Lebenswoche sollte mit vorsichtigen passiven Bewegungsübungen begonnen werden, die auf die Verhinderung von Kontrakturen ausgerichtet sind. Der optimale Zeitpunkt für eine operative Abklärung bzw. Rekonstruktion hängt vom Schweregrad der Lähmung (je ausgedehnter, desto früher) und von ihrer Rückbildungstenz ab. Er liegt etwa zwischen 3. und 6. Lebensmonat.

> ❗ Primäre Revisionsmöglichkeiten sind im Alter von 18–36 Monaten nicht mehr möglich, da die betroffenen Muskeln irreversibel fibrosieren.

Geburtstraumatisch bedingte Lähmungen des N. phrenicus (C3–C5, etwa 80% rechtsseitig, sehr selten bilateral) sind zumeist, aber nicht immer mit Armlähmung kombiniert. Nach anfänglicher Dys- und Tachypnoe können sich die Kinder zwischenzeitlich über Tage scheinbar stabilisieren, Komplikationen wie Atelektasen und Pneumonien treten in schweren Fällen später hinzu.

65.8 Fazialisparese

Angeborene Fazialisparesen sind entweder entwicklungsbedingt (als isolierte Erkrankung oder in Zusammenhang mit syndromalen Krankheitsbildern, z. B. einseitig bei kraniofazialen Dysmorphien wie Goldenhar-Syndrom), Folge angeborener Tumoren (z. B. zystische Lymphome, Mittelohrteratom) oder aber mechanisch-traumatisch verursacht. Letztere sind in der Regel einseitige, periphere Fazialisparesen. Sie betreffen deshalb den oberen und unteren Fazialisast: Die Stirn wird nicht in Falten gezogen, der Lidschluss ist schwach oder inkomplett, die Nasolabialfalte ist verstrichen, der Mundwinkel wird beim Schreien nicht nach lateral bewegt, und der Mundschluss ist häufig ungenügend, sodass Speichel ausläuft (◘ Abb. 65.4.).

Als **Risikofaktoren** für geburtstraumatische Facialisparesen wurden Geburtsgewicht >3.500 g, Primiparität und Forzepsentbindung identifiziert. Geburtstraumatisch bedingte Fazialisparesen bilden sich in 90% der Fälle innerhalb von etwa 4 Wochen spontan komplett zurück oder zeigen fast immer zumindest eine Besserungstendenz.

Lässt sich eine vermehrte mechanische Belastung unter der Geburt nicht nachweisen, ist die Prognose dubioser. Innerhalb der ersten 2 Lebenstage ist bei geburtstraumatischer Schädigung noch eine normale Leitfunktion der peripheren Fazialisbahnen vorhanden. In diesen Fällen ist die Prognose gut. Lässt sich keine solche Funktion feststellen, besteht der Verdacht auf eine längerfristig vorhandene, entwicklungsbedingte Fazialisparese. Bei den seltenen Fällen permanenter traumatisch bedingter Lähmung verschlechtern sich über einen längeren

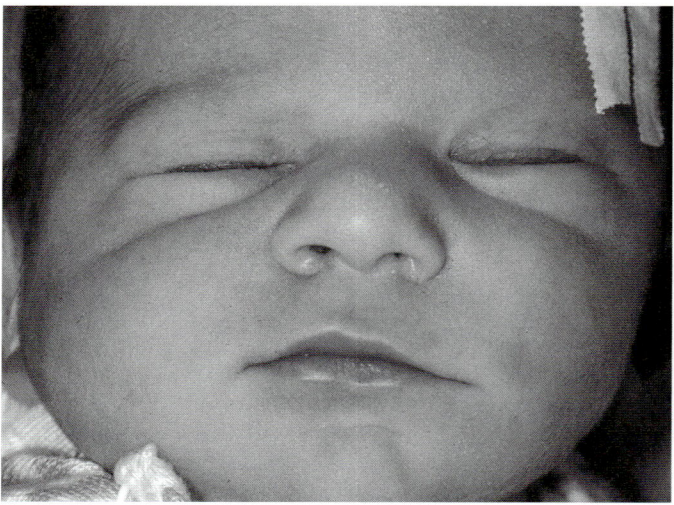 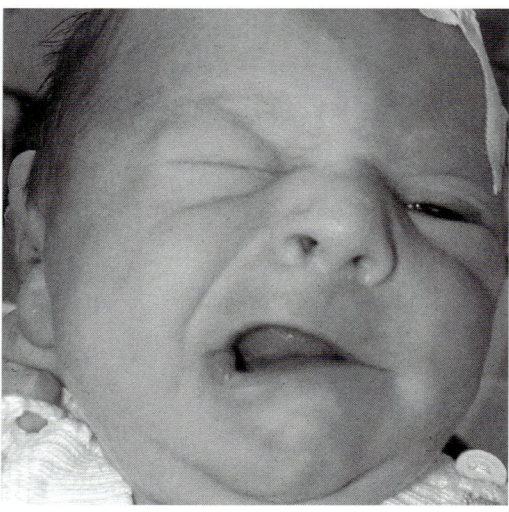

Abb. 65.4. Periphere Fazialisparese links bei Neugeborenem: In Ruhe erscheint das Gesicht nur wenig asymmetrisch. Erst beim Schreien werden der mangelhafte Lidschluss und die völlige Lähmung der linken Mundpartie sehr deutlich. Die Stirn- und Periorbitalmuskulatur bildet auch in Ruhe ein schärfer konturiertes Oberflächenrelief des Gesichtes auf der rechten Seite aus

Zeitraum die elektroneurologischen Befunde. Dann ist eine Dissektion des Nervs im Canalis facialis nicht auszuschließen.

> ❗ Die auch juristisch wichtige Differenzialdiagnose zwischen persistierender traumatischer und entwicklungsbedingter Fazialisparese lässt sich oft nur im Neugeborenenalter sichern.

65.9 Frakturen an Röhrenknochen und intraabdominelle Blutungen

Aufgrund des ausgesprochen festen Periosts kommt es bei Frakturen im Neugeborenenalter kaum zu wesentlichen Dislokationen der Bruchenden (Grünholzfraktur).

- Klavikulafrakturen treten gehäuft bei Kindern mit Geburtsgewichten >4.000 g auf. Eine spezifische Behandlung ist nicht notwendig.
- Femurfrakturen sind typischerweise spiralförmige Brüche im proximalen Teil der Diaphyse. Extensionsbehandlung, Gipsverband oder Bandagen sind angewendet worden, wobei die Ausheilung unabhängig von der Behandlungsart zufriedenstellend war, d. h. ohne spätere Beinverkürzungen oder Winkelabweichungen.
- Bei Humerusschaftfrakturen wird der Arm durch Bandagen am Thorax fixiert bei 90° Beugung im Ellbogen. Nach 10–14 Tagen ist die Kallusbildung soweit stabilisierend, dass die Immobilisationsbandagierung aufgehoben werden kann.
- Eine proximale Epiphysenlösung am Humerus (kompletter oder inkompletter proximaler Epiphysenabriss) wird röntgenologisch nicht direkt sichtbar, da die Neugeborenenepiphyse nicht verkalkt ist. Die Schulter erscheint geschwollen, ist schmerzhaft, der Arm weist eine Pseudolähmungshaltung auf. Therapeutisch wird eine Immobilisation wie bei Humerusschaftfraktur empfohlen mit Polsterung unter der Axilla. Die Kallusbildung nach 8–12 Tagen an typischer Stelle sichert röntgenologisch die Diagnose.
- Subkapsuläre Leberhämatome und Milzrupturen können erst nach einem symptomarmen Intervall zu Hämaskos und Kreislaufschock führen. Die Symptome eines akuten Abdomens können, müssen aber nicht damit einhergehen. Hepato- bzw. Splenomegalie (z. B. bei Erythroblastose) erhöhen das Risiko solcher Organblutungen, tödliche Milzrupturen sind aber auch bei normaler Milz und relativ atraumatischer Geburt als völlig unerwartetes Ereignis beschrieben. Sonographisch findet sich massiv freie Flüssigkeit im Bauchraum, die sich bei einer Punktion als Blut erweist.

Drogenentzugssyndrome bei Neugeborenen

A. Schulze

66.1 Alkohol – 420

66.2 Opiate – 420
66.2.1 Heroin – 420

66.3 Methadon – 421

66.4 Codein – 422

66.5 Kokain – 422

66.6 Amphetamine – 423

66.7 Kannabis (Marihuana, Haschisch) – 423

66.8 Nikotin – 423

66.9 Barbiturate und Diazepam – 423

66.10 Soziale Aspekte – 423

> Das ungeborene Kind ist potenziell gefährdet durch eine Vielzahl suchtauslösender Substanzen, die Fehlbildungen (Teratogenität), Gewebedestruktion und/oder Wachstumsretardierung sowie fetale Drogenabhängigkeit verursachen können. Die Folgezustände beim Neugeborenen, insbesondere z. B. das neonatale Drogenentzugssyndrom, werden zu selten diagnostiziert, da u. a. die Kenntnis dieser verschiedenartigen fetalen und neonatalen Erkrankungen oft unzureichend ist. Dies kann zum Nachteil des Kindes werden, da für viele solcher spezieller Erkrankungen des Neugeborenen wirksame Behandlungsmethoden zur Verfügung stehen und ein Netzwerk sozialer Hilfen aktiviert werden muss.

Zentralnervös wirksame Substanzen, unter ihnen insbesondere die legalen und illegalen Drogen, können beim Feten prinzipiell verschiedenartige **Schädigungsmechanismen** hervorrufen:

- Teratogene Wirkung, d. h. Störung von Entwicklungsprozessen (Beispiel: Störung der neuronalen und glialen Migration durch Alkohol)
- Gewebedestruierende Wirkung (Beispiel: zerebraler Infarkt bei Kokainexposition gegen Ende der Schwangerschaft)
- Abhängigkeit (»passive addiction«) mit postnatalem Entzugssyndrom (Beispiel: Barbiturate)

Zentralnervös wirksame Substanzen sind in der Regel kleine lipophile Moleküle und deswegen plazentagängig sowie über die Muttermilch auf das Kind in bedeutsamen Mengen übertragbar.

66.1 Alkohol

Das Risiko einer embryonalen und fetalen Schädigung sowie deren Art und Ausmaß werden bestimmt durch Dosis, Einwirkungszeitpunkt und -zeitspanne. Ob eine »noch sichere« Expositionsdosis insbesondere für die Frühschwangerschaft überhaupt existiert, ist unbekannt.

Das Vollbild der Alkoholembryopathie ist u. a. gekennzeichnet durch Mikrozephalie und Entwicklungsverzögerung, prä- und postnatalen Wachstumsrückstand, Herzfehler (etwa 50% der Fälle) und eine charakteristische Fazies mit schmalem Lippenrot, langem Philtrum mit wenig Relief, nach vorn gerichteten Nasenöffnungen, Epikanthus, engen Lidspalten sowie oft tiefer, scharf abbiegender Handlinien zwischen dem 2. und 3. Finger. Das Ausmaß der späteren **mentalen Beeinträchtigung** korreliert mit dem Ausprägungsgrad der **Dysmorphie.** Unterschiedliche Zustandsbilder mit weniger deutlicher Dysmorphie, kognitiven Defiziten und Verhaltensauffälligkeiten wurden unter dem Begriff »**fetal alcohol effects**« zusammengefasst.

Kinder mit Alkoholembryopathie können, müssen aber nicht ein **Alkoholentzugsyndrom** im Neugeborenenalter entwickeln. Zittrigkeit und Irritabilität kann bei Neugeborenen mit Alkoholembryopathie über Monate bestehen, ohne dass es sich dabei um eine Entzugssymptomatik handelt. Ein Alkoholentzugsyndrom kann andererseits bei Neugeborenen ohne Zeichen einer Alkoholembryopathie auftreten. Es ist gekennzeichnet durch Zittrigkeit, Tremor, Hyperreflexie und Opisthotonus. Alkoholentzug kann auch beim Neugeborenen Krämpfe auslösen. Die Symptomatik beginnt innerhalb des 1.–3. Lebenstages und klingt innerhalb einer Woche ab.

Therapie
Bei Alkoholentzugsyndrom im Neugeborenenalter wird Vermeidung übermäßiger sensorischer Stimulation und die kurzfristige Gabe von Phenobarbital bei Krämpfen empfohlen.

66.2 Opiate

66.2.1 Heroin

Neugeborene heroinabhängiger Mütter zeigen typischerweise
- Niedriges Geburtsgewicht (<2500 g in etwa 50% der Fälle)
- Entzugssyndrom, das weitgehend charakteristisch auch für andere Narkotika ist

Intrauterine Wachstumsretardierung wurde selbst dann noch beschrieben, wenn ehemals abhängige Mütter während der Schwangerschaft keine Drogen konsumierten. Auch im Tierexperiment führte eine Morphinexposition, die auf die Zeit vor der Konzeption beschränkt war, zu intrauteriner Wachstumsverzögerung. Ob niedriger Kopfumfang als häufiger Befund bei Neugeborenen heroinabhängiger Mütter spezifisch durch die Heroineinwirkung bedingt ist, konnte bisher nicht eindeutig geklärt werden.

Folgende hauptsächlichen Symptome charakterisieren den Opiatentzug beim Neugeborenen:

- **Zentrales Nervensystem:** Zittrigkeit, Tremor, erhöhter Muskeltonus, erhöhte Reizbarkeit, schrilles Schreien, exzessives aber ineffektives Saugen, Verkürzung der Schlafphasen; anders als bei »Zittrigkeit« infolge von Hypoglykämie (Bewustseineintrübung) erscheinen die Kinder beim Entzug hyperalert
- **Autonomes Nervensystem:** Schwitzen, Fieber, häufiges Niesen, Gähnen
- **Verdauungstrakt:** Schlechtes Trinken, Erbrechen, Diarrhö
- **Atmung:** Tachypnoe, »Nasenflügeln«

Es gibt keinen Beweis, dass Krämpfe als Symptom von Heroinentzug auftreten können, zumindest sind sie extrem selten. Verschiedene Schemata bewerten den **Schweregrad** der einzelnen klinischen Symptome nach Punkten, um danach die medikamentöse Behandlung zu beurteilen und zu dosieren.

Das Heroinentzugssyndrom beginnt früh innerhalb der 1. Lebenswoche, bei etwa 65% der Kinder während des 1. Lebenstages. Es dauert normalerweise etwa 4–8 Wochen, kann allerdings bis zu 3–6 Monaten (!) fortbestehen (»subacute heroin withdrawal syndrome«).

Therapie

Insbesondere bei längerfristigem Verlauf kann das neonatale Opiatentzugssyndrom zur Störung des Aufbaus der Mutter-Kind-Beziehung führen. Unnötige Trennung von Mutter und Kind sollte deshalb vermieden werden. Die Mutter sollte intensiv in **unterstützende Pflegemaßnahmen** wie beruhigende Babymassage, Entspannungsbäder, Wiegebettchen etc. eingelernt werden. Vom Stillen wird abgeraten, wenn angenommen werden muss, dass die Mutter weiter Heroin konsumiert.

> ! Pränatale Opiatexposition ist mit einem erhöhten SIDS-Risiko assoziiert.

Ziel der **medikamentösen Therapie** ist die Minimierung des kindlichen Entzugsstresses durch Herbeiführen eines normalen Schlaf-Wach-Rhythmus, Verbesserung der Nahrungsaufnahme und Unterdrückung des Tremors und der Irritabilität.

Vergleichende, methodisch anspruchsvolle Studien über Medikamente bei neonatalem Drogenentzugssyndrom existieren kaum, sodass bei der Wahl der Medikamente physiologisch-pharmakologische Erwägungen im Vordergrund stehen müssen:

- **Phenobarbital** (Sättigungsdosis 10–20 mg/kg KG, dann Erhaltungsdosis von 5 mg/kg KG/Tag als 1-malige tägliche Gabe) ist lediglich geeignet, die zentralnervösen Symptome zu beeinflussen
- Insbesondere bei zusätzlichen gastrointestinalen Symptomen werden deshalb verschiedenste Opiatpräparate wie **Morphin** (0,4–1 mg/kg KG/Tag, verteilt über 4 Einzeldosen pro Tag), **Methadon** (2–4 mg/Tag) oder **Tinctura opii** empfohlen. Letztere kommt weiterhin vielerorts in Anwendung, obwohl pharmakologische Gründe gegen ihren Einsatz angeführt werden können. Tinctura opii enthält neben 1% Morphin eine Vielzahl anderer Opiumalkaloide sowie Alkohol. Zubereitung: 1 ml Tinctura opii + 24 ml Aqua dest. ergeben 25 ml einer 0,04%-igen Lösung (0,4 mg Morphin/ml)
- **Morphin** ist als 2%-ige (20 mg/ml) und 0,5%ige (5 mg/ml), alkoholfreie wässrige Lösung zur oralen Applikation im Handel

Das Opiat wird vor der Nahrungsgabe oral verabfolgt. Erbricht das Kind innerhalb von weniger als 10 min nach Gabe des Medikamentes, wird die Gabe wiederholt. Bei späterem Erbrechen wird nur die halbe Dosis erneut gegeben. Erbricht das Kind nach der Nahrungsgabe, erfolgt keine Wiederholung der Opiatgabe. Sind mehr als 0,8 mg/kg KG/Tag Morphium erforderlich, sollte das Kind mittels kardiorespiratorischem Monitor überwacht werden.

> ! Das Neugeborene kann insbesondere beim Heroinentzug bereits kurz nach der Geburt Symptome aufweisen und zwar umso eher, je länger die Zeitdauer zwischen letzter mütterlicher Einnahme und Geburt war. Bei sehr frühem Auftreten solcher Symptome liegt aber nicht immer ein Entzugssyndrom vor, sondern vielmehr möglicherweise eine direkt toxische Einwirkung zentral stimulierender Drogen. Die neonatalen Symptome der direkten Kokainwirkung und Amphetaminwirkung (u. a. Ecstasy) ähneln denen des Opiatentzuges. Bei direkter Einwirkung zentralnervös stimulierender Drogen sind allenfalls Sedativa, nicht aber Opiate, sinnvoll. Meist klingt eine solche Symptomatik relativ rasch und ohne Pharmakotherapie ab.

66.3 Methadon

Opiatentzug in der Schwangerschaft wird mit einem erhöhten **Risiko fetaler Komplikationen** einschließlich fetalem Entzugssyndrom in Zusammenhang gebracht.

Methadon gilt vielerorts als Mittel der Wahl für die Stabilisierung der Schwangeren, insbesondere bei Heroinabusus. Allerdings ist auch diese Strategie nicht gänzlich unumstritten, da u. a. infolge »Beigebrauch« anderer Suchtmittel möglicherweise im Durchschnitt die Opiatgesamtexposition (Methadon + Heroin) in der Schwangerschaft bei Methadontherapie sogar höher ist. Weiterhin wurde eingewendet, dass im Neugeborenenalter der Methadonentzug symptomatischer und langwieriger sein kann als Heroinentzug, insbesondere wenn Heroin »nur« inhaliert wird. Die Symptomatik bei Methadonentzug tritt meist später, nur selten bereits am 1. Lebenstag und gelegentlich erst nach mehr als 1 Woche auf.

Der **Schweregrad** des neonatalen Methadonentzugssyndroms korreliert mit der maternalen Methadondosis, dem maternalen Plasmaspiegel, dem Gestationsalter, dem initialen neonatalen Plasmaspiegel und der Schnelligkeit des Absinkens des Spiegels beim Neugeborenen. Krämpfe wurden in knapp 10% der Fälle beobachtet bei einem mittleren Alter von 10 Tagen. Fetale Methadonexposition kann wie Heroinexposition zu Wachstumsretardierung führen.

Therapie
Die Therapie erfolgt analog derjenigen bei Heroinentzug.

66.4 Codein

Codein ist Bestandteil zahlreicher Analgetika. Regelmäßige Einnahme solcher Präparate auch über weniger als 1 Monat mit weniger als 100 mg Codein/Tag gegen Ende der Schwangerschaft kann ein Codeinentzugssyndrom beim Neugeborenen auslösen. Symptome ähnlich denen beim Heroinentzug wurden in den ersten Lebenstagen beobachtet. Krämpfe sind beschrieben.

Therapie
Codein, Morphin oder Phenobarbital können die Entzugssymptome unterdrücken.

> **Cave**
> Bei der Versorgung eines atemdepressiven Früh- oder Reifgeborenen ist Naloxon als »Atemstimulans« immer dann streng kontraindiziert, wenn ein Opiatabusus der Mutter nicht ausgeschlossen werden kann. Bei jeder chronischen fetalen Opiatexposition muss damit gerechnet werden, dass Naloxon Krämpfe auslösen wird.

66.5 Kokain

Kokain wird als Hydrochlorid (hitzelabil und wasserlöslich; Applikation nasal, oral oder intravenös) oder Alkaloid (»Crack«; hitzestabil und wasserunlöslich, wird geraucht) gehandelt. Die Metabolisierung erfolgt über Cholinesterasen, deren Aktivität bei Schwangeren, dem Feten und Neugeborenen relativ niedrig ist. Neugeborene von Müttern, die Kokain 1–2 Tage vor der Geburt konsumiert haben, scheiden Kokain in den ersten 12–24 h aus, dessen Metabolite bis zu einer Woche.

> **Wirkung von Kokain**
> - Akkumulation von Norepinephrin und Epinephrin in Synapsen, damit adrenerger Effekt im peripheren sympathischen Nervensystem, der zu Hypertonie, Tachykardie und Vasokonstriktion führt
> - Dopamin-vermittelte Stimulierung zentralnervöser Strukturen mit Euphorie, bei längerfristigem Gebrauch aber eine Dopaminverarmung der Nervenendigungen mit Dysphorie und Entzugserscheinungen
> - Veränderungen im zentralnervösen Serotonin-Metabolismus, die u. a. zu vermindertem Schlafbedürfnis führen und
> - Lokalanästhetischer Effekt an Schleimhäuten durch Störung der natriumionenvermittelten Impulsleitung peripherer Nerven

Kokaingebrauch während der Schwangerschaft ist assoziiert mit erhöhter uteriner Kontraktilität und einem höheren Risiko für vorzeitige Plazentalösung, Frühgeburtlichkeit, fetale Wachstumsretardierung und Mikrozephalie. Eine Pharmakotherapieoption für kokainabhängige Schwangere analog der Methadontherapie für Opiatabhängigkeit existiert nicht.

Direkt auf Kokain bezogen wurden folgende teratogene **Schädigungen** des fetalen Gehirns: neuronale Migrationsstörungen, Fehlbildungen im Medianbereich des Prosenzephalon und Balkenagenesie. Als gewebedestruierende Effekte von Kokain sind insbesondere Hirninfarkte und Hirnblutungen bei Neugeborenen interpretiert worden. Diese Schädigungen könnten durch die vasokonstriktiven und hypertensiven Wirkungen von Kokain verursacht sein. Nach Kokainabusus der Mutter können Neugeborene zentralnervöse Symptome ähnlich dem neonatalen Opiatentzug einschließlich Krämpfen entwickeln, es ist aber unklar, ob es sich dabei tatsächlich um ein Entzugssyndrom oder um direkt toxische Wirkungen von Kokain oder dessen Metaboliten (besonders Benzoylecgonin) handelt. Die Inzidenz von SIDS nach fetaler Kokainexposition soll erhöht sein, wenn auch nicht so ausgeprägt wie nach Heroin- oder Methadonexposition.

Therapie
Einige Autoren empfehlen für Frühgeborene nach Kokainexposition einen langsameren Nahrungsaufbau mit anfangs nur verdünnter Milch wegen des angenommenen erhöhten Risikos einer nekrotisierenden Enterokolitis. Eine Pharmakotherapie mit Opiaten ist nicht indiziert.

Wenn aktueller Drogenabusus einschließlich Kokain ausgeschlossen werden kann, ist bei HIV-negativen Müttern Stillen nicht kontraindiziert.

66.6 Amphetamine

Amphetamine haben pharmakologisch und klinisch ähnliche Wirkungen wie Kokain. Während aber die zentralnervösen Wirkungen von Kokain weniger als 1 h anhalten, können die der Amphetamine bis zu 12 h fortbestehen. Die mit Amphetaminabusus verknüpften perinatalen Risiken sind denen bei Kokainabusus ebenfalls ähnlich.

Die Droge Ecstasy enthält als Hauptwirksubstanz Methylendioxymethamphetamin (MDMA) und scheint selektiv das zentralnervöse serotonerge System zu schädigen. MDMA-Einnahme in der Frühschwangerschaft ist möglicherweise mit einer wesentlich erhöhten Fehlbildungsrate gekoppelt (ca. 15%; hauptsächlich Herzfehler und Muskel-/Skelettanomalien).

66.7 Kannabis (Marihuana, Haschisch)

Kannabis enthält mehr als 400 verschiedene chemische Stoffe, von denen 61 nur bei dieser Pflanze gefunden werden. Die hauptsächlich psychotrope Substanz, Tetrahydrokannabinol (THC) passiert innerhalb von Minuten die Plazenta und erreicht im menschlichen Feten die Höhe der mütterlichen Spiegel. Einige Daten legen bei massivem Gebrauch ein erhöhtes Frühgeburtsrisiko sowie mentale Entwicklungsverzögerung im Kleinkindesalter nahe, allerdings ließen sich diese Befunde in anderen Studien nicht reproduzieren.

66.8 Nikotin

Zigarettenrauch enthält mehrere für den Feten potenziell schädigende Substanzen, deren Langzeitwirkungen im einzelnen weitgehend unbekannt sind. Rauchen in der Schwangerschaft erhöht das Abortrisiko und führt dosisabhängig zur fetalen Wachstumsretardierung. 20 Zigaretten pro Tag bewirken im Durchschnitt ein Gewichtsdefizit von 280 g beim Reifgeborenen. Bestimmte Fehlbildungen wie z. B. Lippen-Kiefer-Gaumen-Spalten und urogenitale Anomalien sind überzufällig häufig mit Zigarettenkonsum assoziiert. Das Nikotinentzugssyndrom bei Neugeborenen ist definitv beschrieben. Das SIDS-Risiko nach Rauchen in der Schwangerschaft ist erhöht.

66.9 Barbiturate und Diazepam

Barbituratentzugserscheinungen bei Neugeborenen sind relativ häufig beschrieben. Bei kurzwirksamen Präparaten können Zittrigkeit, Hyperreflexie und typischerweise Krämpfe bereits am 1. und 2. Lebenstag auftreten. Demgegenüber beginnt die Symptomatik bei langwirksamen Präparaten (Phenobarbital) oft erst nach einer Woche. Sie kann Wochen bis Monate persistieren. Krämpfe sind dabei nicht beschrieben.

Ein neonatales Diazepam-Entzugssyndrom beginnt am 1. Lebenstag, ähnelt in seiner zentralnervösen Symptomatik dem Opiatentzug und dauert in der Regel 2–6 Wochen.

66.10 Soziale Aspekte

Die an der Betreuung drogenabhängiger Mütter und Väter beteiligten Fachgebiete müssen selbstverständlich einerseits die elterlichen Rechte respektieren, andererseits als Garant des Kindeswohles fungieren. Nicht selten führt dies in ein Dilemma. Nach dem Grundgesetz sind Pflege und Erziehung der Kinder das natürliche Recht der Eltern und die zuvörderst ihnen obliegende Pflicht (Art. 6 Abs. 2). Maßnahmen, mit denen eine Trennung des Kindes von der elterlichen Familie verbunden ist, sind nur zulässig, wenn der Gefahr nicht auf andere Weise, auch nicht durch öffentliche Hilfen, begegnet werden kann (§ 1666a BGB).

Das »staatliche Wächteramt« verpflichtet die öffentliche Jugendhilfe zum Tätigwerden bei einer Kindeswohlgefährdung. Es ist Aufgabe der öffentlichen Jugendhilfe, den Verdacht einer Kindeswohlgefährdung abzuklären. Dabei ist die Jugendhilfe dringend auf die Mitarbeit anderer beteiligter Fachdisziplinen wie Frauenheilkunde und Neonatologie angewiesen. Die Jugendhilfe muss ggf. die »geeigneten und notwendigen Maßnahmen« einleiten, um eine Gefährdung abzuwenden (SGB VIII). Dies sind zunächst Beratung, Unterstützung und erzieherische Hilfe. Lässt sich die Gefährdung des Kindeswohles mit diesem Hilfesystem nicht beheben, sind die Fachkräfte verpflichtet zu prüfen, ob das Familiengericht einzuschalten ist (§ 50 Abs. 3 SGB VIII i. V. m. § 1 Abs. 2 SGB VIII). Das Jugendamt und die Jugendschutzstellen können nur in Einzelfällen bei akuter Gefährdung gem. §§ 42, 43 SGB VIII vorübergehend (d. h. bis zur Vorlage einer gerichtlichen Entscheidung) auch ohne Zustimmung der Eltern die Rechte des Kindes durchsetzen und sichern (sog. Inobhutnahme).

> ❗ Drogenabhängige Frauen erkennen ihre Schwangerschaft nicht selten erst spät, sodass wertvolle Zeit zur Einleitung von Schutzmaßnahmen für den Feten verloren geht und das Schuldgefühl der Mütter dadurch noch verstärkt wird. Zu viele suchtgefährdete Mütter kaschieren oder verstecken ihre Notlage aus Angst vor der Wegnahme ihres Kindes.

Hilfsangebote der Sozialämter und Jugendhilfe werden noch immer, auch aus Angst vor Kontrolle, zu oft gemieden.

Für das medizinische Personal im Kreißsaal und auf Wochenbett- und neonatologischen Stationen ist es oft schwierig, die Suchtprobleme einer Mutter ohne entsprechende Vorinformation zu erkennen. In Unkenntnis der Situation werden dann in einem wichtigen Zeitraum Chancen versäumt, zu den Familien das notwendige Vertrauensverhältnis aufzubauen.

Erstversorgung Frühgeborener

S. Herber-Jonat

67.1 Definitionen – 426

67.2 Gefährdungen des Frühgeborenen – 426

67.3 Vorbereitungen vor der Geburt – 426

67.4 Erstversorgung nach der Geburt – 426
67.4.1 Aufgabenverteilung – 426
67.4.2 Ablauf der Erstversorgung – 427

Die Frühgeburt ist in der Regel ein absehbares Ereignis, welches sich durch eine Vielzahl von Risikofaktoren ankündigt. Daher sollte die Geburt sorgfältig geplant werden und die Erstversorgung vorbereitet ablaufen. Idealerweise erfolgt die Erstversorgung durch mindestens einen neonatologisch erfahrenen Arzt und einen Helfer. Dabei müssen im Hinblick auf die Gefährdung des Frühgeborenen durch seine Unreife einige Besonderheiten beachtet werden.

67.1 Definitionen

- **Frühgeborenes:** Gestationsalter <37+0 SSW
- **Untergewichtiges Neugeborenes (»small for gestational age«, SGA):** Geburtsgewicht <10. Perzentile
- **LBW (»low birth weight infant«):** Geburtsgewicht <2.500 g
- **VLBW (»very low birth weight infant«):** Geburtsgewicht <1.500 g
- **ELBW (»extremely low birth weight infant«):** Geburtsgewicht <1.000 g

67.2 Gefährdungen des Frühgeborenen

Das Frühgeborene ist im Vergleich zum reifen Neugeborenen einer Vielzahl von Gefährdungen ausgesetzt. Insbesondere betroffen sind die in ◘ Tab. 67.1 dargestellten Organsysteme bzw. Körperfunktionen mit potenziellen Krankheitszuständen.

67.3 Vorbereitungen vor der Geburt

- Abklärung kindlicher (geschätztes Geburtsgewicht, Gestationsalter, Lungenreife?, pränatale Diagnostik?) und mütterlicher **Risikofaktoren** (vorzeitiger Blasensprung, Poly-/Oligohydramnion, Plazentainsuffizienz, Entzündungszeichen, Blutung)
- Vorbereitung des **Reanimationsplatzes**
    - Wärmestrahler auf maximal stellen, warme Tücher bereitlegen, außerdem Folie zum Abdecken des Kindes (Reduktion des Wärmeverlustes)
    - Monitor mit Überwachungssensoren bestücken (Pulsoxymetrie, EKG, Blutdruckmanschette, Temperatursensor)

◘ **Tab. 67.1.** Häufige Probleme des Frühgeborenen

Organsystem/ Körperfunktion	Mögliches Problem
Temperaturregulation	Hypothermie – Azidose, erhöhter Sauerstoffverbrauch, Apnoe
Atmung	Respiratorische Adaptationsstörung, Atemnotsyndrom, Apnoe
Zirkulation	Persistierende pulmonale Hypertonie (PPHN), persistierender Ductus arteriosus (PDA), arterielle Hypotonie
ZNS	Hirnblutung, periventrikuläre Leukomalazie
Ernährung	Verzögerter Nahrungsaufbau, nekrotisierende Enterokolitis, Ileus
Auge	Retinopathia praematorum
Stoffwechsel	Hypo-/Hyperglykämie, Hypokalzämie, Hypoproteinämie, Hyperbilirubinämie, Anämie
Ausscheidung	Elektrolytimbalancen, Überwässerung, Exsikkose
Immunsystem	Erhöhte Infektionsgefahr (Sepsis, Meningitis, Pneumonie)

- Absaugung kontrollieren (Sog ca. 100–200 mbar =10–20 kPa), passenden Absauger aufsetzen (8 oder 10 Charr)
- Sauerstoffvorlage und Atmungsunterstützung vorbereiten (Beatmungsbeutel einschließlich Reservoir und Maske in der richtigen Größe bereitstellen, ggf. Beatmungsgerät bestücken, einstellen und testen)
- Intubationsbesteck und Trachealtuben in der richtigen Größe bereitlegen
- Venösen Zugang, Infusion, Blutentnahme vorbereiten (ggf. Nabelkatheterbesteck)
- Medikamente zur Reanimation bereitstellen
- Information der **neonatologischen (Intensiv-)station**, ggf. Transport organisieren

67.4 Erstversorgung nach der Geburt

67.4.1 Aufgabenverteilung

Die Erstversorgung eines Frühgeborenen wird je nach Gestationsalter optimalerweise von mindestens 2 Perso-

nen (z. B. Arzt und Schwester oder Hebamme) durchgeführt, die sich bezüglich der Position und Aufgabenverteilung absprechen sollten. Bewährt hat sich folgende Aufteilung:
- **Person 1:** Position am Kopf des Kindes (Absaugen und Sicherung der Atmung)
- **Person 2:** Position am Fußende (Abtrocknen, taktile Stimulation, Überwachung etc.)
- **Person 3:** Hilfestellung (z. B. Aufziehen von Medikamenten)

67.4.2 Ablauf der Erstversorgung

Abnabeln

Abnabeln des Frühgeborenen nach den beschriebenen Grundsätzen (▶ Kap. 61.2.1). Belassung eines Nabelschnurrests von 1–2 cm, um ggf. Nabelgefäßkatheter platzieren zu können.

Absaugen

Schonendes, kurzes Absaugen des Mund- und Rachenraums sowie der Nase mit einem großlumigen Katheter (10 oder 8 Charr).

Sicherung der Atmung

Bei fehlender oder insuffizienter Eigenatmung wird mit einer Masken- bzw. pharyngealen Beatmung begonnen. Für die **Maskenbeatmung** wird eine passende Maske mit Beatmungsbeutel über Mund und Nase platziert. Problematisch ist die suffiziente Abdichtung der Beatmungsmaske auf dem Gesicht des Kindes. Häufig einfacher in der Durchführung ist die **pharyngeale Beatmung** über einen über die Nase in den Rachenraum eingeführten Beatmungstubus (je nach Größe des Kindes ID 2,0/2,5, Einführung ca. 3–5 cm ab Naseneingang) und manuelle Abdichtung der kontralateralen Nasenöffnung und des Mundes.

Bei persistierend insuffizienter Eigenatmung Intubation, Surfactantsubstitution und maschinelle Beatmung (▶ Kap. 62.3).

> ❗ Vor Surfactantgabe wird mit hohen Frequenzen (ca. 60–80/min) und kleinen Beatmungsvolumina beatmet (Kompression des Beatmungsbeutels mit Daumen +1 Finger/kg KG).

Abtrocknen, taktile Stimulation etc.

Die 2. Person übernimmt folgende Aufgaben:
- Sorgfältiges Abtrocknen des Frühgeborenen (Vermeidung von Wärmeverlusten)
- Vorsichtige taktile Stimulation
- Feststellung der initialen Herzfrequenz durch Auskultation oder Palpation der Nabelschnur
- Platzierung der Überwachungssensoren (Pulsoxymetrieaufnehmer, optimalerweise präduktal am rechten Arm; röntgendurchlässige EKG-Elektroden; Hauttemperatursonde)
- Anlage einer venösen Verweilkanüle, Blutentnahme (Blutzuckerkontrolle!) und Beginn einer Glukoseinfusion (3 ml/kg KG/h) bzw. Anlage von Nabelgefäßkathetern bei extremer Frühgeburtlichkeit

> **Cave**
>
> Jedes Frühgeborene neigt zur Auskühlung mit den potenziellen Folgen einer metabolischen Azidose, erhöhtem Sauerstoffverbrauch, Apnoe und Hirnblutung. Daher unbedingt Wärmeverluste vermeiden, Türen des Reanimationsraumes schließen!

Nach erfolgter Erstversorgung sollte jedes Frühgeborene <34+6 SSW auf eine neonatologische Intensivstation verlegt werden. Frühgeborene ≥35+0 SSW können bei der Mutter in der Geburtsklinik verbleiben, wenn keine weiteren Risikofaktoren vorliegen und ein neonatologisch erfahrener Arzt ständig präsent ist.

Anhang

A1 Wachstumskurven – 431

A2 Dopplersonographie in der Geburtshilfe – 435

A3 Abbildungsquellen – 439

Wachstumskurven

A. Strauss

Die wichtigsten Wachstumskurven sind in ◘ Abb. A.1–A.7 dargestellt.

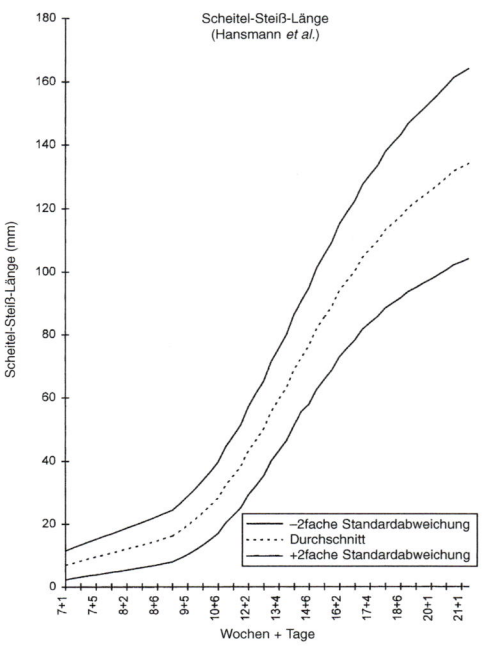

◘ Abb. A.1. Scheitel-Steiß-Länge

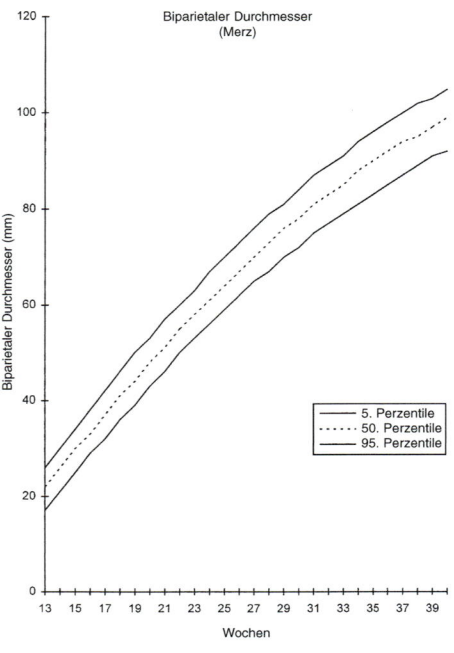

◘ Abb. A.2. Biparietaler Durchmesser

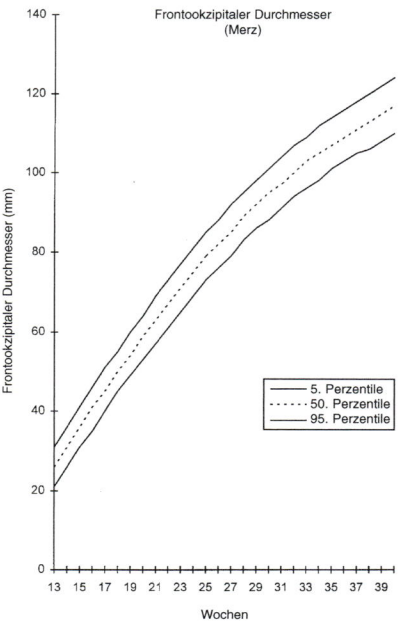

◘ Abb. A.3. Frontookzipitaler Durchmesser

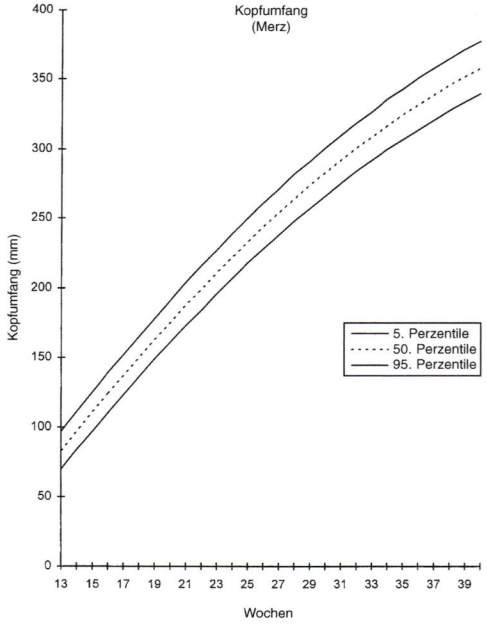

◘ Abb. A.4. Kopfumfang

Anhang A1 · Wachstumskurven

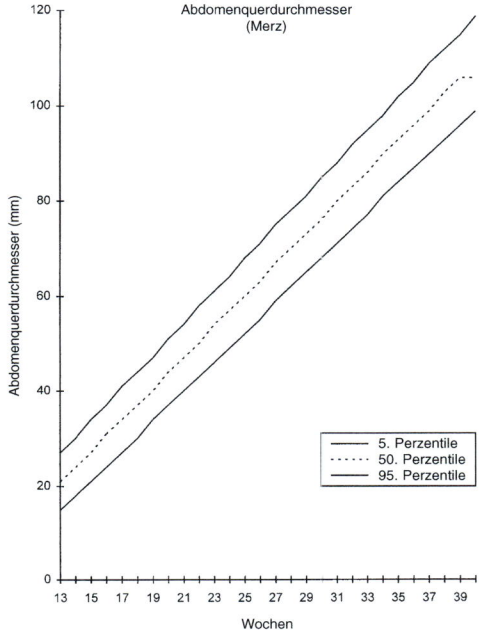

Abb. A.5. Abdomenquerdurchmesser

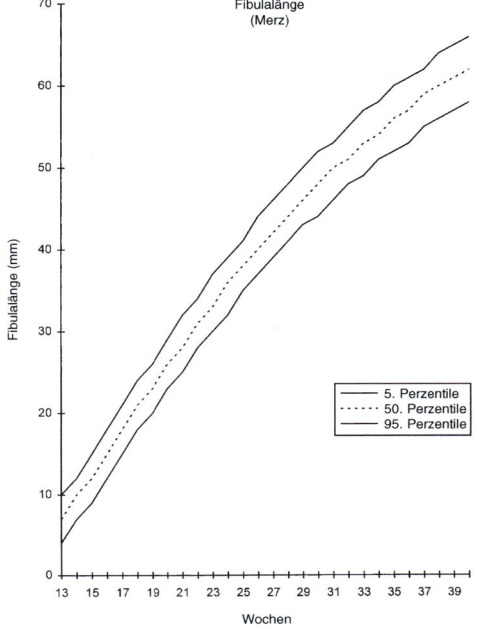

Abb. A.6. Abdomenumfang

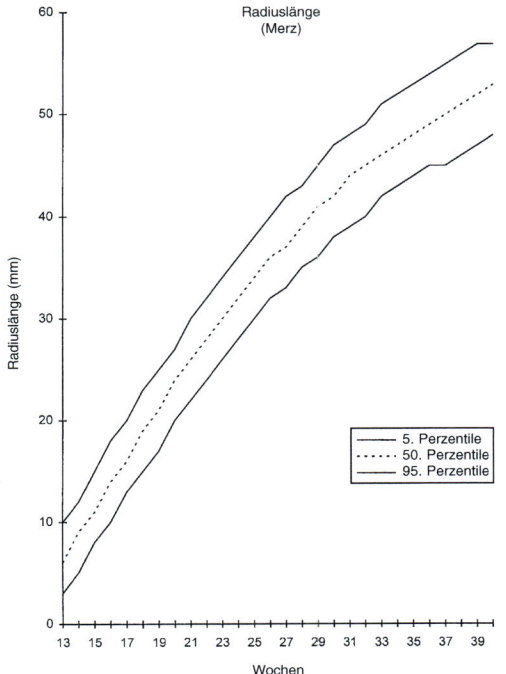

Abb. A.7. Femurlänge

Dopplersonographie in der Geburtshilfe

I.M. Heer, A. Strauss

1 Überwachung von Risikoschwangerschaften – 436

2 Geburtshilfliche Dopplersonographie bei Verdacht auf Plazentainsuffizienz – 438

1 Überwachung von Risikoschwangerschaften

In ◘ Tab. A2.1 sind die pränataldiagnostische Überwachung der Risikoschwangerschaften und die geburtshilflichen Konsequenzen dargestellt.

◘ **Tab. A2.1.** Überwachung von Risikoschwangerschaften (Klinik und Poliklinik für Frauenheilkunde und Geburtshilfe – Großhadern, Klinikum der Universität München)

Diagnose/ Risikosituation	Fruchtwassermenge/ Fetometrie	Dopplersonographie	Geburtshilfliche Konsequenzen
Gemini dichorial	Ab 25+0 SSW alle 2 Wochen	Ab 25+0 SSW alle 2 Wochen, ab 36+0 SSW wöchentlich	Ab 38+0 SSW Entbindung anstreben (spätestens am ET)
Gemini monochorial	Ab Diagnosestellung alle 2 Wochen	Ab Diagnosestellung alle 2 Wochen, ab 36+0 SSW wöchentlich	Ab 38+0 SSW Entbindung anstreben (spätestens am ET)
Gemini monoamnial	Ab Diagnosestellung alle 2 Wochen	Ab 25+0 SSW wöchentlich	Stationäre Observanz ab 25+0 SSW, CTG 3- bis 4-mal täglich, ab 32+0 SSW Entbindung durch primäre Sectio anstreben
Fetofetales Transfusionssyndrom – FFTS (Fruchtwasser- und Wachstumsdiskrepanz)	Ab Diagnosestellung wöchentlich	Ab Diagnosestellung wöchentlich, in Abhängigkeit der Symptomatik auch 2- bis 3-mal wöchentlich, Anämiediagnostik	Großzügige stationäre Aufnahme, ggf. Entbindung in Abhängigkeit des Schweregrades/Dynamik des FFTS und dem Gestationsalter
Präeklampsierisiko-Screening positiv (>25. SSW, A. uterina bilaterales »notching«)	Ab 30+0 SSW alle 2 Wochen (solange symptomfrei, Blutdruck normal)	Ab 30+0 SSW fetoplazentare Flussüberwachung alle 2 Wochen, (solange symptomfrei, Blutdruck normal)	Ab Diagnosestellung 3-mal täglich Blutdruckkontrollen (»home monitoring«), keine weiteren Kontrollen der Flusswerte der A. uterinae (da Untersuchungsziel = Screening-Untersuchung im 2. Trimenon)
Zustand nach schwerer Präeklampsie /HELLP-Syndrom	Ab 24+0 SSW alle 2 Wochen (solange symptomfrei, Blutdruck normal)	Ab 24+0 SSW alle 2 Wochen, ab 36+0 SSW wöchentlich (intensiver um das Gestationsalter des Erkrankungsbeginns in der vorgehenden Gravidität)	3-mal täglich Blutdruckkontrollen (»home monitoring«), ggf. ASS 75/100 mg/Tag bis 34. SSW
Hypertonus (Blutdruck >160/95 mm Hg)	Ab Diagnosestellung alle 2 Wochen	Ab Diagnosestellung alle 2 Wochen, bei Aggravierung der Symptomatik wöchentlich, ab 36+0 SSW wöchentlich	Ab 37+0 SSW Entbindung anstreben
Präeklampsie/HELLP-Syndrom	Ab Diagnosestellung alle 2 Wochen (bei deutlicher IUGR alle 10 Tage)	Ab Diagnosestellung 2- bis 3-mal wöchentlich, in Abhängigkeit von der Symptomatik ggf. täglich	Engmaschigen Blutdrucküberwachung [ggf. stationäre Aufnahme zur intensivierten (Dauer-) überwachung], kurzfristige Laborkontrollen, bei antihypertensiver Therapie Erfordernishochdruck des Einzelfalls beachten, ggf. ASS 75/100 mg/Tag bis 34. SSW, Entbindung in Abhängigkeit von der Symptomatik/Dynamik der Erkrankung wie auch des Gestationsalters anstreben
Diabetes mellitus / Gestationsdiabetes	Ab 25+0 SSW alle 2 Wochen	Ab 25+0 SSW alle 2 Wochen, ab 36+0 SSW wöchentlich	Ab 38+0 SSW Entbindung anstreben (spätestens am ET)
Singuläre Nabelschnurarterie	Ab Diagnosestellung alle 2 Wochen	Ab Diagnosestellung alle 2 Wochen, ab 36+0 SSW wöchentlich	Ab 38+0 SSW Entbindung anstreben (spätestens am ET)

Anhang A2 · Dopplersonographie in der Geburtshilfe

Tab. A2.1. *Fortsetzung*

Diagnose/ Risikosituation	Fruchtwassermenge/ Fetometrie	Dopplersonographie	Geburtshilfliche Konsequenzen
Makrosomie	Ab Diagnosestellung bis 32+0 SSW alle 4 Wochen ab 32+0 SSW alle 2 Wochen	Keine Indikation zur Dopplersonographie	Ursachenabklärung: oGTT, differenzierte Fehlbildungsdiagnostik. Entbindung (Zeitpunkt und Modus) in Abhängigkeit von den geburtsmechanischen Gegebenheiten planen
Polyhydramnion (»amiotic fluid index« >250 mm)	Ab Diagnosestellung alle 2 Wochen (solange asymptomatisch)	Ab Diagnosestellung (solange asymptomatisch) alle 2 Wochen, ab 36+0 SSW wöchentlich	Ursachenabklärung: oGTT differenzierte Fehlbildungsdiagnostik, TORCH-Serologie, Karyotypisierung, ggf. Tokolyse, ggf. Amniondrainage
Intrauterine Wachstumsretardierung (IUGR)	Ab Diagnosestellung alle (10–) 14 Tage	Ab Diagnosestellung wöchentlich	Ab 37+0 SSW Entbindung anstreben, bei Wachstumsstillstand und/oder hochgradig pathologischer Fruchtwassermenge Entbindung in Abhängigkeit vom Gestationsalter anstreben
Oligohydramnion II./frühes III. Trimenon (»amiotic fluid index« <50 mm)	Ab Diagnosestellung alle 2 Wochen (bei deutlicher IUGR alle 10 Tage)	Ab Diagnosestellung wöchentlich	Ursachenabklärung: differenzierte Fehlbildungsdiagnostik, TORCH-Serologie, Karyotypisierung, oGTT. ggf. Amnioninfusion (diagnostisch / therapeutisch), ab 37+0 SSW Entbindung anstreben
Antikörpersuchtest positiv (Hämolysierende Antikörper: z. B. Anti D, Anti c, Kell-Ak, Kidd-Ak, etc.)	Bis 32+0 SSW alle 4 Wochen, bis 36+0 SSW alle 2 Wochen, ab 36+0 SSW wöchentlich	Ab Diagnosestellung wöchentlich, Anämiediagnostik	Titerkontrollen alle 10 Tage, invasive Diagnostik/Therapie bei Anti D oder Anti c ab Titer >1 : 32 oder ab Titerzunahme >2 Titerstufen, bei Kell- und Kidd-Antikörpern Vorgehen vorwiegend in Abhängigkeit vom Ultraschallbefund
Plazenta; tiefer Sitz	Endgültige Diagnose nicht vor 25. SSW, bis 32+0 SSW alle 4 Wochen, bis 36+0 SSW alle 2 Wochen, ab 36+0 SSW wöchentlich	Keine Indikation zur Spektraldopplersonographie; Farbdopplersonographie zur Unterstützung der Lokalisationsdiagnostik	Bei unauffälligem Verlauf Routinekontrollen, bei Blutung befundadaptiert
Placenta praevia marginalis	Endgültige Diagnose nicht vor 25. SSW, bis 32+0 SSW alle 4 Wochen, bis 36+0 SSW alle 2 Wochen, ab 36+0 SSW wöchentlich	Keine Indikation zur Spektraldopplersonographie; Farbdopplersonographie zur Unterstützung der Lokalisationsdiagnostik	Bei unauffälligem Verlauf Routinekontrollen, bei Blutung befundadaptiert
Placenta praevia totalis	Endgültige Diagnose nicht vor 25. SSW, bis 32+0 SSW alle 4 Wochen, bis zur Entbindung alle 2 Wochen	Keine Indikation zur Spektraldopplersonographie (u. U. Farbdopplersonographie Farbdopplersonographie zur Unterstützung der Lokalisationsdiagnostik und zum Nachweis einer Placenta increta/percreta)	Stationäre Observanz ab 24+0 SSW in Abhängigkeit von der Symptomatik erwägen, ab 35+0 SSW oder in Abhängigkeit von der Symptomatik Entbindung durch primäre Sectio anstreben
Übertragung	Am ET Fruchtwassermengenbeurteilung, ab ET+6 Fruchtwassermengenbeurteilung alle 2 Tage, Fetometrie, wenn Intervall ≥4 Wochen	Keine Indikation zur regelmäßigen Überwachung durch Spektraldopplersonographie	Ab ET+10 Entbindung anstreben

2 Geburtshilfliche Dopplersonographie bei Verdacht auf Plazentainsuffizienz

Die geburtshilfliche Dopplersonographie bei Verdacht auf Plazentainsuffizienz mit Untersuchungssequenzen und geburtshilflichen Konsequenzen zeigt ◘ Abb. A.8.

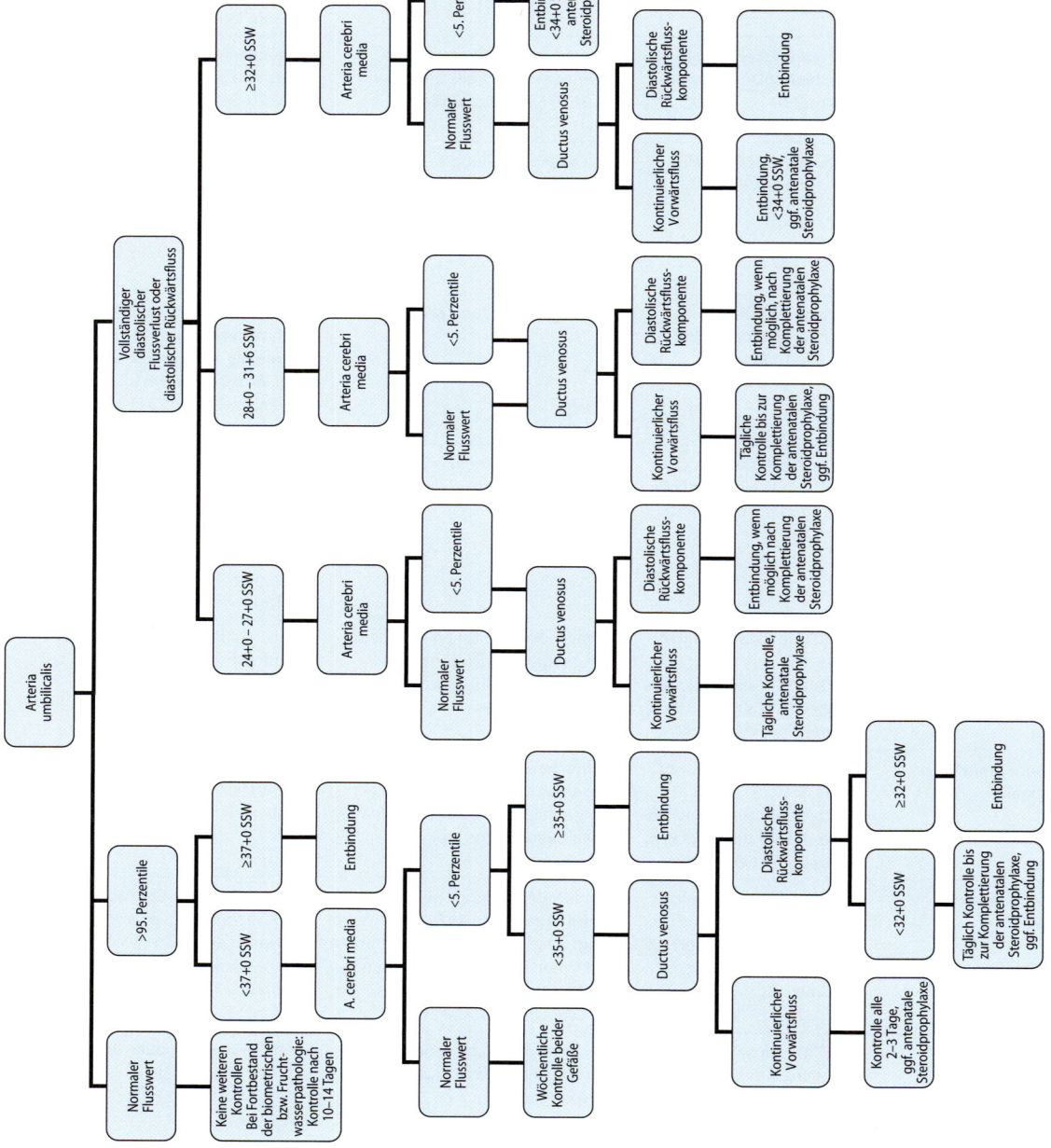

◘ **Abb. A.8.** Dopplersonographische Untersuchungen bei Verdacht auf Plazentainsuffizienz

Abbildungsquellen

A3

Baumann T (2002) Atlas der Entwicklungsdiagnostik. Thieme, Stuttgart

Rosoll (1997)

Kuntner L (1991) Neue Erkenntnisse und Ansichten über die Gebärhaltung. Der Gebärhocker Maia, 2. Aufl. Hans Marseille, München

Kuntner L (1994) Die Gebärhaltung der Frau, 4. Aufl. Hans Marseille, München

Middendorf K, Burges A, Strauss A, Hepp H (2003) Uterusmyome – Behandlungsoptionen aus der Sicht des Gynäkologen. Radiologe 43: 615–623

Schneider H, Husslein P, Schneider KTM (2004) Die Geburtshilfe, 2. Aufl. Springer, Berlin Heidelberg New York

Strauss A (2004) Ultraschallpraxis. Geburtshilfe und Gynäkologie. Springer, Berlin Heidelberg New York

Uhl B (2001) Gynäkologie und Geburtshilfe kompakt, 2. erw. Aufl. Thieme, Stuttgart

Traupe H, Hamm H (2005) Pädiatrische Dermatologie, 2. Aufl. Springer, Berlin Heidelberg New York

Schulze A (2004) Geburtstraumatische Schädigungen. In: Reinhardt D (Hrsg) Therapie der Krankheiten im Kindes-und Jugendalter, 7. Aufl. Springer, Berlin Heidelberg New York, S 70, Abb 7-1

Richtlinien zur Transplantation von Stammzellen aus Nabelschnurblut (1999) Dtsch Ärztebl 96; 19: 1297–1304

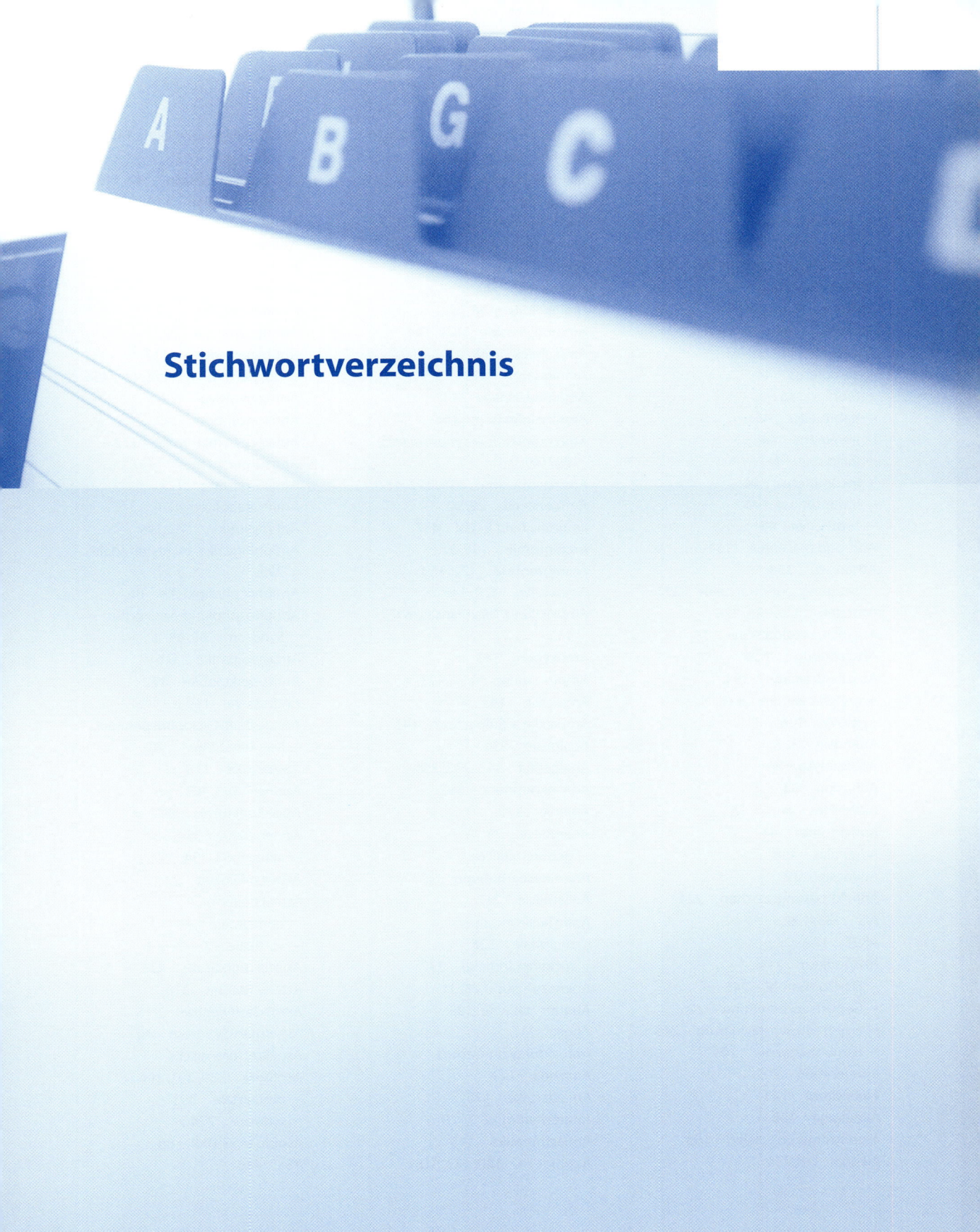
Stichwortverzeichnis

A

A. cerebri media 167, 172, 438
A. uterinae 436
Abdomen, akutes 83, 84
Abdomenquerdurchmesser 433
Abdomenumfang 433
Abläufe 7
Abnabeln 384
Abort
– completus 44
– febriler 45
– habitueller 45
– imminens 44
– incipiens 44
– incompletus 44
– intrauteriner 41
– septischer 45
Abruptio placentae 154
Absaugen 384
Absaugung, endotracheale 272
Abstillen 225, 325, 326
Abstrich, zytologischer 76
Abszedierung 356
Abszessdrainage 354
Acetylsalicylsäure 116
Aciclovir 106
Adenosin 398
Adhäsiolyse 84
Adhäsion 83
Adipositas 58, 66, 183
Adnextumor 41
Adrenalin 408
Agenesie 393
Ahlfeld-Lösungszeichen 224
AIS 133, 139
AKST 172
Akupunktur 244
– De-Qui-Gefühl 245
– Geburtsvorbereitung 246
– Hyperemesis gravidarum 246
– Lumboischialgie 246
Akzeleration 202
Albendazol 123
Alfentanyl 116
Algorithmus von Hellin 169
Alkohol 18, 110

Alkoholembryopathie 110, 420
Alkoholentzug 420
Alkoholsyndrom FAS, fetales 110
Alkylanzien 78
Alloimmunerkrankungen 172
Amantadin 123
Amelien 31
Amenorrhö 40
Aminkolpitis 98
Aminoglykoside 121, 144
Amnicheck 148
Amniodaron 179
Amniondrainage 437
Amnioninfektion 166
Amnioninfektionssyndrom (AIS) 99, 149
Amnioninfusion 219, 392, 437
Amnionizität 29, 30
amniotic fluid index 437
Amniotomie 195, 272
Amniozentese 172, 183
Amoxicillin 120, 143
Amoxicillin + Clavulansäure 143
Amoxypen 143
Amphetamine 111, 423
Ampicillin 143
Ampicillin + Sulbactam 143
Analgesie 232
Analgetika 116, 332, 356
Analinkontinenz 282
Anämie 170
Anamnese 23
– geburtshilfliche 4
Anamneseerhebung 22
Anästhesie 217
Anästhesieverfahren
– regionale 236
– rückenmarknahe 237
Anenzephalus 28, 31
Angriffe, tätliche 85
Angst 71
Anmeldung zur Geburt 4
Antazida 122
Antiallergika 120
Antiarrhythmika 178
Antiasthmatika 119
Antibiotika 120, 133, 356

Antibiotikaprophylaxe 142, 211, 330
– sub partu 142
Antibiotikatherapie 142, 148, 211
Anticholinergika 119
Anti-D Prophylaxe 45
Antidepressiva 118
Antidiarrhoika 122
Antiemetika 124
Antihelmethika 122
Antihistaminika 82
Antihypertensiva 117
antihypertensive Therapie 436
Antikonvulsiva 117
Antikonzeption 342
Antikörper, maternale 172
Antikörpersuchtest 437
Antikörpertiter 172
Antimetaboliten 78
Antimykotika 122, 144
Antiphlogistika, nichtsteroidale 233
Antiphospholipid-AK 66
Antiphospholipid-Antikörper-Syndrom 66, 68
Antirheumatika 116
Antituberkulotika 122
Antitussiva 119
Antracyklin-Cyclophosphamid-Kombinationen 78
Anxiolytika 118
Apnoe 393, 404
Appendektomie 84
Appendizitis 354, 357
– akute 83, 354, 357
Arbeitsteiligkeit 7
Arbeitsteilung
– horizontale 7
– vertikale 7
Arteria umbilicalis 438
Arteria uterina 316
Arzneistoffwechsel 115
Asherman-Syndrom 46
Aspekte, forensische 7
Asphyxie 389, 391, 396
– peripartale 393
– schwere 274
Aspirin (ASS 100) 68
ASS 436

Asynklitismus
- hinterer 266
- vorderer 266
Aszites 393, 410
Atelektasen 390, 391, 394
Atemdepression 233, 409
Atemnot 392
Atemnotsyndrom 100, 393
Atemwegsdruck (CPAP), positiver 394
Atemwegsstenosen 396
Atonie 311
- postpartale 72
Atosiban (Tractocile) 135
Atropin 409
Aufklärung 7, 8, 257
Aufklärungsgespräch 8
Aufnahme auf die Wochenbettstation 322
Aufnahme der Schwangeren in den Kreißsaal 4
Augmentan 143
Aus- und Weiterbildung 7
Ausnahmesituation, psychosoziale 183
Austreibungsperiode 188, 213
AV-Block I.–III. Grades 176
Azidose 390, 396
- fetale 272
- metabolische 408
Azlocillin 120

B

β-Blocker 117
B-Streptokokken 98, 148
B-Streptokokken- (= GBS-) Sepsis 145
B-Streptokokkeninfektion (GBS) 97
Baby Blues 372
Bakteriurie 102
- asymptomatische 145
Barbiturate 117, 423
Basalfrequenz 202
Bauchwanddefekte 28, 31, 306, 307
Baypen 143
Beatmung 396, 405
Beatmung (CMV), kontrollierte 394

Beck-Depressions-Inventar 372
Beckenausgang 189, 281
Beckenausgangsebene 280
Beckenboden 281, 344
Beckenbodenebene 280
Beckenbodentrauma 219
Beckenbodenübungen 344
Beckeneingang 188
Beckenendlage 157, 220, 264, 274
Beckenmitte 189
Beckenvenen 65
Behandlungsdokumentation 7
Behandlungsfehler 9
Beinvenen 65
Benzodiazepine 117
Beratung 183
- der Eltern 6
- drohende Frühgeburtlichkeit 295
Berotec-Spray 278
Berufshaftpflicht 7
Bestattung 51
Bestattungswesen 50
Betamethason 141
Bettruhe, prophylaktische 134
Binotal 143
Biometrie 32
Biopsie 76
Bishop-Score 131, 132, 137, 195
- Prognoseindex 28
Blähungen 347
Blasenentleerungsstörung
Blasensprung 142, 172, 272
- prämaturer 145
- vorzeitiger 132, 147, 166, 170
Blutdruckwerte 58
Blutgasanalyse, Na-pH 382
Blutgruppenunverträglichkeit 171
- Blutgruppenepitope 172
Bluthochdruck 389
blutiger Fluor 75
Blutung 268, 360
- atone 7
- im Wochenbett
- vaginale 148, 154
Blutverlust, akuter 409
Blutvolumen 14
Blutzuckerspiegel 55
Blutzuckertagesprofil 57

Bolustokolyse 135
BPD 395, 396
Bradyarrhythmie 176
Bradykardie 202, 405
Bruchlückenverschluss 84
Brustdrüsenentzündung 324
Brustdrüsengewebe, akzessorisches 354
Brustentzündung 346
Brustkrebs 77
Brustwarzen, wunde 324, 325
Brustwarzenformer 324
Bumm-Kürette 311
Busch-Zughaken 284
Butylscopolamin (Buscopan) 232

C

Candida 148
Canesten 144
Canifug 144
Cannabis 111
Caput succedaneum 190
Carbamazepin 118
CD4-Zellzahl 93
Cefotaxin 143
Ceftriaxon 143
Cefuroxim 143
Ceiling-Effekt 233
Centrum tendineum 220
Cephalosporine 120
Cerclage 134, 138, 139, 169
- nach McDonald 140
- nach Shirodkar 140
- prophylaktische 139
Cergem-Priming 45
Chadwick-Zeichen 15
Chemotherapie 78
Chinolone = Gyrasehemmer 121, 144
Chlamydia trachomatis 99
Chlamydien 99, 134, 138, 145
Chloramphenicol 121, 144
Choanalatresie 393, 396, 406
Cholezystektomie 84
Cholezystitis 354
- akute 83

Chordozentese 172
Chorion laeve 30
Chorionamnionitis 269
Chorionizität 29, 30, 166, 169
Chorionkarzinom 47
Chorionzottenbiopsie 172, 183
Chromosomenaberrationen 166
Claforan 143
Clarithromycin 143
Clavulansäure 143
Clont 144
Clotrimazol 144
Clue cells 98
CMV 326
Codein 116, 422
Colestyramin 82
Condylomata acuminata 106
Conjugata vera
– anatomica 189
– obstetrica 188
Coombs-Test, indirekter 334
Cor pulmonale 65
cord traction 310
CPAP 388, 394
– siehe kontinuierlicher posisiver Atemwegsdruck 395
CPAP-Bauch 395
Crack 111
Credé-Handgriff 310
CRH 188
CRP 132, 139, 148
CRP-Anstieg 83
CRP-Erhöhung 61
CT 85
CTG 4, 85, 138, 193, 201
CTG-Ableitung
– externe 201
– interne 201
Cumarine 67

D

D-Dimer 67
Dammriss 220, 313
Dammriss III 220, 269
Dammriss IV 220

Dammrissrate 214
Dammruptur, drohende 219
Dammschnitt 220
Dammschutz 218, 283, 284
Dammverletzungen 282
Darmatonie 330
Darmentleerung 326
Darmresektion 84
Dauer-CTG 84
Dead-Fetus-Syndrom 49
Deflektion 218
Deflexionshaltung 264
Deformität, lagebedingte 149
DEGUM 32
Depression 372
de-Quervain-Thyreoiditis 79
Dermatomyositis 355
Descensus genitalis 219
Deszensus 367
Deutsches IVF Register 183
Dexamethason 141
Dezeleration 202, 204
– prolongierte 278
– variable 205
Dezidua 323
DHEAS 188
Diabetes mellitus 55, 183, 389, 391, 436
diabetische Fetopathie 56
Diagnostik, pränatale 24
Diathese, hämorrhagische 393
Diazepam 423
DIC 49, 155, 352
Dichorial/diamnial 167
Dienstanweisung 7
Digoxin 179
Dihydralazin 63, 117
Dinoproston 195
DIP 202
diving reflex 216
Dizygot 167
Dokumentation 30, 192
– Uhrzeiten 8
Dokumentation des Geburtsverlaufs 226
Doppler 4
Dopplersonographie 62, 167, 169, 435
– der A. uterinae 62

Doppleruntersuchung 27
Dottersack 29
Drillinge 167, 183
Dringlichkeit 250
Drogen 110
Drogenabusus 409
Druckbeatmung (NIPPV), nasale intermittierende 394
Druckdolenz 101
– des Uterus 149
Ductus arteriosus 401
Ductus venosus 438
Duffy 172
Duncan-Ablösungsmodus 224
Durchmesser
– biparietaler 432
– frontookzipitaler 432
Durchtrittsplanum 280
Dysplasie, bronchopulmonale 296, 390
Dyspnoe 14, 66, 70, 166, 392
– akute 71

E

E-E-Zeit 242, 254
E. coli 98
Echokardiographie 400
ECMO 392
Ecstasy 111
Eileiter 40
Eingriff
– intrauteriner 134
– vaginal-operativer 352, 357
Einlinge 183
Einstellung 264
Einstellungsanomalien 261, 268, 281
Einziehungen 390
Eisen 19, 124
Eisenmangel 34
Eisensubstitution 225, 322, 339
Eklampsie 170
– tonisch-klonische Krämpfe 59
Eklampsie 59
Elastasen 148
Elastin 137

Elektrokauterisation 108
Embolie 330
Embolisation 312
Emesis 83
Endo-/Endomyometritis 322
endokrine Therapie 78
Endometriose 40
Endometritis 100, 148, 269, 327, 352, 357
– puerperalis 360
Endomyometritis 352, 354, 357
– Endometritis 352
– Plazentareste 352
Endoskopie 41
Endothelzellschaden 59
Endotoxine 137
Endotoxinschock 50
Entbindung
– vaginal-operative 279
– vaginale 168
Entbindungsmodus 294
Entbindungstermin (ET) 27
Enterokolitis 100
– nekrotisierende 296
Entspannungsbad 216
Entwicklungsstörung 32, 296
Enzephalopathie (HIE)
– hypoxisch-ischämische 392, 393
Epinephrine 408
Episiotomie 219, 284, 352, 369
– Ibuprofen 221
– mediolaterale Schnittführung 221
– Sitzbäder 221
Erb-Klumpke-Lähmung 282
Erbrechen 60
erhöhte Leberenzyme 60
Erhöhung des C-reaktiven Proteins 325
Erkrankung, intraperitoneale, akutes Abdomen 82
Erkrankungen
– hypertensive 376
– maligne 74
Ernährung 18
Eröffnungsperiode 188, 199
Erstuntersuchung, U 1 384
Erysipel 355
Erythema infectiosum 89

Erythroblastose 172
Erythromycin 120, 143
Erythrozytenkonzentrate/FFP 153
Ethambutol 120
Expektoranzien 119
Exspiratorisches Stöhnen 390
Extrasystole 176
– supraventrikuläre 398
– ventrikuläre 398
Extrauteringravidität (EUG) 29, 40

F

Facharztruf 7
Facharztstandard 9
Farbdopplersonographie 437
Faszienlücken 83
Fasziitis, nekrotisierende 364
Fehlbildungen 420
Fehlgeburt 43, 51
Fehlgeburtsrisiko 166
Feigwarze 106
Femurlänge 433
Fenoterol 134
Fentanyl 116, 232, 332
Fertilitätschancen 42
Festlegung klinikinterner Standards 7
fetale Verletzungen 85
Fetometrie 436
Fetozid 170
Fibrinogen 49
Fibrinogenmutation 66
Fibroblasten 137
Fibronektin 137
Fibronektintest 132
Fieber 71, 149, 360
– persitierendes 72
– unter der Geburt 272
Filtrationsrate 14
First-pass-Effekt 233
Flachwarzen 324
Flankenschmerz 71, 357
Flecainid 179
Floatingline 202
Fluor vaginalis 149
Fluorid 19, 124

Fluorprophylaxe 385
Flüssigkeitsabgang 148
FMF Deutschland 31
Folsäure 19, 124
Forzeps 280, 282, 283
Forzepsentbindung 220, 266, 283
Frakturen 85
freie Flüssigkeit 361
Fremdkörperpneumonie 272
Fruchttod (IUFT), intrauteriner 44, 48
Fruchtwasser, grünes 391
Fruchtwasserembolie 70, 219
Fruchtwassermenge 436
Früherkennungsuntersuchung 75
Frühfütterung 383
Frühgeborene 389, 425
Frühgeburt 139, 211, 281, 293
Frühgeburtlichkeit 133, 166, 274, 393
Frühgeburtsbestrebungen 131, 169
Frühschwangerschaft 28
Frühultraschall (Scheitel-Steiß-Länge) 162
Fundusstand 323, 330
Fünf-Elemente-Lehre 244
Fünflinge 167
Fusidinsäure 120
Fußlage
– unvollkommene 158
– vollkommene 158

G

50%-Glukoselösung
– hyperosmolare 42
Gallensäure 81
Gardnerella vaginalis 138
Gastroenteritis 83
Gastrointestinaltrakt
– Antazida 82
– Sodbrennen 81
Gastroschisis 306, 307
Gebärposition 214
Gebärrad 215
Gebärstuhl 214, 215
Geburt 185
Geburt zu Hause 269

Geburtsbeginn 28
Geburtseinleitung 49, 194
Geburtskanal 188
Geburtsklinik 200
Geburtsmechanismus 190
Geburtsmodus 4, 182, 183, 294
– Landgeburt 216
– Wassergeburt 216
Geburtsposition 214
Geburtsschmerzen 232
Geburtsstillstand 192, 280
Geburtstermin 23, 27
Geburtsverlauf, Dokumentation 227
Geburtsverletzungen 312, 322
Geburtsvorbereitung 33
Geburtsvorbereitungskurs 35
Geburtswehen 28
Geminigravidität 298
Geradstand, hoher 265
Gerinnungsstörungen 49
Gesichtslage 264, 281
Gestationsdiabetes 55, 170, 269, 342, 436
Gewichtszunahme 18
Gingivitis 14
Glukokortikoide 116, 119, 120, 133, 140
Glukosestoffwechselstörung 55
Glukosetoleranztest (oGTT), oraler 56
GnRH-Analoga 78
Gonokokken 138, 145
Gravidität, intakte 41
Gregg-Syndrom 88
Griseofulvin 123
Grünes Fruchtwasser 272
– Mekoniumaspirationssyndrom (MAS) 272
– Mekoniumkontamination 272
grünes Fruchtwasser (Mekonium) 219, 281
Gyrasehemmer 121

H

-HCG 22, 29, 40
– freies 31
H1-Blocker 119

Haltung 264
Haltungsanomalien 261, 281
Hämangiome 393
Hämatome 322
Hämatosalpinx 41
Hämatozele 41
Hämodynamik 214
Hämolyse 60, 61
– fetale 172
Hämorrhagie, fetomaternale 86
Hämorrhoide, inkarzeriert 366
Harninkontinenz 219, 282, 367
Harnsediment 102
Harnstau 75
Harnstauungsniere 104
Harnwegsinfekt 83, 102, 142, 145, 170, 330, 354
Haschisch 423
Hashimoto-Thyreoiditis 79
Hautödeme 172
Hautpflege 20
HB 112
HCV 112
Hebamme 4
HELLP-Syndrom 59, 83, 170, 436
Heparin 119
heparininduzierte Thrombopenie (HIT) 65, 67
hepatische Enzephalopathie 82
Hepatitis 91, 92
Hepatitis B 326
– Prophylaxe 386
Hepatitis C 326
Hernien 83
Heroin 111, 420
Herpes genitalis 104
Herpes zoster 91
Herzdruckmassage 407
Herzfehler 166
– mit Zyanose 400
– ohne Zyanose 400
Herzfrequenz 404
Herzfrequenzmuster
– saltatorische 204
– silente 204
Herzgeräusch 400
Herzinsuffizienz 398
Herz-Kreislauf-System 14

Herzrhythmusstörungen 175, 398
– fetale 175
Hetero-/homozygote Faktor-V-Leiden-Mutation 66
Hetero-/homozygote Prothrombinmutation 66
Heultage 372
Hexoprenalin 135
Hinterhauptseinstellung 280
Hinterhauptslage
– hintere 264
– vordere 264
Hinzurufen des Oberarztes 217
Hirnblutung 100, 148, 204, 295, 393
HIV 93, 112, 326
HIV-Resistenztest 93
Hochfrequenzoszillation (HFOV) 394
Hochgeschwindigkeitsbiospie 78
Hocker 215
Hockgeburt 215
Hodgkin-Lymphom 74
Höhenstand 280
Hohlwarzen 324
Homans-Zeichen 66
HPV 75, 107
Hydronephrose 104
Hydrops fetalis 31, 172
Hydrozephalus 95, 306
Hygiene 327
Hygrom, zystisches 306, 307
Hyperemesis 34
– gravidarum 83, 166, 170
Hyperexzitabilität 105
Hyperglykämie 56
Hyperkapnie 390
Hyperoxietest 401
Hyperreflexie 60
Hypertonus 183
Hyphen 99
Hypopnoe 393
Hypothermie 389
Hypothermiebehandlung, postasphyktische 394
Hypothyreose 79, 80
– kongenitale 79
Hypovolämie 409
Hypoxämie 393

G–L

Hypoxie 392, 393
– drohende kindliche 280
– intrauterine 391
Hysterektomie, postpartale 312
Hysterektomiesectio 154

I

Ibuprofen 325, 332
ICSI 169, 183
IGF1-Bindungsproteintest 148
Ikterus 81
Ikterus neonatorum 383
Ileus 83, 330, 354, 357
Illegale Drogen
Imidazole 123
Imipenem 144
Imiquimod 108
Immobilisation 66
Impfungen 20, 124
Inappetenz 83
Indikation 250
Indische Brücke 159
Indometacin 135, 332
Infektionen 87, 330, 376
– aszendierende 138
– aszendierende, urogenitale 148
– maternale 272
Infektionsscreening 23
inflammatorisches Mammakarzinom 78
Inkarzeration 83
Inkontinenz, anorektale 219
Insulinbedarf 15
Insulinresistenz 55
Insulintherapie 57
Interferon 108
Interlobärspalt 388
Interspinalebene 280
Intervalluntersuchungen (U2, U3) 226
intrahepatische Schwangerschaftscholestase 81
intrauterine Wachstumsretardierung 59, 60, 80, 389
Intubation 396
– endotracheale 406

Intubationsnarkose (ITN) 242
Inversio uteri 310, 317
Inzision, chirurgische 354
Ischialgien 35
Isoniazid 120
isthmokorporaler Längsschnitt 251
IUFT 172
IUWR/IUGR 161, 389
IVF 169, 183

J

Jod 19
Jodid 81, 118, 124, 339
Jodmangel 79
Jodmangelstruma 81
Jodsubstitution 225

K

Kalzium 19, 124, 409
Kalziumantagonisten 117, 136
Kannabis 423
Kardiomegalie 172
Kardioversion 398
Karies 14
Karyotypisierung 437
Karzinomerkrankungen 183
Kell 172
Kephalhämatom 190, 282
kephalopelvines Missverhältnis 268, 281
Ketoazidose 56
Kidd 172
Kinderpapiere 226
Kinderwunsch, unerfüllter 183
kindliche Traumata 269
Kinetokardiotokographie (KCTG) 206
Klacid 143
Klitorisriss 313
Knielage 159, 215
Kodein 332
Koffein 18

Kokain 111, 422
Kollagen 137
Kollagenasen 137, 148
Kolostrum 15
Kolpitis 145
Kolposkopie 76
Koma 82
Komplikationen in der Schwangerschaft 37
Komplikationen, thrombembolische
Kompressen, feucht-warme 325
Kompressionsstrumpfhose 68
Kondylome 106
Konflikte, partnerschaftliche 183
kongenitale Fehlbildungen 56
Konisation 76, 139
Kontaktblutung 75
Kontinuierliche und intermittierende Beatmung (CMV/IMV) 396
Kontinuierlicher posisiver Atemwegsdruck (CPAP) 395
Kontraktilität des Uterus 214
Kontrazeptiva, gestagenhaltige 342
Kopfschmerzen 60
Kopftieflagerung 278
Kopfumfang 432
Krämpfe 393, 396, 422, 423
Kreislaufkollaps 41
Kreißsaalaufnahme 200
Kreuzallergie 143
kriminologische Indikation 45
Krise, thyreotoxische 79
Kristeller-Handgriff 219
Kristeller-Manöver 268, 278, 288
Kryotransfer 183
Kühlung 325
Kumarinderivate 119
Kündigungsschutz 18
Kürettage 46

L

Labetalol 63
Labienriss 313
Labordiagnostik 23
Lackmus 148

Lage 264
Lageanomalien 261
Laktation und Stillberatung 324
Laktationsamenorrhö 342
lambda-sign 30
laminar bodies 141
Langzeitbeatmung 390
Lanolin 325
Lanz 83
Laparotomie 42
Laryngoskop 406
Laryngospasmus 394
Larynxobstruktion 393
Larynxstenose 393
Laserung 108
Laxanzien 122
Lebendimpfstoff 336
Lebensführung 17
Leber
Lebertransplantation 82
Leopold-Handgriff 26, 158, 264
Lethargie 105
Leukämien 75
Leukomalazie 100
– periventrikuläre 148
Leukozyten 132, 139, 148
Leukozytose 83
Linksherzversagen 71
Liquorunterdrucksyndrom (PPLS), postpunktionelles 238
– Blutpatch 238
Litzmann-Obliquität 266
Lochialfluss 323
Lochialstau 322, 360
Lochien 323, 324, 338
Long-QT-Syndrom 398
Lösungszeichen 224
low-dose ASS 64
LSD 111
L-Thyroxin 81
Lues connata 95
Luftbronchogramm 389
Lungenblutung 396
Lungenembolie 65
Lungenhypoplasie 393
Lungenhypoplasien, fetale 149
Lungenmalformation 393
Lungenödem 135, 141

Lungensequester 393
Lungenüberblähung 395
Lungen-Ventilations-Perfusions-Szintigraphie 67
Lymphadenitis, mesenteriale 83
Lymphangiome 393

M

α-Methyldopa 63, 117
$\beta 2$-Mimetika 134
M. Basedow 79
M. bulbospongiosus 220, 314
M. hämolyticus neonatorum 172, 389
M. Paget 355
M. transversus perinei superficialis 220
Magnesium 19, 133, 135
Magnesiumsulfat 63, 135
Makrolidantibiotika 121
Makrolide 143
Makronährstoffe 18
Makrosomie 269, 288, 437
Malariaprophylaxe 125
Malariatherapie 125
Malformationen 305
Malignom 75
Malinvolution des Uterus 338
Mammaabszess 355
Mammakarzinom 74, 77, 355, 356
Mammasonographie 77
Mammographie 77
Marihuana 423
MAS 388, 392
– siehe Mekoniumaspirationssyndrom 391
Maske 395
Mastitis 322, 327, 352, 356
– interstitielle 355
– parenchymatöse 355
Mastitis puerperalis 354
Mastzellinhibitoren 120
maternales Lungenödem 219
Mazeration 48, 49
McBurney 83
McRoberts 290
Mebendazol 123

mediane Episiotomie 220
medianer Unterbauchlängsschnitt 251
medizinische Indikation 45
Medizinrecht 256
Mehrlinge 148, 183
– höhergradige 169
Mehrlingsreduktion 170
Mehrlingsschwangerschaft 29, 165, 274
– monochoriale 183
Mekonium 391
Mekoniumabsauger 392
Mekoniumaspirationssyndrom (MAS) 272, 391, 405
Melanom, malignes 75
Membranoxygenierung (ECMO), extrakorporale 394
Meningomyelozele 306
Meropenem 144
MESA 183
Mesalazin 122
Metallsaugglocke 282
Metamizol 116
Metastasierung 77, 78
Methadon 111, 421
Methotrexat 42, 78
Metoprolol 63, 117
Metronidazol 144
Meyer-Zeichen 66
Mezlocillin 120, 143
Mikroblutuntersuchung (MBU) 208
Mikronährstoffe 18
Mikroretrognatie 396
Milcheinschuss 324
Milchpumpe 325, 326
Milchstau 324, 325, 346, 355
Minderjährige Schwangere 182
Minprostin-Tamponade 312
Misgav-Ladach 254
Misgav-Ladach-Sectio 251
Misoprostol 195
Missed abortion 45
Mitochondriopathie 81
Mitosehemmer 78
Mitralinsuffizienz 172
Mittelstrahlurin 23
M-Mode-Echokardiographie 177
Mobilität des Beckens 214

Mole
- invasive 48
- komplette 48
- partielle 48
Monochorial/diamnial 167
Monochorial/monoamnial 167
Monozygot 167
Montevideo-Einheit 203
Morphin 332
Moxibustion 159
MRT 83, 85
MRT-Pelvimetrie 159
multizentrisches Mammakarzinom 78
Muttermilch 385
Muttermilchersatzstoffe 385
Muttermunderöffnung 137
- stumme 138
Muttermundverschluss 138, 139
- totaler 140
Mutterpapiere 226
Mutterpass 4, 24
Mutterschaftsrichtlinien 32
Mutterschutzfrist 18
Mutterschutzgesetz 18
Müttersterblichkeit
- direkte 376
- indirekte 376
- mittelbare 376
- pregnancy related death 376
- unmittelbare 376
Mykoplasmen 150
Myomdegeneration 73
Myome 264
Myomenukleation 73, 302

N

Nabelschnuranomalien 224
Nabelschnurarterie, singuläre 436
Nabelschnurblut
- allogene Stammzelltransplantation 227
- gerichtete Spende 228
- Nabelschnurblutstammzellen 227
- umbilical cord blood 227
- ungerichtete Spende 228

Nabelschnurblutbanken 227
Nabelschnurblutstammzellen 228
Nabelschnurpunktion 173
Nabelschnurumschlingung 274
Nabelschnurvorfall 196, 219, 266, 274
Nabelvenenkatheter 409
Nachbesprechung 7
Nachblutung, atonische 299
Nachgeburtsperiode 188, 309, 330
Nachsorge, Hebamme 345
Nackentransparenz 29
Nackentransparenzmessung 31
Naegele-Obliquität 266
Naegele-Zange 284
Nägele-Regel 23
Nahrungszusammensetzung 18
Nalbuphin (Nubain) 232
Naloxon 233, 409
Nativabstrich 148
Nativpräparat 99
Nausea 83
Nebenplazenta 224
Neonatologie 217
Nepresol 117
Nervenläsionen 414
Neuralrohrdefekt 306
Neurodermitis 355
Neuroleptika 118
Neurosyphilis 95
Niclosamid 123
niedermolekulares Heparin 64
Nierendurchblutung 14
Nifedipin 63, 117, 135
Nikotin 110, 138, 326, 423
Nikotinamid 124
NIPPV 395
Nitrofurantoin 121, 144
Nitroglycerin 135
Nitroimidazole 122, 144
NMR-Kernspintomographie 78
NO 137
NO-Donatoren 136
Normokardie 202
Notfalleingriff 140
Notfallsectio 291
Notfalltokolyse 274, 278
Notsectio 7, 156, 242, 253, 274, 278

NSAID 332
Nüchternblutzuckerwerten 55
Nystatin 144

O

O_2-Gabe 278
Obduktion 50
Oberarztruf 278
Oberbauchschmerzen 60, 82
Oberbauchschmerzen 61
obere Schoßfugenrandebene 280
Obstipation 15, 34
Ödeme 34, 59, 61
oGTT 437
Oligo-/Ahydramnion 149
Oligohydramnion 437
Omphalozele 306, 307
Operation in der Schwangerschaft 84
Operationstechnik 249
operative Techniken 250
Opioide 116, 232, 332
Organisationsverschulden 9
Osteoporose 65
Östrogene 133
Outlet forceps 284
Ovar, stielgedrehtes 83
Ovarektomie 84
Ovarialtumoren, maligne 75
Ovarialvenenthrombose 65, 352, 356
Oxyhämoglobin-Kardiotokographie (OCTG) 206
Oxytocin 312, 325
Oxytocin-Dauerinfusion 225
Oxytocin-Gabe 218
Oxytocinrezeptorantagonist 136
Oxytocinrezeptoren 132

P

Pankreatitis 354
Papillomaviren (HPV), humane 75
PAPP-A 31
PAP-Zytologie 77

Paracetamol 116, 325, 332
paraneoplastische Dermatose 355
Parazervikalblock
– Plexus cervikalis 236
– Plexus hypogastricus 236
Paresen des N. facialis 282
Partnerbindung 214
Partogramm 192
Partusisten 135
Parvovirus B19 89
Pathologien, kindliche 148
pathologisches CTG 281
Payr-Zeichen 66
PCR 106
Pelvic-Score 195
Peneme 144
Penicillin 143
Penicillin G 120, 143
Penicillin V 120
Peri- (Epi)duralanästhesie (PDA) 236
Perianalvenenthrombose 366
Periduralanästhesie (PDA) 168, 237, 242
– Touhy-Nadel 237
Periduralkatheter 332
Perikardergüsse 172
Peri-mortem-Sectio 85
Perinatalerhebung 6
Perinatalkonferenz 7
Perinatalzentrum 4, 392
– Level 1 5
– Level 2 5
Peritonitis 83
Persistierender pulmonaler Hypertonus des Neugeborenen (PPHN) 388, 391
Personenstand 50
Personenstandsgesetz 50
Pessare 139
Pethidin (Dolantin) 116, 332
Pfannenstielsectiotechnik 250
Pfeilnaht 265
Pfropfpräeklampsie 59, 60
Phenytoin 117
Phlebographie 65, 68
pH-Selbstkontrolle 98
pH-Wert 98, 204

– vaginaler 132, 138, 148
Physiologie des Wochenbetts 321
Pigmentierung 15
Piperazillin 143
Piperazillin + Tazobactam 143
Pipril 143
Placenta
– accreta 310
– increta 310
– percreta 310
– praevia 152, 437
Pläne für Notfallprozeduren 7
Platelate activating factor 133
Plazentainsuffizienz 132, 148, 166, 438
Plazentalösung 310
– partielle 155
– vollständige 155
– vorzeitige 154
Plazentalösung 85
– vorzeitige 84
Plazentalösungsblutung 311
Plazentares CRH 133
Plazentarest 352, 359, 360
Plazentaretention 268, 269, 310
Plazentarperiode 224
Plazentaschranke 142, 172
Plazentation, gestörte 59
Plazentationsstörungen 151, 256, 310
Pleuradrainage 389
Pleuraerguss 172, 393, 410
Plexuslähmungen 416
Pneumomediastinum 391, 396
Pneumonie 148, 354, 396
– kongenitale 393
– neonatale 388, 390
Pneumothorax 389, 390, 391, 392, 393, 395, 396, 410
Podophyllotoxin 108
Polamidon 112
Polyhydramnion 166, 264, 274, 437
postpartale 354
Postplazentarperiode 224
PPHN 392, 393, 396
Präeklampsie 59, 166, 170, 436
Praziquantel 123
Presinol 117

Pressdrang 218
Pressperiode 218
Pressversuch 268
Pressvorgang 214
Presswehen 218
primäres Abstillen 225
Priming 194
Progesteron 133
Prolaktinhemmer 325
Prongs, nasale 395
Propanolol 179
Propyphenazon 116
Prostaglandin E2 133
Prostaglandin $F_{2\alpha}$ 42, 133
Prostaglandine 132
Prostaglandinsynthesehemmer 136
Prostazyklin 133
Proteinasen 148
Protein-C-Mangel 66
Protein-S-Mangel 66
Proteinurie 59
Proteoglykane 137
protrahierte Geburt 268
Pruritus 34, 81
PSS 41
Psychische Störungen 372
Psychose 372
Pudendusblockade 236
Puerperalsepsis
– Endometritis 352
– Plazentareste 352
Pulmonalisangiographie 67
Punktion, sonographisch gesteuerte 354
Pyelonephritis 83, 102, 354
Pyonephrose 354
Pyrantel 123
Pyrviniumembonat 123

Q

Qualitätssicherung 6
Quarkwickel 325
Querlage 264, 274
Qui 244

R

Rachenbeatmung (NIPPV) 395
Radiochemotherapie 76
Radiojodtherapie 80
Rauchen 148, 326
RDS 388, 396
RDS-Prophylaxe 140
Reanimation 394, 396
Reanimation, intrauterine
– Dauerkontraktion 278
– V.-cava-Syndrom 278
Reflexpulsoxymetrie 207
Reflux 15, 81
– vesikourethraler 103
Reifeindex Petrussa 382
Reisen 20
Relaxin 133, 197
Remifentanil (Ultiva) 232, 234
Reposition 274
Reproduktion (ART), assistierte 183
respiratorisches System 214
respiratory distress syndrome (RDS) 140
Retardierung 272
Retinopathie 390, 395
Retorsion 84
Retrovirale Substanzen 123
Rettungsversuch, abdominaler 291
Rezidivrisiko 42
Rhagaden 338, 356
Rhesus (Rh) 172
Rhesusfaktor 334
Rhesusprophylaxe 84, 173, 225, 333
Rhesussystem 334
Ringelröteln 89
Risiken 251
Risikoschwangerschaft 166, 436
Ritodrin 135
Rocephin 143
roll-over Test 62
Röntgen 85
Röntgendiagnostik 127
ROP 396
Rotation 218
Rote Liste 116
Rötelnembryopathie 88
Rötelnimmunität 336
Rötelnimpfung 335
Rötelninfektion 88
Rötung 325
Routinedammschnitt 219
Roxithromycin 143
RSA (rezidivierende Spontanaborte) 69
RU 486 46
Rubin 290
Rückbildung 344
Rückenlage 215
Rückenschmerzen 35
Rulid 143

S

β-Sympathomimetika 119
Salpingektomie 42
Sauerstoffgabe 390
Sauglocke 283
Saugglockenentbindung 280
Säuglingspflege 346
Schädelfrakturen 282
Schadensersatzanspruch 8
Scheidenriss 315
Scheidenverletzungen 282
Scheitelbeineinstellung 265
Scheitel-Steiß-Länge 28, 30, 432
Schilddrüse 15
Schloss 283
Schmerzbekämpfung 4
Schmerzen 325
Schmerztherapie 232
Schnappatmung 404
Schneegestöber 47
Schnittentbindung 268
Schnüffelstellung 394
Schock
– kardiogener 398
– peritonealer 41
Schocksyndrom, toxisches 353
Schonung, körperliche 138
Schulterdystokie 7, 56, 220, 287
Schultergeradstand, hoher 288
Schulterquerstand, tiefer 288
Schultze-Ablösungsmodus 224
Schwangerenvorsorge 23
Schwangerenzuverlegung 6
Schwangerschaft
– besondere 181
– ektope 39
– im Alter über 35 Jahre 182
– nach reproduktionsmedizinischen Therapien 183
Schwangerschaftsabbruch 44, 45
Schwangerschaftsabbruchrate 182
Schwangerschaftsbeendigung, vorzeitige 183
Schwangerschaftscholestase
– DIC 82
– Hämolyse 82
Schwangerschaftsfettleber, akute 81
Schwangerschaftshydrämie 14
Schwangerschaftszeichen
– sichere 22
– unsichere 22
– wahrscheinliche 22
Schwerpunkt, perinataler 4
Schwitzen 80
Screening
– 1. 29, 30
– 2. 31
– 3. 31, 32
Screening-Untersuchung 226
Sectio 139, 242, 357
– elektive 307
– primäre 183
Sectio caesarea 142, 154, 183, 330
– Aufklärung 257
– Dringlichkeit 250
– E-E-Zeit 254
– Indikation 250
– isthmokorporaler Längsschnitt 251
– medianer Unterbauchlängsschnitt 251
– Medizinrecht 256
– Misgav-Ladach 254
– Misgav-Ladach-Sectio 251
– Notsectio 253
– Operationstechnik 249
– operative Techniken 250
– Pfannenstielsectiotechnik 250
– Plazentationsstörungen 256

- primäre 159, 169
- primär indizierte 250
- Risiken 251
- Sectiovorbereitung 251
- sekundäre 169, 250
- Sterilisation 259
- Uterusruptur 256
- Wochenbett 329
- Wunschkaiserschnitt 255
- Wunschsectio 250

Sectiovorbereitung 251
Sedierung 233
Sehstörungen 296
Seitenlage 215
- Linksseitenlage 215
Sensibilisierung 334
Sentinel-Lymphknotenentfernung 78
Sepsis 50, 100, 148, 353, 376
- Endomyometritis 352
- Lochialstau 352
- Puerperalsepsis 352
Septumresektion 302
Serologie 45
Sexualität 20
Siamesische Zwillinge 167
SIDS-Risiko 421
SIH 170
Silikonsaugglocken 282
Singuläre Nabelschnur 436
Sinusbradykardie 176, 399
Sinustachykardie 176
Skalpblutanalyse (FSBA), fetale 208
Small for Gestational Age (SGA) 161
SOAP-Schema 9
Sodbrennen 34
Sonographie
- II. Trimenon 31
- III. Trimenon 31
soziale Indikation 45
Spasmolytika 232
Spätabbruch 46
Spätaborte, rezidivierende 139
Spektraldopplersonographie 437
Sphinktermechanismus 368
Spinalanästhesie (SPA) 236, 237, 242
Spinal-Epidural-Anästhesie (CSE), kombinierte 238

Spiral-CT 67
Sport 19
Staphylococcus aureus 354
Staphylokokken 98
Statistisches Bundesamt 46
Steiß-Fuß-Lage, vollkommene 158
Steißlage, reine 158
Sterilisation 259
Steroidprophylaxe, antenatale 6, 63, 133, 134, 138, 140, 148, 169
Stillen 322, 346, 385
Stirnlage 264, 281
Stoffwechseltest 338
Strahlenexposition 128
Strahlentherapie 78
Stress, fetaler 272
Striae distensae 15
Struma 79
stumpfes Bauchtrauma 84
Stürze 85
Sturzgeburt 268
Subileus 330
Subinvolutio uteri 352, 360
Sulfonamide 121, 144
Sulproston 312
Supplementärsauerstoff 405
Surfactant 140, 390, 391, 392
Surfactantsystem 389
Sutura coronaria 190
Sutura frontalis 190
Sutura lambdoidea 190
Sutura sagittalis 190
Symphysen-Fundus-Abstand 162
Symphysiotomie 291
Syndrom, postthrombotisches 65, 68
Syntocinon 330
Syphilis/Lues 95
systemische Therapie 78

T

T_3 80
T_4 80
Tabakrauch 110
Tachyarrhythmie 176

Tachykardie 80, 149, 202
- supraventrikuläre 176, 398
- ventrikuläre 176, 398
Tachypnoe 66, 70, 390
Taxane 78
Tazobac 143
Telefonate 6
Telemetrie 202
Teratogenität 115
Teratom, sakrokokzygeales 306, 307
Terminalebene 280
TESE 183
Tetrazykline 121, 144
Theophyllin 119
Thermolabilität 105
Thoraxschmerz 66
Thrombektomie 68
Thromboembolien 183
Thrombolyse 68
Thrombophlebitis 66
Thrombose 330
- distale 65
Thromboseprophylaxe 225, 330
Thromboserisiko 14
Thrombozytenabfall 61
Thrombozytopenie 60
Thyreostatika 79, 118
Thyroxin T4 118
tiefe Venenthrombosen (TVT) 65
Tinctura opii 421
Todesbescheinigung 50
Todesursache 50
Togaviren 88
Tokolyse 134, 140
Tokolytika 132
Tönnchen-Stellung 159
TORCH-Serologie 163, 437
Totgeburt 51, 80
Toxoplasmose 96
Trachealstenose 393
Trachelektomie 77
Tracheostomie 393
Traditionelle chinesische Medizin 244
Training von geburtshilflichen Notfallsituationen 7
Traktionsrichtung 285
Transabdominalsonographie 158
Transfusion, intrauterine 173

Transfusionssyndrom, fetofetales 168, 436
Transmissionspulsoxymetrie 207
Tremor 80
Trichomonaden 98
Trichterbecken 264
Trijodthyronin T3 118
Trikuspidalinsuffizienz 172
Trimethoprim 121
Trinkmenge 324
Trophoblasterkrankung 44, 46
Trophoblastpersistenz 42
TSH 80
TSH-Rezeptor-AK 80
Tubarabort 41
Tubargravidität 40
Tubarruptur 41
Tubensterilisation 342
Tubus, nasaler 395
Tubusleck 395
Tumor, abdomineller 393

U

Übergewicht 58
Übernahmeverschulden 9
Übersetzung 8
überstürzte Geburt 268
Übertragung 27, 272
Überwärmung 325
Ulcus duodeni 83
Ulcus ventriculi 83
Ultraschall 4, 22, 28, 32, 85
Umschläge, kalte 325
Unacid 143
Undine-Syndrom 394
Unterbauchschmerzen 40, 71
untere Schoßfugenrandebene 280
Untersuchung, vaginale 6, 278
Untersuchungsheft 386
Uradipil 63
Ureaplasmen 150
Uricult 104
Urosepsis 103, 354
Ursodesoxycholsäure 81, 82
Utersusüberdehnung 219

Uterus 101
Uterus myomatosus
– Blutung 73
– Geburtshindernis 72
– Hysterektomie 73
– Kavumeröffnung im Rahmen einer Myomenukleation 74
– Laparoskopie 74
– Laparotomie 74
– Magnetresonanztomographie 73
– Myomenukleation 72
– Östrogeneffekt 72
– Schmerz 73
– Uterusmyome 72
– Uterusruptur nach Myomenukleation 74
Uterusanomalie 148, 264, 302
Uterusoperation 302
Uterusperforation 46
Uterusruptur 256, 264, 316, 377
Uterusverletzung 85

V

V.-cava-Syndrom 205, 215, 278
vaginale Blutung 85
vaginal-operative Entbindung 268
Vaginalsonographie 41
Vaginose, bakterielle 98, 134, 145, 148
Vagusmanöver 398
Vagusreiz 394
Vakuumextraktion (VE) 220, 266, 280, 282, 295
Vakuumstanzbiopsie 78
Valproinsäure 118
Vanishing-twin-Syndrom 166
Varizellen 90
Varizen 34
Venendoppler 65
Ventilationsstörung 395
Verapamil 117
Verbrauchskoagulopathie 49
Verkehrsunfall 85
Verletzungen 268
Versicherungsprämie 7
Verwachsungen 40

Vielgebärende (>4 Geburten) 274
Vierkammerblick 31
Vierlinge 167, 183
Vinorelbine 78
Virchow Trias 65
Virushepatitiden 82
Viruslast 93
Virustatika 122
Vitalitätsindex APGAR 382
Vitamin A 19, 124
Vitamin B 124
Vitamin B_1 19
Vitamin B_6 19
Vitamin B_{12} 19
Vitamin C 19, 124
Vitamin D 19, 124, 385
Vitamin E 124
Vitamin K 19, 124, 385
Vitaminpräparate 124
Volumenexpansion 409
Volumengabe 278
Volvulus 83
Vorderhauptslage 264
Vorfall kleiner Teile 274
Vorhofflattern 176
Vorliegen kleiner Teile 274
Vorwehen 28
Vulvaverletzungen 282

W

Wachstumsabflachung, intrauterine 166
Wachstumsretardierung (IUGR) 420
– asymmetrische 163
– intrauterine 161, 170
– symmetrische 163
Wärmeintoleranz 80
Wärmeverlust 404
Wassergeburt
– Dammschutz 216
– Hygiene 217
Wehen, vorzeitige 34, 72, 132, 142, 145, 149, 166, 170, 172
Wehenschwäche 268
Weichteile 214

Weißkohlblätterumschläge 325
Wendung, äußere 159
Wille, mutmaßlicher 8
Windpocken 90
Wochenbett 322
– Brust 322
– Damm 322
– Dauerkontraktion 323
– Fundusstand 322
– Involution 323
– Laktations-/Stillwehen 323
– Lochien 322
Wochenbett 329, 332
Wochenbettgymnastik 323, 343
Woods-Manöver 290
Wundheilungstörung 330
– Dammriss 364
– Episiotomie 364
– Hämatom 364
– Wunddehiszenz 364
Wunschkaiserschnitt 255
Wunschsectio 250
Yin-Yang-Lehre 244

Zidovudin 94
Zienam 144
Zigaretten 110
Zinacef 143
Zink 19
Zufütterung 385
Zuweisung von Aufgaben 7
Zwerchfellhernie 393, 396, 410
Zwillinge 167, 183
Zwillingsgeburt 297
Zwillingsschwangerschaft 166
Zyanose 71, 400, 404
Zygotie 167
Zystitis 102
Zytokine 132, 137, 148
Zytomegalievirus (CMV) 94
zytostatische Therapie 78

Y

Yin-Yang-Lehre 244

Z

Zangemeister 26
Zangemeister-Handgriff 219
Zangenentbindung 280, 283
Zavanelli-Manöver 291
Zervixinsuffizienz 136, 139, 145, 166, 170
Zervixkarzinom 74
Zervixlänge 139
Zervixreifung 194
Zervixriss 269, 315
Zervixscore nach Bishop 137, 139
Zervixsonographie 132, 137
Zervixverletzung 282
Zervizitis 98, 145

	Diagnosen	Weitere (mögliche) Symptome	Befunde	Maßnahmen	Was ist zu beachten Weitere Differenzialdiagnosen	Seite
Flüssigkeitsabgang	Vaginaler Fluor	(Riechender) Fluor	Vaginaler pH-Wert >5,0 Im Nativabstrich keine Döderlein-Flora und evtl. »clue cells«	Spekulumeinstellung zum Ausschluß eines Blasensprungs, vaginale pH-Messung, bakteriologische Abstriche, Antibiose	Bakterielle Vaginose in der Schwangerschaft birgt die Gefahr vorzeitiger Wehentätigkeit und des vorzeitigen Blasensprungs	98
	Belastungsharninkontinenz	Unwillkürlicher Urinverlust bei Belastung (Husten, Lachen, Niesen)	Harninkontinenz kann zu lokalen Entzündungen (Nässe) führen (Labien, perianal)	Beckenbodentraining, operative Therapie bei abgeschlossener Familienplanung	Evtl. Kombination mit Deszensus (bei Mehrgebärenden)	367
	Amnioninfektionssyndrom	Uteruskantenschmerz Wehenschmerz Abgeschlagenheit	Uterus druckschmerzhaft positives Entzündungslabor CTG mit Tachykardie und Wehentätigkeit	Spekulumeinstellung, Entzündungslabor, CTG, Antibiose, ggf. Entbindung	In der Frühgeburtlichkeit kann zum Ausschluss eines Amnioninfektionssyndroms (evtl. nach Komplettierung der antenatalen Steroidprophylaxe) eine Amniozentese durchgeführt werden (Glukose, Grampräparat)	99, 149
Fieber	Maternale Infektion	Abgeschlagenheit ggf. abdominelle Beschwerden	Positives Entzündungslabor CTG mit Tachykardie und Wehentätigkeit	Spekulumeinstellung, Entzündungslabor, CTG, Antibiose, Entbindung bei extrauteriner Ursache und fehlender maternaler Bedrohung postponieren	Wenn kein Hinweis auf Amnioninfektionssyndrom (ggf. invasive Diagnostik) Prolongation der Schwangerschaft anstreben	87, 325, 352
	Endomyometritis	Abgeschlagenheit abdominelle Beschwerden Uteruskantenschmerz übelriechende Lochien	Positives Entzündungslabor Hochstand des Fundus uteri Lochialstau	Spekulumeinstellung, Entzündungslabor, Antibiose, Sonographie (Plazentarest?). Therapie: Kontraktionsmittel, Antibiose, ggf. Kürettage	Differenzialdiagnostisch Ovarialvenenthrombose (Nachweis im Spiral-CT) ausschließen	352
	Mastitis puerpuralis	Gerötete, verhärtete und druckdolente Brust Abgeschlagenheit (plötzlich hohes Fieber)	Positives Entzündungslabor	Umschläge lokal mit feuchter Wärme und Kälte im Wechsel, mikrobiologische Abstriche, Antibiose, Abpumpen (evtl. medikamentöse Reduktion der Milchproduktion)	Wann immer möglich: weiter mit der betroffenen Brust stillen. Evtl. intermittierend Milchpumpe. Abszedierungen können sonographisch punktiert und unter Belassung der Kanüle gespült werden	354
Schmerzen	(Prä-)eklampsie, HELLP-Syndrom	Kopfschmerzen Oberbauchschmerzen (rechts) Augenflimmern Ödeme Krampfanfall Blutung	Hypertonus Proteinurie Thrombozytopenie Erhöhung der Transaminasen Hyperreflexie Gerinnungsstörung	Laborwertbestimmung CTG, Monitoring Vitalparameter, Antihypertensiva, Magnesiuminfusion bei Hypertonie/Hyperreflexie (Krampfanfallprophylaxe; Initialdosis 4–6 g MgSO$_4$, Erhaltungsdosis 1–2 g/h, Zielspiegel 2,0–3,0 mmol/l), fetale Dopplersonographie, ggf. Entbindung	Postpartale Entwicklung einer (Prä-)eklampsie oder eines HELLP-Syndroms möglich (20%), HELLP-Syndrom auch ohne Hypertonus möglich	58
	Uterusruptur	Blutung plötzliche Schmerzen brettharts Abdomen	Tokographie: Tonusverlust, zeichnet keine Wehen auf Kardiographie: Alteration oder Verlust der Herztöne	Sonographie – bei Bestätigung: (Not)sectio	Im Zustand nach Sectio ist die Ruptur häufiger (1% bei Quer-, 4% bei Längsschnitt). Die gut sitzende Regionalanästhesie kann die Ruptur verschleiern. Lösung: intrauterine Druckmessung	316